Willett/Skerrett

Harvard Medical School Guide

Gesunde Ernährung

Prof. Dr. med. Dr. P.H. Walter C. Willett war über 25 Jahre Leiter der Abteilung Ernährung der Harvard T.H. Chan School of Public Health. Er hält eine Professur für Epidemiologie und Ernährung an der Harvard T.H. Chan School of Public Health und eine Professur für Medizin an der Harvard Medical School. Als Wissenschaftler ist er bis heute maßgeblich an den weltbekannten und immer wieder zitierten Studien Nurses' Health Study I und II und Health Professionals Follow-up Study beteiligt. Für seine herausragende wissenschaftliche Arbeit ist er vielfach ausgezeichnet worden.

Patrick J. Skerrett war lange Jahre als Lektor an der Harvard Medical School beschäftigt und hat vielen wissenschaftlichen Texten zu einer guten Lesbarkeit verholfen.

Prof. Dr. med. Dr. P.H. Walter C. Willett
Patrick J. Skerrett

Harvard Medical School Guide Gesunde Ernährung

Einfach und praktisch: erstklassige Wissenschaft für Ihre tägliche Ernährung

Aus dem Englischen von Benjamin Schilling und Ralf Pannowitsch

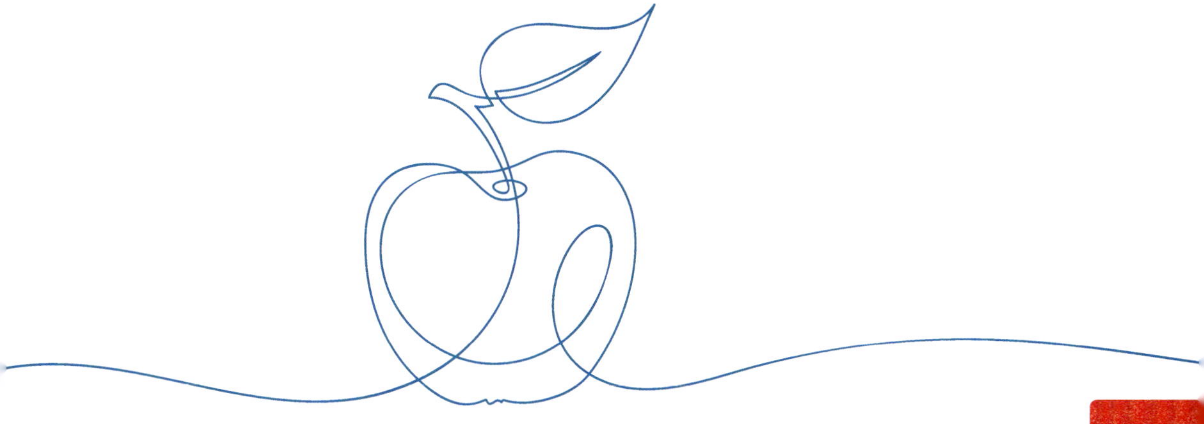

TRIAS

Inhalt

Geleitwort

Professor Walter Willett ist seit Jahrzehnten weltweit einer der bekanntesten und einflussreichsten Ernährungsexperten, der viele Auszeichnungen für seine wissenschaftlichen Studien erhalten hat. Sein Spezialgebiet ist die Untersuchung des Einflusses von Ernährungsgewohnheiten auf die Entstehung von Erkrankungen. Er hat auf diesem Gebiet mehr als 2000 wissenschaftliche Veröffentlichungen publiziert. Seine Erkenntnisse hat er im Jahr 2001 in der Erstauflage dieses Buches zusammengefasst, er wollte die vielen Widersprüche zum Thema Ernährung klären. Das Buch wurde ein Bestseller.

In der vorliegenden, überarbeiteten Auflage dieses Buches haben sich seine Ernährungsempfehlungen kaum geändert; sie stützen sich jedoch auf umfassendere Erkenntnisse und sind mit wichtigen neuen Details angereichert. Kaum geändert hat sich auch, dass viele Menschen weiterhin nicht genau wissen, wie eine gesunde Ernährung zusammengesetzt sein sollte.

Dieses Buch ist ein Leitfaden für eine gesunde Ernährungsweise, und zwar auf Basis der traditionellen mediterranen Ernährung. So kommt es für Professor Willett mehr auf die Art als auf die Menge der Kohlenhydrate an. Dabei sollten Obst, Gemüse und Vollkornprodukte bevorzugt werden, Kartoffeln sollten nur in geringen Mengen verzehrt werden. Er empfiehlt vorwiegend pflanzliche statt ungesunde tierische Fette. Als optimale Proteinquellen gelten für ihn Hülsenfrüchte, Nüsse, Getreide und Pseudogetreide, für Fleischesser Hähnchen und Fisch statt Rind- oder Schweinefleisch. Aufschnitt und Wurstwaren sollten gänzlich gemieden werden. Milchprodukte sollten nur in geringen Mengen verzehrt werden. Als Getränk wird Wasser empfohlen, Tee, Kaffee und geringe Mengen Alkohol sind erlaubt, auf zuckerhaltige Limonaden sollte dagegen verzichtet werden. Zusätzlich sollte sicherheitshalber täglich eine Multivitamin-Tablette und ausreichend Vitamin D zugeführt werden.

Aus gesundheitlichen und ökologischen Gründen empfiehlt Professor Willett insgesamt eine überwiegend pflanzliche Ernährung, die in seinen aktuellen Veröffentlichungen (EAT Lancet) wissenschaftlich begründet wird. Er ist ein Pionier einer zeitgemäßen und nachhaltigen Ernährung, die den Nährstoffbedarf deckt sowie Krankheiten verhindert oder lindert.

Wir empfehlen dieses sehr informative und gut verständliche Buch allen, die an einer wissenschaftlich fundierten, gesunden Ernährung interessiert sind.

Prof. Dr. rer. nat. Claus Leitzmann, Gießen
Prof. Dr. med. Dr. P.H. Michael Leitzmann, Regensburg

Kapitel 1

Gesundes Essen ist wichtig

Wir essen, um zu leben

Überarbeitet von Dr. Manja Koch

Es ist eine schlichte und offensichtliche Wahrheit: Für die alltäglichen Vorgänge des Lebens – um Blut zu pumpen, Muskeln zu bewegen, Gedanken zu denken – brauchen Sie Nahrung. Das, was Sie essen und trinken, kann Ihnen aber auch helfen, besser und länger zu leben. Indem Sie die richtigen Entscheidungen treffen, können Sie einige der Dinge vermeiden, die wir als unumgänglichen Preis des Alterns betrachten. Gutes Essen – gepaart mit einem Körpergewicht, das sich im gesunden Bereich bewegt, regelmäßiger körperlicher Betätigung und Nichtrauchen – kann 80 Prozent der Herzanfälle, 90 Prozent der Typ-2-Diabetes- und 70 Prozent der Darmkrebserkrankungen verhindern[1]. Es kann Ihnen auch helfen, Schlaganfällen, Osteoporose, Verstopfung und anderen Verdauungsleiden, grauem Star sowie altersbedingtem Gedächtnisverlust oder Altersdemenz zu entgehen. Und die Vorteile liegen nicht nur in der Zukunft. Eine gesunde Ernährung kann Ihnen mehr Energie geben und hier und jetzt zu Ihrem Wohlbefinden beitragen. Dagegen können schlechte Ernährungsentscheidungen (etwa zu viel von den falschen und zu wenig von den richtigen Lebensmitteln oder insgesamt zu viel zu essen) Sie in die entgegengesetzte Richtung lenken und die Wahrscheinlichkeit erhöhen, das eine oder andere chronische Leiden zu entwickeln oder früh zu sterben. Eine ungesunde Ernährung in der Schwangerschaft kann so manchen Geburtsfehler verursachen und die Gesundheit des Babys unter Umständen bis ins Erwachsenen- und Rentenalter beeinträchtigen.

Beim Thema Ernährung fällt es nicht immer leicht zu wissen, was gut und was schlecht ist. Die Lebensmittelindustrie gibt jedes Jahr Milliarden aus, um Ihre Wahl – meistens in die falsche Richtung – zu beeinflussen. Diät-Gurus werben für den letzten Schrei, der meist alles andere als gesund ist, während die Medien ihre fast tägliche Portion ständig wechselnder Ernährungsnews auftischen. Supermärkte und Fast-Food-Restaurants geben ebenso widersprüchliche Ratschläge wie Müsliverpackungen und unzählige Websites, Blogs, Facebook-Seiten und Tweets.

Der Weg ist noch weit, bis man die Ernährung der Allgemeinbevölkerung in den USA oder Deutschland als »gesund« bezeichnen kann. Trotzdem ist die durchschnittliche US-Ernährung – dem Wirrwarr von Ernährungsinformationen zum Trotz – ungefähr im Laufe des vergangenen Jahrzehnts besser geworden. Gemeinsam mit mehreren Kollegen habe ich mir die Ernährung von fast 34 000 US-Amerikanern angeschaut, die zwischen 1999 und 2012 am *National Health and Nutrition Examination Survey*[2] teilgenommen haben. Diese alljährliche Umfrage beurteilt die Ernährungsweise, die Gesundheit und den Ernährungszustand von einem Querschnitt von Erwachsenen und Kindern in den Vereinigten Staaten von Amerika. Wir bewerteten die Ernährung jedes einzelnen Teilnehmers mithilfe einer eigens entwickelten Methode, die höhere Punktzahlen an gesunde Ernährungsbausteine (wie den Verzehr von Vollkorn und ungesättigten Fetten) und niedrigere Punktzahlen an ungesunde Bausteine (wie den Konsum von rotem Fleisch und zuckerhaltigen Getränken) vergibt. Die Zahl 110, die höchste Punktzahl, steht für die maximal zu erreichende, gesündeste Ernährung. Mit Freude konnten wir berichten, dass sich die Qualität der US-Ernährung zwischen 1999 und 2012 verbesserte[3]. Ähnliche Untersuchungen wurden auch in Deutschland im Rahmen des Nationalen Ernährungsmonitorings (NEMONIT) basierend auf Daten der Nationalen Verzehrsstudie II durchgeführt[4]. In Deutschland blieb die Punktzahl für die Ernährungsqualität für den Zeitraum zwischen 2006 und 2012 allerdings stabil.

In den USA ging der Konsum des für die Arterien schädlichen Transfetts um 80 bis 90 Prozent zurück und die US-Bürger tranken rund 25 Prozent weniger zuckerhaltige Getränke. Im Durchschnitt aßen die Menschen in den USA etwas mehr Obst, Vollkorngetreide und gesunde ungesättigte Fette. In Deutschland blieb der Verzehr der meisten Lebensmittel wie Fleisch und Wurstwaren, Milchprodukte, Backwaren und Getreideprodukte und Gemüse über den im NEMONIT untersuchten Zeitraum stabil. Allerdings nahm über den Sechs-Jahreszeitraum der Konsum von Obst um etwa 14% und der Konsum von Nektar und Obstsaft um 37% ab[5]. Basierend auf Daten der Agrarstatistik setzte sich der Rückgang im Verbrauch der meisten Obstsorten und von Fruchtsäften auch in den Folgejahren fort[6]. Beide Studien zeigten auch, dass die typische Ernährung nicht sehr gesund war. In den USA wurden im Durchschnitt 48 von 110 Punkten erreicht. In Deutschland erreichen Männer 67 von 110 Punkten und Frauen 69 von 110 Punkten. Im deutschen NEMONIT hatten vor allem Frauen und Teilnehmer mit einer höheren Bildung eine bessere Ernährungsqualität[7]. In den USA ernähren sich ärmere Menschen sowie solche mit einer geringeren Bildung schlechter als reichere und gebildetere Menschen. Und es sieht aus, als ob diese Kluft mit der Zeit gerade größer wird.

Nichtsdestotrotz hatten die bescheidenen qualitativen Verbesserungen der Ernährung in den USA eine erstaunliche Wirkung auf die Gesundheit der Nation. Nach unseren Schätzungen verhinderten diese Veränderungen 1,1 Millionen vorzeitige Todesfälle durch Herzattacken, Schlaganfälle, Krebs und andere Ursachen sowie drei Millionen Fälle von Typ-2-Diabetes. Doch die Arbeit geht weiter, weil die durchschnittliche Ernährung in beiden Studien nicht besonders gut war. Die Strategien des Essens, die dieses Buch hier beschreibt, werden Ihnen zu einer großartigen Ernährung verhelfen. Und sie werden Ihnen helfen, nicht nur von den Vorteilen, die in dieser Studie beschrieben werden, zu profitieren, sondern von vielen weiteren.

Einfache Schritte

Ich schrieb das Buch »*Eat, Drink, and Be Healthy*« (Amerikanischer Originaltitel, Anm. d. Red.) im Jahr 2001, um ein wenig Ordnung in das Durcheinander beim Thema Ernährung zu bringen. Indem ich das Buch auf die zuverlässigsten wissenschaftlichen Belege stützte, die damals verfügbar waren, gab ich Empfehlungen für eine gesunde Art des Essens und Trinkens. Sechzehn Jahre und Tausende wissenschaftliche Publikationen später sind die Empfehlungen in dieser aktuellen Auflage im Wesentlichen noch immer dieselben – auch wenn sie durch umfassendere Erkenntnisse gestützt und mit wichtigen neuen Details angereichert wurden. Das ist ermutigend, denn es bedeutet, dass wir – mit großer Aufmerksamkeit für die Formen und Stärken von Studien – zu Schlussfolgerungen über eine gesunde Ernährung gelangen können, die einer Überprüfung durch die Zeit und dem kritischen Blick der Wissenschaft standhalten. Trotzdem musste das Buch aktualisiert werden, weil viel zu viele US-Amerikaner noch immer irritiert sind, was eine gesunde Ernährung ausmacht, und nach wie vor auf der Suche nach den besten verfügbaren Informationen sind.

Noch ermutigender ist sogar die Tatsache, dass sich die sogenannten *Dietary Guidelines for Americans*[8], die nationalen Empfehlungen für gesunde Ernährung, Stück für Stück meinem Ratschlag von 2001 angenähert haben, der bis heute gilt.

Ich kann nicht ganz mit der Kürze des Neun-Worte-Credos zum Thema Ernährung mithalten, das der Gastro-Journalist Michael Pollan wie folgt formuliert hat: »Essen Sie Lebensmittel, nicht zu viel und vorwiegend Pflanzen.«[9] Es ist ein anständiger allgemeiner Überblick, der aber nicht wirklich viel Orientierung bietet. Genau das leistet dieses Buch.

Hier folgt nun eine Kurzfassung meines einfachen und realisierbaren Ratschlags für eine gesunde Ernährung, dessen Einzelheiten ich später im Buch schildere:

- Essen Sie jede Menge Gemüse und Obst, aber schränken Sie Fruchtsäfte und Mais ein, und sparen Sie sich die Kartoffeln.
- Essen Sie mehr gute Fette (diese stammen hauptsächlich aus Pflanzen) und weniger schlechte (diese stammen vor allem aus Fleisch und Milchprodukten).
- Essen Sie mehr Kohlenhydrate auf Vollkorn-Basis und weniger Kohlenhydrate aus stark verarbeiteten Körnern und Saaten (wie Mehl und Grieß).
- Wählen Sie gesunde Proteinquellen, schränken Sie den Konsum von rotem Fleisch ein und essen Sie kein verarbeitetes Fleisch (wie Aufschnitt und Wurstwaren).
- Trinken Sie mehr Wasser. Kaffee und Tee sind okay, zuckerhaltige Limos und andere Getränke nicht.
- Trinken Sie Alkohol (wenn überhaupt) in Maßen.
- Nehmen Sie sicherheitshalber ein Multivitamin-Präparat als Nahrungsergänzungsmittel – nur für den Fall, dass Sie aus den Nahrungsmitteln, die Sie essen, nicht die nötigen Vitamine und Mineralstoffe bekommen. Sorgen Sie dafür, dass es mindestens 1000 Internationale Einheiten (I.E.) Vitamin D liefert.

Seit die letzte Ausgabe dieses Buches veröffentlicht wurde, haben viele Studien den Nutzen einer vorwiegend pflanzlichen Ernährung bestätigt. Das heißt nicht, dass Sie zum Veganer oder zum Vegetarier werden müssen. Schon eine teilweise Verschiebung von einer auf Fleisch und Milchprodukten basierenden Ernährungsweise zu mehr pflanzlichen Proteinquellen ist ein großer Schritt hin zu einer auf lange Sicht guten Gesundheit für Sie selbst und den Planeten Erde (siehe Kapitel 12). Falls Fleischverzicht nicht Ihr Ding ist, können Sie über den von Mark Bittman, einem Gastro-Journalisten bei der *New York Times* bevorzugten Plan »Vegan bis 6 Uhr« nachdenken.

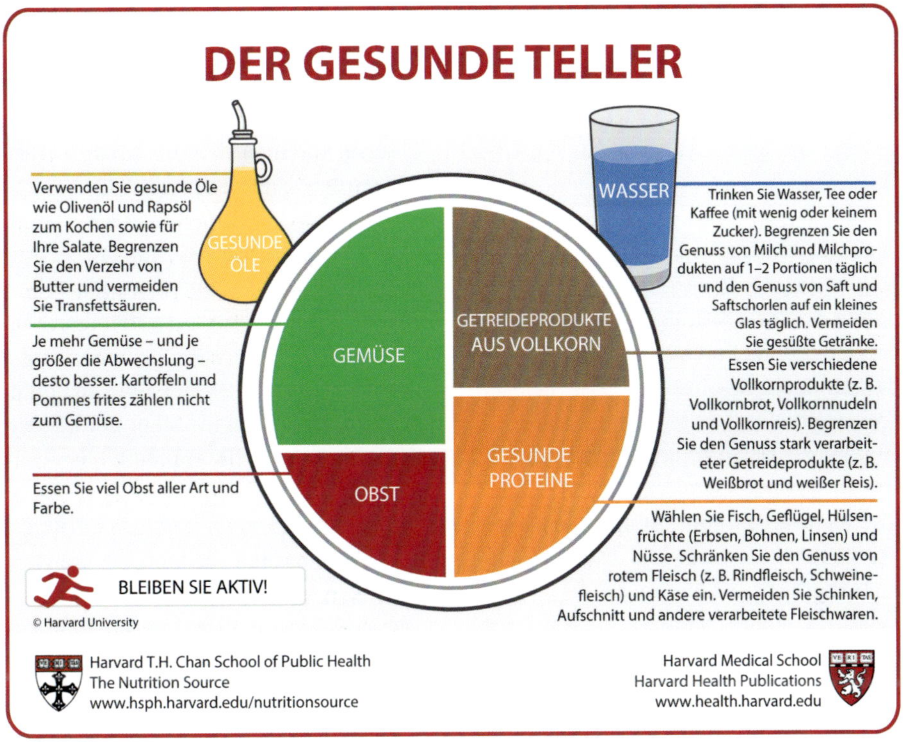

Der Gesunde Teller nach Harvard wurde entwickelt, um Mängel in der *MyPlate*-Grafik des USDA zu thematisieren. Er bietet eine leichte, aber detaillierte Anleitung, um Menschen zu helfen, in Ernährungsfragen die besten Entscheidungen zu treffen.

Oder Sie experimentieren mit der beliebten Veggie-Day-Bewegung und essen an einem Tag der Woche kein Fleisch (den Montag bzw. *Meatless Monday* kann man sich leicht merken, aber es könnte auch jeder andere Tag sein).

Doch während sich viele Ernährungsexperten (unter ihnen Pollan, Bittman und ich selbst) bei einer pflanzlichen Ernährungsweise einig sind, ist das US-Landwirtschaftsministerium USDA damit noch immer nicht ganz einverstanden. Das ist zu erkennen an der sogenannten *MyPlate*, einer alles andere als gesunden Infografik, die vom USDA zurechtgezimmert wurde, um die Ernährungsempfehlungen in den *Dietary Guidelines for Americans* von 2010 zusammenzufassen (siehe Kapitel 2).

Um jenen fehlerhaften Informationen etwas entgegenzusetzen, konzentrierten mehrere Kollegen und ich an der Harvard T.H. Chan School of Public Health (in Zusammenarbeit mit dem Öffentlichkeitsorgan Harvard Health Publications) die besten Erkenntnisse über gesunde Ernährung in Harvards sogenannter *Healthy Eating Plate* (»*Der Gesunde*

Teller«). Dieser visuelle, wissenschaftlich begründete Leitfaden macht es leicht, die gesündesten Optionen zu wählen, und stellt eine wichtige Alternative zur irreführenden *MyPlate*-Grafik des USDA dar (siehe Kapitel 2).

Sowohl *Der Gesunde Teller* als auch seine ältere Schwester, die *Healthy Eating Pyramid*[10], verbreiten die Botschaft, dass es vor allem um die Qualität der Ernährung geht.

- Zelebrieren Sie Gemüse und Obst: Belegen Sie die Hälfte Ihres Tellers damit und bemühen Sie sich um Vielfalt und Farbe. Nicht vergessen: Kartoffeln zählen nicht (siehe »Die Knolle ist nicht so dolle« Seite 185).
- Greifen Sie auf rund einem Viertel Ihres Tellers zu Vollkorn. Intaktes und vollständiges Getreide wie Vollkornweizen, Vollkorngerste, Weizenkörner, Hafer und Naturreis sowie Quinoa (ein sogenanntes Pseudogetreide, ähnlich wie Getreide verwendet) sowie damit zubereitetes Essen wirkt sich sanfter auf den Blutzucker und den Insulinspiegel aus als Weißbrot, weißer Reis und andere verarbeitete Körner und Saaten (siehe Kapitel 6).
- Entscheiden Sie sich für gesunde Eiweißpakete – auf rund einem Viertel Ihres Tellers. Fisch, Hühnerfleisch, Bohnen, Sojabohnen und Nüsse sind allesamt gesunde und vielseitige Proteinquellen. Schränken Sie rotes Fleisch ein und versuchen Sie, sich von verarbeitetem Fleisch wie Speck und Würstchen fernzuhalten (siehe Kapitel 7).
- Verwenden Sie gesunde Pflanzenöle wie Oliven-, Raps-, Soja-, Maiskeim-, Sonnenblumen- und Erdnussöl in Maßen. Finger weg von Lebensmitteln mit teilgehärteten Ölen, die ungesunde künstliche Transfettsäuren enthalten (siehe »Transfette«, Seite 91). Nehmen Sie Butter oder Kokosöl, wenn Sie deren Geschmack mögen und Ihnen ihr Aroma wichtig ist, nicht jedoch als Hauptfette in Ihrer Ernährung. Vergessen Sie nicht: »Fettarm« bedeutet nicht »gesund« (siehe Kapitel 5).
- Trinken Sie Wasser, Kaffee oder Tee. Weg mit zuckerhaltigen Getränken. Wenn Sie Milch mögen, nehmen Sie nicht mehr als zwei Gläser täglich zu sich (siehe Kapitel 9). Falls Sie Alkohol trinken, bitte in Maßen: nicht mehr als zwei alkoholische Getränke täglich für Männer und nicht mehr als eines für Frauen.
- Bewegen Sie sich. Bewegung ist gut zur Gewichtskontrolle und für den allgemeinen Gesundheitszustand.

Den auf Harvards *Der Gesunde Teller* dargestellten Plan anzuwenden, ist eine gute Möglichkeit, die Ernährung zu verbessern. Ich wünsche mir aber auch, dass Sie die Beweise sehen, auf denen er beruht. Die Einzelheiten dazu werden in den Kapiteln 4 bis 11 behandelt. Darin beschreibe ich sowohl die klassische als auch die hochmoderne Forschung, die die Ernährungsmuster definiert und neu definiert hat, welche Sie gesund halten werden. Dazu gehören: aktuelle Informationen über langsam verdauliche Kohlenhydrate; welche Arten von Obst und Gemüse in Ihrer Ernährung besonders wichtig sind; was Proteine leisten können und was nicht; wie Sie die in Fisch und einigen Pflanzen enthaltenen Omega-3-Fettsäuren für sich arbeiten lassen können; die potenziellen Gefahren des Konsums von zu viel Milch und anderen Milchprodukten; und warum es sinnvoll ist, jeden Tag ein Multivitamin-Präparat zu nehmen.

Dieses Buch hilft Ihnen, all diese Informationen in Ihre eigenen Snacks und Mahlzeiten einfließen zu lassen – mit praktischen Tipps für ein zurückhaltendes Essverhalten in einem Ernährungsumfeld, das uns zu einer Art und Weise des Essens verleitet, die unser Leben vorzeitig beenden kann. Es enthält zusätzliche Informationen für Menschen mit besonderen Ernährungsbedürfnissen, um ihnen zu helfen, aus dem, was sie essen, maximalen Nutzen zu ziehen. Hierzu zählen Schwangere, gebrechliche Ältere, Menschen mit einer Glutenunverträglichkeit sowie all jene mit einer Herzerkrankung, Diabetes, erhöhtem Cholesterinspiegel, Bluthochdruck oder einigen anderen chronischen Krankheiten (oder zumindest mit einem jeweils hohen Risiko dafür).

Dabei sollen diese Informationen nicht den Rat Ihres Arztes ersetzen – besonders dann nicht, wenn Sie an einer Krankheit leiden, die eine spezielle Ernährung nötig macht. Ich ermuntere Sie dazu, mit Ihrem Arzt über Ihre Ernährung zu sprechen und ihr oder ihm davon zu berichten, was Sie durch dieses Buch gelernt haben. So können Sie sichergehen, dass Sie beide beim Thema gesunde Ernährung dieselbe Sprache sprechen. Behalten Sie im Hinterkopf, dass manche angehende Ärzte an der medizinischen Fakultät und anderswo nur sehr wenig über Ernährung lernen. Und dass der Druck in der modernen Medizin und Gesundheitspflege es für Klinikärzte oft schwer macht, auf dem Feld der Ernährung dranzubleiben – geschweige denn, die Zeit zu finden für ein Patientengespräch über gesunde Entscheidungen in Sachen Ernährung. Wer weiß, womöglich bringen Sie Ihrem Arzt am Ende noch etwas bei.

Vor nicht langer Zeit begann mein Cholesterin plötzlich zu steigen. Zu meiner Bestürzung riet mir mein Arzt zu einer Low-Fat-Diät, eine Empfehlung aus den 1980er-Jahren, von der wir heute wissen, dass sie den Cholesterinspiegel nicht senkt.

Dieses Buch wird Ihnen dabei helfen, gesund zu bleiben und mit Ihrem Arzt über eine gesunde Ernährung zu sprechen.

Kapitel 2

Von Pyramiden, Tellern und Ernährungsrichtlinien

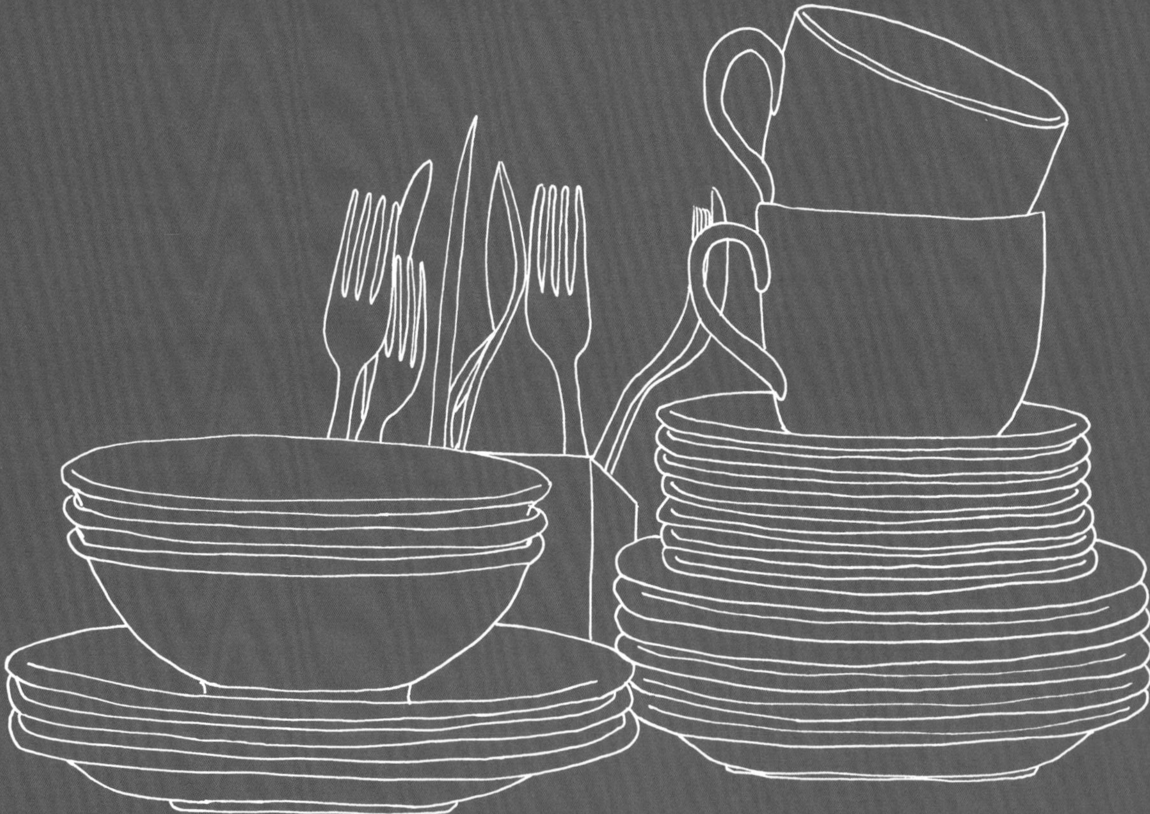

Die Empfehlungen im Überblick

Überarbeitet von Dr. Manja Koch

Über große Teile der Menschheitsgeschichte hinweg war die Lebensspanne unserer Spezies relativ kurz (im Römischen Reich lag die durchschnittliche Lebenserwartung bei der Geburt bei unter 30 Jahren). Deshalb machte es kaum einen Unterschied, was man aß, solange man nur genügend Kalorien aufnahm, um zu überleben. Die meisten Römer lebten nicht lang genug, damit Beschwerden wie Herzerkrankungen, Typ-2-Diabetes und Krebs, die mit der Ernährung in Verbindung stehen, Fuß fassen konnten.

Das hat sich geändert. Heute wird der durchschnittliche US-Amerikaner fast 80 Jahre alt, der Durchschnittsdeutsche rund 82 Jahre, und das bedeutet: Das, was Sie essen, ist ebenso wichtig wie die Frage, wie viel Sie essen.

Wir werden nicht mit dem Wissen geboren, wie man sich für gesunde Nahrungsmittel entscheidet. Die meisten von uns brauchen hier etwas Hilfe. Das gilt umso mehr in diesem Zeitalter, in dem Essen, Lebensmittelwerbungen und Ernährungsratschläge allgegenwärtig sind.

Betrachten Sie dieses Buch als Ihren persönlichen Wegweiser, mit dem Sie sich einen Weg durch das Meer von Informationen, Falschmeldungen und Fehlinformationen bahnen können, das uns alle umgibt.

Eine Flut von Ratschlägen

Im Grunde fehlte es zu keiner Zeit an guten Ratschlägen für eine gesunde Ernährung. Vor mehr als 2000 Jahren machte der griechische Arzt und Philosoph Hippokrates die Ernährung (und Bewegung) zum Herzstück einer guten Gesundheit und zur Grundlage für die Behandlung von Krankheiten.

Hier ist nur einer seiner Ratschläge, der noch heute vertraut klingt: Geeignetes Gemüse, gekocht oder roh, muss im Überfluss gegessen werden.

1500 Jahre später, und die Lebensspanne des Menschen war im Begriff zu wachsen. Nicht lange nach der Erfindung der Druckpresse Mitte des 15. Jahrhunderts wurde das Buch *De honesta voluptate et valetudine* (*Von der eerlichen zimlichen auch erlaubten Wolust des Leibs*)[11] von Bartholomaeus Platina in ganz Europa zum Bestseller. Es zielte darauf, die Gesundheit mit den Freuden des Essens zu kombinieren, und verschmolz dazu medizinische Ratschläge mit Rezepten aus anderen veröffentlichten Werken[12]. In den 1860er-Jahren feierte eine von dem Londoner Bestatter William Banting[13] erdachte Low-Carb-Diät derart stürmische Erfolge, dass der Begriff des »Banting« in Europa und den USA über Jahre hinweg als Synonym für »Diät halten« gebraucht wurde.

Heute werden jedes Jahr Hunderte von Diätbüchern herausgegeben, neben denen sich unzählige Websites, Facebook-Seiten und Blogs mit Diäten befassen. Viele der dort angebotenen Ratschläge sind irreführend und falsch.

»Offizieller« Rat in den USA

Nun könnten US-Amerikaner denken, dass sie sich auf der Suche nach exakten und sicheren Empfehlungen für eine gesunde Ernährung an die Bundesregierung[14] wenden könnten. Doch da lägen sie falsch.

Die US-Regierung stieg im Jahr 1894, mit der Veröffentlichung *Foods: Nutritive Value and Cost*[15] von W. O. Atwater durch das US-Landwirtschaftsministerium (USDA), ins Geschäft der Ernährungsempfehlungen ein. Anschließend produzierte das Ministerium im Lauf des 20. Jahrhunderts weiter in reger Abfolge neue Empfehlungen.

In den 1960er- und 1970er-Jahren weckten zwei unterschiedliche Entwicklungen in den USA ein neuerliches Interesse an Ernährungsweisen und Ernährung. Die eine war die wachsende Sorge in Bezug auf Hunger und Unterernährung – ein Thema, das teilweise durch die Fernsehsendung *Hunger in America* von 1968 ins Licht gerückt worden war, einen eindrucksvollen Spezialbericht von CBS News. Die andere betraf die steigende Zahl von Amerikanern, die eine Herz-Kreislauf-Erkrankung bekamen und daran starben.

Als Antwort darauf rief George McGovern, Senator von South Dakota, im US-Senat den Sonderausschuss »Nutrition and Human Needs« [Ernährung und menschliche Bedürfnisse, Anm. d. Übers.] ins Leben. Dieser gab im Jahr 1977 einen Bericht heraus (die sogenannten *Dietary Goals for the United States*, auch bekannt als *McGovern Report*), der den Amerikanern dringend riet, weniger Fett und Cholesterin, weniger raffinierten und verarbeiteten Zucker und mehr komplexe Kohlenhydrate und Ballaststoffe zu essen. Das bereitete den Boden für die ersten *Dietary Guidelines for Americans* [im Folgenden auch US-Ernährungsrichtlinien, Anm. d. Übers.], die 1980 erschienen. Laut USDA bot dieses Dokument »für Menschen ab zwei Jahren verlässlichen Rat, wie gute Ernährungsgewohnheiten die Gesundheit stärken und das Risiko schwerer chronischer Erkrankungen verringern können.«[16] Zum Glück hatte das Gesetz, das diese Richtlinien veranlasst hatte, Verständnis dafür, dass Wissenschaft ein fortlaufender Prozess ist und die Erkenntnisse sich ändern. So schrieb es vor, dass die Richtlinien alle fünf Jahre überarbeitet werden müssen.

Aus diesem Grund beginnt jede dieser Neufassungen alle fünf Jahre mit der Berufung eines wissenschaftlichen Beirats, der sich aus Diät- und Ernährungsexperten aus dem ganzen Land zusammensetzt. Sie werden beauftragt, alle verfügbaren Daten zum Thema Ernährung zu überprüfen – ein Verfahren, das theoretisch eine vorurteilsfreie Zusammenfassung der wissenschaftlichen Erkenntnisse hervorbringen sollte. Doch die Rindfleisch- und Milchindustrie haben hart dafür gearbeitet, dass einige Mitglieder des Gremiums ihre Interessen vertreten.

Nachdem der Beirat seinen Bericht erstellt hat, arbeitet das USDA gemeinsam mit dem U.S. Department of Health and Human Services (HHS) [US-Gesundheitsministerium, Anm. d. Übers.] hinter verschlossenen Türen daran, diesen Bericht in die offiziellen Richtlinien zu »übersetzen«. Das hält zahlreiche inoffizielle Kanäle offen, worüber die wissenschaftlichen Erkenntnisse durch Einflüsse aus Wirtschaft und Politik verdreht und umgeformt werden können. Zum Beispiel empfahl das Expertengremium in der Neufassung von 2015–2020, den Verzehr von rotem Fleisch einzuschränken. Doch die Richtlinien, die der amerikanischen Öffentlichkeit vorgelegt wurden, sagten darüber nichts und rieten stattdessen zum Verzehr von magerem Fleisch.

Auf diese Weise wird aus einem eigentlich gelehrten und wissenschaftlichen Verfahren allzu oft ein wildes Gerangel unter Lobbyisten der Agrarindustrie, Lebensmittelkonzernen und Interessenvertretungen.

Die *Dietary Guidelines for Americans* sollen uns eigentlich dabei helfen, Nahrungsmittel zu wählen, die uns gesund halten, und uns von jenen fernzuhalten, die das nicht tun. Doch leider sind ihre Ratschläge bisher oft undurchsichtig oder ganz und gar irreführend gewesen. So teilten etwa die Richtlinien von 2010 den Amerikanern zwar mit, dass sie »feste Fette« meiden sollten, sagten aber nicht frei heraus, dass der Weg dorthin darin bestand, weniger rotes Fleisch und weniger Milchprodukte zu essen.

Die Schwachstellen der Richtlinien sind eine Schande, weil Millionen von Menschen sie als Muster für eine gesunde Ernährung betrachten. Und ihr Einfluss geht sogar weit über die Unterstützung des Einzelnen bei der Wahl einer gesunden Ernährung hinaus: Sie sind ebenso die Grundlage für föderale Ernährungsprogramme wie das sogenannte *Special Supplemental Nutrition Program for Women, Infants, and Children*, für das Schulessen sowie das Essen in staatlichen Einrichtungen wie etwa Gefängnissen.

Unlautere Einflussnahme

Eines der großen Probleme mit den *Dietary Guidelines for Americans* und den von ihnen abgeleiteten, überaus beliebten und einflussreichen Grafiken (mehr dazu später) ist: Sie stammen vom USDA – der für die Förderung der US-Landwirtschaft zuständigen Behörde –, mit dem einen oder anderen Beitrag des US-Gesundheitsministeriums HHS. Was für Amerikas Landwirte gut ist, ist nicht zwangsläufig auch gut für die Gesundheit der Amerikaner. Denken Sie nur daran, wie sehr sie sich sträuben zu sagen: »Esst weniger rotes Fleisch«; es wäre fantastisch für die Gesundheit, aber schlecht für die Viehzüchter und die einflussreiche Rindfleischbranche. Eine derartige Aufsicht über konkurrierende Interessen ist keine Seltenheit. Zum Beispiel obliegt der *Nuclear Regulatory Commission*, der US-Atomregulierungsbehörde, die oft widersprüchliche Aufgabe, die Kernenergie zu fördern und ihre Nutzung zu regulieren. In ähnlicher Weise steht in Deutschland das Bundesministerium für Ernährung und Landwirtschaft im Spannungsfeld zwischen einer gesunden und ressourcenschonenden Ernährung und wirtschaftlichen Interessen der Agrarindustrie. Als Anlaufstelle für Ernährungsfragen hat das Bundesministerium für Ernährung und Landwirtschaft das Bundeszentrum für Ernährung in der Bundesanstalt für Landwirtschaft und Ernährung eingerichtet. Mehr Transparenz über Treffen von Mitgliedern der deutschen Bundesregierung mit Vertreterinnen und Vertretern der Lebensmittelwirtschaft und Verbänden wie dem Deutschen Bauernverband e. V. wird auch in Deutschland gefordert[17].

Der Einfluss des USDA hat die nationalen amerikanischen Empfehlungen für das,

Wie die US-Verfassung die Ernährung beeinflusst

Einmal aß ich in Rom mit George McGovern zu Mittag, dem damaligen US-Vertreter des Welternährungsprogramms, der mit seiner Arbeit im US-Senat den Weg für die US-Ernährungsrichtlinien geebnet hatte. Er wies mich darauf hin, dass die US-Verfassung mächtigen Einfluss auf die Agrarpolitik ausübt, indem sie jedem Bundesstaat zwei Senatoren zuweist. Im Kongress, der das Budget des USDA und die Ernennungen seiner Minister überwacht, spielen die dünn besiedelten Bundesstaaten im Westen mit ihrer beträchtlichen Viehwirtschaft und anderen Agrarinteressen eine unverhältnismäßig große Rolle. Kein Wunder also, dass die aus unerfindlichen Gründen unter dem Dach der USDA stehenden US-Ernährungsrichtlinien nicht für pflanzliche Ernährungsweisen werben.

was gegessen werden sollte, genauso stark geprägt wie die Wissenschaft, wenn nicht gar stärker (von den mächtigen Lobbys, die ihren Einfluss im Kongress ausüben und das USDA direkt ins Visier nehmen, ganz zu schweigen).

In der klassischen Kindergeschichte *Das Elefantenkind* von Rudyard Kipling hatten Elefanten ursprünglich gar keine Rüssel, sondern nur hervorstehende schwärzliche Nasen, so groß wie ein Stiefel. Das änderte sich, als das neugierige Elefantenkind mitten in ein schreckliches Tauziehen geriet, mit einem Krokodil, das seine Nase fest umklammerte, und einer Python, die seine Beine umschlungen hatte.

Auch die Art und Weise, wie die US-Ernährungsrichtlinien und ihre repräsentativen Grafiken ihre Form erhalten, gleicht solch einem Tauziehen: mal hierhin, mal dorthin gezerrt von mächtigen konkurrierenden Interessen, bei denen die Gesundheit der Menschen nur selten im Mittelpunkt steht. Zu diesen Interessengruppen zählen unter anderen der National Dairy Council, die Soft Drink Association, die American Beverage Association, das North American Meat Institute, die National Cattlemen's Beef Association, das Salt Institute und der Wheat Foods Council[18]. Im Allgemeinen ist das Endergebnis dieses Tauziehens zwischen der Lebensmittelwirtschaft und der Ernährungswissenschaft eine Reihe positiver und pauschaler Wohlfühl-Empfehlungen, die etwas entstellen, was eigentlich ein wichtiges Werkzeug zur Verbesserung Ihrer eigenen wie auch der nationalen Gesundheit sein sollte: Richtlinien für eine gesunde Ernährung.

Die Pyramide erhebt sich

Im Jahr 1992 enthüllte das USDA die einflussreiche *Food Guide Pyramid*[19]. Ihr Ziel war es, die *Dietary Guidelines for Americans* leichter zugänglich zu machen. Sie wurde mithilfe des PR-Riesen Porter Novelli errichtet, dessen frühere und aktuelle Kunden McDonald's, die Snack Food Association, Krispy Kreme, Johnnie Walker und Masterfoods USA (Hersteller von M&M's) umfassen. Die *Food Guide Pyramid* sollte die Merkmale der per se fehlerhaften US-Ernährungsrichtlinien einfach und anschaulich übermitteln.

Die Pyramide unterstrich diese Fehler und empfahl:

- viele Kohlenhydrate zu essen, von denen die meisten ungesunde und stark verarbeitete Kohlenhydrate wie Weißbrot und weißer Reis waren;
- etwas Obst und Gemüse zu essen, darunter auch Kartoffeln (die größtenteils stärkehaltige Kohlenhydrate sind);
- Fleisch, Milch und Käse als Proteinquellen zu wählen;
- keinerlei Öle oder Fette zu essen (nicht einmal gesunde).

Eine Pyramide für die Vermittlung von Ernährungsratschlägen war ein geniales Marketing-Manöver. Sie platzierte die »guten«, in größeren Mengen zu verzehrenden Nahrungsmittel an der Basis, die »schlechten«, in geringeren Mengen zu konsumierenden in der Spitze, und alles andere dazwischen. So eine Pyramide sendet auch die subtile Botschaft, dass ihre Ratschläge grundsolide und dauerhaft sind und sich über das Dickicht aus Falschinformationen und widersprüchlichen Behauptungen erheben. In Wahrheit aber bot die *Food Guide Pyramid* wissenschaftlich nicht begründete Wischiwaschi-Ratschläge zu einem absolut lebenswichtigen Thema: der Frage, was man essen soll.

Manche Empfehlungen in Sachen Ernährungsweise und Ernährung sind fehlgeleitet, weil sie auf unzureichenden und unvollständigen Informationen beruhen. Das traf nicht bei der USDA-Pyramide zu, deren Empfehlungen falsch waren, weil sie fundierte Erkenntnisse über eine gesunde Ernährung ignorierten und verschiedenen Lebensmittellobbys zu gefallen suchten.

Die gesundheitsschädlichsten Fehler der *Food Guide Pyramid* lauteten:

Alle Fette sind schlecht: Falsch – einige Fette sind für Sie gut und sogar lebenswichtig (siehe Kapitel 5). Die Empfehlung der USDA-Pyramide, Fette »sparsam« zu verwenden, trug zu jener Fett-Phobie bei, die viele US-Amerikaner dazu veranlasste, das Kind mit dem Bade auszuschütten.

Alle »komplexen« Kohlenhydrate sind gut: Die USDA-Pyramide ignorierte die Tatsache, dass manche Arten von Kohlenhydraten wesentlich weniger gesund sind als andere (siehe Kapitel 6). Wenn Sie zu viel von den falschen und zu wenig von den richtigen Kohlenhydraten essen, kann das die Voraussetzungen für Gewichtszunahme, Typ-2-Diabetes und eine Herzerkrankung schaffen.

Alle Proteinquellen sind gleich gut: Richtig – die Proteine aus Steak und aus Lachs ähneln sich ziemlich. Was sich aber enorm unterscheidet, ist die Protein-»Verpackung« (siehe Kapitel 7). Einige sehr eiweißreiche Lebensmittel liefern zugleich viele nicht so gesunde Dinge wie gesättigte Fettsäuren, Cholesterin und Salz. Andere sorgen für gesunde Fettsäuren und zusätzliche Wohlfühl-Nährstoffe wie Ballaststoffe, Mineralstoffe und Vitamine sowie eine Fülle von nützlichen sekundären Pflanzenstoffen (chemische Stoffe, die von Pflanzen produziert werden).

Milchprodukte sind essenziell: Stimmt nicht – Sie brauchen Calcium, nicht Milch. Milchprodukte sind eine gute Quelle dieses Mineralstoffs, liefern aber auch jede Menge Kalorien und gesättigter Fettsäuren. Wenn Sie mehr Calcium brauchen, gibt es dafür günstigere, einfachere und gesündere Mittel als Milchprodukte (siehe Kapitel 11).

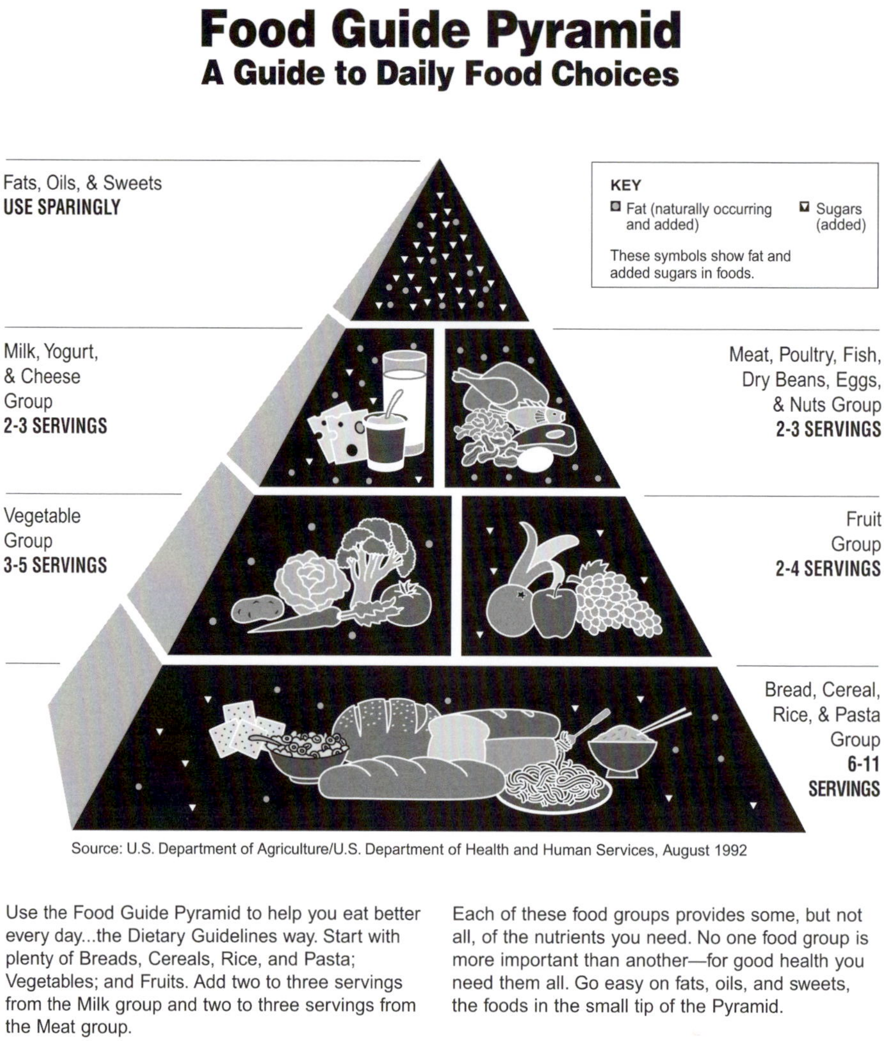

Die Ernährungspyramide des USDA von 1992–2005. Trotz einschneidender Veränderungen in der Wissenschaft über gesunde Ernährung blieb diese von Beginn an fehlerhafte Pyramide 13 Jahre lang unverändert.

(Quelle: U.S. Department of Agriculture/U.S. Department of Health and Human Services[20])

LEGENDE
Kreis = Fett (natürlich vorkommend und zugesetzt)
Dreieck = Zucker (zugesetzt)
Diese Symbole zeigen, dass Fett und zugesetzter Zucker hauptsächlich von Fetten, Ölen und Süßem stammen, aber auch Bestandteil der anderen Nahrungsmittelgruppen sein oder diesen zugesetzt werden können.

[Beschriftung]
Fette, Öle & Süßes: SPARSAM VERWENDEN
Fleisch, Geflügel, Fisch, getrocknete Bohnen, Eier & Nüsse: 2–3 PORTIONEN
Obst: 2–4 PORTIONEN
Brot, Frühstückscerealien, Reis & Pasta: 6–11 PORTIONEN
Gemüse: 3–5 PORTIONEN
Milch, Joghurt & Käse: 2–3 PORTIONEN

[Begleittext zur Grafik]
Nutzen Sie die Food Guide Pyramid, damit sie Ihnen hilft, jeden Tag besser zu essen ... nach Art der Dietary Guidelines. Beginnen Sie mit jeder Menge Brot, Frühstückscerealien, Reis und Pasta, Gemüse und Obst. Fügen Sie zwei bis drei Portionen aus der Milch-Gruppe und zwei bis drei Portionen aus der Fleisch-Gruppe hinzu.
Jede dieser Lebensmittelgruppen liefert einige, aber nicht alle Nährstoffe, die Sie brauchen. Keine einzige Lebensmittelgruppe ist wichtiger als eine andere – für eine gute Gesundheit brauchen Sie sie alle. Halten Sie sich bei Fetten, Ölen und Süßem zurück, den Lebensmitteln in der Spitze der Pyramide.

Kein Wort zu Gewicht, Bewegung, Alkohol und Vitaminen: Wie die Sphinx schwieg die USDA-Pyramide zu vier Dingen, über die Sie Bescheid wissen müssen: wie wichtig Gewichtskontrolle ist, dass tägliche Bewegung nötig ist, welchen möglichen gesundheitlichen Nutzen ein alkoholisches Getränk pro Tag hat und welchen Vorteil eine tägliche Multivitamin-Tablette für Sie haben kann.

Ein Schuss Wissenschaft und der Zerfall der Pyramide

Mit ihrer Enthüllung begann die *Food Guide Pyramid* auf allen Ebenen unter dem Druck von Forschungsergebnissen aus aller Welt zu bröckeln. Die Resultate aus Dutzenden von großen und kleinen Studien nagten an ihrem Fundament (Kohlenhydrate), ihrer Mitte (Fleisch und Milch) und ihrer Spitze (Fette).

Lange zuvor – in den späten 1970er-Jahren – hatten mehrere Kollegen und ich erkannt, dass es nur wenige solide Erkenntnisse gab, auf deren Grundlage sich Empfehlungen für eine gesunde Ernährung formulieren ließen. Wir witterten die Gelegenheit, diesen Zustand mithilfe der sogenannten *Nurses' Health Study* zu ändern – einer Studie, die 1976 zur Untersuchung der Langzeitfolgen oraler Verhütungsmittel gestartet worden war (siehe auch »Ein Hoch auf Krankenschwestern und medizinisches Fachpersonal«, Seite 43). Ein paar Jahre später entwickelten wir eine ähnliche Langzeitstudie mit männlichem medizinischen Fachpersonal. Dank dieser beiden langfristigen Kohortenstudien ist es uns gelungen, die Ess- und Lebensgewohnheiten sowie die Gesundheit von tausenden Frauen und Männern über mehrere Jahrzehnte hinweg zu begleiten (siehe Kapitel 3 für Einzelheiten). Die wahre Fundgrube an Daten aus dieser Arbeit hat es uns erlaubt, die Vor- und Nachteile unterschiedlicher Ernährungsmuster aufzudecken sowie Verbindungen zwischen verschiedenen Nahrungsmitteln und Krebs, Diabetes, Herz-Kreislauf-Erkrankungen, Osteoporose und anderen chronischen Leiden zu erkennen. Was diese Arbeit ziemlich früh gezeigt hat (und mit ihr die Studien anderer Forscher aus aller Welt), war, dass das Bild einer gesunden Ernährung recht stark von dem abwich, welches die USDA-Pyramide zeichnete.

Wir beschlossen zu testen, ob Menschen, die die Ernährungsrichtlinien und die zugehörige Pyramide der USDA befolgten, tatsächlich gesünder waren und eine höhere Lebenserwartung verzeichneten als jene, die sie nicht beachteten. Dazu zogen meine Kollegen und ich den *Healthy Eating Index*[21] heran (eine vom Zentrum für Ernährungspolitik und -förderung des USDA konzipierte Skala, »um zu messen, wie gut amerikanische Ernährungsweisen den empfohlenen Ernährungsmustern entsprechen«). Dieser Index vergibt 0 bis 10 Punkte für jede der zehn Ernährungskomponenten, die im Fokus der ursprünglichen USDA-Pyramide und der *Dietary Guidelines* von 1995 standen: die Zahl der täglichen Portionen Getreide, Gemüse (inklusive Kartoffeln), Obst, Fleisch und Milchprodukte; eine geringere Zufuhr in puncto Gesamtfett, gesättigtes Fett, Nahrungscholesterin und Natrium; und die Vielfalt der Ernährung. Ein Score von 100 Punkten stand für eine vollständige Umsetzung der USDA-Empfehlungen und 0 Punkte für deren völlige Missachtung.

Aus Fragebögen, die mehr als 135 000 Krankenschwestern und Männer des medizinischen Fachpersonals alle vier Jahre und über ein Jahrzehnt lang ausgefüllt hatten, bezogen wir Informationen über die Essgewohnheiten dieser Menschen. Mithilfe dieser Informationen berechneten wir den *Healthy Eating Index* jeder einzelnen Person. Am Ende war es bei denen mit dem höchsten Score (die den Rat des USDA also eng befolgten) genauso wahrscheinlich, dass sie im Zeitraum von 12 Jahren an einer schweren Krankheit erkrankt oder gestorben waren, wie bei jenen mit dem geringsten Score[22].

Dieses bittere Ergebnis dürfte kaum überraschen, schließlich hat das USDA konsequent die umfangreichen Beweismittel ignoriert, die einen Zusammenhang zwischen gewissen Ernährungsgewohnheiten und der langfristigen Gesundheit herstellten. Verstehen Sie das als Warnung, dass es Ihnen nicht zu einem guten oder längeren Leben verhelfen dürfte, den Rat des Landwirtschaftsministeriums der Vereinigten Staaten zu befolgen.

Ein mediterranes Experiment

Ein Strang dieser Beweisführung kam aus Griechenland. In den 1980er-Jahren lebten griechische Männer länger als US-amerikanische Männer und hatten trotz eines relativ einfachen Gesundheitssystems eine bemerkenswert niedrige Herzerkrankungsrate. Man ging davon aus, dass ihre Ernährung etwas damit zu tun hatte. (Hinweis: Der Begriff »Herzerkrankung« umfasst eine breite Palette von Beschwerden, die von Schmerzen in der Brust über Herzrhythmus-Störungen bis zum Versagen des Herzmuskels beim Pumpen von Blut reicht. In diesem Buch bezieht sich der Begriff Herzerkrankung auf die koronare Herzkrankheit, die von einer Verstopfung in einer oder mehreren Arterien herrührt, welche Blut zum Herzen liefern.)

So starteten meine Kollegen und ich eine Zusammenarbeit mit anderen, im Hinblick auf die traditionelle griechische Küche sehr bewanderten Wissenschaftlern sowie einigen Fachleuten bei Oldways. Diese Organisation konzentriert sich darauf, gesündere, traditionsbasierte Alternativen zur USDA-Pyramide hervorzubringen. Gemeinsam schufen wir im Jahr 1993 eine Pyramide, die die traditionelle mediterrane Ernährung abbilden sollte[23] und auf einem Sockel aus gesundem Vollkorngetreide, Obst, Gemüse, Bohnen und gesunden Fetten ruhte. Sie wurde damals von vielen in der Ernährungsgemeinde kritisiert, weil sie reich an Fetten war – besonders an Olivenöl. Seitdem haben zahlreiche Beweisstränge bestätigt, dass Olivenöl eine gesunde Kalorienquelle ist (siehe Kapitel 5).

Anschließend nahmen Antonia Trichopoulou und ihr Ehemann Dimitrios Trichopoulos – unsere griechischen Kollegen und Freunde, die mit uns die *Mediterranean Diet Pyramid* [mediterrane Ernährungspyramide, Anm. d. Übers.] entwickelt hatten – eine formalere Studie über die griechische Ernährung in Angriff. Sie schufen einen einfachen Score, um die traditionellen Essgewohnheiten in Griechenland zu beschreiben. Es gab Punkte für: einen höheren Verzehr von Olivenöl, Gemüse, Hülsenfrüchten, Obst und Nüssen, Getreide und Fisch; einen niedrigeren Verzehr von Fleisch, Geflügel und Milchprodukten; moderaten Alkoholkonsum. Dieses Punktesystem testeten sie an einer Population von 22 000 griechischen Männern und Frauen, deren Ernährung und Gesundheit von 1994 bis 1999 verfolgt wurden. Jene, die sich am ehesten an eine traditionelle Ernährungsweise gehalten hatten, waren mit geringerer Wahrscheinlichkeit vorzeitig an Krebs oder einer Herzerkrankung gestorben[24]. Spätere Bewertungen des Mittelmeer-Ernährungs-Scores bei Bevölkerungsgruppen aus aller Welt bestätigten, dass er in einem Zusammenhang mit der Entwicklung vieler chronischer Krankheiten und einem niedrigeren Sterberisiko steht.

Zehn Jahre später haben einige unserer spanischen Kollegen die Mittelmeer-Ernährungsweise in der randomisierten PREDIMED-Studie auf die Probe gestellt[25]. Dazu wiesen sie fast 7500 Männern und Frauen entweder eine mediterrane Ernährung mit zusätzlichen Nüssen beziehungsweise nativem Olivenöl extra oder eine Low-Fat-Diät zu. Nach durchschnittlich fünf Jahren lag die Rate von Herz-Kreislauf-Erkrankungen bei Personen, die das Mittelmeer-Ernährungsmuster befolgt hatten, gegenüber denen in der Low-Fat-Gruppe um 30 Prozent niedriger. Weitere Analysen zeigten, dass diejenigen mit der mediterranen Ernährungsweise auch eine niedrigere Diabetes- und Brustkrebsrate sowie bessere kognitive Fähigkeiten hatten.

Zeit für Neues: die Healthy Eating Pyramid

Die US-Bürger verdienen genauere, nützlichere und unparteiischere Informationen als das, was ihnen von der US-Regierung angeboten wird. Um die Fehler der *Food Guide Pyramid* zu korrigieren und durch die Arbeit in Griechenland bestärkt, nutzten meine Kollegen und ich die uns zur Verfügung stehenden Daten und errichteten im Jahr 2000 die *Healthy Eating Pyramid* (siehe Abbildung Seite 24). Sie ruht auf einem Fundament aus täglicher Bewegung und Gewichtskontrolle. Anschließend fügten wir die Bausteine einer gesunden Ernährung hinzu, wobei jeder einzelne nicht nur durch unsere eigenen Studien, sondern durch die besten wissenschaftlichen Erkenntnisse aus aller Welt getragen wurde.

Die Bausteine der *Healthy Eating Pyramid* [im Folgenden auch Harvard-Pyramide, Anm. d. Übers.] sind:

- Pflanzenöle wie Oliven- und Rapsöl als primäre Fettquellen,
- jede Menge Gemüse und Obst, außer Kartoffeln und Mais,
- Vollkornprodukte zu den meisten Mahlzeiten,
- gesunde Proteinquellen wie Bohnen, Nüsse, Samen, Fisch, Geflügelfleisch und Eier,
- ein Calcium-Präparat oder ein- bis zweimal täglich Milchprodukte,
- eine Multivitamin-Tablette täglich,
- Alkohol in Maßen für alle, die etwas trinken möchten,
- rotes Fleisch, Weißbrot, Kartoffeln, Limonade und Süßigkeiten – wenn überhaupt – nur gelegentlich.

Anders als die USDA-Pyramide gab die Harvard-Pyramide nicht an, welche Mengen bestimmter Nahrungsmittel man täglich zu sich nehmen sollte. Das hängt nämlich von der Körpergröße und körperlichen Aktivität des Einzelnen ab. Sie beschrieb auch keine Kalorienprozente aus Fett, Kohlenhydraten oder Proteinen, weil es für die Festlegung spezifischer Zahlenwerte keinerlei wissenschaftliche Basis gibt. In Wirklichkeit kann auch kaum jemand überhaupt feststellen, ob er oder sie gerade eine bestimmte Prozentzahl überschreitet. Diese Veränderungen machten die Harvard-Pyramide handlicher als die USDA-Pyramide.

Es galt lediglich, sich an eine zentrale Vorgabe zu erinnern: Wählen Sie mehr

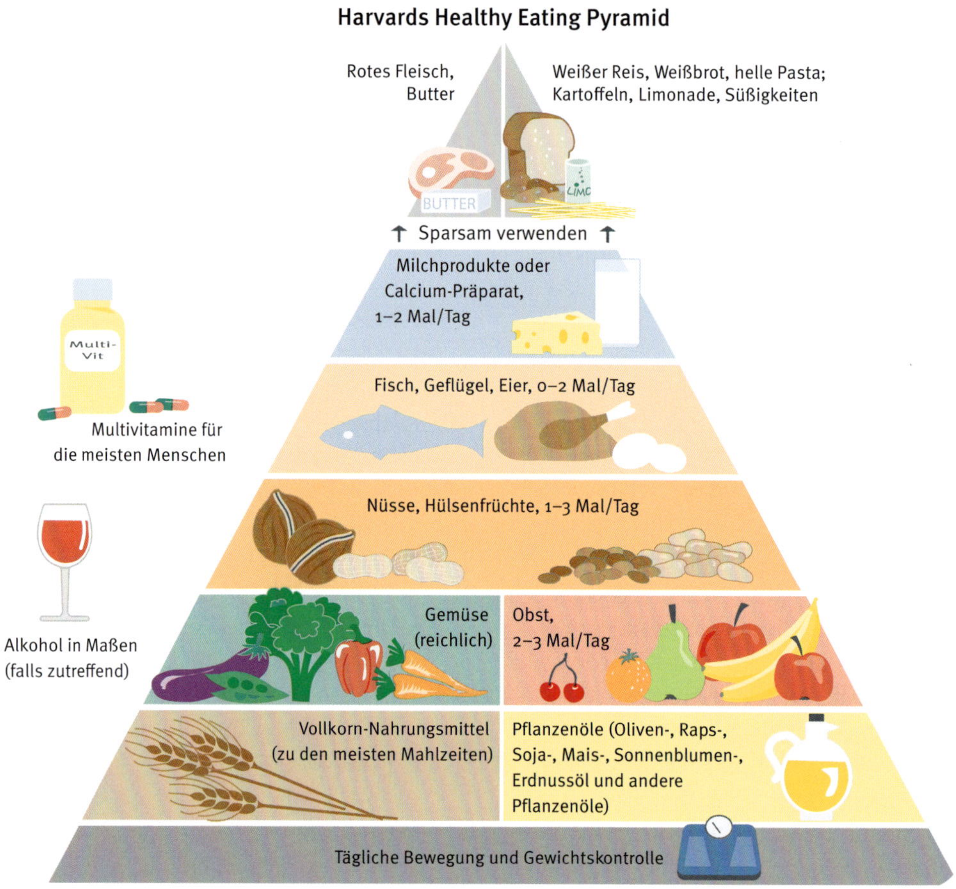

Die sogenannte *Healthy Eating Pyramid* nach Harvard. Diese auf handfester Wissenschaft basierende Pyramide bietet eine bessere Anleitung für eine gesunde Ernährung als der Rat des USDA.

Nahrungsmittel aus den unteren Bereichen der Pyramide als aus den oberen. Überwiegend natürliche, minimal verarbeitete Nahrungsmittel aus dem unteren Teil der Harvard-Pyramide zu essen, sorgt für die Nährstoffbalance, die ein einzelner Mensch braucht, und schränkt gesundheitsschädigende Nahrungsmittel ein.

Wir stellten unsere *Healthy Eating Pyramid* auf die gleiche Probe wie die USDA-Pyramide. Zunächst entwickelten wir auf ihrer Grundlage einen sogenannten *Alternate Healthy Eating Index*, einen alternativen Index für gesunde Ernährung. Dieser beinhaltete Indikatoren wie den Verzehr von Gemüse, Obst, Nüssen, Ballaststoffen aus Getreide, Transfetten und Alkohol, den Einsatz von Multivitamin-Tabletten und das Verhältnis von weißem zu rotem Fleisch sowie von ungesättigten zu gesättigten Fettsäuren. Mithilfe der weiter oben beschriebenen Informationen von 135 000 Frauen und Männern berechneten wir den *Alternate Healthy Eating Index* für jede einzelne Person. Frauen und Männer mit hoher Punktzahl (also jene, die die von der Harvard-Pyramide verkörperten Essstrategien befolgten) hatten ein wesentlich geringeres Risiko für die Entstehung schwerer chronischer Krankheiten (besonders einer Herzerkrankung oder eines Schlaganfalls) als jene, die auf dem Index ein niedriges Resultat erzielten[26].

Meine Kollegen und ich waren über die Ergebnisse erfreut, wenn auch nicht überrascht. Denn jeder Baustein der *Healthy Eating Pyramid* stammte aus dem allerfeinsten Steinbruch, den es gibt: Es waren handfeste Erkenntnisse, zusammengetragen von Forschern aus aller Welt. Siebzehn Jahre später trotzt sie weiter dem Zahn der Zeit, nachdem viele neue Erkenntnisse ihr noch mehr Unterstützung verschafft haben.

Pyramiden in Deutschland

Nach dem Vorbild der USA geben in Deutschland das Bundeszentrum für Ernährung[27] und die Deutsche Gesellschaft für Ernährung e.V. (DGE)[28] Empfehlungen zur gesunden Ernährung anhand einer Lebensmittelpyramide. Die DGE gilt in Deutschland seit ihrer Gründung im Jahr 1953 als Autorität in allen Fragen zur Ernährung und ist eine unabhängige Fachgesellschaft. Sie finanziert sich zu einem Viertel aus eigenen Einnahmen wie Mitgliedsbeiträgen und zu etwa drei Vierteln aus öffentlichen Mitteln von Bund und Ländern.

Die DGE machte im Jahr 2005 Nägel mit Köpfen und entwickelte eine komplexe drei dimensionale Lebensmittelpyramide. Auf den vier Pyramiden-Seitenflächen sind vier Lebensmittelgruppen angeordnet, diese umfassen tierische Lebensmittel, Öle und Fette und Getränke. Auch hier werden die »guten«, in größeren Mengen zu verzehrenden Lebensmittel an der Basis angeordnet, die »schlechten«, in geringeren Mengen zu konsumierenden in der Spitze, und alles andere dazwischen. Auf der Grundfläche der Pyramide findet sich der DGE-Ernährungskreis, der in sieben unterschiedlich große Kreissegmente aufgeteilt ist. Die Größe der Segmente spiegelt den empfohlenen Mengenanteil von sieben Lebensmittelgruppen (Getreide, Getreideprodukte und Kartoffeln, Gemüse und Salat, Obst, Milch und Milchprodukte, Fleisch, Wurst, Fisch und Eier, Öle und Fette, Getränke) an der Gesamternährung wider. Viele Empfehlungen der DGE-Lebensmittelpyramide, wie vorranging pflanzliche Lebensmittel zu wählen, stimmen mit Harvards Pyramide überein. Allerdings existieren auch einige Unterschiede. Eier finden sich näher an der Spitze der Lebensmittelpyramide der DGE, Kartoffeln als Kohlenhydratlieferanten in der Mitte und fettarme Milch und Milchprodukte und fettarmes Fleisch näher an der Basis. Zwischen rotem (z. B. Schwein und Rind) und weißem Fleisch (Geflügel) wird auf der Pyramide selbst nicht unterschieden. Wie die USDA-Pyramide trifft auch die Ernährungspyramide der DGE keine Aussagen zu Gewicht, Bewegung, Alkohol und Nahrungsergänzungsmitteln. Interessanterweise wird auch das Thema Salz bei der DGE-Ernährungspyramide komplett ausgespart, obwohl zahlreiche Studien eine Senkung des Blutdrucks durch eine Reduktion der Salzzufuhr gezeigt haben, auch bei Personen ohne Bluthochdruck[29]. Die Lebensmittelpyramide der DGE ist nicht als alleinstehende Informationsquelle für den Verbraucher gedacht, sondern als Beratungsgrundlage für Fachkräfte. Ernährungsempfehlungen der DGE, die sich direkt an Verbraucherinnen und Verbraucher richten, finden sich in den »10 Regeln der DGE« (Seite 28).

In der Lebensmittelpyramide des Bundeszentrums für Ernährung werden Lebensmittelgruppen in acht Bausteinen nach den Ampelfarben gekennzeichnet. Bei Lebensmitteln der grünen Bausteine wie Getränken, Gemüse und Salat, Obst und Brot und Getreide wird zu einem reichlichen Verzehr geraten, und von ihnen gibt es am meisten Bausteine. Bei Lebensmitteln der gelben Bausteine wie Milch und Milchprodukten, Fleisch und Geflügel und Wurst, Wurstwaren, Fisch und Eiern wird zu einem mäßigen Verzehr geraten. Für Milch und Milchprodukte sind das allerdings bis zu 3 Portionen pro Tag, wie auch in der USDA-Pyramide. Fette und Öle und Extras wie Süßigkeiten sind als rote Bausteine erlaubt, dürfen aber auch wegfallen und haben die wenigsten Bausteine. Nicht mehr ganz zeitgemäß und dem Stand der Forschung entsprechend werden pflanzliche Öle den tierischen Fetten gleichgesetzt und als roter Baustein dargestellt. Die einzelnen Bausteine entsprechen einer Portion, die einer Handgröße entspricht. Daher ist die Pyramide sehr leicht in die Praxis umzusetzen und auch für Kinder geeignet.

Die USDA-Pyramide bekommt ein neues Gesicht

Dem Beispiel von Reality-Shows im Fernsehen folgend, verpasste die Bundesregierung der USDA-Pyramide im Jahr 2005 ein radikal neues Styling – und verspielte damit eine potenzielle Chance, die Fehler des Originals zu überarbeiten und zu berichtigen. In neuerlicher Zusammenarbeit mit Porter Novelli kippte das USDA die Pyramide auf die Seite, strich sie mit grellbunten, vertikal von der Spitze bis zur Basis verlaufenden Farbbändern an und meißelte eine fesche Strichfigur heraus, die eine Treppe an ihrer linken Flanke hinauflief. Das war's – keine Aufschriften, kein Text, keine Legende, um entziffern zu können, was es bedeutet. Wer verstehen wollte, was die neue, sogenannte *MyPyramid* sagte, brauchte einen Computer und einen Internetzugang.

Die neue *MyPyramid* korrigierte weder die Fehler ihrer Vorgängerin, noch bot sie irgendwelche wirklichen Informationen, um uns dabei zu helfen, gesunde Entscheidungen zu treffen. Das war unglücklich, weil sich die *Dietary Guidelines* von 2005 selbst schrittweise dem Ernährungsmuster annäherten, das unsere *Healthy Eating Pyramid* beschrieb. Die Richtlinien von 2005 berücksichtigten die schädlichen Folgen von Transfett sowie die nützliche Rolle von Pflanzenölen und betonten den Wert von Vollkornkost. Trotzdem deckelten sie noch immer die Gesamtfettzufuhr und warben dafür, Stärke in großen Mengen zu verzehren.

Im besten Fall stellte *MyPyramid* eine verpasste Chance dar, die Gesundheit von Millionen von Menschen zu verbessern. Im schlimmsten Fall trugen ihr Mangel an Information und die enthaltenen Falschinformationen zu Fällen von Übergewicht, schlechter Gesundheit und frühzeitigem Tod bei.

Wieder einmal hatten Interessenvertretungen das Steuer übernommen und die Wissenschaft beiseitegedrängt.

Von der Pyramide zum Teller

Letztlich beugte sich das USDA der Kritik, dass *MyPyramid* vage und verwirrend sei, und ersetzte sie 2011 durch *MyPlate* (*»Mein gesunder Teller«*). Diese farbenfrohe Grafik eines in vier Segmente unterteilten Speisetellers bringt ein wichtiges und gesundes Argument vor: Beladen Sie die Hälfte Ihres Tellers mit Gemüse und Obst. Dagegen sagen die anderen beiden Teile kaum mehr aus als »Essen Sie mehr Getreide als Proteine.« *MyPlate* äußert sich nicht zur

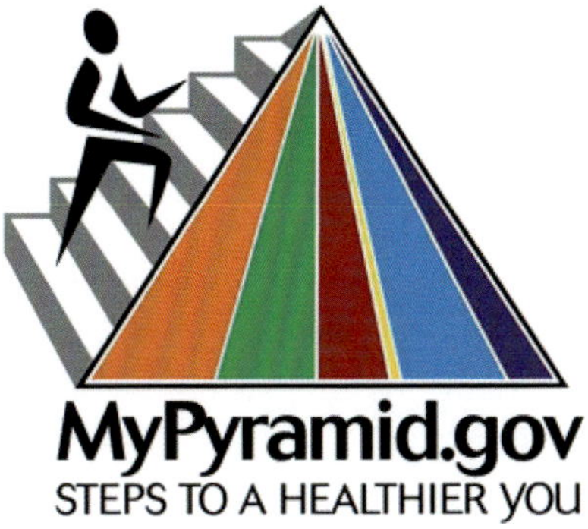

MyPyramid. Im Jahr 2005 enthüllte das USDA seinen einprägsamen, aber informationsleeren Nachfolger für die vertraute *Food Guide Pyramid*. [Der zugehörige Slogan lautet: »Schritte zu einem gesünderen Selbst«, Anm. d. Übers.]

(Quelle: U.S. Department of Agriculture/U.S. Department of Health and Human Services)

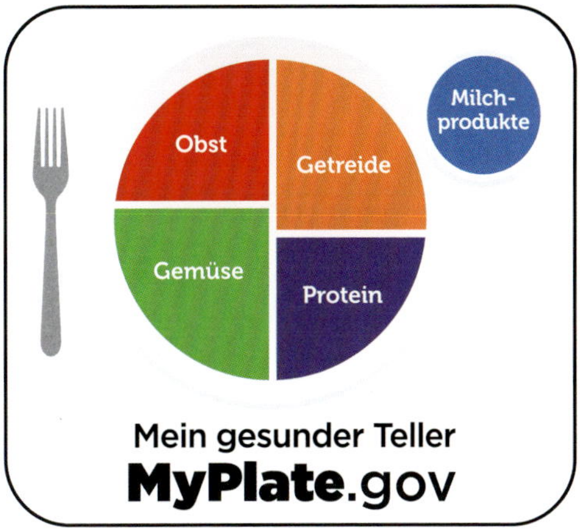

Das USDA veröffentlichte MyPlate/Mein gesunder Teller im Jahr 2011

(Quelle: U.S. Department of Agriculture)

Qualität von Kohlenhydraten (Getreide) und unterscheidet auch nicht zwischen gesunden Proteinquellen wie Bohnen, Fisch und Geflügelfleisch und weniger gesunden Eiweißlieferanten wie rotem und verarbeitetem Fleisch. Er empfiehlt zu jeder Mahlzeit Milch und Milchprodukte, wenngleich es kaum Belege dafür gibt, dass eine hohe Zufuhr von Milchprodukten vor Osteoporose schützt, dagegen aber hinreichende Beweise dafür, dass ein hoher Konsum von Milch und Milchprodukten schädlich sein kann. Er gibt keinerlei Empfehlung zu gesunden Ölen, die gut fürs Herz, die Blutgefäße und den Rest des Körpers sind, und bleibt erschreckend still beim Thema zuckerhaltige Getränke, die viel zu viele leere Kalorien liefern.

Wie schon bei der ursprünglichen USDA-Pyramide entwickelten meine Kollegen und ich eine Alternative zu *MyPlate*, die auf der aktuellsten Forschung beruhte. Harvards sogenannter *Healthy Eating Plate* (»*Der Gesunde Teller*«) bietet eine spezifische Anleitung für eine gesunde Ernährung, komplementiert Harvards zugehörige *Healthy Eating Pyramid* und überträgt sie in den Kontext einer einzelnen Mahlzeit. Wie später im Buch beschrieben, kann *Der Gesunde Teller* Ihnen helfen, die Qualität Ihrer Ernährung zu verbessern. Er empfiehlt nicht nur ausdrücklich Vollkorngetreide statt verarbeitetes Getreide zu essen, sondern beschreibt auch gesunde Proteinquellen, die rotes Fleisch nicht einschließen, verbannt Kartoffeln aus der Gemüse-Gruppe, bietet eine Orientierungshilfe für gesunde Fettquellen und empfiehlt zu jeder Mahlzeit Wasser oder andere gesunde Getränke anstelle von Milch.

Betrachten Sie den Gesunden Teller als einfachen Leitfaden für die Herstellung gesunder, ausgeglichener Mahlzeiten – egal, ob diese auf einem Teller serviert oder in eine Brotdose gepackt werden. Er ergänzt die Harvard-Pyramide, die man eher wie eine Art Einkaufsliste verwenden kann. Packen Sie Ihren Wagen mit all den Dingen voll, die die Basis der Pyramide bevölkern, etwa mit Gemüse, Obst, Vollkorngetreide, gesunden Ölen und mit gesunden Proteinquellen wie Nüssen, Bohnen, Fisch und Hühnerfleisch. Halten Sie sich bei den Dingen nahe der

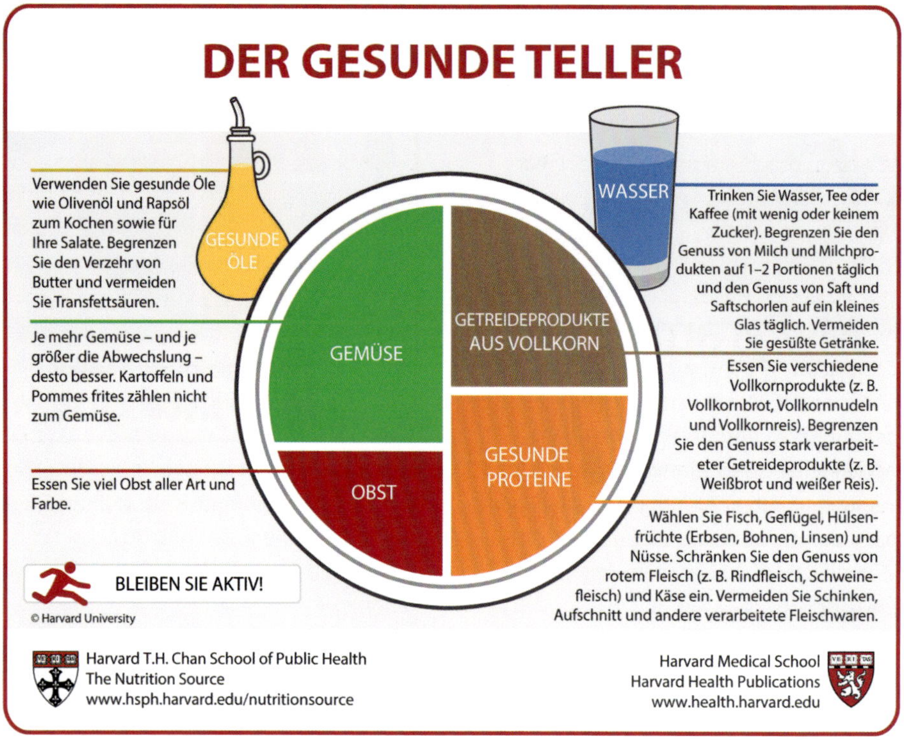

Der Gesunde Teller bietet eine einfache Anleitung für die besten Entscheidungen beim Thema Ernährung.

Spitze zurück, wie rotem Fleisch, Weißbrot und anderen stark verarbeiteten Kohlenhydraten, zuckerhaltigen Getränken und anderen Süßigkeiten. Und wenn Sie dann nach Hause zurückkommen, bereiten Sie eine Mahlzeit zu, die sich von Harvards Gesundem Teller inspirieren lässt.

Die ursprüngliche *Healthy Eating Plate* ist inzwischen in Dutzenden unterschiedlichen Sprachen und auch in einer Version für Kinder verfügbar (siehe Link S. 319).

Die »10 Regeln« der DGE

Erstmals im Jahr 1956 formulierte die Deutsche Gesellschaft für Ernährung e. V. (DGE) in leicht verständlicher Form »10 Regeln« für eine optimale gesunderhaltende Ernährungsweise für Verbraucher und Verbraucherinnen in Deutschland[30]. Die 10 Regeln wurden auf Basis aktueller wissenschaftlicher Erkenntnisse aktualisiert und lauten heute[31]:

1. **Lebensmittelvielfalt genießen.** Nutzen Sie die Lebensmittelvielfalt und essen Sie abwechslungsreich. Wählen Sie überwiegend pflanzliche Lebensmittel.
2. **Gemüse und Obst – nimm »5 am Tag«.** Genießen Sie mindestens 3 Portionen Gemüse und 2 Portionen Obst am Tag. Zur bunten Auswahl gehören auch Hülsenfrüchte wie Linsen, Kichererbsen und Bohnen sowie (ungesalzene) Nüsse.
3. **Vollkorn wählen.** Bei Getreideprodukten wie Brot, Nudeln, Reis und Mehl ist die Vollkornvariante die beste Wahl für Ihre Gesundheit.

4. **Mit tierischen Lebensmitteln die Auswahl ergänzen.** Essen Sie Milch und Milchprodukte wie Joghurt und Käse täglich, Fisch ein- bis zweimal pro Woche. Wenn Sie Fleisch essen, dann nicht mehr als 300 bis 600 g pro Woche.
5. **Gesundheitsfördernde Fette nutzen.** Bevorzugen Sie pflanzliche Öle wie beispielsweise Rapsöl und daraus hergestellte Streichfette. Vermeiden Sie versteckte Fette. Fett steckt oft »unsichtbar« in verarbeiteten Lebensmitteln wie Wurst, Gebäck, Süßwaren, Fast Food und Fertigprodukten.
6. **Zucker und Salz einsparen.** Mit Zucker gesüßte Lebensmittel und Getränke sind nicht empfehlenswert. Vermeiden Sie diese möglichst, setzen Sie Zucker sparsam ein. Sparen Sie Salz und reduzieren Sie den Anteil salzreicher Lebensmittel. Würzen Sie mit Kräutern und Gewürzen.
7. **Am besten Wasser trinken.** Trinken Sie rund 1,5 Liter jeden Tag. Am besten Wasser oder andere kalorienfreie Getränke wie ungesüßten Tee. Zuckergesüßte und alkoholische Getränke sind nicht empfehlenswert.
8. **Schonend zubereiten.** Garen Sie Lebensmittel so lange wie nötig und so kurz wie möglich, mit wenig Wasser und wenig Fett. Vermeiden Sie beim Braten, Grillen, Backen und Frittieren das Verbrennen von Lebensmitteln.
9. **Achtsam essen und genießen.** Gönnen Sie sich eine Pause für Ihre Mahlzeiten und lassen Sie sich Zeit beim Essen.
10. **Auf das Gewicht achten und in Bewegung bleiben.** Vollwertige Ernährung und körperliche Aktivität gehören zusammen. Dabei ist nicht nur regelmäßiger Sport hilfreich, sondern auch ein aktiver Alltag, indem Sie z. B. öfter zu Fuß gehen oder Fahrrad fahren.

Diese Regeln geben insgesamt eine gute Orientierung, kommen zwar ohne grafische Gedächtnisstütze daher, ergänzen sich aber gut mit dem DGE-Ernährungskreis.
Im Gegensatz zur Harvard-Pyramide wird keine Unterscheidung zwischen rotem und weißem Fleisch vorgenommen und von Alkoholkonsum generell abgeraten. Harvards Gesunder Teller empfiehlt Milch und Milchprodukte maximal zweimal täglich, rät aber insbesondere den Genuss von Käse aufgrund des hohen Gehalts an gesättigten Fetten einzuschränken. Im Gegensatz dazu empfehlen die DGE-Richtlinien Käse täglich zu essen. Leider gibt es in Deutschland bisher keinen offiziellen Plan, den Grad der Umsetzung der Regeln in der Bevölkerung zu erfassen und zu untersuchen, um wieviel die Umsetzung der Regeln das Risiko für die Entstehung schwerer chronischer Krankheiten reduziert. Erfreulicherweise werden bei den 10 Regeln der DGE auch ökologische Aspekte mit adressiert, wie bei der Nachhaltigkeit einer pflanzenreichen Ernährung.

Die US-Ernährungsrichtlinien 2015–20: Viel Einmischung

Für die Ausarbeitung der *Dietary Guidelines for Americans* 2015–2020 unternahmen das US-Landwirtschaftsministerium USDA und das US-Gesundheitsministerium HHS besondere Anstrengungen, um industrielle Interessenskonflikte zu minimieren. Sie beriefen Wissenschaftler ohne Verbindungen zu Lobby-Gruppen als Mitglieder im Beirat der Ernährungsrichtlinien. Zudem entwickelten sie spezifischere Regeln für die kritische Betrachtung von veröffentlichten Studien, um sicherzustellen, dass diese Wissenschaftler alle relevanten Erkenntnisse einbezogen. Dieses Verfahren wird als systematische

Übersichtsarbeit bezeichnet. Die Mitglieder des Gremiums arbeiteten zwei Jahre lang an der Entwicklung eines umfassenden und wissenschaftlich fundierten Berichts von 571 Seiten – allesamt ehrenamtlich[32].

Die Empfehlungen dieses Berichts kommen dem, was *Eat, Drink, and Be Healthy* (Amerikanischer Originaltitel des Buchs, Anm. d. Red.) erstmals im Jahr 2001 empfahl und bis heute empfiehlt, sehr nahe. Der Beirat der US-Ernährungsrichtlinien hob gesunde, allgemeine Ernährungsmuster hervor, darunter ein Ernährungsmuster nach Mittelmeer-Art, eine vegane Ernährung sowie eine vielschichtige und gesunde amerikanische Ernährung. Eine wichtige Veränderung zu den vorherigen USDA-Richtlinien war die Abkehr von einer Obergrenze bei der Gesamtfettzufuhr, die man zuvor bei 30 und dann 35 Energieprozent angesetzt hatte. Ich gratuliere dem Beratungsgremium für die korrekte Schlussfolgerung, dass es keinerlei Belege gab, die eine spezifische Obergrenze stützen würden. Ein wichtiger Schritt, weil die Deckelung des Gesamtfetts in der Vergangenheit dazu geführt hatte, dass kohlenhydratreiche Nahrungsmittel begünstigt worden waren, die hauptsächlich aus raffinierter Stärke und Industriezucker bestanden.

Nach kritischer Prüfung der reichhaltigen neuen Erkenntnisse empfahl der Beirat der *Dietary Guidelines* 2015–2020 explizit:

- den Verzehr von rotem Fleisch zugunsten der Gesundheit des Einzelnen wie auch des Planeten zu begrenzen,
- die Zuckerzufuhr auf weniger als 10 Prozent der Kalorien zu reduzieren,
- den Konsum von Limonade und anderen zuckerhaltigen Getränken massiv zu verringern.

Die Viehwirtschaft und Softdrink-Hersteller waren außer sich angesichts dieser Empfehlungen und setzten ihre mächtigen Lobbys im US-Kongress in Bewegung. Das Ergebnis waren Formulierungen in der finalen Bewilligungsvorlage der Regierung, die es dem USDA verboten, irgendwelche Aussagen zu den ökologischen Folgen von Ernährungsentscheidungen in die US-Ernährungsrichtlinien aufzunehmen. Die Lobbyisten hatten zudem einen Unterstützer in den Reihen des USDA: dessen Chef, Minister Tom Vilsack. Dieser ehemalige Gouverneur von Iowa unterhält langjährige Verbindungen zur Mais- und Schweinewirtschaft. Zwar erlaubte der Kongress dem USDA, die Empfehlungen des wissenschaftlichen Beirats zum begrenzten Verzehr von rotem und verarbeitetem Fleisch anzunehmen, doch die finale Version der neuen *Dietary Guidelines* sagte darüber nichts. Stattdessen warb sie für den Verzehr von rotem Fleisch, solange dieses mager war – ein Befund, für den es keinerlei Belege gibt –, und verwässerte zudem erheblich die klare Position des wissenschaftlichen Beirats, den Konsum zuckerhaltiger Getränke zu reduzieren.

Das Verfahren zur Ausarbeitung der US-Ernährungsrichtlinien 2015–2020 offenbarte auf lebhafte Weise, wie groß der Einfluss der Agrar- und Lebensmittelindustrie auf Ernährungsempfehlungen ist. Der Bericht des Beratungsgremiums wurde zensiert, sein Inhalt bei der »Übersetzung« in die offiziellen *Dietary Guidelines for Americans* verfälscht. Diese Richtlinien bilden die Grundlage nationaler Ernährungspolitik und werden von unseren Kindern in der Schule gelernt. Der Bericht des besagten wissenschaftlichen Beirats war insofern ein großer Fortschritt, weil er Ratschläge für gesundes Essen einerseits mit wissenschaftlichen Erkenntnissen andererseits in Einklang brachte. Er ließ aber weiterhin Raum für künftige Verbesserungen. So hatte man dem Gremium aufgetragen, dass seine Empfehlungen den empfohlenen Tagesdosen für Vitamine und Mineralstoffe des *Institute of Medicine* (der heutigen *National Academy of Medicine*) entsprechen müssten. Das ist problematisch, weil solche Empfehlungen oft auf lückenhaften Beweisen fußen und in Bezug auf manche Nährstoffe ernsthaft veraltet sind.

Ein anderes Problem beim Ausrichten von Ratschlägen an der empfohlenen Tageszufuhr ist, dass die Vorzüge eines Nahrungsmittels nicht nur davon abgeleitet werden sollten, wie viel eines einzelnen Nährstoffs darin enthalten ist. Das führte etwa zu Empfehlungen für einen hohen Milchkonsum, den ich in den Kapiteln 9 und 10 bespreche.

Der Beirat für die Jahre 2015–2020 folgte auch insofern seinen Vorgängern, als er Kartoffeln zum Gemüse zählte – und das trotz umfangreicher Belege dafür, dass die gesundheitlichen Folgen des Kartoffelessens andere sind als beim Gemüse (siehe »Die Knolle ist nicht so dolle«, Seite 185). Einige Fachleute hinterfragten zudem die Entscheidung des Beirats, der herunterspielte, wie wichtig das Einschränken von Nahrungscholesterin und Eiern sei – eine Ansichtssache, über die ich im Kapitel 5 sprechen werde.

Abgesehen davon verdient das Gremium jedoch viel Anerkennung dafür, den wissenschaftlich fundiertesten Bericht hervorgebracht zu haben, den es bisher gab. Es ist äußerst bedauerlich, dass seine evidenzbasierten Empfehlungen nicht sinngemäß in die finalen Ernährungsrichtlinien übertragen wurden, die der Politik als Richtschnur dienen und die Essgewohnheiten von Millionen Menschen in den USA bestimmen.

Weitere Tests der Pyramiden, Teller und Richtlinien

Bereits 1995 hatte das USDA den sogenannten *Healthy Eating Index* geschaffen. Dieser aus zehn Aspekten errechnete Score versuchte zu messen, wie gesund die US-Amerikaner aßen. Die ersten fünf Aspekte prüften, inwieweit die Ernährung einer Person in puncto Getreide, Gemüse, Obst, Milch und Fleisch mit der USDA-Pyramide übereinstimmte. Die nächsten vier Aspekte betrachteten die Gesamtfettmenge sowie die Menge an gesättigten Fettsäuren, Cholesterin und Natrium in der Ernährung, während der zehnte Aspekt die Vielfalt der Ernährung maß. Für jeden dieser Aspekte gab es zwischen 0 und 10 Punkten – je höher die Punktzahl, desto enger hielt sich die betreffende Person an die Vorgaben des USDA für eine gesunde Ernährung.

Nachdem meine Kollegen und ich zuvor bereits die bedeutenden Fehler in den Ernährungsempfehlungen des USDA hervorgehoben hatten, stellten wir auch seinen *Healthy Eating Index* auf die Probe, und zwar bezogen auf Beteiligte der *Nurses' Health Study* und der *Health Professionals Follow-Up Study*. Heraus kam, dass Individuen mit einem hohen Score nur eine minimal niedrigere Wahrscheinlichkeit von Herz- und Schlaganfällen hatten, und bei Krebs kein Unterschied feststellbar war. Mit anderen Worten: Diejenigen, die am ehesten den Rat der Regierung befolgten, schnitten kaum besser ab als jene, die es nicht taten.

Was wäre aber, wenn ein solches Ernährungs-Mess-Werkzeug zwischen gesunden ungesättigten und alles-andere-als-gesunden gesättigten Fettsäuren unterscheiden würde, oder zwischen den hauptsächlichen Kohlenhydrat- oder Proteinquellen? Also entwarfen wir im Jahr 2002 den *Alternate Healthy Eating Index*[33, 34]. Dieser Index zeichnete 9 Ernährungsaspekte auf: die Anzahl der Portionen Gemüse, Obst und Nüsse oder Soja am Tag; die Grammzahl der Ballaststoffe aus Getreide; das Verhältnis von weißem zu rotem Fleisch; die Menge an Transfetten; das Verhältnis von mehrfach ungesättigten zu gesättigten Fettsäuren; den Einsatz eines Multivitamin-Präparats; den täglichen Alkoholkonsum. Für jeden dieser Aspekte wurden – genau wie beim USDA-Index – Punkte vergeben, wobei höhere Punktzahlen für gesündere Entscheidungen standen.

Mithilfe von Ernährungsdaten, die aus der *Nurses' Health Study* und der *Health Professionals Follow-Up Study*[35] stammten, verglichen wir beide Indices miteinander. Heraus kam, dass der alternative Harvard-Index im Vergleich zum USDA-Index weitaus besser darin war, die Entstehung von Herz-Kreislauf-Erkrankungen und anderen chronischen Leiden vorauszusagen[36]. Und das bedeutet: Indem wir uns an evidenzbasierte Leitlinien zur Ernährung halten statt an regierungseigene Vorgaben, können wir das Risiko von Herz-Kreislauf-Erkrankungen, Krebs und anderen Krankheiten weiter senken.

In der Zwischenzeit haben neue Erkenntnisse im Bereich Ernährung und Gesundheit meine Kollegen und mich zu kleinen Anpassungen an unserem alternativen Harvard-Index veranlasst. Bei seiner jüngsten Überarbeitung 2010 erweiterten wir den Index um das Einschränken von Limonade und anderen zuckerhaltigen Getränken als eine gesunde Ernährungsstrategie. Danach wiederholten wir unseren Test. Wir wollten herausfinden, ob Frauen und Männer auf lange Sicht gesünder sind, deren Ernährungsweisen zu dem durch diesen Index beschriebenen Muster (und damit zu den Empfehlungen in diesem Buch hier) passen. Und wir verglichen diesen Index mit einer aktualisierten Version des USDA-Indexes, der unserem alternativen Harvard-Index nun stärker ähnelt. Wie erwartet, bilden diese beiden Indices Ernährungsempfehlungen und Essgewohnheiten ab, die mit einem geringeren Risiko für einen vorzeitigen Tod oder das Auftreten einer Herz-, Typ-2-Diabetes- oder anderen chronischen Erkrankung einhergehen. Trotzdem schnitt unser alternativer Harvard-Index noch immer besser ab als der USDA-Index[37]. Andere Forscher haben Indices entwickelt, die dieselben Grundelemente enthalten, und sie in unterschiedlichen Untersuchungsgruppen und bezogen auf eine Reihe von Gesundheitszuständen ausgewertet. Sie alle prognostizieren eine bessere Gesundheit.

Diese übereinstimmenden Erkenntnisse aus vielen verschiedenen Quellen stimmen mich zuversichtlich, dass Ihnen die Empfehlungen hier im Buch helfen werden, eine Ernährungsweise zu wählen, die für die gesamte Lebensdauer gesund ist. Es gibt zwar noch immer ein paar Sturköpfe, die behaupten, dass sich Ernährungswissenschaftler auf rein gar nichts einigen können[38]. Die Annäherung zwischen dem alternativen Harvard-Index und dem USDA-Index legt jedoch nahe, dass über die grundlegenden Bestandteile einer gesunden Ernährung mittlerweile ein breiter Konsens herrscht.

Die *Healthy Eating Pyramid* und *Der Gesunde Teller* von Harvard sind nicht in Stein gemeißelt, und die Wahrscheinlichkeit ist groß, dass mit weiterer Forschung zusätzliche Feinheiten ans Licht kommen werden. So dürften neuere Erkenntnisse zu den Gesundheitseffekten von Gemüse die Leser im Kapitel 8 vermutlich überraschen. Trotzdem können wir zuversichtlich sein, dass das heutige Gesamtbild einer gesunden Ernährung auch in Zukunft Bestand haben wird.

Bessere Richtlinien, bessere Ernährung

Die durchschnittliche US-Ernährung wird immer besser – dem ganzen Hin und Her der Wissenschaft, allen irreführenden Ernährungsrichtlinien des USDA und all den sensationsheischenden Berichten und absichtlichen Falschinformationen zum Trotz. Seit den 1960er-Jahren haben die doppelte Aufnahme von mehrfach ungesättigten Fettsäuren, die reduzierte Aufnahme von gesättigten Fettsäuren und der um 40 Prozent gesunkene Verzehr von rotem Fleisch zu 60 Prozent weniger Todesfällen durch eine Herzerkrankung und zusätzlichen Lebensjahren beigetragen.

Aus Neugier über andere möglicherweise gesunde Änderungen in der US-Ernährung wandten meine Kollegen und ich den *Alternate Healthy Eating Index* auf die Ernährungsmuster aus einer nationalen Umfrage unter US-Bürgern an. Wir sahen konstante Verbesserungen zwischen 1999 und 2012. Die größten Gesundheitseffekte gingen von der fast vollständigen Beseitigung des für Arterien schädlichen Transfetts und einem 25-prozentigen Rückgang beim Konsum von zuckerhaltigen Getränken aus. Zudem gab es bescheidene Anstiege beim Verzehr von Obst, Gemüse, Vollkornkost und ungesättigtem Fett[39]. Unseren Schätzungen zufolge haben diese Verbesserungen im Bereich Ernährung mehr als eine Million vorzeitige Todesfälle und 12 Prozent aller Fälle von Diabetes zwischen 1999 und 2012 verhindert. Kurze Zeit nach unserem Bericht verkündete die US-Seuchenschutzbehörde (Centers for Disease Control and Prevention, CDC), dass die Zahl der neu diagnostizierten Diabeteserkrankungen zum ersten Mal zurückgegangen sei – um stolze 20 Prozent (was sich mit der Reduktion beim Transfett und beim Limonadenkonsum deckte). Doch obwohl der »Trend« im Hinblick auf die Qualität der Ernährung in die richtige Richtung ging, lag der durchschnittliche Score noch immer bei unter 50 von insgesamt 110 Punkten – ein Hinweis, dass weitaus größere gesundheitliche Verbesserungen möglich wären.

Auf den folgenden Seiten werde ich erläutern, wie Sie Ihren Score auf die Spitze der Skala oder in die Nähe davon treiben können, wo der Nutzen gigantisch sein kann.

Kapitel 3

Was kann man beim Thema Ernährung glauben?

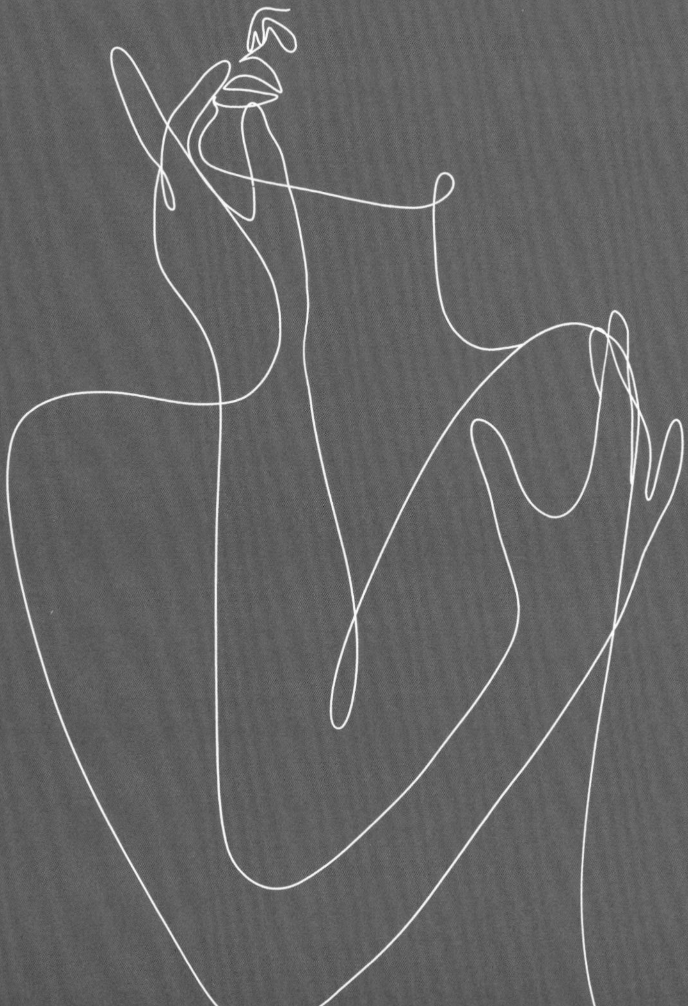

Ein Blick hinter die Kulissen der Ernährungsforschung

Die Erkenntnisse der Forschung über Ernährungsweisen und Ernährung scheinen sich mit nervtötender Regelmäßigkeit selbst zu widersprechen. Sie hören auf, Butter zu verwenden, und streichen von da an Margarine auf Ihren Toast, nur um später zu erfahren, dass Margarine genauso schlecht für Sie sein kann – und noch später, dass Butter gar nicht so schlimm ist wie einst angenommen. Nachdem Sie zum Frühstück auf Kleie-Muffins umgestiegen sind, weil eine ballaststoffreiche Ernährung angeblich Darmkrebs vorbeugt, hören Sie von einer groß angelegten Studie, die zeigt, dass Ballaststoffe Darmkrebs nicht verhindern. Und während es in einer frühen Studie so schien, dass Kaffeetrinken die Wahrscheinlichkeit von Bauchspeicheldrüsenkrebs erhöht, zeigen spätere Untersuchungen, dass das Trinken von Kaffee harmlos ist und womöglich sogar einige Vorteile hat. Manche Studien finden heraus, dass Fisch zu essen Herzinfarkten vorbeugt, andere nicht.

Diese ständigen Kurswechsel sind derart verwirrend und so häufig, dass Ellen Goodman, die Kolumnistin der Zeitung *Boston Globe*, veranlasst durch einen negativen Bericht über Vitamin E und Beta-Carotin, einmal schrieb: »Wie es scheint, gibt es heutzutage eine Art geplanter Obsoleszenz bei medizinischen Neuigkeiten. Das Heilmittel von heute ist die Giftpille von morgen. Die neueste Forschung hat ein Verfallsdatum, das kürzer ist als das auf der Müslischachtel.«[40]

Das schiere Ausmaß der Informationen ist keine Hilfe. Vor fünfzig Jahren war die Ernährung noch ein stiller Altarm der medizinischen Forschung. Zum Beispiel erhob die langfristigste Gesundheitsstudie in den USA, die legendäre und noch immer andauernde *Framingham-Herz-Studie*, zu ihrem Auftakt im Jahr 1949 kaum Daten zur Ernährung. Doch mit den Jahren sind die tröpfchenweisen Informationen über Ernährung und Gesundheit zu einem reißenden Strom angeschwollen.

Es ist ganz normal, dass die Menschen die neuesten – oft missverstanden als die besten – Ergebnisse kennen wollen, egal, ob sie nach Möglichkeiten zur Feinabstimmung ihrer Ernährung suchen oder nach dem einen magischen Schlüssel (dem richtigen Lebensmittel, Vitamin oder Nahrungsergänzungsmittel), der ihnen die Tür zu einem möglichst langen und gesunden Leben öffnen wird. Die Medien bedienen dieses Interesse und sorgen für einen ununterbrochenen Strom aus Ernährungsnews.

Das Problem ist nur, dass Zeitungen, Radio- und Fernsehsender, Blogs, Internetseiten und Apps dazu neigen, aus den winzigen Schritten wissenschaftlicher Forschung »große Fortschritte«, »Durchbrüche« und »mögliche Heilmittel« zu machen oder die verwirrenden Widersprüche zwischen einer aktuellen und früheren Studie zu betonen. Das lässt das Verfolgen der Gesundheitsnachrichten wie die Lektüre wahllos herausgerissener Buchseiten erscheinen – oder noch schlimmer, wie das Lesen von Seiten mit Fehldrucken.

Wissenschaftliche Erkenntnisse statt begründete Vermutungen

Ein weiterer Grund für solche Kurswechsel ist, dass frühe Empfehlungen in Sachen Ernährung oft auf spärlichen Beweisen fußten. Der Hintergedanke dieser anfänglichen Empfehlungen lautete, dass es besser war, Empfehlungen auf der Grundlage begründeter Vermutungen zu formulieren als gar keine, weil die Leute sowieso essen würden, was sie wollten. Das ist in der Tat ein vernünftiger Ansatz, wenn es nur wenige Erkenntnisse gibt. Nur leider trugen diese Empfehlungen niemals Warnschilder wie »Begründete Vermutung, Änderungen vorbehalten«. Solche begründeten Vermutungen werden nicht selten tausendfach wiederholt, bis sie den Anschein von Tatsachen haben.

Als Wissenschaftler zum Beispiel langsam mehr über die möglichen Gefahren gesättigter Fettsäuren herausfanden, empfahlen viele von ihnen den Leuten, von Butter (die reich an gesättigten Fettsäuren ist) auf Margarine (arm an gesättigten Fettsäuren) umzusteigen. Diese Empfehlung war sinnvoll, auch wenn es keine Studien gab, wonach Menschen, die Margarine statt Butter aßen, seltener Herzanfälle hatten. Dann tauchten Studien auf, die zeigten, dass Margarine-Esser in der Abteilung Herzanfälle schlechter abschnitten als Butter-Esser. Jene Entdeckung wurde durch Kurzzeitstudien untermauert, die zeigten, dass Transfett, das in vielen Margarinen reichlich vorkam, weit schlimmere Auswirkungen auf das Blutcholesterin hatte als gesättigtes Fett. Für einen Wissenschaftler ist das der ganz normale Werdegang wissenschaftlichen Fortschritts: Eine aufgrund einer guten Vermutung ausgesprochene Empfehlung wird getestet und durch eine besser erforschte gekippt. Für den Rest der Welt ist das jedoch ein frustrierender Widerspruch.

Die Menge und Qualität fundierter wissenschaftlicher Informationen zum Thema Ernährung und Gesundheit haben in den letzten 30 Jahren enorm zugenommen. Das macht die evidenzbasierten Empfehlungen von heute sicherer als jene von vor drei Jahrzehnten, und senkt die Wahrscheinlichkeit, dass sie radikale Änderungen erfahren. Seien Sie also versichert: Während die Suche nach neuen und besseren Erkenntnissen in Sachen Ernährung und Gesundheit weitergeht, werden vermutlich selbst die Empfehlungen von heute so manche Feinjustierung erfahren, wenngleich sich das große Ganze wahrscheinlich nicht merklich ändern wird.

Widersprüche sind unvermeidlich

Die Ernährungsforschung scheint übermäßig viele Widersprüche zu produzieren. Das liegt zum Teil daran, dass die Medien der Ernährung aufgrund des öffentlichen Interesses an ihr besondere Aufmerksamkeit zollen, während sich die anorganische Chemie, die Geologie und viele andere Disziplinen diesem ständigen kritischen Blick entziehen.

Ein anderer Grund ist, dass die medizinische Forschung ihren eigenen, speziellen Rhythmus hat, der nicht mit dem Bedürfnis der Medien nach fesselnden, aber einfachen Geschichten vereinbar ist. Und manchmal kann der Versuch, einen »ausgewogenen« Artikel vorzulegen, indem man gegensätzliche Ansichten zitiert, die Sache sogar noch verwirrender machen.

Der Rhythmus der Ernährungsforschung gleicht eher einem Cha-Cha-Cha – zwei Schritte vor, ein Schritt zurück – als einem gradlinigen Marsch. Wenn man sich täglich ihre Resultate (über die berichtet wird, als seien es Sport- und nicht Forschungsergebnisse) anschaut, kann man sich leicht fragen, warum die Forscher es nicht einfach gleich beim ersten Mal richtig machen.

Das können sie nicht, weil diese Konflikte und Widersprüche die Art und Weise sind, wie Wissenschaft funktioniert. So läuft es auf jedem Gebiet ab, von der Archäologie bis zur Zoologie, von der Kernphysik bis zur Ernährung. Männer und Frauen führen Studien durch und berichten über ihre Ergebnisse. Die Indizien häufen sich. Wie Steine, die auf eine altmodische Waage gelegt werden, gewinnt eine Idee allmählich durch die Last der Beweise über eine andere die Oberhand. Und nur wenn das passiert, sollten Sie in Ihrem Leben etwas verändern.

Die Größe des Steins macht natürlich einen Unterschied. Wie wir im Abschnitt »Unterschiedliche Methoden für unterschiedliche Probleme« (Seite 38) beschreiben, sind die meisten Studien eher mit Sandkörnern oder Kieselsteinchen vergleichbar – nur sehr wenige sind wie Felsbrocken.

Arbeit mit echten Menschen als Herausforderung

In der Regel können Ernährungswissenschaftler nicht die gleiche Kontrolle über ihr Untersuchungsobjekt ausüben wie Chemiker und Zoologen. Stattdessen müssen sie mit unvorhersehbaren, unabhängigen und meist unkontrollierbaren Subjekten arbeiten: Menschen.

Vor diesen und anderen Herausforderungen stehen Ernährungsforscher:

Menschen essen nicht tagein tagaus »Menschenfutter«. Stattdessen verändern sich Ernährungsweisen von Tag zu Tag, Woche zu Woche und Jahreszeit zu Jahreszeit. Was Sie jetzt üblicherweise essen, unterscheidet sich wahrscheinlich ein wenig (oder vielleicht sehr stark) von dem, was Sie vor zwei Jahren gegessen haben oder in zwei Jahren essen werden. Diese Veränderungen werden durch persönlichen Geschmack, kulturellen Wandel, neue Entwicklungen in Landwirtschaft und Technik oder einen Wandel der Arbeits- und Familienverhältnisse angestoßen. Auch Krankheit und Alter können verändern, was Menschen essen.

Viele Studien hängen davon ab, dass Menschen präzise Angaben darüber machen, was sie essen. Das ist eine anspruchsvolle Aufgabe: Versuchen Sie einmal, sich genau zu erinnern, was Sie an einem bestimmten Tag letzte Woche gegessen haben. Trotz dieser Schwierigkeit machen die Leute ziemlich akkurate Angaben über ihre längerfristigen Essgewohnheiten. Aber weil sie nicht vollkommen sind, gibt es fast immer Ungenauigkeiten beim Herstellen von Zusammenhängen zwischen Ernährung und Gesundheit.

Die Nahrungsmittel, die Sie täglich essen, enthalten Tausende verschiedene natürliche chemische Stoffe. Einige dieser Stoffe sind bekannt und gut erforscht, andere bekannt und unerforscht, und viele völlig unbekannt und gegenwärtig nicht messbar. Nur für einen Bruchteil von ihnen haben wir bisher herausgefunden, was sie im Körper machen. Und dann sind da noch all die künstlichen Bestandteile, die als Konservierungsstoffe, Stabilisatoren, Geschmacksverstärker und mehr zugesetzt werden. Das macht es schwierig, aus Studien zu Nahrungsmitteln und Krankheiten starke Schlüsse über einen spezifischen Mineralstoff, ein bestimmtes Vitamin oder anderes Molekül zu ziehen. Exakt zu wissen, was in verschiedenen Nahrungsmitteln drin ist, wie ihre Bestandteile miteinander agieren und was sie alle im Körper tun – das alles sind wichtige Aufgaben für die Zukunft.

Die Berechnung der Nährstoffaufnahme ist schwierig. Zu berechnen, wie viele Nährstoffe (gesättigte Fettsäuren, Ballaststoffe, Vitamin E etc.) ein Mensch aus dem erhält, was er isst, ist knifflig. Es hängt nämlich von den manchmal vagen Informationen über die Zusammensetzung von Lebensmitteln ab.

So gut wie jeder isst etwas Fett, Ballaststoffe, Zucker, Obst, Gemüse, Vitamine und so weiter. Deshalb stehen Ernährungsforscher vor der schwierigen Aufgabe zu messen, wie viel von etwas gegessen wird, und nicht, ob etwas Bestandteil der Ernährung ist.

Krankheiten entwickeln sich über lange Zeit hinweg. Ob Herzerkrankung, Krebs, Diabetes, Osteoporose, grauer Star oder andere chronische Erkrankungen – sie entstehen fast immer über viele Jahre oder gar Jahrzehnte. Neben der Ernährung gibt es viele andere Ursachen, darunter die Gene, das Ausmaß körperlicher Betätigung, Rauchen, Stress und andere noch zu identifizierende Faktoren.

Unterschiedliche Methoden für unterschiedliche Probleme

Ernährungswissenschaftler nutzen vielfältige Untersuchungsmethoden, um die gerade beschriebenen Probleme zu umgehen[41].

Randomisierte Studien

Sie gelten oft als Goldstandard, an dem andere Studien normalerweise gemessen werden. In diesen sorgsam kontrollierten Studien wird aus einer Gruppe von Freiwilligen einer Hälfte zufällig die experimentelle Ernährung oder Behandlung zugewiesen, während die andere Hälfte eine Vergleichsernährung oder -behandlung (die sogenannte Kontrolle) erhält – oder womöglich gar keine Behandlung. Nach einer vorab festgelegten Zeit wird die Anzahl der Personen in der Versuchsgruppe, die den vorbestimmten »Endpunkt« (Tod, Herzanfall, gebrochene Hüfte etc.) erreicht hat, mit der jeweiligen Menge in der Kontrollgruppe verglichen.

Nehmen wir zum Beispiel an, Sie wollen herausfinden, ob Vitamin C altersbedingten Gedächtnisverlust verhindert. Sie trommeln eine große Gruppe von Freiwilligen zusammen und lassen einige von ihnen, die zufällig ausgewählt werden, eine Vitamin-C-Tablette pro Tag einnehmen. Alle anderen schlucken eine identisch aussehende bzw. schmeckende Tablette, die einen unwirksamen Inhaltsstoff enthält (ein Placebo). Nach zehn oder zwanzig Jahren vergleichen Sie schließlich den Anteil der Leute mit Gedächtnisverlust in der Vitamin-C-Gruppe mit dem entsprechenden Anteil in der Placebogruppe.

Eine derartige Studie hat eine Menge Vorteile. Wenn sie groß genug ist, leistet der Prozess der Randomisierung gute Dienste, indem er dafür sorgt, dass die Leute in der Versuchsgruppe jenen in der Kontrollgruppe hinsichtlich Alter, Gesundheit, Bewegung und anderer womöglich wichtiger Faktoren sehr ähnlich sind. Die Ernährung oder Behandlung ist also das Einzige, worin sich die beiden Gruppen unterscheiden.

Doch leider sind randomisierte Studien, wenn es um Ernährung geht, oft unmöglich durchzuführen. Es ist schwierig, Menschen dazu zu bringen, über lange Zeiträume spezielle Mahlzeiten zuzubereiten und zu essen. Das Gleiche gilt, wenn Menschen über ein Jahrzehnt oder länger eine Vitamin-Tablette oder ein Placebo schlucken sollen. Auch die Kosten für die Durchführung einer randomisierten Studie können mit Blick auf die notwendige große Zahl von Freiwilligen ins Unermesslich gehen. So geschehen bei der *Women's Health Initiative*[42], die in den 1990ern an fast 60 000 Frauen untersuchte, wie sich die Reduktion des Fettanteils der Ernährung auf 20 Kalorienprozent sowie der vermehrte Verzehr von Obst und Gemüse auf die Entstehung von Brustkrebs, Herzerkrankung und anderer chronischer Leiden auswirkt. Sie kostete über 2 Milliarden US-Dollar und lieferte keine klaren Antworten auf diese wichtige Frage – unter anderem deshalb, weil zwischen der Fettzufuhr der Frauen, die entweder einer Low-Fat-Diät oder der »normalen« Vergleichsdiät zugeteilt worden waren, im Grunde kaum ein Unterschied bestand.

Eine wichtige Beschränkung randomisierter Studien zu Vitaminen und anderen Nahrungsergänzungsmitteln besteht darin, dass viele oder die meisten Teilnehmer durch ihre normale Ernährung bereits genug von dem untersuchten Faktor aufnehmen dürften. Das könnte dazu führen, dass bei Menschen mit einer geringeren Aufnahmemenge ein wichtiger Nutzen übersehen wird. So zeigten randomisierte Studien in den USA zur zusätzlichen Einnahme von Folsäure – die durchgeführt wurden, nachdem die Lebens- und Arzneimittelbehörde FDA den Unternehmen vorgeschrieben hatte, dieses wichtige B-Vitamin im Mehl anzureichern – eine schwache Gesamtwirkung auf das Risiko von Herz-Kreislauf-Erkrankungen. Demgegenüber entdeckte eine Studie in China, wo die Folsäure-Spiegel niedrig waren, eine bedeutende Abnahme von Schlaganfällen[43]. Das macht es wahrscheinlich, dass zumindest der ein oder andere in den USA mit einer geringen Folsäure-Zufuhr ebenso davon profitieren würde, mehr von diesem Vitamin zu bekommen.

Die Möglichkeit, dass randomisierte Studien irreführende Ergebnisse liefern, wird in einem Fall besonders deutlich: dass es ihnen nicht gelingt, hinter dem vermutlich wichtigsten, einzelnen Schritt, den jemand zugunsten der eigenen Gesundheit tun kann – dem Aufgeben des Rauchens –, irgendeinen Nutzen zu erkennen[44]. So geschehen in der klassischen sogenannten *Multiple Risk Factor Intervention Trial*[45]. Die Studie verzeichnete mit großer Sicherheit deshalb keinerlei Nutzen, weil viele Teilnehmer, die das Rauchen aufgaben, bald wieder damit anfingen, und sieben Jahre zudem nicht lang genug waren, um alle Vorteile für jene, die dauerhaft aufhörten, feststellen zu können.

Kohortenstudien

Eine andere wirksame Methode besteht darin, große Gruppen »frei lebender Menschen« (normale Leute wie Sie) über lange Zeiträume hinweg zu begleiten. Solche Kohortenstudien beginnen mit einer Gruppe von Leuten, die oft etwas gemeinsam haben, wie Beruf oder Wohnort. Sie werden zu ihren Rauch- und Trinkgewohnheiten, ihrer Bildung, Beschäftigung und Ernährung, ihrem Gesundheitszustand und anderen möglicherweise relevanten Dingen befragt. Danach begleitet man die Gruppe eine gewisse Zeit lang, im Idealfall ein Jahrzehnt oder länger, entweder direkt durch sporadische Untersuchungen und den Versand von Fragebögen oder indirekt durch das Beobachten von Sterbeurkunden. Sobald die Studiendauer ausreicht, können die Forscher die gesammelten Informationen untersuchen, um eine Reihe von Hypothesen zu testen. Sie können etwa ermitteln, ob die mit dem höchsten Ballaststoffkonsum in der Kohorte eine andere Darmkrebsrate haben als jene, die am wenigsten Ballaststoffe essen; oder ob jene, die am meisten von dem wichtigen B-Vitamin Folat einnehmen, eine niedrigere Herzerkrankungsrate haben als jene, die am wenigsten Folat konsumieren. Solche Langzeitstudien haben einige der bislang besten Erkenntnisse über den Zusammenhang von Ernährung und Gesundheit geliefert.

Indem sie anfangs, vor dem Auftreten bestimmter Erkrankungen, Informationen sammeln, umgehen Kohortenstudien die verzerrte Erinnerung mancher Menschen, die eine bestimmte Krankheit entwickeln – und dafür eine Erklärung suchen. Kohortenstudien wie die *Nurses' Health Study*, die *Health Professionals Follow-Up Study*, die *Adventist Health Studies*[46] und andere (siehe »Wichtige Kohortenstudien« weiter unten) ermitteln mithilfe von sorgfältig getesteten Fragebögen, was die Teilnehmer essen. Die von meiner Forschungsgruppe durchgeführten *Nurses' Health Studies* sowie die *Health Professionals Follow-Up Study* sind einzigartig, weil die Teilnehmer viele Male im Lauf der Studie einen Ernährungsfragebogen ausfüllen. Bei langfristigen Follow-up-Studien ist das wichtig, weil sich Ernährungsweisen durch individuelle Vorlieben und Veränderungen in der Lebensmittelversorgung mit der Zeit stark wandeln.

Kohortenstudien können Antworten auf Fragen (z. B. nach den Langzeitfolgen von Ernährung) liefern, die bei randomisierten kontrollierten Studien unmöglich sind – und das, obwohl sie manchmal als der »bestmögliche« Beleg gelten. Diese Studien sind aber nicht in der Lage, die Auswirkungen der Ernährung oder des Gewichts in Kindheit oder Jugend auf die Gesundheit im Erwachsenen- oder Rentenalter zu bewerten. Sie können auch nichts testen, das potenziell schädlich ist, zum Beispiel Transfette. Eine Studie, bei der die Hälfte der Teilnehmer eine Diät mit großen Mengen dieser Arterien verstopfenden Fette vorgesetzt bekommen, wäre heutzutage unethisch.

Wichtige Kohortenstudien

Zurzeit sind Dutzende Kohortenstudien in Sachen Ernährung und Gesundheit im Gang.

Sie haben uns schon jetzt wichtige Informationen über Zusammenhänge zwischen Ernährung und Krankheit geliefert und werden in den kommenden Jahren eine Flut von Daten hervorbringen. Hier einige Beispiele:

- Die Studien der American Cancer Society: Im Jahr 1992 startete die US-amerikanische Krebsgesellschaft die *Cancer Prevention Study II – Nutrition Cohort*[47]. Seitdem begleitet sie die Gesundheit von 132 000 Männern und Frauen, um mögliche Zusammenhänge zwischen Alkoholkonsum, Bewegung, Ernährung und weiteren Faktoren und der Entstehung von Krebs zu erforschen. Die 2006 begonnene *Cancer Prevention Study-3* fügt weitere 300 000 Teilnehmer mit einer hinsichtlich Volksgruppe und ethnischer Zugehörigkeit größeren Vielfalt hinzu.
- Die *Adventist Health Studies*: Sie umfassen Studien mit 27 658 männlichen und weiblichen Mitgliedern der Siebenten-Tags-Adventisten in Kalifornien. Die Gruppe wurde gewählt, weil viele Mitglieder dieser Kirche Vegetarier sind. Die neuere *Adventist Health Study-2* begleitet 96 000 Gemeindemitglieder aus den USA und Kanada.
- Die *Black Women's Health Study*[48]: Diese 1995 gestartete Kohorte folgt 59 000 schwarzen Frauen. Sie soll untersuchen, warum diese im Vergleich zu anderen Frauen eher Bluthochdruck, Diabetes, Schlafanfälle, Lupus sowie im jungen Alter Brustkrebs bekommen.
- Die *European Prospective Investigation into Cancer and Nutrition* (EPIC-Studie): Dabei handelt es sich um eine Verbundstudie, die im Jahr 1993 in neun europäischen Ländern begann und für die insgesamt 440 000 Frauen und Männer aufgenommen wurden.
- Die *Health Professionals Follow-Up Study*: Eine Studie mit 51.529 männlichen Vertretern des Gesundheitspersonals (Zahnärzten, Tierärzten, Apothekern, Optikern, Osteopathen und Podologen) von 1986, die damals zwischen 40 und 75 Jahre alt waren. Diese Männer haben bis heute alle zwei Jahre ihre Angaben zu Gesundheit, Ernährung und Lebensstil aktualisiert – genau wie die Teilnehmerinnen der *Nurses' Health Study*.
- Die *Iowa Women's Health Study*[49]: Das ist eine Studie mit 41.836 Frauen aus Iowa, die 1986 die Wechseljahre hinter sich hatten und zwischen 55 und 69 Jahre alt waren. Sie zielte darauf ab, die Auswirkungen verschiedener Ernährungsmodelle und anderer Muster der Lebensführung auf die Entstehung von Krebs zu untersuchen.
- Die *Mexican Teachers' Cohort*[50]: Diese Studie begleitet mehr als 115 000 in Mexiko lebende Lehrerinnen, die Ende der Zweitausenderjahre rekrutiert wurden. Sie soll untersuchen, wie sich der sozioökonomische Status, die Reproduktionsgeschichte, der Lebensstil und ernährungsspezifische Faktoren auf die Entwicklung chronischer Leiden und psychischer Erkrankungen auswirken.
- Die *Multiethnic Cohort Study of Diet and Cancer*[51]: Diese ambitionierte, 1993 begonnene Studie umfasst 215 000 Männer und Frauen, die fünf unterschiedliche ethnische Gruppen repräsentieren: Weiße, Afroamerikaner, Japan-Amerikaner, Latinos und indigene Hawaiianer.
- Die *NIH-AARP Diet and Health Study*[52]: Diese Kohorte, ein gemeinsames Projekt des Nationalen Krebsinstituts der USA und des US-Seniorenverbands AARP, wurde 1995 gestartet, um nach Zusammenhängen zwischen Ernährung, Lebensstil und Krebs zu suchen.

- Die *Nurses' Health Study/Nurses' Health Study II*: Diese Studien haben seit 1976 die Gesundheit und das Wohlbefinden von über 200 000 Krankenschwestern begleitet (siehe auch »Ein Hoch auf Krankenschwestern und medizinisches Fachpersonal«, Seite 43).
- Die *Shanghai Women's and Men's Studies*[53]: Diese Kohorten bestehen aus über 130 000 in Shanghai lebenden Frauen und Männern, die 1986 beziehungsweise 1989 zwischen 40 und 75 Jahre alt waren. Sie konzentrieren sich auf ernährungsspezifische, ökologische und genetische Faktoren, die möglicherweise Krebs auslösen.

US-Studien, die sich in Sachen Volksgruppenzugehörigkeit und ethnischer Herkunft mit diversen Bevölkerungsgruppen beschäftigen, werden wichtige Informationen für alle Amerikaner liefern. Die gegenwärtig in Asien und Mexiko laufenden Studien werden für wertvolle Informationen zu einer noch breiteren Palette von Ernährungsmustern sorgen. Dagegen sind Afrika und Südamerika beim Thema Ernährung und Gesundheit noch immer unbeschriebene Seiten, weil dort bislang keine großen Kohortenstudien initiiert wurden.

Fall-Kontroll-Studien

Bei diesem Studientyp sammeln Forscher Informationen von einer Gruppe von Leuten, die eine bestimmte Krankheit entwickelt haben (die Fälle), sowie von einer ähnlichen Gruppe, die frei von dieser Krankheit sind (die Kontrollen). Dann vergleichen sie beide Gruppen und suchen nach Unterschieden bei der Ernährung, Bewegung oder jeder anderen Variablen, für die sie sich interessieren. Fall-Kontroll-Studien sind ein effektives Mittel, sofern die Variable (z.B. Rauchen oder Beruf) klar definiert ist. Sie funktionieren nicht so gut beim Thema Ernährung, weil hier nur kleine Unterschiede von einer Person zur anderen zu erwarten sind, und haben gegenüber Kohortenstudien auch eine höhere Anfälligkeit für Fehler und Bias (Verzerrungen, Anm. d. Red.).

Fall-Kontroll-Studien können schnell und günstig realisiert werden. Aus diesem Grund haben sie die Indizien für viele der frühen Ernährungs- und Gesundheitsempfehlungen geliefert. Doch nun, da immer mehr Informationen aus Kohortenstudien ans Licht kommen, stellen wir (wenig überraschend) fest, dass die Schlussfolgerungen der Fall-Kontroll-Studien oft danebenlagen.

Kontrollierte Fütterungsstudien

Hierbei handelt es sich um kurze, randomisierte Studien mit Freiwilligen, die speziell zubereitete Gerichte essen und manchmal in besonderen Klinikabteilungen leben. Dank der kontrollierten Rahmenbedingungen kann man sehen, wie sich verschiedene Nahrungsmittel oder Nährstoffe auf Veränderungen des Blut-Cholesterins oder anderer biochemischer Marker auswirken. Allerdings sind diese Studien zu klein und zu kurz, um den Einfluss auf bestimmte Krankheitsrisiken zu messen. Ebenso wenig können sie messen, wie sich eine echte Ernährung auf Menschen in der deutlich chaotischeren und weniger kontrollierten realen Welt auswirkt.

Ein Hoch auf Krankenschwestern und medizinisches Fachpersonal

Damals, im Jahr 1976, rief Dr. Frank Speizer am Channing Laboratory des Brigham and Women's Hospital sowie an der Harvard School of Public Health die *Nurses' Health Study* ins Leben. Ihr anfängliches Ziel bestand darin, die potenziellen Langzeitfolgen oraler Verhütungsmittel zu untersuchen, die zu jener Zeit von Millionen von Frauen eingenommen wurden. Als Studienpopulation wurden Krankenschwestern ausgewählt, die dank ihrer Berufsausbildung über medizinisches Wissen und die Fähigkeit verfügten, vollständige und präzise Angaben zu verschiedenartigen Krankheiten zu machen. Das Forschungsteam konnte 121.700 anerkannte Krankenschwestern im Alter von 30 bis 55 Jahren gewinnen. Seither wurden die Studienziele der *Nurses' Health Study* ausgeweitet, um die Auswirkungen der Ernährung und anderer Aspekte der Lebensführung auf Krebs, Herz-Kreislauf-Erkrankungen, Osteoporose, die psychische Gesundheit und andere Krankheiten zu betrachten.
Alle zwei Jahre füllen die Teilnehmerinnen einen Anschlussfragebogen aus, um die Angaben zu einer Reihe von gesundheitlichen Risikofaktoren zu aktualisieren, und alle vier Jahre einen Fragebogen zum Thema Ernährung.
Die ehemalige US-Gesundheitsministerin Donna Shalala nannte die *Nurses' Health Study* »eine der bedeutendsten Studien, die jemals zur Gesundheit von Frauen durchgeführt wurde«. Um das vierzigste Jubiläum dieser Studie zu würdigen und von ihren vielen Beiträgen zu berichten, widmete ihr das Fachmagazin *American Journal of Public Health* eine ganze Ausgabe[54].
Weitere Studien sind im Gang. An der 1989 gestarteten *Nurses' Health Study II* sind 116 000 jüngere Krankenschwestern beteiligt. Zusätzlich nehmen 15 000 Kinder dieser Frauen an der *Growing Up Today Study*[55] teil. Die *Nurses' Health Study III*, die in diesem Augenblick Frauen und Männer rekrutiert, konzentriert sich ebenfalls auf Ernährung und Faktoren der Lebensführung in jüngerem Alter und wird komplett online durchgeführt.
Weil an den Krankenschwester-Studien ursprünglich nur Frauen teilnahmen, brachten mehrere Kollegen und ich 1986 die *Health Professionals Follow-Up Study* auf den Weg. Sie sollte die Effekte der Ernährung auf chronische Erkrankungen bei Männern untersuchen und zählte zu Beginn 51.529 Zahnärzte, Apotheker, Optiker, Osteopathen, Podologen und Tierärzte.
All diese engagierten Krankenschwestern, ihre Kinder und das männliche medizinische Fachpersonal haben eine Menge zu unserem Verständnis über die Zusammenhänge zwischen Ernährung und Gesundheit beigetragen. Dieses Buch spiegelt ihre Zeit und ihre Mühen wider.

Ökologische Studien

Ein Großteil der Motivation für die Erforschung des Themas Ernährung und Gesundheit sowie einige frühe Hinweise darauf, was wichtig sein könnte, gehen zurück auf Studien, die die Ernährungsweisen und Krankheitsraten von Menschen verschiedener geografischer Regionen miteinander vergleichen. Eine dieser wegweisenden ökologischen Studien war die sogenannte *Seven Countries Study*[56] von Dr. Ancel Keys und dessen Kollegen in den 1960ern. Diese Forscher rekrutierten rund 1000 Männer in 14 verschiedenen Gegenden aus sieben Ländern und begleiteten sie ein Jahrzehnt lang, um ihre Herzinfarkt-Raten zu dokumentieren. Das Ergebnis waren Herzinfarkt-Raten, die sich in etwa um den Faktor zehn unterschieden und auf der griechischen Insel Kreta und in Japan am niedrigsten waren. Zudem konnte das Forscherteam um Keys zeigen, dass es bei diesen vierzehn Gegenden einen Zusammenhang zwischen der Menge an aufgenommenem gesättigtem Fett und der Herzinfarkt-Rate gab[57].

Zur gleichen Zeit zeigten andere Wissenschaftler, dass Männer, die aus Gebieten mit einer niedrigen Herzinfarkt-Rate wie Japan in solche mit einer hohen Rate wie die USA auswanderten, mit größerer Wahrscheinlichkeit eine Herzerkrankung entwickelten als jene, die zuhause blieben. Dieses Ergebnis war enorm wichtig, denn es zeigte eindeutig, dass die hohe Herzerkrankungsrate der Vereinigten Staaten weder auf genetische Faktoren zurückging noch unumgänglich war.

Die zentrale Schwäche ökologischer Studien besteht darin, dass sich beim Vergleich geographischer Regionen miteinander außer der Ernährung oft noch viele weitere Faktoren unterscheiden. So ließ sich aus der *Seven Countries Study* unmöglich schließen, dass gesättigtes Fett die Hauptursache für eine Herzerkrankung darstellte – dazu war eindeutig mehr Forschung nötig. Die Erkenntnisse aus dieser ökologischen Studie waren jedoch Anlass genug, die Ernährung ins Auge zu fassen: Denn im Prinzip hätten alle Bevölkerungen auch ohne fortschrittliche Medizin die niedrige Herzerkrankungsrate erzielen können, die auf Kreta beobachtet worden war.

Parallel zur Arbeit von Keys und Kollegen führten andere Wissenschaftler ökologische Studien über Brustkrebs und weitere wichtige Krebsarten durch – mit ähnlichen Resultaten: beträchtliche Unterschiede der Raten von Land zu Land, ein Anstieg der Brustkrebsrate bei Migration in die USA und starke Wechselbeziehungen mit diätetischen Faktoren.

Mendelsche Randomisierungen

Diese nach Gregor Mendel, dem als Vater der Genetik bekannten Mönch des 19. Jahrhunderts, benannte Methode ist ein Neuling unter den Studiendesigns. Sie bedient sich neuer Technologien, mit denen DNA-Variationen in fast jedem einzelnen unserer 30 000 Gene identifiziert werden. Eine große epidemiologische Studie, durch die eine an der Umwandlung eines bestimmten Ernährungsfaktors beteiligte genetische Variante mit einem spezifischen Krankheitsrisiko verknüpft wird, spricht deutlich für einen kausalen Zusammenhang zwischen dem betreffenden Ernährungsfaktor und der Krankheit.

Systematische Übersichtsarbeiten, Metaanalysen und gepoolte Analysen

Wenn zu einem bestimmten Thema – sagen wir zur Wirkung von Alkohol auf die Herz-Kreislauf-Gesundheit – bereits viele Studien gemacht worden sind, kann es hilfreich sein, einen Schritt zurückzutreten und sie alle gemeinsam zu betrachten.

Eine systematische Übersichtsarbeit durchkämmt die medizinische Literatur auf der Suche nach allen relevanten Studien, um auf deren Grundlage dann gewisse Schlussfolgerungen zu liefern.

Eine Metaanalyse führt die veröffentlichten Resultate aus einer systematischen Übersichtsarbeit statistisch zusammen, um ein allgemeines Fazit zu präsentieren.

Ein Problem im Zusammenhang mit Metaanalysen ist, dass sie ihre Daten allein aus veröffentlichten Studien beziehen und daher keine Informationen aus »negativen«, meist unveröffentlichten Studien erfassen können. Ein weiteres Problem ist, dass fast jeder mit einem Computer und Internetzugang eine Metaanalyse erstellen kann. Damit die Metaanalyse für ein kompliziertes Feld wie Ernährung und Gesundheit allerdings gut gemacht ist, braucht es ein tiefes Verständnis des Themas. Als Beispiel hierfür dienen die Herausgeber einer schlagzeilenträchtigen Metaanalyse, die zu dem Schluss kam, dass der Ersatz von gesättigten durch ungesättigte Fette keinerlei Nutzen für das Risiko einer Herzerkrankung habe[58]. Diese Forscher waren eindeutig weder mit der publizierten Literatur noch mit dem Design der von ihnen betrachteten Studien vertraut, geschweige denn mit der Definition der ernährungsspezifischen Variablen, die sie verwendeten.

Bei einer gepoolten Analyse steuern Forscher indes veröffentlichte wie unveröffentlichte Rohdaten bei und analysieren diese im Ganzen. Das erlaubt eine vollständigere und detailliertere Analyse, weil anstelle von Daten, die allein aus publizierten Studien stammen, die Rohdaten verwendet werden. Solche gepoolten Analysen haben ebenfalls ihre Grenzen, weil sie nur so stark wie die in ihnen enthaltenen Studien sind. Um Studien zusammenzuführen, ist es normalerweise nötig, nur jene Variablen zu benutzen, die in all diesen Studien enthalten waren – zum Beispiel nur eine einfache Bestandsaufnahme der Ernährung.

Wie man Neuigkeiten aus der Medizin entziffert

Gewissenhafte Journalisten versuchen, neue Forschung richtig einzuordnen. Diese Art von Kontext in 250 Wörter oder einen 30-Sekunden-Beitrag hineinzupacken, ist allerdings unmöglich, sodass am Ende oft wenig mehr als Schlagzeilen oder griffige Soundschnipsel übrigbleiben. Dabei geht es gar nicht darum, die Feinheiten der Ernährungsforschung zu beherrschen.

Hier folgen ein paar Tipps, mit deren Hilfe Sie herausfinden können, welche Ernährungsnews Ihre Aufmerksamkeit verdienen:

- Studien an Menschen: Die Frage, welche Wirkung Nahrungsmittel, Nährstoffe und Zusatzstoffe auf Mäuse, Hunde und Affen haben, stellt einen wichtigen Faden im Stoff der Ernährungsforschung dar. Bei Menschen könnten sie sich jedoch völlig anders auswirken. Tierstudien können den Weg für zukünftige Forschung ebnen, bieten sich aber selten als Grundlage für eine Umstellung Ihrer Ernährung an.

- Studien in der realen Welt: Ernährungsstudien in Krankenhäusern oder speziellen Forschungszentren haben uns wichtige Informationen darüber geliefert, wie der Körper auf verschiedene Nährstoffe und Nahrungsmittel reagiert. Ihr Blick gilt aber nicht direkt dem Risiko, sondern nur den zwischenzeitlichen Markern für eine Krankheit. Deshalb können sie keine verlässlichen Vorhersagen darüber treffen, welche Folgen unterschiedliche Essgewohnheiten oder -strategien für das haben, was wirklich zählt: Ihre Gesundheit.
- Studien, die den Blick auf Krankheiten statt auf Krankheitsmarker richten: Es dauert so lange, bis sich chronische Erkrankungen entwickeln. Viele Studien greifen als Ersatz deshalb auf mittelfristige Marker wie eine Verengung der Herzarterien oder eine Änderung der Knochendichte zurück, obwohl derartige Veränderungen nicht zwangsläufig zu echten Krankheiten führen. Schenken Sie jenen Untersuchungen mehr Aufmerksamkeit, die reale Gesundheitsprobleme wie Knochenbrüche oder Herzanfälle betrachtet haben.
- Umfangreiche Studien: Die Rolle des Zufalls stellt in der Wissenschaft ein echtes Problem dar. Je größer die Studie, desto geringer die Chance, dass sich mögliche signifikante Unterschiede zwischen zwei Gruppen allein durch Zufall erklären lassen. Zudem decken größere Studien eher wichtige Zusammenhänge auf, die kleinere Studien übersehen würden.
- Die Beweislast: Der überzeugendste Beleg dafür, dass ein Effekt real ist, stammt von einer Vielzahl von Studien, die unterschiedliche Forscher zu unterschiedlichen Zeitpunkten mit verschiedenartigen Methoden und unter Einbezug von verschiedenen Gruppen von Menschen durchgeführt haben. Das lässt sich in gewisser Weise mit einem Fall vor Gericht vergleichen, welches mehrere Beweisstücke berücksichtigt und abwiegt, um zu entscheiden, ob jemand mit einem Höchstmaß an Sicherheit schuldig ist. (Der Gerichtssaal ist ein gutes Beispiel für eine Situation, in der wichtige Entscheidungen – in einigen Fällen buchstäblich Fragen von Leben und Tod – ohne zufälliges Verfahren gefällt werden.) Im Zusammenhang mit Ernährung und Gesundheit kann es vorkommen, dass Daten aus randomisierten Studien nicht vorliegen oder nicht realistisch sind. In diesem Fall gehen die besten Indizien oft darauf zurück, dass mehrere gut konzipierte Kohortenstudien und mehrere kontrollierte Fütterungsstudien eine Verbindung zwischen einem Ernährungsfaktor und einer Krankheit ausmachen. Wie im Kapitel 5 zu lesen, wurde Transfett auf diese Weise für »schuldig« befunden, das Risiko für eine Herzerkrankung zu steigern.

Ein gutes Beispiel für solch einen schlüssigen Beweis ist der Zusammenhang zwischen moderatem Alkoholkonsum und dem geringeren Risiko für eine Herzerkrankung. Seit über 2000 Jahren hatte man vermutet, dass Alkohol womöglich nützliche Effekte haben könnte. Im späten 18. Jahrhundert schrieb der britische Arzt William Heberden, der als erster den heute als Angina bezeichneten Brustschmerz beschrieb: »Wein und geistige Getränke – verschaffen beträchtliche Erleichterung von Angina.«[59]

Im Verlauf des gesamten 20. Jahrhunderts tauchten immer wieder sporadische Berichte auf, nach denen Alkoholkonsum verstopfte Arterien verhindere, die aber allzu oft durch Berichte über die schädlichen Folgen schweren Trinkens aufgewogen wurden. Doch seit 1974 haben Dutzende Kohorten- und Fall-Kontroll-Studien aus unterschiedlichen geographischen Regionen und mit unterschiedlichen alkoholischen Getränken gezeigt: Menschen, die täglich ein bis zwei alkoholische Getränke zu sich nehmen, werden im Vergleich zu Enthaltsamen und starken Trinkern weniger wahrscheinlich einen Herzanfall bekommen oder an einer Herzerkrankung sterben[60]. Dieser Zusammenhang bleibt auch dann weiterhin bestehen, nachdem die Ergebnisse in Bezug auf Rauchen, Bewegung und andere Variablen, die sich bei Alkohol- und Nicht-Alkohol-Trinkern unterscheiden könnten, statistisch angepasst wurden. Diese Beobachtungen wurden durch Erkenntnisse aus Labor-, Tier- und kontrollierten Fütterungsstudien mit Menschen weiter bestärkt. Dort wurde gezeigt, dass Alkohol den Spiegel des schützenden HDL-Cholesterins erhöht und die Wahrscheinlichkeit von Blutgerinnseln verringert – zwei Dinge, von denen man einen Schutz vor einer Herzerkrankung erwarten würde. Mithilfe einer Mendelschen Randomisierung konnte gezeigt werden, dass eine an der Umwandlung von Alkohol beteiligte genetische Variante mit dem Risiko eines Herzanfalls assoziiert war, und zwar nur bei denjenigen, die Alkohol konsumierten[61].

Dieses Beweismaterial deutet auf die solide Schlussfolgerung hin, dass das Trinken moderater Alkoholmengen das Risiko einer Herzerkrankung senkt. Und noch während dieses Buch hier in den Druck geht[62], wird eine randomisierte Studie auf den Weg gebracht, die noch mehr Informationen über die Vorteile und Risiken des Alkoholtrinkens liefern sollte.

Dennoch, ungeachtet der Ergebnisse all dieser verschiedenen Beweisstränge, sollte jede Entscheidung über das Trinken von Alkohol das gesamte Spektrum seiner Risiken und Vorteile miteinbeziehen (siehe Kapitel 9).

Von der Theorie zur Praxis

Angesichts der Flut an Information aus der Ernährungsforschung rate ich Ihnen, auf Grundlage einer einzelnen Studie keine großen Änderungen an dem, was oder wie Sie essen, vorzunehmen. Falls ein Resultat auf der richtigen Fährte ist, werden andere Studien das Gleiche zeigen. Noch dazu wird es auf lange Sicht kaum einen Unterschied machen, ob Sie heute oder in sechs Monaten etwas verändern (z. B. eine Vitamin-Tablette einnehmen oder die Menge einfach ungesättigter Fettsäuren in Ihrer Ernährung erhöhen).

Im Prinzip gilt Mark Twains knappe und zynische Sicht auf Informationen aus dem Gebiet der Gesundheit heute genauso wie vor hundert Jahren: »Seien Sie vorsichtig mit Gesundheitsbüchern – Sie könnten an einem Druckfehler sterben.«

In den folgenden Kapiteln erläutere ich die Grundbausteine wissenschaftlicher Erkenntnis, die die zentralen Schlussfolgerungen dieses Buchs stützen und einen bedeutenden Unterschied für Ihr Wohlbefinden bewirken können.

Kapitel 4
Gesundes Gewicht

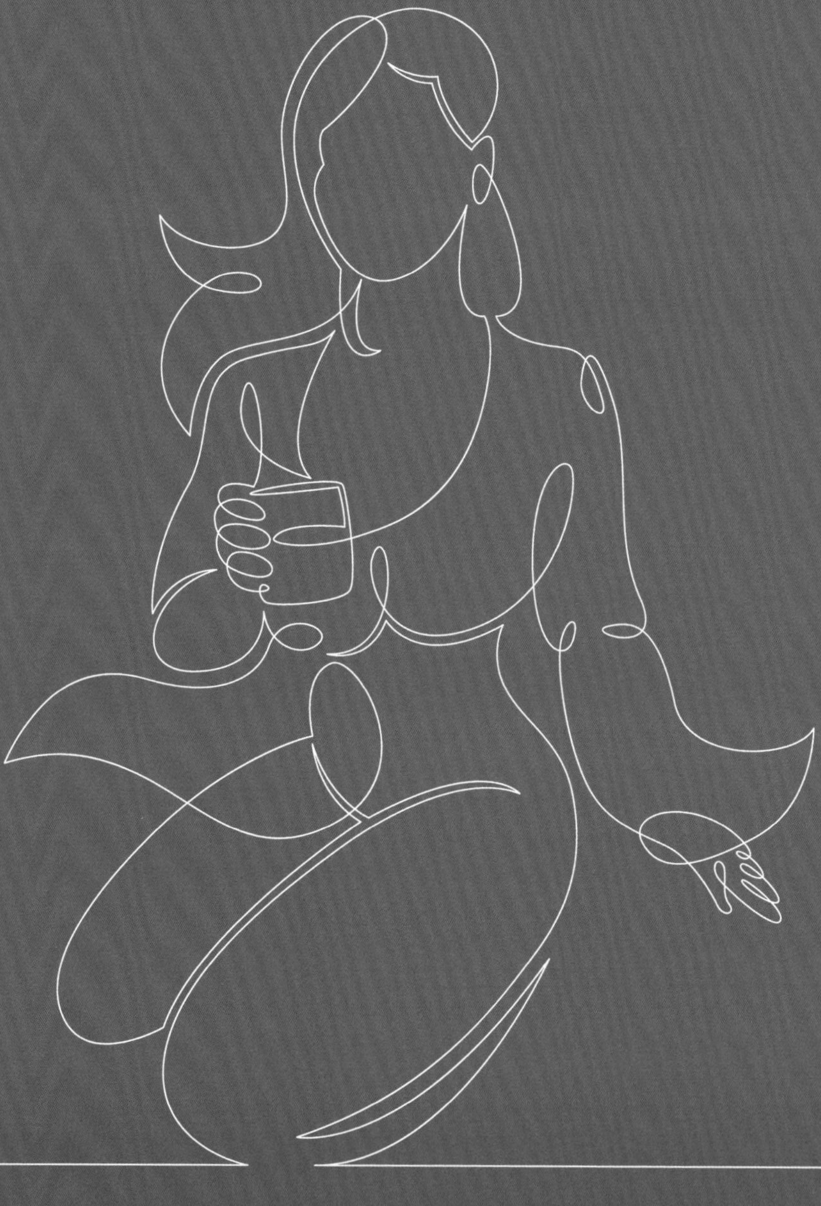

Die Sache mit dem BMI

Ich verfolge mit diesem Buch das Ziel, auf Grundlage der besten verfügbaren Informationen einfache und sachliche Ratschläge zu Gesundheit und Ernährung anzubieten. Damit fange ich hier und jetzt an. Falls sich Ihr Körpergewicht im »gesunden« Bereich bewegt, halten Sie es dort. Falls Sie übergewichtig sind, ändern Sie Ihre Ernährung und Ihr Bewegungsverhalten, damit Sie nicht noch mehr Pfunde dazugewinnen und im Idealfall ein paar verlieren. Diese Idee ist nicht neu und wird mir sicherlich keinen Platz als neuer Diät-Guru in einer Medizin-Talkshow sichern. Trotzdem gehört die Zahl, die Sie von der Badezimmerwaage aus anstarrt, zu den wichtigsten Maßen für Ihre künftige Gesundheit. Diese Zahl im gesunden Bereich zu halten, ist für Ihre langfristige Gesundheit entscheidender als die Frage nach der Art und Menge der Antioxidantien in Ihrem Essen oder dem Verhältnis von Fetten zu Kohlenhydraten.

Die Menge an Essen, die Sie zu sich nehmen, hat grundlegende Bedeutung für die Frage, ob Sie zu- oder abnehmen. Das wird im Mittelpunkt dieses Kapitels stehen. Doch die Art dieses Essens – die Qualität Ihrer Ernährung – hat Einfluss darauf, wie viel Sie essen. Aus diesem Grund werde ich mich auch auf die Qualität der Dinge konzentrieren, die Sie essen, und nicht nur auf deren Menge. Es wird Sie hoffentlich erleichtern zu erfahren, dass dieselbe Ernährung, die für eine optimale Gesundheit funktioniert, auch bei der Gewichtskontrolle behilflich ist.

Das Körpergewicht sitzt im Zentrum eines komplizierten, verworrenen Geflechts aus Gesundheit und Krankheit – wie eine Spinne inmitten ihres Netzes. Drei Aspekte, die mit dem Gewicht zusammenhängen – wie viel Sie im Verhältnis zu Ihrer Körpergröße wiegen, wie groß Ihr Taillenumfang ist und wie viel Sie nach Ihren frühen Zwanzigern an Gewicht zulegen – haben enormen Einfluss auf die Wahrscheinlichkeit, dass Sie an einem Herzanfall, einem Schlaganfall oder einer anderen Herz-Kreislauf-Erkrankung sterben, dass Sie Bluthochdruck, Diabetes oder einen hohen Cholesterinspiegel entwickeln, dass Ihr Arzt Ihnen postmenopausalen Brustkrebs, Prostata-, Gebärmutterschleimhaut-, Darm-, Bauchspeicheldrüsen-, Speiseröhren- oder Nierenkrebs diagnostiziert, dass Sie Arthritis oder Erektionsprobleme haben oder unfruchtbar sind, Gallensteine oder grauen Star entwickeln, an Schlafapnoe leiden oder schnarchen, oder dass Sie Altersasthma und noch vieles mehr bekommen.

Laut der *Nurses' Health Study* gibt es einen direkten Zusammenhang zwischen dem Gewicht und einer Reihe von Krankheiten. Diese Daten verweisen darauf, dass mit einem steigenden Body-Mass-Index (eine Maßeinheit, die sowohl Gewicht als auch Größe einbezieht) das Risiko für eine Herzerkrankung, Bluthochdruck, Gallensteine und einen Typ-2-Diabetes kontinuierlich steigt. Das gilt selbst für Menschen, deren Gewicht sich in der Kategorie »gesund« bewegt. Über einem Body-Mass-Index von 30, der Grenze zwischen Übergewicht und Fettleibigkeit (Adipositas), steigen die Risiken noch weiter an. Ähnliche Tendenzen sind im Rahmen der *Health Professionals Follow-Up Study* auch bei Männern zu beobachten.

Angesichts der großen Bedeutung, die das Gewicht für eine dauerhafte Gesundheit hat, war es ein gravierendes Versäumnis, dass es über zwei Jahrzehnte lang weder in der ursprünglichen Ernährungspyramide des USDA noch in seiner *MyPyramid* oder *MyPlate* erwähnt wurde. Und auch in den aktuellen *Dietary Guidelines for Americans* sind die Gewichtsempfehlungen für viele Menschen zu hoch angesetzt, was einige davon zu dem Glauben veranlassen könnte, dass eine erhebliche Gewichtszunahme in der Kategorie »gesundes« Gewicht völlig in Ordnung wäre (siehe auch »Warum aktuelle Gewichtsempfehlungen zu großzügig sein können«, Seite 53). Wie die Beweislage zeigt, ist dem nicht so.

Die Adipositas-Epidemie

Zu viele Pfunde mit sich herumzutragen ist ein sehr persönliches Problem. Es kann die Art und Weise, wie Sie sich selbst fühlen und von anderen behandelt werden, prägen – und hat direkte Auswirkungen auf Ihre gegenwärtige und künftige Gesundheit. Es kostet Sie (oder zumindest Ihre Krankenversicherung) über die Jahre zusätzlich einige zehntausend Euro an Behandlungskosten[63]. Und obwohl übermäßiges Gewicht eine persönliche Angelegenheit ist, stellt es auch für die öffentliche Gesundheit ein großes Problem dar.

Man könnte die ersten beiden Jahrzehnte des 21. Jahrhunderts auch als »Dekaden der Adipositas« bezeichnen. Seit den frühen 1960er-Jahren ist der Anteil der US-Bevölkerung mit moderatem Übergewicht gleichgeblieben und bewegt sich bei etwa einem Drittel[64]. Was sich allerdings dramatisch verändert hat, ist die Zahl derer, die fettleibig (adipös) sind. Mehr als ein Drittel aller erwachsenen Amerikaner fällt heute in diese Kategorie, wodurch sich deren Anteil in Bezug auf die frühen 1960er-Jahre fast verdreifacht hat[65]. Im selben Zeitraum hat auch die Fettleibigkeit unter Kindern um das Drei- bis Vierfache zugenommen. Dieser Trend ist alarmierend, wenn man bedenkt, dass Adipositas im Kindesalter zu einer frühzeitigen Diabetes- oder Herz-Kreislauf-Erkrankung führen kann. Der Prozentsatz adipöser Kinder hat in den jüngsten Jahren zwar wieder abgenommen, doch die Zahl der betroffenen Kinder ist weiter gefährlich hoch. Wir als Nation geben jedes Jahr mehr als 200 Milliarden US-Dollar [rund 170 Milliarden Euro, Anm. d. Übers.][66] für die medizinische Behandlung von Fettleibigkeit und damit verbundenen Komplikationen aus.

Die Situation sieht auch anderswo auf der Welt nicht viel besser aus. Die Weltgesundheitsorganisation nennt die Fettleibigkeit eine weltweite Epidemie. Und während tödliche Hungersnöte und Unterernährung für Schlagzeilen sorgen, haben Übergewicht, Fettleibigkeit und die zugehörigen gesundheitlichen Folgen in vielen Entwicklungsländern längst Unterernährung und Infektionen als Hauptursachen für einen frühen Tod oder eine Behinderung abgelöst[67].

Was ist ein gesundes Gewicht?

Was wie eine einfache Frage klingt, erweist sich als außerordentlich schwierig zu beantworten. Dieses Problem besteht aus zwei Teilen. Erstens: Ein Körpergewicht von sagen wir 79 Kilo, das für eine 1,85 Meter große Person vollkommen in Ordnung ist, wäre für eine 1,57 Meter große Person viel zu hoch. Der zweite Teil besteht in der anhaltenden Verwirrung darüber, wie ein gesundes Gewicht in der Vergangenheit definiert wurde.

Eine Zahl, die als Body-Mass-Index (BMI) oder Quetelet-Index bezeichnet wird, umgeht das erste Problem. Dieses Maß für das Körpergewicht in Abhängigkeit von der Körpergröße trägt in angemessener Weise der Tatsache Rechnung, dass größere Menschen für gewöhnlich mehr wiegen als kleinere. Falls Sie eine Vorliebe für Mathematik haben, können Sie Ihren BMI wie folgt berechnen: Teilen Sie Ihr Körpergewicht in Kilogramm durch das Quadrat Ihrer Körperlänge in Meter. Sie können Ihren BMI auch einfach in der nachfolgenden BMI-Tabelle nachlesen oder von allen möglichen BMI-Rechnern im Internet berechnen lassen, zum Beispiel mit dem Online-Rechner von Harvard Health Publications oder der Bundeszentrale für gesundheitliche Aufklärung[68].

Traditionell wurden die Vorgaben für einen gesunden BMI mit dem folgenden Verfahren bestimmt: Man untersuchte die Sterberaten großer Gruppen von Menschen und wählte anschließend die BMIs mit den niedrigsten Sterberaten als den »gesunden Bereich« aus. Wie die meisten Studien gezeigt haben, entspricht dieser Bereich einem BMI zwischen 18,5 und 24,9.

Im Jahr 2013 veröffentlichten mehrere Statistiker der US-Seuchenschutzbehörde CDC eine Analyse, wonach der gesunde Bereich (also die niedrigste Sterberate) im Bereich übergewichtiger Menschen (mit einem BMI von 25 bis 29,9) zu finden war. Nach ihrer Analyse war für übergewichtige Personen die Wahrscheinlichkeit, innerhalb der Studienzeiträume zu sterben, geringer als für jene, deren Gewicht im gesunden BMI-Bereich (von 18,5 bis 24,9) lag. Wie in anderen Studien hatten auch hier Einzelpersonen, die sehr dünn oder besonders adipös waren, zugleich eine höhere Sterbewahrscheinlichkeit. Der im Fachmagazin *Journal of the American Medical Association* publizierte Bericht[69] erfuhr eine umfangreiche Berichterstattung und produzierte Schlagzeilen der Art »Wie Ihnen Hüftgold helfen kann, gesund zu bleiben«, »Verblüffende neue Untersuchung zeigt, wie Übergewicht Sie vor einem frühen Tod bewahren kann« und »Ein paar Pfunde mehr könnten das Herz schützen«.

Diese Resultate ergeben keinen Sinn. Wie kann Übergewicht, das die Wahrscheinlichkeit für eine Herzerkrankung, einen Typ-2-Diabetes, viele Krebsarten und andere chronische Krankheiten erhöht (die bekanntermaßen alle die Lebenserwartung senken), im Hinblick auf das Überleben besser sein als ein gesundes Körpergewicht?

Obwohl die CDC-Studie groß angelegt war und mehr als 2,8 Millionen Personen umfasste, ignorierte sie doch entscheidende Informationen und lieferte damit verzerrte Ergebnisse. Das Problem bei dieser Studie und bei ähnlichen Untersuchungen vor ihr ist, dass sie allesamt Raucher und Menschen mit chronischen Erkrankungen einbezogen, deren Wirkung aber nicht vollständig einberechneten.

BMI-Tabelle

Körpergröße (in cm)	Gewicht (in kg)																										
	56	58	60	62	64	66	68	70	72	74	76	78	80	82	84	86	88	90	92	94	96	98	100	102	104	106	108
153	24	25	26	27	28	28	29	30	31	32	33	34	34	35	36	37	38	39	40	40	41	42	43	44	45	46	46
155	23	24	25	26	27	27	28	29	30	31	32	32	33	34	35	36	37	37	38	39	40	41	42	42	43	44	45
158	23	23	24	25	26	27	27	28	29	30	31	31	32	33	34	35	35	36	37	38	39	40	40	41	42	43	44
160	22	23	23	24	25	26	27	27	28	29	30	30	31	32	33	34	34	35	36	37	38	38	39	40	41	41	42
163	21	22	23	23	24	25	26	27	27	28	29	30	30	31	32	33	33	34	35	36	36	37	38	39	39	40	41
165	21	21	22	23	24	24	25	26	26	27	28	29	29	30	31	32	32	33	34	35	35	36	37	37	38	39	40
168	20	21	21	22	23	24	24	25	26	26	27	28	29	29	30	31	31	32	33	34	34	35	36	36	37	38	38
170	19	20	21	21	22	23	24	24	25	26	26	27	28	28	29	30	30	31	32	33	33	34	35	35	36	37	37
173	19	19	20	21	22	22	23	24	24	25	26	26	27	28	28	29	30	30	31	32	32	33	34	34	35	36	36
175	18	19	20	20	21	22	22	23	24	24	25	25	26	27	27	28	29	29	30	31	31	32	33	33	34	35	35
178	18	18	19	20	20	21	22	22	23	23	24	25	25	26	27	27	28	29	29	30	30	31	32	32	33	34	34
180	17	18	19	19	20	20	21	22	22	23	23	24	25	25	26	27	27	28	28	29	30	30	31	31	32	33	33
183	17	17	18	19	19	20	20	21	22	22	23	23	24	25	25	26	26	27	28	28	29	29	30	31	31	32	32
185	16	17	18	18	19	19	20	20	21	22	22	23	23	24	25	25	26	26	27	27	28	29	29	30	30	31	32
188	16	16	17	18	18	19	19	20	20	21	22	22	23	23	24	24	25	26	26	27	27	28	28	29	30	30	31
190	16	16	17	17	18	18	19	19	20	20	21	22	22	23	23	24	24	25	25	26	27	27	28	28	29	29	30
193	15	16	16	17	17	18	18	19	19	20	21	21	22	22	23	23	24	24	25	25	26	26	27	28	28	29	29
195	15	15	16	16	17	17	18	18	19	19	20	21	21	22	22	23	23	24	24	25	25	26	26	27	27	28	28
198	14	15	15	16	16	17	17	18	18	19	19	20	21	21	22	22	23	23	24	24	25	25	26	26	27	27	28
200	14	15	15	16	16	17	17	18	18	19	19	20	20	21	21	22	22	23	23	24	24	25	25	26	26	27	27
203	14	14	15	15	16	16	17	17	18	18	19	19	20	20	20	21	21	22	22	23	23	24	24	25	25	26	26
205	13	14	14	15	15	16	16	17	17	18	18	19	19	20	20	20	21	21	22	22	23	23	24	24	25	25	26

Suchen Sie den Schnittpunkt Ihrer Größe und Ihres Gewichts in der Tabelle, um Ihren BMI zu ermitteln.

BMI unter 18,5	Untergewicht
BMI 18,5–24,9	Normalgewicht
BMI 25–29,9	Übergewicht I
BMI 30–39,9	Übergewicht (Adipositas) II
BMI 40+	Übergewicht (Adipositas) III

Zigarettenraucher sind tendenziell schlanker als Nichtraucher, teilweise auch, weil das Rauchen den Appetit dämpft, und starke Raucher eher schlanker als leichte Raucher. Das wird Schlankheit eher ungesund aussehen lassen, weil Rauchen – was den Tod betrifft – so einen gewaltigen Risikofaktor darstellt. Zudem gehören die Schlanksten in jeder größeren Bevölkerungsgruppe zu zwei Lagern: Erstens einer kleinen Zahl von dünnen Menschen, denen es gelungen ist, auf lange Sicht ein Gleichgewicht zwischen der Menge der aufgenommenen und der verbrannten Kalorien herzustellen, und zweitens einer Gruppe von Menschen, die aufgrund von Krankheiten dünn sind, die mit Gewichtsverlust einhergehen (z. B. Krebs, eine Herzerkrankung, ein Emphysem, Altersschwäche). Mit anderen Worten: Ein geringes Gewicht ist nicht unbedingt die Ursache für einen frühzeitigen Tod, sondern oft das Ergebnis einer bereits diagnostizierten oder bis dato nicht diagnostizierten Krankheit, die letztlich zum Tod führen wird. Durch diese verwirrenden Faktoren scheint es, dass die schlankere Gruppe mit höherer Wahrscheinlichkeit frühzeitig sterbe, während die übergewichtige Gruppe vergleichsweise weniger anfällig für einen frühzeitigen Tod zu sein scheint.

Zwei Strategien können diese Einschränkungen umgehen:

1. Man schaue sich nur Nichtraucher an.
2. Man ignoriere bei der Datenverarbeitung in den ersten paar Jahren der Nachverfolgung alle Todesfälle, um einzelne Personen mit einem zuvor unerkannten Krebs oder anderen Leiden auszuschließen, wodurch sich ihr niedriges Gewicht hätte erklären lassen.

« Body-Mass-Index-Tabelle

Genau das taten meine Kollegen und ich in einer Analyse von 2016, die Daten von 239 Kohortenstudien mit zusammengenommen mehr als 10 Millionen Männern und Frauen aus aller Welt im Alter zwischen 35 und 89 Jahren zusammenführte. Im Verlauf einer Nachverfolgungszeit von durchschnittlich 15 Jahren stellten wir fest, dass die niedrigsten Sterberaten bei Menschen mit einem BMI zwischen 18,5 und 24,9 zu finden waren – genau wie wir erwartet hatten[70]. Bei Personen mit einem BMI von über 25 wurde das Risiko für einen frühzeitigen Tod im Studienzeitraum mit zunehmendem Gewicht größer. Dieser Zusammenhang zwischen Körpergewicht und Sterblichkeit war in allen geographischen Breiten ähnlich.

Eine weitere Metaanalyse von 2016 mit mehr als 30 Millionen Menschen[71] kam zu demselben Schluss.

Warum aktuelle Gewichtsempfehlungen zu großzügig sein können

Die US-Ernährungsrichtlinien der Jahre 2015 bis 2020 definieren jedes Körpergewicht als gesund, das einem BMI von 18,5 bis 25 entspricht, während ein BMI von über 25 als ungesund bezeichnet wird. Mit der Wahl dieser Grenzwerte versuchte der wissenschaftliche Beirat für diese Richtlinien, die wissenschaftlichen Erkenntnisse zum Thema und die öffentliche Politik und Wahrnehmung miteinander ins Gleichgewicht zu bringen. Eine schwierige Aufgabe, weil es keinen einfachen Kipp-Punkt zwischen gesunden Gewichten auf der einen und ungesunden auf der anderen Seite gibt. Die Mitglieder des Gremiums stimmten darin überein, dass das Risiko einer Herz-, Diabetes- und Bluthochdruckerkrankung bereits ab einem BMI von etwa 22 ansteigt. Sie hielten es aber nicht für gerechtfertigt, eine derart niedrige Zahl als Grenze zwischen einem gesunden und ungesunden Körpergewicht zu bestimmen, weil das die überwiegende Mehrheit der US-Bevölkerung als übergewichtig abgestempelt hätte. Stattdessen definierten sie einen BMI von 25 als Obergrenze für ein gesundes Gewicht – ausgehend von eindeutigen Belegen dafür, dass das Risiko eines frühzeitigen Todes von diesem Punkt an zunimmt. (Die vorhin auf Seite 51 beschriebene CDC-Studie von 2013 ließ das Richtlinien-Komitee dabei aus.) Demnach wären fast alle mit einem BMI von über 25 (extrem muskulöse Bodybuilder ausgenommen) gesünder, wenn ihr BMI niedriger läge, während viele Menschen mit einem BMI zwischen 23 und 25 ein für ihre Gesundheit nicht optimales Gewicht haben. Dennoch – die Grenze bei 25 zu ziehen bedeutet, dass zwei Drittel aller erwachsenen Amerikaner übergewichtig oder adipös sind.

Einen BMI-Bereich zwischen 18,5 und 25 als »gesund« zu definieren, bringt ein weiteres Problem mit sich: Es »erlaubt« Ihnen, eine ganze Menge an Gewicht zuzulegen und noch immer im gesunden Bereich zu bleiben. Zum Beispiel könnte eine kerngesunde 30-jährige Frau, die rund 1,68 Meter groß ist und rund 59 Kilo wiegt (BMI von 21), gut und gern 11,5 Kilo zunehmen und läge noch immer im gesunden Bereich (BMI von 25). Doch so viel zusätzliches Gewicht birgt eindeutige gesundheitliche Risiken.

Was ist mit BMI-Werten unter 18,5, die nach den Tabellen der Regierung als nicht gesund gelten? In der Tat kann so etwas auf ein ungesundes Gewicht hinweisen, besonders bei Personen, die in letzter Zeit immer weiter abgenommen haben oder an einer Essstörung leiden. Dagegen geht es Menschen, die ihren BMI über Jahre hinweg niedrig gehalten haben, sich dabei aber gesund ernährten und aktiv waren, in der Regel richtig gut, und es gibt für sie keinen Grund, ihr Gewicht zu erhöhen.

Halten Sie Ihren BMI im gesunden Bereich

Unterm Strich gilt beim BMI: Wenn Ihr Gewicht einem BMI unter 25 entspricht, tun Sie alles Mögliche, um es dort zu halten, und zwar indem Sie gesund essen und sich bewegen. Genauer gesagt: Versuchen Sie zu vermeiden, dass Sie zunehmen, selbst wenn Sie ein paar Pfunde draufpacken könnten und noch immer im gesunden BMI-Bereich lägen. Falls Ihr Gewicht einen BMI über 25 ergibt, werden Sie sich und Ihrer Gesundheit einen großen Gefallen tun, wenn Sie verhindern zuzunehmen und (falls möglich) versuchen, Ihr Gewicht runterzubringen. Sofern Sie am unteren Ende der BMI-Kurve angesiedelt sind und Ihr Gewicht gleichgeblieben ist, wunderbar. Wenn Sie zuletzt aber beobachtet haben, wie Ihr Gewicht nach unten rutscht, und Sie weder Diät halten noch abzunehmen versuchen, dann sollten Sie Ihren Arzt aufsuchen, um den Grund dafür auszumachen.

Ein Blick zurück auf Ihr früheres Gewicht

Wie würden Sie abschneiden, wenn Sie in der Zeit zurückreisen und sich mit Ihrem zwanzigjährigen Selbst vergleichen könnten? Ganz sicher älter und weiser. Aber wie sieht es um die Taille herum oder auf der Waage im Bad aus? Das ist keineswegs eine leere Frage: Wie stark sich Ihr Gewicht und Ihre Taille seit Anfang 20 verändert haben, ist von großer Bedeutung dafür, wie Ihre Chancen stehen, gesund zu bleiben oder chronisch zu erkranken.

Im Erwachsenenalter hier und da ein paar Pfunde zuzulegen, scheint zunächst ziemlich harmlos. Das Ganze hat sogar einen griffigen Namen – Wohlstandsspeck – und wurde früher als Zeichen von Wohlstand und Erfolg gewertet. Auch scheint es ein unvermeidlicher Bestandteil des Alterns zu sein, denn es betrifft die meisten Amerikaner. In Wahrheit ist das Zunehmen im Erwachsenenalter aber weder unvermeidlich noch harmlos, und in vielen Kulturen entspricht es gerade nicht der Norm. In Japan neigen Männer und – ganz besonders – Frauen zum Beispiel dazu, ihr Gewicht über ihr gesamtes Erwachsenenalter zu halten. Auf meinen Reisen durch Japan habe ich oft gefragt, was passieren würde, wenn eine japanische Frau in älteren Jahren zunähme. Meistens bekam ich als Antwort darauf ein Schockiertes »Das wäre eines der schlimmsten Dinge, das ihr passieren könnte«. Auch in Schweden und Frankreich sind die Frauen schlank geblieben. Dort liegen die Adipositasraten unter 10 Prozent und damit deutlich niedriger als in den USA, wo rund 40 Prozent der Frauen als adipös gelten.

Doch selbst in den Vereinigten Staaten lassen sich bei verschiedenen Gruppen klare Unterschiede in Bezug auf die Gewichtszunahme erkennen. Zum Beispiel sind Leute – und vor allem Männer – mit umso größerer Wahrscheinlichkeit übergewichtig oder fettleibig, je weniger Bildung sie haben[72]. Darüber hinaus gibt es bei den Adipositasraten im ganzen Land auch große geographische Unterschiede.

Nach den frühen Zwanzigern mehr als ein paar Kilo zuzunehmen, kann uns eine steile Abwärtsspirale hinabdrängen, die zu einer chronischen Krankheit führt – je größer die Gewichtszunahme, desto stärker der Stoß. Das zeigten auch die *Nurses' Health Study* und die *Health Professionals Follow-Up Study*: Männer und Frauen mittleren Alters, die nach 20 ungefähr zwischen 3,5 und 16 Kilo zugelegt hatten, entwickelten mit zwei- bis dreimal höherer Wahrscheinlichkeit eine Herzerkrankung, einen Typ-2-Diabetes, Bluthochdruck oder Gallensteine als Gleichaltrige, die nur etwa 2 Kilo oder weniger zugenommen hatten[73]. Im Fall einer stärkeren Gewichtszunahme war das Auftreten dieser Krankheiten sogar noch wahrscheinlicher.

Diese und andere Studien, die den Zusammenhang zwischen Gewicht und Altern untersuchen, unterstreichen das oben genannte Fazit zu einem »gesunden Bereich« hinsichtlich Körpergewicht und BMI: Jemand, der mit 30 Jahren schlank war (und sagen wir einen BMI von 20 hatte), kann mehr als 11 Kilogramm zunehmen und trotzdem weiter im gesunden BMI-Bereich liegen, auch wenn diese Gewichtszunahme ernste gesundheitliche Folgen hat.

Äpfel und Birnen

Einige Menschen speichern das meiste Fett um Taille und Brust herum, andere an Hüfte und Schenkeln. Diesen zwei unterschiedlichen Körperformen hat man die Bezeichnung »Apfel« und »Birne« verpasst. Zeitschriftenartikel und Internetseiten machen viel Lärm um diese willkürlichen Kategorien, und einige Webseiten nutzen sie als zentrale Anhaltspunkte, um Ihr Gesundheitsprofil und Ihr Risiko für die Entstehung einer Herzerkrankung zu bestimmen.

Fett, das sich um die Taille und die Brust herum sammelt (die sogenannte abdominale Adipositas) dürfte ein größeres Gesundheitsproblem darstellen als Fett an Hüften und Oberschenkeln. Dieses Bauchfett hat man schon mit Bluthochdruck, hohem Cholesterin und Blutzucker und mit einer Herzerkrankung in Verbindung gebracht. Dieses Fett, besonders jenes im Bauchinneren (um die Organe herum), könnte mehr Hormone und andere gesundheitsschädliche chemische Stoffe erzeugen als Fett, das anderswo gelagert wird. Es ist auch möglich, dass es das nicht tut, dafür aber ein Hinweis auf die durch allgemeine Fettleibigkeit verursachten körperlichen Schäden ist, die sich durch Gewicht und Größe allein nicht beschreiben lassen. So hat eine gepoolte Analyse von mehreren Kohortenstudien mit insgesamt 650 000 Frauen und Männern gezeigt, dass eine breitere Taille bei jedem BMI ein höheres Risiko für einen frühzeitigen Tod voraussagte[74].

Wo genau befindet sich also Ihre Taille? Für Modedesigner ist es der schmalste Teil des menschlichen Torsos. Für Wissenschaftler, die die Wirkung von Körperfett auf die Gesundheit studieren, ist es der Bereich um den Bauchnabel, wo sich Fett typischerweise ablagert. Am besten können Sie Ihren Taillenumfang mit dem gleichen zweistufigen Verfahren messen, das die Forscher beim *National Health and Nutrition Examination Survey*[75] anwenden:

1. Ertasten Sie sanft den höchsten Punkt Ihres rechten Hüftknochens.
2. Legen Sie genau über diesem Punk ein Maßband an und wickeln Sie es, stets parallel zum Boden, einmal um Ihren Bauch (siehe Abbildung »Taille messen«). Bei den meisten Menschen befindet sich die Spitze des Hüftknochens in der Regel auf Höhe des Bauchnabels. Es kann auch sein, dass einige das Band zur Spitze des Hüftknochens etwas nach unten ziehen müssen.

Eine Messung der eigenen Taille kann nützlich sein, weil viele Menschen (besonders Männer) in mittleren Lebensjahren Muskeln in Bauchfett umwandeln. Eine wachsende Gürtellinie kann selbst bei stabilem Körpergewicht ein Warnsignal sein, dass sich Probleme anbahnen. Nutzen Sie Ihre Taille deshalb als eine Art analogen Biofeedback-Geber: Ein Taillenwachstum von etwa 5 bis 8 Zentimetern über die Jahre sollte Warnung genug sein, Ihre Ernährung und ihr körperliches Aktivitätslevel zu überdenken. Ein Taillenumfang von circa 89 Zentimetern bei Frauen und 101 Zentimetern bei Männern gilt als beunruhigendes Signal. Wenn Ihre Taille wächst, ist wie schon beim Gewicht auch diesmal handeln besser, bevor Sie eine dieser Schwellen erreichen.

Manche Forscher plädieren für die Berechnung des Taille-Hüft-Verhältnisses, also des Taillenumfangs dividiert durch den Hüftumfang. Ein Taillen-Hüft-Verhältnis von über 0,90 für Männer bzw. 0,85 für Frauen kann auf potenzielle gesundheitliche Probleme hinweisen. Vermutlich ist es aber genauso sinnvoll, einfach nur die eigene Taille zu messen. Zahlreiche Studien belegen, dass diese einzelne Zahl, wenn es darum geht, die Wahrscheinlichkeit einer chronischen Krankheit abzuschätzen, genauso wirkungsvoll ist wie das Taille-Hüft-Verhältnis. Sie ist auch viel leichter zu ermitteln.

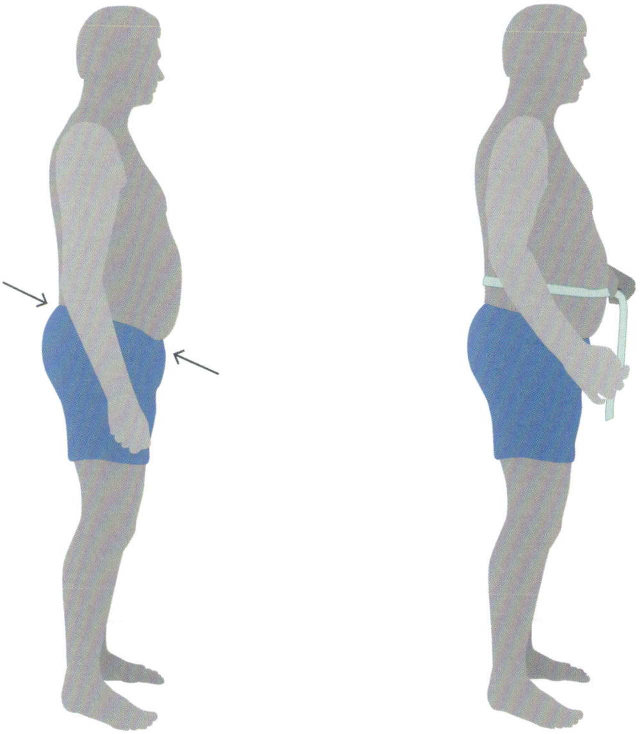

Wie Sie Ihre Taille messen. Um Ihren Taillenumfang zu messen, legen Sie ein flexibles Maßband um Ihre Bauchgegend, und zwar dort, wo die Seiten Ihrer Taille am schmalsten sind. Das ist in der Regel auf Höhe des Nabels. Das Band dabei immer parallel zum Boden halten.

Warum wir zunehmen

Ihr Gewicht hängt von einer simplen Gleichung ab, die sich aber leicht aus dem Gleichgewicht bringen lässt: Gewichtsveränderung ist gleich eingenommene minus abgegebene Kalorien durch Zeit. Wenn Sie genauso viele Kalorien verbrennen, wie Sie aufnehmen, wird sich Ihr Gewicht nicht ändern. Wenn Sie mehr aufnehmen als Sie verbrennen, wird Ihr Gewicht steigen. Eine Diät erkundet das andere Ende des Spektrums – mehr Kalorien zu verbrennen als aufzunehmen.

Wieso Sie dieses oder jenes Gewicht haben, beruht auf dem, was und wie viel Sie essen, Ihren Genen, Ihrer Lebensweise und Ihrer Kultur.

Ernährung: Was und wie viel Sie essen, beeinflusst Ihr Gewicht. Über dieses Thema werde ich im gesamten Verlauf des Buches sprechen.

Gene: Ihre Eltern sind teilweise verantwortlich für Ihr Gewicht und Ihre Körperform (oder verdienen teilweise Ihren Dank dafür). Studien mit getrennt voneinander aufgewachsenen Zwillingen zeigen, dass die Gene einen starken Einfluss auf die Frage haben, wie man zunimmt oder ob man übergewichtig ist, und das heißt: Manche Menschen sind genetisch dazu veranlagt zuzunehmen. Vererbung spielt eine Rolle bei der Neigung, Fett eher um die Brust, die Hüfte oder die Schenkel herum einzulagern. Es ist auch möglich, dass einige Menschen für Kalorien aus Fett oder Kohlenhydraten empfindlicher sind als andere, obwohl die Beweise hierfür dürftig sind. Trotzdem muss ich die Formulierung »teilweise verantwortlich« betonen, weil genetische Einflüsse weder den rasanten Anstieg der Adipositasraten in den USA in den vergangenen dreißig Jahren noch die großen Unterschiede beim Thema Fettleibigkeit zwischen einzelnen Ländern erklären können. Es ist wahrscheinlich, dass unsere prähistorischen Vorfahren unsere physiologischen und verhaltensspezifischen Reaktionen auf Nahrung geprägt haben. Frühe Menschen mussten regelmäßig mit Bedingungen von alles oder nichts zurechtkommen. Weil unmöglich vorherzusehen war, wann die nächste ordentliche Mahlzeit (z. B. eine Stelle mit reifen Beeren oder eine erlegbare Antilope) auftauchen würde, könnte es entscheidend für das Überleben gewesen sein, in diesen mageren Zeiten so viel wie möglich zu essen, wann immer Nahrung verfügbar war. Und dieser Überlebensmechanismus bedeutet: Es könnte sein, dass ein komplexes chemisches Wechselspiel zwischen Körper und Geist, das vor einer halben Ewigkeit als Antwort auf alltägliche Phasen des Hungerns entwickelt wurde, uns heute dazu treibt, zu essen, wann immer es möglich ist. Was in diesen Zeiten des Überflusses heißt: ständig.

Lebensweise und körperliche Aktivität: Wenn Essen die angenehme und sinnliche Seite der Gleichung beim Thema Gewichtsveränderung darstellt, sind Stoffwechsel und körperliche Aktivität die schweißtreibende Gegenseite. Unser Ruhe- oder auch Grundumsatz ist die Energie, die allein dazu benötigt wird, zu atmen, Blut zu pumpen und zirkulieren zu lassen, Botschaften vom Gehirn an den Körper zu senden, unsere Körpertemperatur zu halten, Nahrung zu verdauen und die richtige Muskelspannung zu halten. Im Normalfall macht er 60 bis 70 Prozent unseres täglichen Energieverbrauchs aus, während körperliche Aktivität für fast alles andere verantwortlich ist. Falls Sie einen Schreibtischjob haben und nicht viel mehr tun, als zu Fuß von Ihrem Auto zum Büro und zurück zu laufen, dürften Sie erschreckend wenige Kalorien am Tag verbrennen.

Kultur: Wir leben in einer XXL-Kultur, einer Kultur des Megahungers, in der Quantität oft mehr zählt als Qualität. Genuss wird geduldet, ja sogar verehrt. Liebe ist Essen, und Essen ist Liebe. Stellen Sie sich vor, wie Ihre Großmutter Ihnen noch eine Portion aufdrängelt, oder denken Sie an das vergnügliche Stöhnen und Lockern von Gürteln, mit denen so manches Essen im Alltag oder an Festtagen endet. Solche Neigungen sind nicht überall verbreitet. In Frankreich und weiten Teilen Asiens legt die heimische Küche beispielsweise eher Wert auf Qualität und Präsentation als auf die Frage, wie viel Essen auf einen Teller oder in einen Bauch passt. In vielen Kulturen finden die Menschen es außerdem unpassend oder geradezu ungehobelt, sich satt zu essen, und bringen ihren Kindern bei, ihr eigenes Fassungsvermögen nur zu ungefähr 70 Prozent auszuschöpfen.

Freunde und Familie: In *Thinfluence*[76], einem Buch, das ich gemeinsam mit der Kardiologin und Expertin für Gesundheitsförderung Dr. Malissa Wood und Dan Childs verfasst habe, beschreiben wir die Vielschichtigkeit unserer sozialen Umgebungen, die uns entweder von einem besseren Umgang mit Gewichtskontrolle abhalten oder dazu drängeln. Unsere Familien und Freunde, die Orte, an denen wir arbeiten und uns vergnügen, und andere soziale Faktoren haben großen Einfluss darauf, was und wie viel wir essen. So können gesunde Entscheidungen eine ziemliche Herausforderung sein, wenn alle anderen sich den Bauch mit süßer Limo und Pizza vollschlagen und weit und breit kein gesundes Essen in Sicht ist. In *Thinfluence* sprechen wir auch darüber, wie einzelne Personen die Faktoren, die gegen sie arbeiten, zu ihrem eigenen Wohl und zum Wohl anderer Menschen in ihrer Umgebung ändern oder umgehen können.

Mikrobiom: Billionen von Bakterien, Pilzen, Viren und anderen Mikroben, die man im Ganzen als Mikrobiom bezeichnet, leben lautlos in Ihrem Darm. Sie helfen Ihnen, Nahrung zu verdauen, schützen Sie vor krankheitserregenden Mikroben, bilden Vitamine wie Vitamin B_{12}, Thiamin und Riboflavin und noch mehr. Möglich, wenn auch nicht bewiesen, ist, dass das Mikrobiom Sie bei der Regulierung Ihres Körpergewichts unterstützt[77]. Ein paar Arten von Darmbakterien scheinen besser als andere in der Lage zu sein, Kalorien aus Nahrung freizusetzen oder Entzündungen zu verursachen, beides Dinge, die zu einer Gewichtszunahme führen können. Wir wissen aber noch immer nicht, ob das Mikrobiom eine Gewichtszunahme verursacht oder selbst durch das Zunehmen verändert wird.

Von alldem abgesehen gibt es noch etwas, das ich selbst als das Problem der »Überproduktion« bezeichne. Die US-Bauern produzieren Nahrungsmittel im Tageswert von 4000 Kilokalorien für jeden Mann, jede Frau und jedes Kind in Amerika[78]. Das ist fast das Doppelte dessen, was ein durchschnittlicher erwachsener Mensch braucht. Die beinahe unvermeidliche Folge dieses Überflusses ist ein System, das hemmungslosen Konsum befürwortet. Die Produzenten und Lebensmittelhersteller wollen, dass wir mehr von ihren Produkten essen, und konkurrieren miteinander, unsere Schwächen auszunutzen. Die Lebensmittelindustrie gibt jedes Jahr viele Milliarden Dollar aus, um herauszufinden, mit welchen Mitteln sie uns am besten dazu verleiten kann, mehr zu kaufen und mehr zu essen, und dann ausgehend von diesem Wissen aktiv zu werden. Unsere scharfen Sinne für Salziges und Süßes, die wir von unseren Vorfahren geerbt haben und welche einst zum Überleben nötig waren, werden permanent missbraucht (so half unser Geschmack für süße Dinge den frühen Menschen, unter allen möglichen Blättern jene zu finden, die zart und jung waren und für eine schnelle Energiezufuhr sorgten). Der Zucker- und Salzgehalt von Produkten ist kontinuierlich angehoben worden, um unsere Erwartungen an Süße und Salzigkeit zu erhöhen und uns dazu zu bringen, mehr zu essen (und zu kaufen).

Die Tatsache, dass Essen überall angeboten wird, verstärkt das Problem weiter: Tankstellen verkaufen Donuts und belegte Brötchen, Buchläden und Kaufhäuser bieten Kaffee und Gebäck an, und auf Sportveranstaltungen und Konzerten kann man vollständige, üppige Mahlzeiten kaufen. Restaurants tragen ihren Teil bei, indem sie ihre Portionen immer weiter vergrößern. Und auch die maßvollen Portionen der *Nouvelle Cuisine* sind durch den Hang zum XXL-Menü überschattet worden, sodass es heute nicht ungewöhnlich ist, ein Gericht mit 1500 bis 2000 Kilokalorien zu verzehren (und damit fast so viel, wie Sie für einen ganzen Tag brauchen).

Dieser unglaubliche Zugang zu Essen und die quasi unbegrenzte Vielfalt an Auswahlmöglichkeiten würden selbst die Willenskraft des bewusstesten Essers auf die Probe stellen. In Kombination mit fehlender körperlicher Betätigung ist es das ultimative Rezept fürs Zunehmen. Und weil Gewichtskontrolle, gleich nach dem Verzicht aufs Rauchen, der wichtigste einzelne Faktor für Ihre intakte Gesundheit ist, kann übermäßiges Essen ein ernstzunehmendes Gesundheitsrisiko darstellen.

Eine Kalorie ist eine Kalorie

Wir nehmen aus zwei Gründen Nahrung zu uns: erstens um Energie und zweitens chemische Bausteine (Nährstoffe) aufzunehmen. Die Energiemenge, die ein bestimmtes Nahrungsmittel an die Mitochondrien (die kleinen Kraftwerke, die Ihre Zellen antreiben) liefern kann, wird in Kilokalorien gemessen. Technisch gesehen entspricht eine Kilokalorie in der Nahrung der Menge an Wärme, die nötig ist, um einen Liter Wasser von 14,5 °C auf 15,5 °C zu erwärmen. Praktisch gesehen ist eine Kilokalorie die Energiemenge, die ein Mensch von 68 Kilo binnen einer Minute im Schlaf verbrennt.

Wenn Sie Bücher über Ernährung lesen oder die Nachrichten im Bereich Gesundheit und Ernährung verfolgen, haben Sie vermutlich schon viel über »Fettkalorien« oder »Kohlenhydratkalorien« gehört. Die Vorstellung, dass sich Fett- und Kohlenhydratkalorien voneinander unterscheiden, stammt aus Studien, die unter Extrembedingungen, zum Beispiel beim Verzehr reiner Kohlenhydrate, Proteine oder Fette, durchgeführt wurden. In diesen Situationen wandelt der Körper Nahrungsfett etwas effizienter in Körperfett um als bei Kohlenhydraten oder Proteinen.

Bei einer normalen Ernährungsweise wandelt Ihr Körper jedoch jedes Kohlenhydrat, Fett und Protein im gleichen Maße in Energie um. Wenn es um das Generieren von Energie geht, ist und bleibt eine Kalorie eine Kalorie. (Hier könnten die Kalorien aus Transfett eine Ausnahme darstellen, doch mehr dazu später.)

Diese Kalorienblindheit ist das Resultat einer schlauen Lösung für ein verzwicktes Problem, vor dem einige der frühen Erdenbewohner standen: Wie man einen Körper mit unterschiedlichen Brennstoffen am Laufen hält. Statt vollkommen unterschiedliche intrazelluläre Systeme für Fett, Kohlenhydrate, Proteine, Alkohol und Ähnliches zu nutzen, greifen die Zellen in Ihrem Körper auf eine von zwei Energiequellen zurück: Glucose und Fett. Vieles von dem, was Sie essen, wird in die energetische Landeswährung, ein sechs Kohlenstoffatome umfassendes Zuckermolekül namens Glucose, umgetauscht (oder kann im Bedarfsfall umgetauscht werden). Beim Essen wird ein Teil der Glucose, die in Ihren Blutkreislauf ausgeschüttet wird, unmittelbar von Ihren Zellen verwendet. Ein anderer Teil wird zu langen Ketten namens Glykogen verknüpft und in den Muskeln und der Leber gespeichert. Der Rest wird zu Fett umgewandelt, in speziellen Fettspeicherzellen gehamstert und als Polsterung zwischen den Muskeln verstaut.

Wenn Glucose das Bargeld in Ihrer Hosentasche ist – jederzeit zum Ausgeben bereit – und Glykogen das Geld auf der Bank, das mit einem gewissen Aufwand verfügbar ist, so entspricht Fett jenem Geld, das Sie fest in Aktien und Anlagefonds verschnürt haben. Allerdings ist die Umwandlung von Glucose in Fett eine Einbahnstraße – Fett kann nicht in Glucose zurückverwandelt werden. Während Ihre Zellen also normalerweise mit Glucose betrieben werden, können Sie, wenn es davon nicht genug gibt, auf Fettverbrennung umschalten – entweder direkt aus dem Fett, das Sie essen, oder indem Sie Fett aus dem Speicher in Ihrem Körper entnehmen. Die Zellen des Gehirns bilden hier eine Ausnahme: Sie werden ausschließlich mit Glucose betrieben.

Auch die Qualität der Kalorien zählt

Auf Zellebene ist und bleibt eine Kalorie letztendlich eine Kalorie. Dennoch können die Nahrungsmittel, die Sie wegen ihrer Kalorien zu sich nehmen, enormen Einfluss auf Ihre Gesundheit haben.

Der Ursprung der Kalorien kann sich darauf auswirken, wie satt und zufrieden Sie sich nach dem Essen fühlen. Manche Nahrungsmittel, etwa ein Apfel, können Ihren Magen füllen und Sie über Stunden zufriedenstellen, während eine Dose Limonade mit einer mehr als doppelt so großen Kalorienmenge Ihren Hunger kaum stillen wird. Ein guter Ansatz ist, vollwertige und ballaststoffreiche Nahrungsmittel wie Äpfel oder Möhren zu essen und dadurch weniger Kalorien zu sich zu nehmen. Auf diese Weise sind die Qualität Ihrer Ernährung und die Menge an Nahrung, die Sie zu sich nehmen, aufs Engste miteinander verknüpft, was sowohl für Ihr Gewicht als auch für Ihre langfristige Gesundheit förderlich ist.

Eine andere Art, wie sich »Kalorien« voneinander unterscheiden können, wird in dem Buch *Nimmersatt?* meines Kollegen David Ludwig vorgestellt. Er hebt ein seit langem bestehendes Paradoxon hervor: Manche Menschen haben hunderttausende überschüssige Kalorien in Form von Körperfett eingelagert und sind trotzdem genauso hungrig wie dünne Menschen. Wie kommt es, dass übergewichtige und adipöse Einzelpersonen bei Hunger nicht in der Lage sind, auf Ihren Kalorienvorrat zurückzugreifen statt mehr zu essen? Ludwig führt Belege dafür an, dass ein höherer Insulinspiegel, angeregt vor allem durch den Verzehr von schnell verdauten und absorbierten Kohlenhydraten, ein entscheidendes Stoffwechselsignal ist, das zur Einlagerung von Kalorien als Fett führt und diese unter Verschluss und unzugänglich hält. Das liefert eine logische Begründung dafür, warum man sich an eine Ernährungsweise mit einer geringeren Glykämischen Last halten sollte. Was das ist, erkläre ich im Kapitel 6.

Zu viele Pfunde mit sich herumzuschleppen, stellt eine Bedrohung für die Gesundheit dar. Trotzdem sollte man die Tatsache nicht aus dem Auge verlieren, dass die Ernährung die Gesundheit auf vielerlei Weisen beeinflusst, die nichts mit dem Gewicht zu tun haben. Sie alle müssen bei der Planung einer Ernährung einbezogen werden, die eine langfristige Gewichtskontrolle zum Ziel hat. So zeigte sich etwa unter den Teilnehmerinnen der *Nurses' Health Study*, dass eine qualitativ schlechte Ernährung ebenso stark zum Risiko für eine Herzerkrankung beitrug wie übermäßiges Gewicht.[79]

Spielt die Erscheinungsform der Kalorien beim Abnehmen eine Rolle?

Fast jede Diät kann, zumindest für ein paar Monate, zu Gewichtsverlust führen. Manche der absurdesten Diäten, die je veröffentlicht wurden, haben ihre ganz eigenen Helden, die im Zusammenspiel mit ein paar großformatigen Hochglanz-Farbfotos bezeugen, dass die betreffende Diät ihnen beim Abnehmen geholfen hat. Das liegt daran, dass jede noch so seltsame Diät bewirkt, dass sich die Leute mit der Frage befassen, wie viel sie essen, statt den ganzen Tag lang wahllos zu essen. Diese Achtsamkeit reicht oft schon aus, um die tägliche Kalorienzufuhr – den einzig entscheidenden Schlüssel zur Gewichtskontrolle – zu begrenzen. Unterstützung und Beihilfe erhält sie durch die Eintönigkeit, die einem viele dieser Diäten auferlegen, und durch deren Unfähigkeit, dem Gaumen zu schmeicheln. Die meisten Modediäten scheitern auf lange Sicht – was übrigens auch für viele gemäßigte Allerweltsdiäten gilt.

Die ultimative Ernährungsweise bietet Ihnen Mahlzeiten und Snacks, die Ihnen schnell das Gefühl geben, angenehm satt zu sein (was man fachlich Sattheit nennt), die die Rückkehr von Hungerattacken hinauszögern (im Fachjargon Sättigung genannt), ansprechend und befriedigend sind, die Energie- und Nährstoffbedürfnisse Ihres Körpers befriedigen und dazu geeignet sind, chronischen Krankheiten vorzubeugen. Das ist ziemlich viel verlangt. Es gibt unzählige Bücher, die Ihnen den Schlüssel zu diesem Diät-Nirwana oder zu einem Teil davon versprechen – doch die meisten versprechen weitaus mehr, als sie halten.

Für gewöhnlich schrauben Diäten an den Erscheinungsformen der Kalorien, indem sie sich auf einen ganz bestimmten ernährungsspezifischen Bösewicht oder Heilsbringer konzentrieren. Die verbreitetsten von ihnen sind Fett, Kohlenhydrate, Proteine, der Glykämische Index und die Energiedichte.

Low-Fat-Diäten sind keine Lösung

Ein weit verbreiteter, aber völlig falscher Gedanke, der sich durch viele Diäten hindurchzieht, lautet: »Fett im Essen führt zu Fett im Körper«. Schränken Sie »Fettkalorien« ein, und Sie werden in der Lage sein, Ihr Gewicht zu kontrollieren – so die Überlegung. Ungeachtet der hübschen Symmetrie dieser Logik gibt es jedoch keine guten Indizien, die Nahrungsfett mit übermäßigem Gewicht in Verbindung bringen. Stattdessen gibt es tatsächlich jede Menge Belege dafür, dass ein höherer Kalorienanteil aus Fett nicht zu einer Gewichtszunahme oder Übergewicht führt, und gegenwärtig weisen die Indizien sogar in die umgekehrte Richtung.

Aus diesem Grund verbannen die Harvard-Pyramide sowie Harvards *Der Gesunde Teller* die Fette nicht, sondern behandeln sie als wichtige Nährstofflieferanten in der Ernährung. Im Kapitel 5 behandle ich die Frage, welche Fette man auswählen und wie viel Fett man essen sollte.

Um eines klarzustellen: In manchen Ländern mit einer hohen Fettzufuhr gibt es viele übergewichtige Menschen. So bezieht der/die durchschnittliche US-Amerikaner/in etwa ein Drittel seiner oder ihrer täglichen Kalorienmenge aus Fett (was ein ziemlich hoher Anteil ist), während beinahe zwei

Drittel der Bevölkerung übergewichtig oder adipös sind. In Teilen Südafrikas aber, wo 60 Prozent der Menschen übergewichtig waren, lag der Anteil von Fett an den Gesamtkalorien vor nicht allzu langer Zeit bei weniger als einem Viertel. Mit anderen Worten: Es sind andere Faktoren als das Nahrungsfett, die Übergewicht und Fettleibigkeit beeinflussen.

Es ist nicht meine Absicht, das Fett in unserer Nahrung von allen Vorwürfen freizusprechen oder seinen potenziellen Beitrag zu Gewicht und Gewichtszunahme herunterzuspielen. Nahrungsfett wirkt sich auf die Energie, die Fettreserven und das Gewicht aus. Doch es gibt keinerlei Belege dafür, dass Kalorien, die aus Fett stammen, stärker zum Zunehmen beitragen als Kalorien aus Kohlenhydraten oder anderen Quellen.

Doch wenn Sie die Zahl der Kalorien, die Sie mit dem Essen zu sich nehmen, durch die Zahl der von Ihnen verbrannten Kalorien ausgleichen (vor allem, wenn diese Verbrennung teilweise auf Bewegung zurückgeht), dann werden Sie mit einer Ernährung, deren Kalorien zu 35 oder 40 Prozent aus Fett stammen, nicht zunehmen. Und wenn Sie dann noch die richtigen Fette zu sich nehmen, werden Sie dazu beitragen, sich selbst vor einer Herzerkrankung und anderen chronischen Leiden zu schützen.

Eine Low-Carb-Diät könnte helfen

Viele Jahre lang haben Ernährungsexperten die Kohlenhydrat-feindliche Diät von Dr. Robert Atkins als eine ungesunde Modeerscheinung abgetan. Wie um alles in der Welt könnte eine eiweißreiche, fettreiche und kohlenhydratarme Ernährung beim Abnehmen helfen, wo doch jeder wusste, dass Fett das personifizierte Böse in Sachen Ernährung war? Sobald die Atkins-Diät allerdings vor Gericht – dem Gericht sorgfältiger wissenschaftlicher Prüfung – verhandelt wurde, kam heraus, dass der gute Doktor zumindest teilweise richtig lag.

Die Idee des Low Carb ist nicht neu. Schon Mitte des 19. Jahrhunderts stieß der bereits erwähnte William Banting, ein fettleibiger britischer Bestatter, durch Zufall auf eine Diät mit einem geringen Kohlenhydratanteil. Er testete sie ein paar Monate lang und sah voller Entzücken dabei zu, wie die Pfunde purzelten, und das ohne den nagenden Hunger und das Verlangen, die andere Diäten in ihm ausgelöst hatten. Bantings *Letter On Corpulence, Addressed to the Public*[80] aus dem Jahr 1863 wurde derart populär, dass die Leute fortan den Begriff »to bant« [»banten«, Anm. d. Übers.] anstelle von »Diät halten« benutzten.

Der Verzehr von Hühnerfleisch, Rindfleisch, Fisch, Bohnen und anderen eiweißreichen Nahrungsmitteln, die bei Low-Carb-Diäten als Grundnahrungsmittel dienen, verlangsamt den Transport des Essens vom Magen in den Dünndarm. Je langsamer sich der Magen leert, desto länger fühlt man sich satt und dauert es, bis man hungrig wird. Zweitens führt die sanfte, kontinuierliche Wirkung des Eiweißes auf den Blutzuckerspiegel dazu, dass sich die Blutzucker-Insulin-Achterbahn, die durch die Verdauung schnell verdaulicher Kohlenhydrate (zum Beispiel Weißbrot, weißer Reis oder Ofenkartoffeln) in Gang gesetzt wurde, abflacht (siehe »Warum Kohlenhydrate wichtig sind« auf Seite 123). Die Wirkung des Eiweißes kann auch den Zeitraum zwischen Hungerattacken vergrößern.

Sind Burger ohne Brötchen also der Schlüssel zum Abnehmen? Ein paar handfeste Studien, zum Beispiel die beschriebene *Dietary Intervention Randomized Controlled Trial* DIRECT (Seite 66), deuten an, dass Low-Carb-Diäten übergewichtigen Menschen helfen können, das ein oder andere Kilo zu verlieren. Es scheint, dass Low-Carb-Diäten wie die Atkins-Diät leichter einzuhalten sind als Low-Fat-Diäten und entgegen den Warnungen von Experten in der Regel keine schädlichen Veränderungen des Blut-Cholesterins verursachen. Das gilt selbst dann, wenn sie relativ hohe Mengen an Fett enthalten, allerdings abhängig von der Art und Quelle dieses Fetts.

Eine Sorge der Ernährungsgemeinde in Bezug auf eiweißreiche Low-Carb-Diäten lautete, dass es schlecht für die Knochen sei, viele Proteine zu essen. Die Verdauung von Proteinen erzeugt Säure. Eine übermäßige Säureproduktion könnte den Körper theoretisch dazu veranlassen, Calcium aus den Knochen zu ziehen, um die Säure zu neutralisieren – was aber nicht der Fall zu sein scheint.

Zudem kann eine hohe Proteinzufuhr die Nieren zusätzlich beanspruchen. Was für die meisten Menschen wahrscheinlich kein Thema ist, könnte für diejenigen mit leichten Nierenbeschwerden problematisch sein. Dazu zählen oft Menschen mit hohem Blutdruck.

Trotzdem ist es für den allgemeinen Gesundheitszustand keine gute Idee, unbegrenzte Mengen von Rindfleisch, Wurst, Butter und Käse zu essen, wie von der ursprünglichen Atkins-Diät beworben. Es gibt bessere Wege, die ungesunden Kohlenhydrate zu reduzieren. Um das Gewicht im Griff zu behalten, kann es funktionieren, mehr Nüsse, Bohnen, Sojaprodukte, Fisch, Geflügel, stärkefreies Obst und Gemüse, Vollkorn und Pflanzenöle zu essen, wie von Harvards *Healthy Eating Pyramid* und *Der Gesunde Teller* empfohlen. Das gilt besonders auch deshalb, weil so das Risiko für eine Herzerkrankung, Diabetes und verschiedene Krebsarten sinkt. Auch Atkins selbst hatte vor seinem frühzeitigen Tod im Jahr 2003 diese Richtung eingeschlagen, immerhin hatte sich sein letztes Buch dieser Form einer Low-Carb-Diät zugewandt.

Niedrigglykämische Ernährungsweisen als Option

Wenn Sie kohlenhydratreiche Kost wie Brot oder Reis zu sich nehmen, steigt Ihr Blutzuckerspiegel an. Wie stark er steigt, hängt davon ab, um welches Nahrungsmittel es sich handelt, wie viel davon Sie essen, wie viel Insulin Ihr Körper als Reaktion darauf produziert und ob (oder wie sehr) Sie gegenüber der Wirkung von Insulin resistent sind. Weißbrot, Cornflakes und andere stark verarbeitete Kohlenhydrate lösen genau wie weiße Kartoffeln einen beträchtlichen und schnellen Anstieg des Blutzuckers (Glucose) aus. Dagegen erzeugen intakte oder minimal verarbeitete Körner und Saaten, Bohnen sowie die meisten Obst- und Gemüsearten einen geringeren und langsameren Anstieg (siehe Kapitel 6).

Leicht verdauliche Nahrungsmittel, die heftige Spitzen beim Blutzucker auslösen, stimulieren auch eine entsprechende Insulinproduktion. Je mehr Insulin in den Blutkreislauf ausgeschüttet wird, desto schneller wird die Glucose entfernt, und solch ein plötzlicher Abfall der Glucose-Werte weckt, zusammen mit anderen hormonellen Veränderungen, neue Hungersignale.

Eine elegante Studie am Boston Children's Hospital, die mit einem Dutzend übergewichtiger Jungen durchgeführt wurde, kam zu dem folgenden Ergebnis: Diejenigen von ihnen, die ein speziell zubereitetes Frühstück aßen, das mit leicht verdaulichen Kohlenhydraten angereichert war, snackten im Laufe des Morgens fast zweimal so viel wie jene, die ein Frühstück mit der gleichen Kalorienzahl, aber schwerer verdaulichen Kohlenhydraten einnahmen[81].

Der Glykämische Index, GI, (Seite 128) und die Glykämische Last, GL, (Seite 129) messen, wie sich unterschiedliche Nahrungsmittel auf den Blutzucker auswirken. Diabetespatienten nutzen den Glykämischen Index und die Glykämische Last schon seit langem zur Planung von Mahlzeiten und Snacks, die den geringstmöglichen Anstieg des Blutzuckers verursachen. Diese Maßeinheiten sind längst zu beliebten Diät-Werkzeugen geworden und liefern nützliche Anhaltspunkte für die Wahl von Kohlenhydraten.

Es ist nicht nötig, dass Sie die Tabellen zum Glykämischen Index und der Glykämischen Last mit religiösem Eifer befolgen, wenn Sie einen Imbiss oder eine Mahlzeit planen. Dafür gibt es einfachere Faustregeln: Essen Sie keine stark verarbeiteten Kohlenhydratquellen wie Brot, Gebäck, Müsli und andere Nahrungsmittel aus Weißmehl sowie keinen weißen Reis, und meiden Sie zuckergesüßte Getränke. Essen Sie stattdessen mehr intakte Körner und Saaten sowie Nahrungsmittel, die daraus gemacht sind, und noch dazu Obst, Gemüse und Bohnen.

Energiedichte – keine zuverlässige Richtschnur

Diverse populäre Diät-Bücher behaupten, dass Nahrungsmittel wie Suppe oder gebackener Kürbis, die mit jedem Happen nur relativ wenige Kalorien liefern, schneller satt machen würden als andere, die wie Fleisch oder Nüsse mehr Kalorien enthalten, und deshalb beim Abnehmen behilflich wären. Dieses Konzept heißt Energiedichte. Äpfel, Kartoffeln, gekochter Reis und Salat haben eine geringe Energiedichte, vor allem, weil sie größtenteils aus Wasser bestehen. Nüsse, Bagels, Kekse, Knäckebrot und andere trockene, ballaststoffreiche Lebensmittel haben hohe Energiedichten.

Im Zusammenhang mit Diäten ist die Energiedichte nicht unbedingt ein hilfreiches Konzept. Einige Nahrungsmittel mit einer geringen Energiedichte, zum Beispiel Weißbrot und weiße Kartoffeln, leisten keinerlei Beitrag zum Abnehmen und tun viel fürs Zunehmen, während manch andere, die wie Nüsse und Olivenöl über eine hohe Energiedichte verfügen, zur Gewichtskontrolle beitragen können.

Der stärkste Hinweis, der gegen den Einsatz der Energiedichte zur Gewichtskontrolle spricht, stammt aus der bereits erwähnten *PREDIMED*-Studie. Darin nahmen mehrere tausend Menschen nicht zu, obwohl sie eine Ernährung nach mediterraner Art durch zusätzliche Mengen an Olivenöl und Nüssen ergänzten – zwei der Nahrungsmittel mit der höchsten Energiedichte überhaupt.

Abnehmen durch gesundheitsförderliche Ernährung

Wie bereits erwähnt, gibt es einen belastbaren Zusammenhang zwischen gesunder Ernährung und Gewichtsverlust. Starke Hinweise dafür, dass eine gesunde Ernährung zum Abnehmen beiträgt, stammen aus der *Nurses' Health Study*, der *Nurses' Health Study II* und der *Health Professionals Follow-Up Study*. In diesen Kohorten untersuchten meine Kollegen und ich bei 120.877 Frauen und Männern, die anfangs nicht übergewichtig gewesen waren, 24 Jahre lang den Verzehr bestimmter Nahrungsmittel in Bezug auf Veränderungen des Körpergewichts[82].

Unter den Nahrungsmitteln, die mit einer stärkeren Gewichtszunahme in Verbindung gebracht wurden, waren:

- Limonade (das fürs Zunehmen insgesamt wichtigste Lebensmittel oder Getränk, weil es so oft verzehrt wurde),
- Kartoffeln in jeder Form,
- rotes Fleisch,
- verarbeitete Körner,
- Süßigkeiten,
- Fruchtsaft.

Nahrungsmittel, die mit einer geringeren Gewichtszunahme assoziiert wurden, waren unter anderem:

- Gemüse,
- Obst,
- Vollkornprodukte,
- Nüsse,
- Joghurt.

Bei Milch (Vollmilch und fettarmer Milch) und Diät-Limonade gab es keinen wahrnehmbaren Zusammenhang mit einer Gewichtszunahme.

Sofern Sie nicht an Zauberei glauben, sollte es für Sie nicht überraschend sein, dass kein einzelnes Nahrungsmittel oder Getränk für eine große Gewichtsveränderung verantwortlich war. Doch als wir die einzelnen Beiträge dieser Nahrungsmittel, Getränke und anderer Dinge aufaddierten, wurde ein großer Einfluss der Qualität der Ernährung auf die Gewichtszunahme deutlich. Interessanterweise deckte sich das Muster der Nahrungsmittel, die mit der geringsten Gewichtszunahme einhergingen, sehr stark mit einer mediterranen Ernährungsweise sowie mit einem Ernährungsmuster, das unserem *Alternate Healthy Eating Index* entsprach. Beide stehen in Zusammenhang mit einer langfristig guten Gesundheit sowie mit Gewichtsverlust oder Gewichtskontrolle.

Essen wie am Mittelmeer

Der eindrucksvollste Beleg für die Vorzüge einer Ernährungsweise nach mediterranem Vorbild für die langfristige Gewichtskontrolle stammt aus der *DIRECT-Studie*, die 322 moderat-adipösen Männern und Frauen zufällig eines von drei Ernährungsmustern zuwies: erstens eine Low-Fat-Diät mit rund 1500 Kilokalorien pro Tag für Frauen und 1800 für Männer, zweitens eine mediterrane Ernährungsweise mit den gleichen Kalorienzielen, und drittens eine Low-Carb-Diät ohne Kalorienvorgabe, aber mit dem Ziel, in den ersten zwei Monaten nur 20 Gramm Kohlenhydrate täglich zu liefern und anschließend das Tagesmaximum schrittweise auf 120 Gramm zu erhöhen.

Von den Teilnehmerinnen und Teilnehmern, die dieses zweijährige Experiment beendeten, verloren diejenigen, die eine Low-Fat-Diät befolgten, durchschnittlich etwas über 3 Kilo, jene mit einer Mittelmeer-Ernährung rund 4,5 Kilo und jene mit einer Low-Carb-Diät rund 5,5 Kilo. Die gesündesten Veränderungen des Cholesterinspiegels waren bei der Low-Carb- und der Mittelmeer-Gruppe und die gesündesten Veränderungen des Blutzuckerspiegels bei der Mittelmeer-Gruppe zu beobachten[83]. Vier Jahre nach Studienende kontaktierten die Forscher die Teilnehmer erneut. Dabei kam heraus, dass die ursprünglichen Teilnehmer der Low-Fat-Diät alle verlorenen Pfunde wieder angesetzt hatten, während diejenigen in der Mittelmeer-Gruppe ihr niedrigeres Gewicht gehalten hatten. Die Low-Carb-Gruppe lag irgendwo dazwischen. Darüber hinaus hatten sich günstige Stoffwechselveränderungen unter den Teilnehmern der Mittelmeer-Ernährung gehalten[84].

Einer der Gründe, weshalb der mediterrane Ernährungsplan zu einem erfolgreichen und langfristigen Gewichtsverlust führte, ist wahrscheinlich, dass die Teilnehmer nach eigenen Angaben mit der Vielfalt und den Aromen ihrer neuen Ernährung höchst zufrieden waren und keinerlei Mangel verspürten.

Drei Schritte zur Gewichtskontrolle

Wenn man bedenkt, wie leicht es ist, hier und da ein paar Pfunde zuzulegen, und wie groß die kulinarischen Versuchungen sind, die von allen Seiten auf uns einhämmern, stellt sich die Frage: Wie kann man es vermeiden zuzunehmen oder wie, falls nötig, abnehmen?

Ich empfehle diese dreigleisige Strategie:

1. Wenn Sie körperlich nicht aktiv sind, bewegen Sie sich – und falls Sie es doch sind, versuchen Sie, noch aktiver zu sein.
2. Finden Sie eine Essstrategie, die für Sie funktioniert. Die Strategien, die in diesem Buch vorgestellt werden, sind ein guter Ausgangspunkt.
3. Lernen Sie, achtsam und zurückhaltend zu essen.

Wie gern würde ich Ihnen einen präziseren Satz von Anweisungen an die Hand geben, mit denen Sie Ihr Gewicht garantiert kontrollieren können. Aber das kann ich nicht, und ich glaube auch nicht, dass es irgendjemand anders kann. Schieben Sie es auf die wunderbare Vielfalt der menschlichen Spezies. Menschen sind so einzigartig wie Schneeflocken: Sie kommen in den verschiedensten Größen und Formen vor, haben die unterschiedlichsten Stoffwechsel und mögen alle möglichen Geschmäcker und Konsistenzen (oder auch nicht). Es kann also keine einzelne Strategie zum Abnehmen geben, die bei allen Menschen funktioniert. Sie müssen selbst herausfinden, was für Sie passt, und dann dabeibleiben – mit Ihrem Taillenumfang und einer Waage als Lotsen.

Was ich trotzdem kann, ist Ihnen mehrere Strategien vorzuschlagen, die für andere Leute funktioniert haben und vielleicht auch für Sie funktionieren.

Schritt 1: Bewegen Sie sich

Auch wenn ich mich bisher vor allem auf die »Aufnahmeseite« der Energiebilanz-Gleichung konzentriert habe, ist deren »Abgabeseite« von entscheidender Bedeutung.

Bewegung ist das Wichtigste für eine gute Gesundheit. Körperliche Aktivität ist unerlässlich, um gesund zu werden oder gesund zu bleiben und chronische Krankheiten fernzuhalten. Bewegung ist weit mehr als eine bloße Möglichkeit, um abzunehmen oder das eigene Gewicht im Griff zu haben.

Regelmäßige körperliche Betätigung[85]

- verbessert Ihre Chancen, länger und gesünder zu leben,
- hilft, Sie vor einer Herzerkrankung oder deren Vorläufern, Bluthochdruck und einem hohen Cholesterinspiegel, zu schützen,
- hilft, Sie vor bestimmten Krebsarten wie Darm- und Brustkrebs zu schützen,
- trägt dazu bei, einem Typ-2-Diabetes vorzubeugen,
- trägt dazu bei, Arthritis vorzubeugen, und könnte bei Menschen, die darunter leiden, Schmerzen und Steifheit lindern,
- hilft, den schleichenden Knochenschwund zu verhindern, der als Osteoporose bezeichnet wird,
- senkt das Risiko von Stürzen bei älteren Menschen,
- lindert die Symptome von Depressionen und Angststörungen und hebt die Stimmung,
- hilft, Erektionsstörungen vorzubeugen,
- dient der Gewichtskontrolle.

Muskeln aufbauen, Fett verbrennen. Körperliche Betätigung verbrennt Kalorien, die andernfalls letztlich als Fett gespeichert würden. Sie baut auch Muskeln auf oder erhält diese zumindest, was ein häufig vernachlässigtes und doch absolut wesentliches Element bei der Gewichtskontrolle ist.

Sogar im Schlaf verbrauchen Ihre Muskeln permanent Energie. Wenn Sie zu Fuß gehen, rennen, schwimmen, Gewichte stemmen, tanzen, Tennis spielen, sauber machen oder anderweitig aktiv sind, verbrennen Sie sogar noch mehr Kalorien. Körperliche Betätigung regt die Muskelzellen dazu an, zu wachsen und sich zu teilen, wodurch sie an Stärke und Größe zulegen. Je mehr Muskeln Sie haben, desto mehr Kalorien verbrennen Sie – sogar im Ruhezustand.

Ohne Bewegung werden Muskeln zu Fett. Wenn Sie sich nicht bewegen, schwinden Ihre Muskeln mit der Zeit dahin. Es ist genau die Art von Muskelschwund, der bei einem eingegipsten Arm oder Bein einsetzt, nur dass er sich über Jahre statt über Wochen erstreckt und deshalb unmöglich fühl- oder sichtbar ist. Je weniger Muskeln Sie haben, desto weniger Energie verbraucht Ihr Körper im Ruhezustand und desto leichter nehmen Sie zu. Um das Ganze noch schlimmer zu machen, werden verlorene Muskeln in der Regel durch Fett ersetzt. Es ist der Startschuss für einen schwer zu durchbrechenden Teufelskreis. So kann es bei einer körperlich inaktiven 50-jährigen Person passieren, dass 5 Kilo mehr über die Jahre in Wahrheit einem Verlust von 2,5 Kilo Muskelmasse und einem Anstieg von 7,5 Kilo Fettmasse entsprechen.

Im Gegensatz zu Muskeln verbraucht Körperfett wenig Glucose und verbrennt es wenige Kalorien. Wenn sich das Verhältnis von Muskeln zu Fett zugunsten von Fett verschiebt, verlangsamt sich der Ruhestoffwechsel sogar noch stärker. Und wenn der Körper immer weniger Energie benötigt, um seine Grundbedürfnisse zu decken, wandert immer mehr Fett in die Fettreserven. Das zusätzliche Gewicht kann auch als körperliche oder geistige Hürde für Aktivität fungieren und den Ruhestoffwechsel noch weiter herabsetzen. Mit anderen Worten: Die Verschiebung von Muskeln zu Fett macht es leichter, zuzunehmen, macht es schwerer, das Gewicht zu halten, und erhöht das Risiko für eine Herzerkrankung und Diabetes.

Irgendwann suchte eine meiner Kolleginnen ihren Arzt für eine jener Vorsorgeuntersuchungen auf, die in runden Geburtstagsjahren anstehen. Bis auf eine Ausnahme war alles in Ordnung: Ihr Blutdruck war zu hoch. Als der Arzt ihr sagte, dass sie rund 14 Kilo abnehmen müsse, um ihren Blutdruck unter Kontrolle zu bekommen, bellte sie zurück: »Und wo waren Sie, während ich all diese Pfunde angehäuft habe?« Eine sehr gute Frage. Die körperlichen und physiologischen Veränderungen, die durch eine schwindende Muskelmasse und ein erhöhtes Körpergewicht erwirkt werden, sind schwer rückgängig zu machen und können manchmal irreversibel sein.

Eine geringe Dosis Prävention ist besser als hoch dosierte Heilung. Es ist leichter, das Zunehmen zu verhindern als es wieder rückgängig zu machen, also abzunehmen. Tatsächlich macht Zunehmen Ihren Körper für eine zukünftige Gewichtszunahme empfänglicher, und das macht es doppelt schwierig, überschüssige Pfunde loszuwerden. Um das Ganze noch schlimmer zu machen, kann es sein, dass die eine oder andere Folge übermäßigen Gewichts wie Diabetes, eine Herzerkrankung oder ein Schlaganfall selbst nach erfolgreichem Gewichtsverlust nicht wieder vollständig verschwindet.

Die zwei großen Fragen beim Thema Bewegung lauten: Wie viel Bewegung brauchen wir jeden Tag? Und welche Art von Bewegung ist die beste?

Gehen für die Gesundheit. Früher waren die Experten überzeugt, dass intensive Bewegung nötig wäre, um unser Herz und Kreislaufsystem fit zu halten. Dem ist nicht so. Zügiges Gehen birgt in vielerlei Hinsicht die gleichen Vorteile wie das schweißtreibende Training im Fitnessstudio oder die Joggingeinheit in der Natur.

Gehen ist für viele Leute eine ausgezeichnete Form von körperlicher Betätigung, weil es keine spezielle Ausrüstung erfordert, normalerweise ziemlich ungefährlich ist und überall und jederzeit praktiziert werden kann. Intensivere Bewegungsformen wie Laufen oder Fahrradfahren ermöglichen es Ihnen, das gleiche Herz-Kreislauf-Training in kürzerer Zeit zu absolvieren, und verleihen Ihnen ein höheres Maß an körperlicher Fitness. Doch obwohl energischere sportliche Aktivitäten als zügiges Gehen ein paar zusätzliche Vorteile mit sich bringen dürften, können Sie mit einem ausgedehnten Tagesspaziergang viel für die Prävention chronischer Erkrankungen erreichen.

Unter den Teilnehmerinnen der *Nurses' Health Study* gibt es einen sehr starken Zusammenhang zwischen dem Gehen und dem Schutz vor Herzerkrankungen: Frauen, die durchschnittlich drei Stunden pro Woche in zügigem Tempo spazieren gingen, hatten in einem Zeitraum von acht Jahren ein 35 Prozent geringeres Herzinfarkt-Risiko als Frauen, die selten spazieren gingen[86]. Einen ähnlichen Schutz bot intensive Bewegung. Auch das Risiko einer Diabetes-Erkrankung wurde durch zügiges Gehen beträchtlich verringert, während noch intensivere Bewegung mit einem noch niedrigeren Risiko verbunden war.

Bewegen Sie sich mindestens 30 Minuten täglich. Um vom Nutzen körperlicher Betätigung ernsthaft zu profitieren, müssen Sie gezielt mindestens 2000 Kilokalorien pro Woche verbrennen – eine schwer kalkulierbare Zahl. Die meisten Empfehlungen übersetzen sie in Zeiteinheiten: 30 Minuten körperliche Betätigung an den meisten – oder sogar allen – Tagen der Woche. So viel Aktivität ist besser als Inaktivität, daran besteht kein Zweifel.

Wenn man allerdings darüber nachdenkt, wie aktiv unsere bäuerlichen oder handwerklichen Vorfahren waren, dann ist eine halbe Stunde Bewegung am Tag nicht gerade viel. Selbst jemand, der jeden Tag acht Kilometer läuft, verbringt den Großteil seiner im Wachzustand verbrachten Zeit im Sitzen. Deshalb sollten Sie 30 Minuten körperliche Betätigung am Tag als das absolute Minimum betrachten, mit dem Sie Ihre Gesundheit und Ihr Gewicht stabil halten können, und daran denken, dass die meisten Menschen davon profitieren dürften, mehr zu tun. Ein kleiner Hinweis dazu: Die Intensität der aktiven Betätigung zählt ebenfalls. Ein 15-minütiger Bummel durchs Einkaufszentrum ist besser als herumzusitzen (und tut vielleicht auch Ihren Knochen und Ihrer Stimmung gut), wird aber kaum etwas für Ihr Herz, Ihre Lunge und Ihre Blutgefäße bewirken. Um Ihr Herz-Kreislauf-System zu unterstützen, muss eine Aktivität Ihren Herzschlag und Ihre Atmung beschleunigen. »Zügig« lautet das Motto.

Schluss mit dem Herumsitzen. Im Durchschnitt verbringen US-Amerikaner/innen mehr als die Hälfte des Tages im Sitzen: Sie arbeiten am Computer, pendeln, schauen fern oder verfolgen andere Indoor-Aktivitäten. Dieses ganze Sitzen ist nicht gut für den Körper. Eine Metaanalyse von 47 Studien aus dem Jahr 2015 mit insgesamt mehr als 800 000 Teilnehmern zeigte, dass das Risiko, innerhalb der Studiendauer zu sterben oder eine Herz-Kreislauf-Erkrankung, Krebs und einen Typ-2-Diabetes zu bekommen, umso größer war, je länger die Leute saßen[87]. Das galt sogar für Menschen, die sich regelmäßig bewegten. Wenn Sie einen Großteil des Tages im Sitzen verbringen, suchen Sie nach Möglichkeiten, um aufzustehen und herumzulaufen. Flitzen Sie umher, wenn Sie gerade am Telefon sind oder im Fernsehen Werbung läuft. Gewöhnen Sie sich an, einmal pro Stunde zu stehen und umherzugehen, oder versuchen Sie, an einem Steharbeitsplatz zu arbeiten.

Was genau heißt »zügig gehen«?

Das Tempo, das hier als »zügig« bezeichnet wird, bedeutet, schnell genug zu gehen, dass Ihr Herzschlag und Ihre Atmung sich beschleunigen, aber nicht so schnell, dass Sie keine normale Unterhaltung mehr führen können. Zügig heißt, sich so schnell zu bewegen, als wären Sie für einen wichtigen Termin spät dran. Oder für die Liebhaber von Zahlen oder Maßeinheiten unter Ihnen: Zügiges Gehen bedeutet, etwa hundert Schritte pro Minute zu machen oder ein Tempo von 5 bis 6 Kilometern pro Stunde vorzulegen.

Gestalten Sie Ihren Tag aktiver. Es gibt viele Wege, Ihren Alltag mit mehr Aktivität zu versehen. Manche Menschen entscheiden sich, so nah an ihrem Arbeitsplatz zu wohnen, dass sie ihre Arbeit zu Fuß, joggend oder mit dem Fahrrad erreichen können. Dieses Pendeln mit Eigenantrieb fördert nicht nur Ihre eigene Gesundheit, sondern leistet auch einen kleinen Beitrag zur Gesundheit anderer Menschen, indem es Staus und die Luftverschmutzung senkt. Indem Sie Ihren Tag neu strukturieren, können Sie ihm kleine »Aktivitätshäppchen« zuführen, die sich am Ende aufsummieren. Dafür gibt es unzählige Möglichkeiten: So können Sie an Ihrem Arbeitsplatz die Treppe statt den Aufzug nehmen, das Auto in einer weit entfernten Ecke des Parkplatzes abstellen, ein oder zwei Stationen früher aus der Bahn oder dem Bus aussteigen und den Rest des Weges zu Fuß gehen und anstelle eines Laubbläsers einen Rechen verwenden.

Haben Sie Spaß. Für viele Menschen sind Spaziergänge eine soziale Aktivität, eine Möglichkeit, mehrere Male in der Woche mit der Partnerin oder den Freunden in Verbindung zu treten. Andere genießen die Herausforderung, neue Fähigkeiten wie Rudern oder Tennisspielen zu erlernen und sich selbst zu Fortschritten anzuspornen. Wenn Sie Bewegung zu einer Spaß bringenden Priorität machen, werden Sie eine Möglichkeit finden, 30 Minuten Aktivität am Tag unterzubringen – egal ob am Stück oder in mehreren kurzen Einheiten. Vielleicht hilft es Ihnen, diese zeitlichen Aufwendungen als eine solide Investition zu betrachten, die Ihrer langfristigen Gesundheit und dem Wohlergehen derer, die sich auf Sie verlassen, eine hervorragende Rendite bescheren werden.

Schritt 2: Finden Sie Ihre passende Ernährungsstrategie

Sofern Ihr Körpergewicht bis jetzt stabil im gesunden Bereich geblieben ist, machen Sie, was die Menge des Essens betrifft, definitiv vieles richtig. Aber selbst dann können Sie Ihre Ernährung vermutlich nachjustieren, um sie noch gesundheitsförderlicher zu gestalten. Die Harvard-Ernährungspyramide, *Der Gesunde Teller* und die Informationen in den folgenden Kapiteln können Ihnen dabei helfen, die richtigen Nahrungsmittel auszuwählen, um Ihre Gesundheit weiter zu verbessern.

Falls Ihr Gewicht aber beständig nach oben geklettert ist oder Sie bereits übergewichtig sind, gilt es, eine neue Richtung einzuschlagen. Die Koordinaten dafür lauten: weniger Kalorien essen und mehr Kalorien verbrennen. Manche ignorieren den Aspekt der Bewegung, ein wichtiger Teil beim Verlieren und Abwehren der Pfunde. Andere sind überwältigt von den Heerscharen an Diäten und Diät-Büchern, haben Schwierigkeiten, sich an eine bestimmte Diät zu halten, oder versuchen es mit einer, die nicht funktioniert. Das ist zu schade, weil es für fast jeden Menschen einen Weg gibt, Gewicht zu verlieren oder wenigstens das Zunehmen aufzuhalten.

Eine Diät muss für Sie funktionieren. Unter den Datenbergen zahlloser Diät-Studien liegt eine Erkenntnis begraben: Einzelne Menschen reagieren auf Abnehmstrategien in unterschiedlicher Weise. Nehmen Sie die Low-Carb-Diäten als Beispiel. Menschen, die eine Low-Carb-Diät machen, verlieren im Laufe des ersten Diätjahres durchschnittlich insgesamt zwischen 4,5 und 7 Kilogramm. Dieser Durchschnitt verheimlicht aber, was tatsächlich mit jedem Einzelnen passiert. Ein paar von ihnen verlieren mehr als 11 Kilo, andere erleben geringere Gewichtsveränderungen, wieder andere nehmen gar nicht ab und noch ein paar andere nehmen zu. Diese Unterschiede sind wahrscheinlich auf eine Mischung aus genetischen, ökologischen sowie psychologischen oder sozialen Faktoren zurückzuführen und prinzipiell eine gute Nachricht, weil sie zeigen, dass es für fast jede Person, die abnehmen will, einen passenden Weg gibt. Solche individuellen Unterschiede sind einer der Gründe, warum dieses Buch hier nicht durch das starre Herunterbrechen der Kalorien auf Protein-, Kohlenhydrat- und Fettanteile definiert, was eine gesunde Ernährung ist. Stattdessen stellen wir Ihnen eine Vielzahl von Informationen zur Verfügung, die Ihnen dabei helfen sollen, das für Sie beste Schema zu finden.

Danken Sie Ihren Genen, Ihrer Psyche und Ihrer Familie, wenn Sie zu den wenigen Glücklichen zählen, die ihr Gewicht mit der erstbesten Diät erfolgreich in den Griff bekommen haben. Wenn Sie es aber mit einer Diät versuchen, die nicht funktioniert, geben Sie nicht ganz auf. Mag sein, dass sie für Ihren Stoffwechsel, Ihre Essgewohnheiten oder Ihre sozialen Umstände nicht das Richtige ist oder war. Experimentieren Sie mit anderen Strategien zur Gewichtskontrolle, solange diese Wert auf gesunde Fett-, Kohlenhydrat- und Proteinquellen legen und regelmäßige körperliche Betätigung beinhalten. Sie werden ganz bestimmt die eine Strategie ausfindig machen können, die zu Ihnen passt.

Ernährungsweisen mit wenig raffinierten Kohlenhydraten funktionieren oft am besten. Viele Jahre lang haben wir gehört, dass kohlenhydratreiche Low-Fat-Diäten der beste Weg zu Gewichtsverlust und besserer kardiovaskulärer Fitness seien. Doch für viele (und wahrscheinlich die meisten) Menschen trifft genau das Gegenteil zu. Nur schlanke und aktive Menschen können, wie ich im Kapitel 6 erläutere, große Mengen Kohlenhydrate tolerieren. Bei allen anderen fördern zu viele Kohlenhydrate das Zunehmen.

Die Atkins-Diät, die South-Beach-Diät, die Dukan-Diät und andere Low-Carb-Modelle fordern Sie, zumindest anfänglich, dazu auf, drastische Maßnahmen zu ergreifen und auf praktisch alle Kohlenhydrate zu verzichten. Und tatsächlich ist das Begrenzen oder Eliminieren von raffinierten Kohlenhydraten durchaus ein guter Schritt, so lange Sie sich nur nicht mit kohlenhydratfreien oder -armen Nahrungsmitteln vollstopfen, die reich an gesättigten Fetten und Transfetten sind. Dabei sollten Sie sich aber stets im Klaren sein, dass Radikaldiäten den Fokus auf einen kurzfristigen Gewichtsverlust richten, während das wahre Ziel darin bestehen sollte, ein gesundes Ernährungsmuster zu finden, das Ihnen hilft, Ihr Gewicht langfristig, über Jahre hinweg zu kontrollieren. Und genau darauf zielen die Strategien ab, die in diesem Buch beschrieben werden.

Eine Ernährung mit wenig raffinierten Kohlenhydraten und mehr Vollkorn, Gemüse, Obst und gesunden Protein- und Fettquellen reduziert die hungerauslösenden Spitzen beim Blutzucker- und Insulinspiegel und liefert zudem wichtige Vitamine, Mineralstoffe, Ballaststoffe und andere sekundäre Pflanzenstoffe. Dieser Richtungswechsel kann auch Ihr Risiko für die Entstehung von Bluthochdruck, Typ-2-Diabetes oder einer Herzerkrankung verringern. Der Verzicht auf Transfette, eine Reduktion der gesättigten Fette und eine vermehrte Aufnahme von einfach und mehrfach ungesättigten Fetten kann Ihren Cholesterinspiegel verbessern, Blutgerinnsel verhindern, dazu führen, dass Ihre Arterien effektiver arbeiten, und die Antwort Ihrer Muskeln auf Insulin stärken. Der Verzicht auf rotes und verarbeitetes Fleisch und der stellvertretende Umstieg auf Fisch, Nüsse, Bohnen und Geflügelfleisch wird das Risiko für Darmkrebs, Prostatakrebs, prämenopausalen Brustkrebs, Diabetes sowie eine Herzerkrankung senken – und zwar selbst dann, wenn die Fettmenge, die Sie insgesamt zu sich nehmen, hoch bleibt.

Entscheiden Sie sich für eine gesunde globale Ernährung. Ein Ernährungsplan, der sich stark an der mediterranen Küche und anderen traditionellen Ernährungsweisen orientiert, bietet eine gesunde Nährstoffgrundlage. Jede Menge Gemüse, moderate Mengen intakte Körner und Saaten und Vollkorn sowie relativ geringe Mengen rotes Fleisch können Ihnen auch mit weniger Kalorien ein Gefühl der Befriedigung schenken. Die Fülle von Gemüse und Vollkornprodukten sowie der relativ hohe Fettanteil (30 Prozent der Kalorien oder mehr, vor allem aus Olivenöl und anderen pflanzlichen Ölen) sorgen für eine milde Wirkung auf den Blutzucker. Darüber hinaus sind solche Ernährungsweisen – was ebenso wichtig ist – offen für kreative Auslegungen. Es steht Ihnen frei, die verschiedenen Küchen dieser Welt genauso einzubeziehen wie Ihre eigenen Kreationen, und das alles in einen Ernährungsplan einfließen zu lassen, der genügend Vielfalt und Freude für das ganze Leben bietet.

Schritt 3: Essen Sie achtsam und zurückhaltend

In einer Gesellschaft, in der man relativ viel Zeit im Sitzen verbringt, müssen die meisten von uns mit fortschreitendem Alter ihre Kalorien im Blick behalten, um eine Gewichtszunahme zu vermeiden. Dazu braucht es mehr, als einfach bestimmte Arten von Lebensmitteln auszuwählen oder sich für diese oder jene Diät zu entscheiden. Es heißt auch, auf übermäßiges Essen verzichten zu lernen – ich nenne das »zurückhaltendes Essen«.

Hier sind ein paar Vorschläge, die Ihnen auf Ihrem Weg zu einem/r zurückhaltenden Esser/in helfen können:

Hören Sie auf, bevor Sie voll sind. Machen Sie sich bewusst, dass wir Opfer einer Kultur sind, die den Exzess feiert.

Seien Sie wählerisch. Essen Sie nicht einfach nur, weil Ihnen etwas zu essen vorgesetzt wird.

Wählen Sie kleine Portionen, wenn Sie essen gehen. Die Portionen im Restaurant sind oft überdimensioniert, weshalb ein einziges Gericht durchaus die Kalorienmenge eines ganzen Tages liefern kann. Denken Sie über das Teilen von Vorspeisen nach oder bestellen Sie zwei Tapas statt einer Vorspeise.

Essen Sie langsamer und schenken Sie Ihrem Essen Aufmerksamkeit. Wenn Sie Essen herunterschlingen, umgehen Sie im Grunde die komplizierte Reihe von Ich-bin-satt-Signalen, für die Ihr Verdauungssystem zuständig ist. Mäßig schnelles Essen gibt Ihrem Magen und Ihrem Darm genügend Zeit, diese Signale an Ihr Gehirn zu senden, und diesem wiederum die Möglichkeit, darauf zu antworten.

Vorsicht mit Desserts. Ein einziges Stück Käsekuchen (nach dem Originalrezept der

US-Firma »The Cheesecake Factory«) enthält mehr als 700 Kilokalorien und unglaubliche 29 Gramm gesättigtes Fett, also beinahe 50 Prozent mehr als das, was eine durchschnittliche Person am Tag zu sich nehmen sollte. Wobei das noch zu den besseren Wahlmöglichkeiten zählt. Ein Stück Möhrenkuchen dieser Firma hat doppelt so viele Kalorien (1550) und die gleiche Menge an gesättigten Fettsäuren. Viele Leute verzehren nach einer kompletten Mahlzeit noch ein kalorienreiches Dessert. Wenn Sie etwas Reichhaltiges zum Nachtisch bestellen wollen, teilen Sie es mit den anderen am Tisch. Oder noch besser: Genießen Sie eine gesunde Mahlzeit und besiegeln Sie sie mit einem Stück Obst oder mit etwas, das ich das »dreifache Vergnügen« nenne – ein paar Nüssen, etwas Obst und einem Stück dunkler Schokolade.

Finden Sie kreative Lösungen mit weniger Kalorien, um zu zeigen, wie sehr Ihnen jemand wirklich am Herzen liegt. Lieben Sie Ihre Familie und Freunde nicht mit unnötigen Kalorien zu Tode.

Verderben Sie sich den Appetit. Gönnen Sie sich vor einer Mahlzeit einen kleinen Snack oder einen Appetithappen oder knabbern Sie an einem Stück dunkler Schokolade. Erinnern Sie sich noch, wie Sie den Satz »Du wirst dir nur den Appetit verderben« fürchteten, den Ihre Mutter immer dann aussprach, wenn Sie am späten Nachmittag noch einen Keks oder etwas Süßes wollten? Sie hatte (natürlich) recht. Nutzen Sie dieses Prinzip zu Ihrem Vorteil.

Halten Sie die Versuchung klein. Vielen von uns fällt es schwer, süße Schokolade, Kekse, Chips, Eiscreme und andere Leckereien, die auf dem Regal oder im Kühlschrank stehen, zu ignorieren. »Aus den Augen« heißt aber nicht unbedingt »aus dem Sinn«. Es sorgt für viel mehr Abschreckung, wenn Sie kalorienhaltige Snacks von Ihrem Zuhause fernhalten. Halten Sie stattdessen einen Vorrat an kalorienarmen Lebensmitteln wie Äpfeln, Möhren oder Vollkorn-Crackern für jene Momente bereit, in denen Sie wirklich etwas futtern wollen.

Seien Sie wachsam. Die Lebensmittelindustrie ist darauf aus, Ihre Schwächen auszunutzen und Ihre Abwehrreihen vernichtend zu schlagen. Sie müssen clever sein, um ihr nicht in die Falle zu gehen.

Keep it simple. Eine Binsenweisheit aus der Tierforschung lautet: Ratten, die man mit »Rattenfutter« füttert, oder Affen, denen man »Affenfutter« verabreicht, wiegen weniger als Tiere, die aus vielfältigen Futtermöglichkeiten wählen dürfen. Das Gleiche gilt wahrscheinlich auch für Menschen. Denken Sie zurück an Ihren letzten Aufenthalt in einer Cafeteria, die über eine riesige Auswahl verfügte, und Sie sehen wahrscheinlich ein Tablett vor sich, auf dem sich mehr Speisen türmen, als Sie im Normalfall essen würden. Dass wir Vielfalt in unserer Ernährung brauchen, steht außer Frage. Unterschiedliche Nahrungsmittel liefern unterschiedliche Nährstoffe, die für eine solide Gesundheit entscheidend sind. Dennoch dürfte Einfachheit bei jeder einzelnen Mahlzeit die bessere Strategie darstellen. Die Wahrscheinlichkeit ist groß, dass Sie weniger essen werden, wenn Ihr ganzes Mahl aus Hühnchen und Gemüse besteht, als wenn Sie mehrere verlockende Rezepte auf einmal zubereiten. Eine solche Vereinfachung widersetzt sich den Trends des Marktes, wo die Lebensmittelindustrie eine nicht enden wollende und immer betörendere Vielfalt von Lebensmitteln anbietet. Sie könnte allerdings auch helfen, den ungebrochenen Wachstumstrend Ihres Taillenumfangs umzukehren.

Hüten Sie sich vor flüssigen Kalorien. Zuckerhaltige Limos und Fruchtgetränke können eine große Quelle von unsichtbaren Kalorien sein, die sich ohne Weiteres aus Ihrer Ernährung verbannen lässt. Ein kleines Glas Fruchtsaft am Morgen ist völlig in Ordnung, weil es einen erfrischenden Start in den Tag bietet und für manche Vitamine und Mineralstoffe sorgt. Aber den ganzen Tag lang Fruchtsaft zu trinken, kann Hunderte von zusätzlichen Kalorien mit sich bringen. Bedenken Sie, dass Sie zwei oder drei Orangen essen müssten, um auf die gleiche Kalorienzahl zu kommen, die Ihnen ein Glas Orangensaft liefert. Zuckerhaltige Limonade ist noch schlimmer, weil Sie Ihnen nichts als Kalorien beschert.

Machen Sie gesundes Kochen oder Essen zu einem sozialen Ereignis. Ihr soziales Leben hat Einfluss darauf, was und wie viel Sie essen. Laden Sie Ihre Freunde ein, um mit ihnen gemeinsam ein gesundes Essen zuzubereiten, oder treten Sie einer Gruppe bei, die sich bereits zu diesem Zweck organisiert hat. Die Weight-Watchers-Bewegung hat um das Prinzip, soziale Unterstützung und gesellschaftliche Interaktionen für die Verbesserung der Essgewohnheiten zu nutzen, einen bedeutenden Wirtschaftszweig entstehen lassen.

Fazit: Gewichtskontrolle ist möglich. Das eigene Körpergewicht zu kontrollieren ist nicht unmöglich und muss ebenso wenig Entbehrung oder eine langweilige und immergleiche Ernährung bedeuten. Die meisten Menschen sind in der Lage, ihr Gewicht mit bewusstem Einsatz und Kreativität durch eine angenehme, aber vernünftige Ernährungsweise und nahezu tägliche Bewegung auf lange Sicht erfolgreich im Griff zu behalten.

Die magere Seite populärer Diäten

Der Legende nach suchten König Artus und die Ritter der Tafelrunde erfolglos nach dem Heiligen Gral. Heutzutage sind Millionen von Menschen auf der Suche nach dessen diätetischem Äquivalent: der einzig wahren Kombination von Nahrungsmitteln, die ihnen dabei helfen werden, abzunehmen oder gesund zu bleiben. Und wie schon Artus suchen die meisten von ihnen umsonst. Sie werden von den leeren Versprechungen miteinander wetteifernder Diät-Ratgeber und widersprüchlicher Ernährungsnews irregeleitet, probieren Diäten aus, die zunächst ein paar Wochen lang funktionieren und dann nicht mehr, oder testen solche, die erst gar nicht taugen. Am Ende bleiben sie frustriert – und noch immer übergewichtig – zurück.

Im Prinzip sollte die Enttäuschung über Diäten keine Überraschung darstellen. Ein Teil des Problems ist die Vorstellung, dass es die eine, richtige Diät für alle gebe, oder dass eine Diät, die bei einer Freundin oder einem Freund geklappt hat, auch bei Ihnen funktionieren werde, denn solche Ideen sind ebenso mystisch wie die des Heiligen Grals. Ihre Gene, Ihre Familie, Ihre Freunde, Ihr Umfeld und viele andere Faktoren wirken darauf ein, wie, warum, was und wie viel Sie essen. Ein noch größeres Problem ist die Tatsache, dass jeder eine Diät zusammenrühren kann. Dazu muss man nichts über Medizin oder Ernährung und noch nicht einmal etwas über die menschliche Physiologie wissen. Alles, was es braucht, ist eine Idee und die nötige Chuzpe, diese Idee zu bewerben und zu verkaufen.

Der Friedhof der Modediäten dient als stilles Zeugnis ihrer konzeptionellen Fehler. Erinnern Sie sich noch an die Kohlsuppendiät, von der behauptet wurde, dass Sie umso mehr abnehmen würden, je mehr Kohlsuppe Sie äßen? Oder an die strenge Scarsdale-Diät, die, indem man die tägliche Kalorienzufuhr mithilfe festgelegter Mengen an Obst, Gemüse und hauptsächlich mageren Eiweißquellen auf etwa 1000 begrenzte, einen täglichen Gewichtsverlust von über einem halben Kilo versprach? Die Liste ist lang: Die 48-Stunden-Wunder-Diät aus Hollywood, die Grapefruit-Diät, die Subway-Diät, die Militär-Diät, die Apfelessig-Diät, eine Fülle von unbedeutenden Promi-Diäten und unzählige andere.

Tatsache ist, dass beinahe jede Diät – zumindest kurzzeitig – funktionieren wird, sofern Sie Ihnen hilft, weniger Kalorien zu sich zu nehmen. Das schaffen Diäten auf zwei Arten:

- indem sie »gute« Nahrungsmittel definieren, die Sie essen sollten (wie die Grapefruit-Diät), und schlechte, die es zu vermeiden gilt (man denke an Low Fat oder No Carb) und
- indem sie Ihr Verhalten und Ihre Gedanken und Gefühle in Bezug auf Essen verändern.

Bei den meisten restriktiven Diäten ist die Saat des Scheiterns von Anfang an enthalten und längst gekeimt. Der durch weniger essen verursachte Hunger – vom Einschränken alltäglicher oder heißgeliebter Speisen oder dem vollständigen Verzicht auf diese ganz zu schweigen – weckt Gelüste, die Anlass zum »Schummeln« bieten können. Das weckt bisweilen Gefühle des Scheiterns und der Hoffnungslosigkeit, und diese untergraben wiederum die Anstrengung und den Enthusiasmus, die man braucht, um sich an eine Diät zu halten.

Gewichtsverlust ist aber nur eines von vielen Rädchen im Getriebe einer soliden Gesundheit. Sie könnten sich selbst eine Hotdog-Diät verordnen und würden mit ziemlicher Sicherheit abnehmen, was allerdings weder von großer Dauer noch auf lange Sicht gut für Sie wäre. Was es wirklich braucht, ist einen Plan, den Sie über Jahre hinweg aufrechterhalten können. Er sollte genauso gut für Ihr Herz, Ihre Knochen, Ihren Darm und Ihre Psyche wie für Ihre Taille sein. Und er sollte sich durch eine Fülle von Wahlmöglichkeiten, wenige Einschränkungen und wenige »besondere« Nahrungsmittel auszeichnen – genau das also, was ich in diesem Buch empfehle.

Inwiefern werden aktuelle Diäten diesem Maßstab gerecht? Sehen wir uns ein paar davon an, die recht beliebt sind.

Low-Fat-Diäten

Die beiden Kerngedanken hinter Low-Fat-Diäten lauten: »Fett macht fett« und »Fett ist schlecht fürs Herz«. Nichts davon trifft zu.

Eine der bekanntesten Low-Fat-Diäten ist die Ornish-Diät, das Modell »Mehr essen, weniger wiegen« des Kardiologen Dr. Dean Ornish. Die Mehr-essen-Idee fußt auf der Tatsache, dass jedes Gramm Fett 9 Kilokalorien und jedes Gramm Kohlenhydrate nur 4 Kilokalorien enthält. Durch den Umstieg von fetthaltigen auf kohlenhydrathaltige

Nahrungsmittel (vor allem Obst und Gemüse) kann man die Nahrungsaufnahme verdoppeln, ohne mehr Kalorien aufzunehmen.

Das Ornish-Modell bekam Auftrieb durch eine kleine Studie, die Dr. Ornish selbst mit 48 herzkranken Männern und Frauen durchführte[88]. Diese zeigte, dass eine fettarme vegetarische Vollkorn-Diät im Zusammenspiel mit Bewegung, Stressmanagement und Unterstützung durch die Gruppe bessere Resultate im Hinblick auf eine Verengung der Blutgefäße im Herzen erzielte als weniger einschneidende Veränderungen. Diese Verbesserung hätte zwar auf die Low-Fat-Ernährung zurückgehen können – sie hätte aber auch von den anderen Veränderungen stammen können.

Bedenken Sie, dass »eine Ornish-Diät machen« bedeutet, zugunsten von Vollkorn auf verarbeitete Körner und Saaten zu verzichten. Es bedeutet auch, sich zu bewegen. Bei fehlender Bewegung kann der Verzehr von Kohlenhydraten einen Anstieg der Triglyceride im Blut bewirken und das schützende HDL-Cholesterin senken, und beides ist nicht gut fürs Herz. Die Reduktion von Stress gilt als weiterer wesentlicher Bestandteil des Programms.

Es steht außer Frage, dass die Einhaltung einer fettarmen Diät das Abnehmen (zumindest kurzfristig) begünstigen kann. Einigen Menschen gelingt es, sich langfristig an eine solche Ernährungsweise zu halten. Das erfordert jedoch wahre Hingabe. Wieso? Weil Low-Fat-Diäten in der Regel weniger aromatisch und dafür restriktiver in Bezug auf die Wahl des Essens sind als andere Essstrategien, was besonders bei Restaurantbesuchen deutlich wird. Sie können in Ihnen auch ein Hungergefühl zurücklassen, was einer der Gründe ist, weshalb Low-Fat-Diäten in der Regel sowohl eine ballaststoffreiche Kost, die das Völlegefühl steigert, als auch kleine Zwischenmahlzeiten befürworten.

Die verbreitete Ansicht, dass fettarme Diäten gut fürs Herz seien, ist ein Überbleibsel aus einer Zeit, in der viele Fachleute jede Art von Fett für schädlich hielten. Dieser Glaube ist angesichts zahlreicher Erkenntnisse darüber verblasst, dass ungesättigte Fettsäuren den Cholesterinspiegel verbessern, den Blutdruck senken und potenziell tödlichen Herzrhythmus-Störungen den Garaus machen können.

Fazit: Einige Leute nehmen mit einer Low-Fat-Diät ab und halten ihr neues Gewicht. Andere nehmen erst ab, um dann wieder zuzunehmen, oder verlieren überhaupt kein Gewicht. Im Durchschnitt schneiden die meisten Menschen mit einer fettarmen Diät auf lange Sicht schlechter ab als mit einer fetthaltigeren Ernährung (siehe dazu »Eine Low-Carb-Diät könnte helfen«, Seite 63)[89]. Eine Low-Fat-Diät über einen langen Zeitraum durchzuhalten kann schwierig sein, weil Fette dazu führen, dass das Essen gut schmeckt, während durch eine fettarme Ernährung die Zahl und die Form der zulässigen Speisen limitiert wird. Greifen Sie deshalb auf intakte Körner und Saaten oder Vollkornkost, auf Obst, Gemüse, Bohnen und andere langsam verdauliche, kohlenhydratreiche Nahrungsmittel zurück, sofern Sie sich für eine fettarme Ernährungsweise entscheiden.

Low-Carb-Diäten

In den 1990er-Jahren ersetzten die Kohlenhydrate die Fette allmählich in der Rolle des großen Dämons im Reich der Ernährung. In dem Wunsch abzunehmen verzichteten viele Millionen US-Amerikaner dank Dr. Robert Atkins (*Dr. Robert C. Atkins Diät-Revolution*) und Dr. Arthur Agatston (*Die South-Beach-Diät*) auf Brot, Pasta, Reis und andere verpönte Kohlenhydrate. Die neueren Diät-Bücher der Reihe *Weizenwampe* (von Dr. William Davis und anderen), *Dumm wie Brot* (von Dr. David Perlmutt) und *Die Dukan-Diät* (von Dr. Pierre Dukan) haben das Feuer der Kohlenhydrat-Gegner weiter geschürt.

Für gewöhnlich sind Low-Carb-Diäten besser als Low-Fat-Diäten dazu geeignet, Menschen beim Abnehmen zu helfen. Das Hauptproblem in diesem Zusammenhang ist, was man anstelle von Kohlenhydraten essen sollte. Viele Leute greifen zu Hamburgern, Steaks und Wurst. Sie alle liefern große Mengen an gesättigtem Fett, was die Vorteile einer verringerten Kohlenhydrat-Zufuhr für den Stoffwechsel zunichtemachen kann. Eine bessere Wahl stellen eiweiß- und ballaststoffreiche Alternativen auf Pflanzenbasis wie Bohnen, Soja, Nüsse und flüssige Pflanzenöle dar, aber auch Fisch und Geflügelfleisch sind völlig in Ordnung.

Vor Vollkorn, Obst und Gemüse zurückzuscheuen, kann auch zu einer geringen Zufuhr von Ballaststoffen, gesunden Fetten, Vitaminen und Mineralstoffen führen, und damit zu Defiziten, die Nahrungsergänzungsmittel unmöglich wettmachen können. In der *Nurses' Health Study* war das niedrigste Risiko für Herzerkrankung und Diabetes bei den Frauen zu finden, deren Ernährung geringere Mengen Kohlenhydrate und höhere Mengen an pflanzlichem Eiweiß und Fett aufwies. Das lohnt es sich im Hinterkopf zu behalten, wenn Sie den Versuch wagen wollen, Ihr Gewicht mit einer Low-Carb-Diät in den Griff zu bekommen[90].

Fazit: Eine Low-Carb-Diät eignet sich für manche Menschen und hilft ihnen, überschüssige Pfunde schneller loszuwerden als mit einer fettarmen Diät, und das Gewicht vermutlich auch länger zu halten. Kohlenhydratarme Ernährungsweisen können aber auch teuer sein: Zum Beispiel kann sich Ihre Einkaufsrechnung im Durchschnitt fast verdoppeln, wenn Sie sich an die Portionsgrößen und Zutaten der Atkins-Diät und der South-Beach-Diät halten. Eine größtenteils auf pflanzlichen Protein- und Fettquellen basierende, kohlenhydratärmere Ernährung wird Ihr Haushaltsbudget unter Umständen eher schonen.

Kohlenhydrat-Diäten

Diäten wie *Glucose Revolution*, *Weizenwampe* und die *Zucker-Knacker-Diät* setzen auf »richtige« oder »gute« Kohlenhydrate, statt diese ganz zu verbannen, während sie die »schädlichen« oder »schlechten« meiden. Das heißt jede Menge Obst, Gemüse und Vollkorn (kein Weizen im Fall der Weizenwampe-Diät) und wesentliche Einschränkungen bei Raffinadezuckern (weißem Zucker, fructosereichem Maissirup, Honig, Zuckersirup etc.) und verarbeiteten Körnern und Saaten.

Solche sogenannten »Right-Carbs-Diäten« stützen sich sehr stark auf den Glykämischen Index (Seite 128) und die Glykämische Last (Seite 129). Diese messen, wie stark ein bestimmtes Nahrungsmittel den Blutzucker- und den Insulinspiegel in die Höhe treibt. Kohlenhydrat-Diäten konzentrieren sich auf Speisen, durch die der Blutzucker- und der Insulinspiegel langsam ansteigen – darunter Vollkornkost, Bohnen, Gemüse und Obst. Theoretisch helfen Nahrungsmittel mit einem niedrigen Glykämischen Index, die zu einem flachen, kontinuierlichen Anstieg des Blutzuckerspiegels führen, den Hunger hinauszuzögern, während Speisen mit einem hohen Glykämischen Index steile und flüchtige Anstiege bewirken, die schnell wieder die innere Hungerglocke läuten lassen. Es gibt nicht genügend belastbare Untersuchungen, die die Wirksamkeit von Kohlenhydrat-Diäten in Bezug auf das Abnehmen bestätigen würden. Eine sechsmonatige Studie hat gezeigt, dass die Senkung des Glykämischen Index' in der Ernährung von mäßigem Nutzen für die Gewichtskontrolle ist[91]. Hier wäre es ziemlich hilfreich, wenn ein Forscherteam eine große zweijährige Studie ins Leben riefe, die die Wirkung einer niedrigglykämischen Ernährungsweise auf die Gewichtskontrolle untersuchte.

Fazit: Im Großen und Ganzen fördern Kohlenhydrat-Diäten eine gesunde Ernährung, indem sie ihr Hauptaugenmerk auf Obst, Gemüse und intakte Vollkornkost richten. Allerdings kann ihr Verlass auf den Glykämischen Index die Entscheidung, was man essen sollte, übermäßig komplizieren, vor allem dann, wenn man außer Haus isst. Zudem machen Ernährungsmuster, die Raffinadezucker komplett verbieten, sowohl das Diät-Halten als auch eine gesunde Ernährung unnötig kompliziert, auch wenn es sicherlich sinnvoll ist, bei Lebensmitteln mit raffinierten Kohlenhydraten und Zuckerzusätzen kürzer zu treten.

Traditionelle mediterrane Ernährungsformen haben einen relativ geringen Einfluss auf den Blutzucker, weil sie jede Menge Obst und Gemüse verwenden, relativ reich an gesunden Fetten und relativ arm an leicht verdaulichen Kohlenhydraten sind. Das Gleiche gilt für jene Ernährungsweisen, die im Einklang mit Harvards Ernährungspyramide (Seite 24) und *Der gesunde Teller* (Seite 11) stehen. Ihr Nutzen für die Gewichtskontrolle geht wahrscheinlich auf eine Reihe von Faktoren zurück, wozu auch ihre geringen glykämischen Auswirkungen zählen.

Perfekte Verhältnisse und die richtigen Kombinationen

Mehrere beliebte Diäten basieren auf der Vorstellung, dass spezifische Nährstoffverhältnisse oder ganz bestimmte Lebensmittelkombinationen zum Abnehmen unerlässlich seien.

Zum Beispiel besagt die Zone-Diät, dass das Erreichen der richtigen Balance zwischen Kohlenhydraten, Eiweißen und Fetten bei jedem Imbiss und jeder Hauptmahlzeit ein hormonelles Gleichgewicht erzeuge, das in der Folge zu Gewichtsverlust, einem verbesserten Energielevel und anderen gesundheitlichen Vorteilen führen werde. Sie erreichen »the zone«, indem Sie Snacks und Gerichte zubereiten, die 9 Gramm Kohlenhydrate je 7 Gramm Eiweiß und 1,5 Gramm Fett enthalten (40 Prozent Kohlenhydrate, 30 Prozent Fett und 30 Prozent Eiweiß). Das Resultat könnte eine gesunde Ernährung sein – oder auch nicht – und hängt von den jeweiligen Kohlenhydrat-, Eiweiß- und Fettquellen ab. Darüber hinaus gibt es kaum Belege dafür, dass eine derart strikte Herangehensweise ans Essen fürs Abnehmen nötig oder gar hilfreich wäre. Diese Methode macht es schwierig, mit anderen Familienmitgliedern zu essen, die nicht an diesem Programm teilnehmen, oder in einem Restaurant zu speisen. Aber falls

Sie ein Fan von Strukturen und Regeln sind, könnte die Zone-Diät genau das Richtige für Sie sein.

Eine seltsame und noch weniger wissenschaftlich fundierte Richtung schlägt die sogenannte Blutgruppendiät ein. Aus ihrer Sicht bestimmt Ihre Blutgruppe, was Sie essen sollten (und noch dazu, auf welche Art und Weise Sie sich bewegen sollten, welche Nahrungsergänzungsmittel Sie benötigen und was für eine Persönlichkeit Sie haben). Nach diesem Schema bräuchten Menschen mit der Blutgruppe 0 eine eiweißreiche Low-Carb-Ernährung mit wenig Weizen und Bohnen, während all jene mit Blutgruppe A angeblich eine eiweißreiche Low-Carb-Ernährung mit jeder Menge Fisch und Bohnen, aber keinerlei rotem Fleisch, Milchprodukten und Weizen benötigen würden. Diese Diät einzuhalten heißt, sich an eine Reihe von Detailinformationen, zum Beispiel an Listen mit guten und schlechten Nahrungsmitteln für Ihre eigene Blutgruppe sowie für die Blutgruppen Ihrer Familienmitglieder, zu erinnern. Es handelt sich nicht um eine ausgewogene Ernährung, die Sie mit allen nötigen Nährstoffen versorgt, was sich unter anderem an der langen Liste empfohlener Nahrungsergänzungsmittel ablesen lässt. Und sie ist ganz sicher nicht familienfreundlich: Die meisten Familien gehören mehr als einer Blutgruppe an, und das bedeutet unterschiedliche Gerichte am gemeinsamen Familientisch.

Fazit: Exakte Mengenverhältnisse oder spezifische Kombinationen von Nahrungsmitteln können Ihnen unter Umständen beim Abnehmen helfen. Der mögliche Erfolg solcher Diäten liegt mit ziemlicher Sicherheit daran, dass man gezwungen ist, sich auf das, was man isst, ebenso zu konzentrieren wie darauf, jeden Tag weniger zu essen, nicht aber daran, dass deren Erfinder irgendein diätetisches oder physiologisches Geheimnis gelüftet hätten. Ihre langfristigen gesundheitlichen Auswirkungen wurden bisher noch nicht untersucht.

Was hat es mit der Energiedichte auf sich?

Eine andere Abnehmmethode nimmt die Energiedichte ins Visier, also die Konzentration der Kalorien in jeder Portion eines Nahrungsmittels (siehe »Energiedichte – keine zuverlässige Richtschnur«, Seite 65). Der Gewichtskontrollplan der sogenannten Volumetrics-Diät versucht, das Sättigungsgefühl – also das Signal, dass der Körper genügend Nahrung erhalten hat – zu manipulieren. Er empfiehlt dazu Nahrungsmittel, die den Bauch füllen, ohne zu viele Kalorien zu liefern. Das sind in der Regel wasserhaltige Speisen wie Obst, Gemüse, fettarme Milch, gekochte Körner und Saaten, Bohnen, mageres Fleisch, Geflügelfleisch und Fisch. Auch bei Suppen, Eintöpfen, Schmorgerichten, Nudeln mit Gemüse und fruchtigen Nachtischen weist der Daumen nach oben, während er bei fetthaltiger Kost wie Kartoffelchips und getrockneten Lebensmitteln mit einer hohen Kaloriendichte wie Brezeln, Crackern und fettfreien Keksen nach unten zeigt.

Fazit: Die Strategie, Lebensmittel zu essen, die ohne viele Kalorien zu liefern satt machen, hilft Menschen vermutlich auf dieselbe Art und Weise wie die meisten anderen Diäten: Es schränkt ihre Wahlmöglichkeiten ein, damit sie jeden Tag weniger Kalorien zu sich nehmen. Doch obwohl die Idee hinter der Volumetrics-Diät ansprechend ist und viele der darin enthaltenen Nahrungsmittel Bestandteil einer gesunden Ernährung wären, ist sie viel zu simpel. So hat etwa eine Dose Cola zwar eine geringe Energiedichte, steuert aber auch jede Menge Kalorien bei, die wenig dazu beitragen, Sie satt zu machen oder Ihren Hunger hinauszuzögern. Weißbrot aus stark verarbeitetem Weizen, der das meiste seiner Vitamine, Mineral- und Ballaststoffe eingebüßt hat, verfügt über eine geringe Energiedichte, während ein Knäckebrot, das reich an Ballaststoffen ist, eine hohe Energiedichte hat. Das Konzept der Energiedichte berücksichtigt aber nicht, wie schnell ein Nahrungsmittel verdaut und aufgenommen wird, was die Rückkehr des Hungers enorm beeinflussen kann.

Essen wie im Jahre 100 000 vor Christus

Die sogenannten Paläo- oder Steinzeitdiäten sind ein relativ neues Phänomen im Diätuniversum. Sie animieren Sie dazu, sich so zu ernähren, wie es Ihre steinzeitlichen Vorfahren viele Jahrtausende vor Ankunft der Landwirtschaft getan haben. Eine Paläodiät zu machen bedeutet, all das zu essen, was ein Mensch in grauer Vorzeit gefunden oder erjagt haben könnte (zum Beispiel Blatt- und Wurzelgemüse, Beeren und Früchte, Nüsse, Samen, Fleisch, Fisch und Vögel) und die Finger von verarbeiteten Körnern und Saaten, Milch und Milchprodukten, Raffinadezucker, verarbeiteten Lebensmitteln und Ölen sowie Salz zu lassen.

Eine Diät, die Sie von verarbeiteten Körnern und Saaten, Zucker und verarbeiteten Lebensmitteln fernhält, ist ein guter Schritt in Richtung einer gesunden Ernährung. Trotzdem fördert ein Ansatz, der den Jagdaspekt der Steinzeiternährung betont und Ihnen viel rotes Fleisch empfiehlt, auf lange Sicht weder Ihre eigene Gesundheit noch die Gesundheit des Planeten (siehe Kapitel 12).

Wenn alle versuchen würden, sich an eine solche Ernährungsweise zu halten, müssten die meisten der fast 7,9 Milliarden Erdbewohner Hunger leiden: Die Produktion von Fleisch kostet Unmengen von Land und Energie, weshalb es unmöglich wäre, auch nur eine Milliarde Erdlinge auf Basis einer Paläodiät zu ernähren.

Demgegenüber führt ein pflanzenbasierter »Sammleransatz« der Paläodiät dazu, dass Sie Ihren Hunger weiter unten in der Nahrungskette stillen (durch viel Obst und Gemüse, Vollkorn, Nüsse, Samen und Ähnliches), und ist um Längen besser als die durchschnittliche US-Ernährung. Vor kurzem saß ich mit S. Boyd Eaton auf einem Podium, jenem Radiologen, dessen 1985 im *New England Journal of Medicine* erschienener Artikel (»Paleolithic Nutrition – A Consideration of Its Nature and Current Implications«) den Startschuss für das Konzept der Paläodiät gegeben hatte[92]. Er sagte, dass das Konzept einer Sammler-Paläodiät (die auf pflanzlicher Nahrung statt auf Fleisch beruht) eine völlig akzeptable Variante sei.

Verhaltensänderung

Manche Abnehmstrategien konzentrieren sich ebenso sehr darauf, wie, warum und wann man isst, wie auf die Frage, was man isst. Diese Aufmerksamkeit ist nicht vollkommen fehl am Platz. Manche Menschen setzen Essen als Trost ein. Sie essen zu viel, weil sie traurig, einsam, frustriert, nervös, gelangweilt oder deprimiert sind oder weil dieser oder jener andere Auslöser dafür verantwortlich ist. Wenn mit derart ungesunden Beziehungen zum Essen gebrochen wird, kann das solchen Menschen helfen abzunehmen.

Fazit: Es steht außer Frage, dass unsere Gewohnheiten, unsere Verhaltensweisen und unsere Beziehungen zu anderen Menschen und zum Essen sich auf unsere Fähigkeit auswirken, Gewicht zu verlieren oder ein bestimmtes Gewicht zu halten. Manche Leute profitieren davon, solche Themen zu erkennen und sich für die zugrunde liegenden Probleme psychologische Beratung zu holen. Doch nicht alle übergewichtigen Menschen haben gestörte Angewohnheiten oder verkorkste Beziehungen. Die Wahrheit ist, dass jeder Mensch, ob übergewichtig oder nicht, darauf achten muss, was und wie viel er isst, und außerdem darauf, sich zu bewegen.

Die Beweislage zum Thema Diäten

Obwohl es keinerlei Anzeichen dafür gibt, dass die Flut der unfundierten Diätpläne abreißen würde, haben wir dennoch im Laufe der vergangenen 15 Jahre einiges über Abnehmstrategien gelernt. Es gibt zwei Dinge, die wir über Schlankheitsdiäten mit Sicherheit wissen:

- Nahezu jede Art von Diät funktioniert für eine gewisse Zeit.
- Es gibt keine einzige Diät, die für alle Menschen funktioniert.

Wie schon erwähnt, kann sich jede und jeder eine Diät ausdenken und damit hausieren gehen. Kein Gesetz schreibt vor, dass sie vorher getestet werden müsste. Einige Diätbefürworter probieren ihre Modelle an sich selbst, ihren Familien und ihren Freunden aus, und jene unter ihnen, die tatsächlich Gewicht verlieren, entwickeln sich zu jener Art von Erfolgsgeschichten, die in den Büchern besungen werden. In den meisten Fällen kommt es allerdings nicht zu einer nüchternen Auswertung der Frage, wie viele Prozent derer, die mit der Diät begonnen haben, tatsächlich dabeigeblieben sind, oder wie viele Gewicht verlieren und nicht mehr zunehmen.

Wichtige Anhaltspunkte für den individuellen Charakter des Abnehmens stammen aus dem *National Weight Control Registry*, dem nationalen Register für Gewichtskontrolle der USA. Dabei handelt es sich um einen ausgewählten »Club« von über 10 000 Frauen und Männern, die im Schnitt etwa 13,5 Kilogramm abgenommen und ihr neues Gewicht mindestens ein Jahr lang gehalten haben.

Was ist ihr Geheimnis? Sie haben keines[93]. Ein früher Blick auf die Teilnehmerinnen und Teilnehmer des Registers zeigte:

- 45 Prozent sagten, dass sie allein abgenommen hätten, während die übrigen auf dieses oder jenes Programm gesetzt hatten. Interessanterweise ähnelt das den Erfahrungen jener Menschen, die das Rauchen aufgeben: Die meisten tun es allein, indem sie sich, vermutlich angespornt durch die sich häufenden Informationen über die Gefahren des Weiterrauchens, selbst auf kalten Entzug setzen.
- 98 Prozent änderten das, was sie aßen, in irgendeiner Weise, normalerweise durch Beschränkung der täglichen Kalorienzufuhr.
- 94 Prozent bewegten sich mehr, indem sie in der Regel zu Fuß gingen.

Eine der zentralen Botschaften dieses Registers lautet: Erfolgreicher Gewichtsverlust ist vor allen Dingen eine Anstrengung, die jeder auf seine Weise bewältigen muss.

Die US-Verbraucherorganisation *Consumer Reports* befragte einmal mehr als 32 000 Menschen, die eine Diät machten. Die Erkenntnisse dieser Umfrage spiegelten die Erkenntnisse aus dem Register wider. Fast ein Viertel der Befragten verlor mindestens zehn Prozent des ursprünglichen Körpergewichts und schaffte es mindestens ein Jahr lang, nicht erneut zuzunehmen. Die meisten davon schrieben den eigenen Erfolg dem Umstand zu, dass sie weniger aßen und sich mehr bewegten[94]. Die überwiegende Mehrheit schaffte es allein, ohne auf kommerzielle Schlankheitskuren und -medikamente zurückzugreifen. Interessanterweise neigten die erfolgreichen Diäthaltenden in der *Consumer-Reports*-Umfrage eher dazu, eine eiweißreiche Low-Carb-Ernährung zu wählen als irgendeine Low-Fat-Diät.

Die verbindende Gemeinsamkeit zwischen der Gruppe des Registers und derjenigen von *Consumer Reports* ist ihr Fokus auf die tägliche Kalorienmenge und auf Bewegung. Mit anderen Worten: Menschen, die erfolgreich Diät halten, lernen, an den Stellschrauben der Energiezufuhr und des Energieverbrauchs zu drehen, um abzunehmen oder ihr Gewicht konstant zu halten.

Ein zweiter Strang wahrhaft wissenschaftlicher Beweisführung zum Thema Diäten stammt aus randomisierten kontrollierten Studien wie der DIRECT-Studie (Seite 66) und anderen. Wie schon erwähnt, gelten sie als der Goldstandard medizinischer Forschung. Solche Studien haben gezeigt, dass Menschen mit dieser oder jener Low-Carb-Diät oder einer mediterranen Ernährungsweise für gewöhnlich schneller abnehmen als jene, die irgendeine Low-Fat-Diät befolgen. Und obwohl bei einigen, die eine Low-Carb-Diät absolvieren und dabei große Mengen an Fleisch und fettreichen Milchprodukten konsumieren, der schädliche LDL-Cholesterinspiegel steigt, gilt: Im Allgemeinen verzeichnen Menschen in einer Low-Carb-Diät einen stärkeren Rückgang der potenziell schädlichen Triglyceride und einen stärkeren Anstieg des schützenden HDL-Cholesterins im Blut als andere, die eine Low-Fat-Diät machen. Die besten Langzeitresultate sowohl in Bezug auf Gewicht und Cholesterin als auch auf andere Stoffwechselfaktoren wurden mit einer mediterranen Ernährungsweise erzielt.

Um zu sehen, ob wir mehr über die Effektivität fettarmer und fettreicherer Ernährungsweisen herausfinden könnten, werteten einige Kollegen und ich 53 randomisierte klinische Studien aus, die die Wirkung fettarmer und fettreicherer Ernährungsmuster über einen Zeitraum von mindestens einem Jahr miteinander verglichen. Bei vergleichbarer Beratungsintensität und Begleitung in beiden Diätmodellen halfen fettreichere Low-Carb-Diäten den Menschen beim Abnehmen geringfügig besser als Low-Fat-Diäten[95].

Doch hinter den Daten aus diesen Studien verbirgt sich die Erkenntnis, dass Menschen auf verschiedene Diäten unterschiedlich reagieren. Bei manchen funktionieren Low-Carb-Diäten gut, für andere sind Low-Fat-Diäten das Richtige. Darin steckt eine wichtige Lektion: Selbstversuche zu starten ist in Ordnung. Wenn Sie bei einer bestimmten Diät alles geben, sie nach ein paar Monaten aber trotzdem nicht funktioniert, so besteht die Chance, dass es für Sie, Ihren Stoffwechsel und/oder Ihre Lebenssituation nicht die richtige ist. Lassen Sie sich nicht zu sehr entmutigen oder quälen Sie sich nicht, weil sich eine Diät, die »bei allen funktioniert hat«, in Ihrem Fall nicht ausgezahlt hat. Probieren Sie eine andere. Sofern sie auf Speisen basiert, die gesunde Fette, Kohlenhydrate und Eiweißpakete liefern – also haargenau das, was Harvards *Healthy Eating Pyramid* und *Der Gesunde Teller* empfehlen – werden Sie Ihrem *ganzen* Körper damit etwas Gutes tun.

Machen Sie es auf Ihre Weise

Stellen Sie sich Ihre eigene Diät zusammen, statt die Schlankheitskur von irgendjemand anderem zu befolgen. Wählen Sie als Basis eine Ernährung nach Mittelmeerart, weil diese für eine langfristige Gewichtskontrolle und einen guten allgemeinen Gesundheitszustand am besten funktioniert. Mithilfe der Informationen, die Ihnen dieses Buch liefert, können Sie einzelne Grundzutaten der traditionellen mediterranen Ernährung eintauschen oder ausklammern, um die Nahrungsmittel und Aromen anderer Küchen und Kulturen sowie Ihre persönlichen Geschmacksvorlieben miteinzubeziehen.

Eine gute Diät sollte viele Wahlmöglichkeiten bieten, relativ wenige Einschränkungen formulieren und keine langen Listen von oft teuren Spezialprodukten und Ergänzungsmitteln bereitstellen. Sie sollte genauso gut für Ihr Herz, Ihre Knochen, Ihr Gehirn und Ihren Darm sein wie für Ihren Taillenumfang. Und sie sollte so beschaffen sein, dass Sie sie über Jahre aufrechterhalten können.

Die Prinzipien einer gesunden Ernährung, die in diesem Buch vorgestellt werden, können Ihnen das Fundament für einen solchen Plan liefern. Sie werden Ihnen keine Lösung im Hauruckverfahren an die Hand geben, aber stattdessen etwas viel Besseres: ein ganzes Leben voller leckerer, gesunder Optionen, die nicht nur für einzelne Teile, sondern für jeden einzelnen Teil von Ihnen gut sind.

Kapitel 5
Klartext über Fett

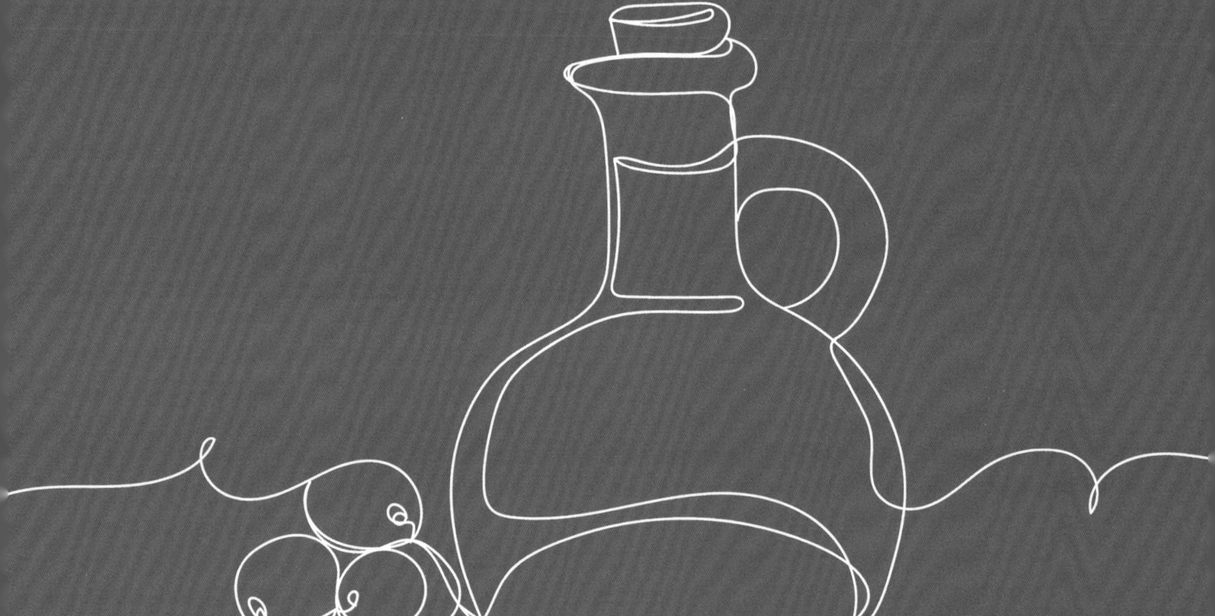

Fett – gut oder böse?

Es gibt nur wenige Botschaften zur öffentlichen Gesundheit, die so nachhaltig gewirkt und sich so nachhaltig gehalten haben wie die falsche »Fett-ist-schlecht«-Botschaft, die den Diskurs über die amerikanische Ernährungsweise seit Jahrzehnten dominiert. Ab den 1970er-Jahren stieg Fett zum Staatsfeind Nummer Eins in Sachen Ernährung auf, gefürchtet für seine Fähigkeit, Krankheit und sogar Tod zu verursachen. Diese Botschaft haben wir uns als Nation zu Herzen genommen. Heute nimmt der/die durchschnittliche US-Amerikaner/in einen geringeren Kalorienanteil aus Fett zu sich als noch vor vier Jahrzehnten. Wir geben jedes Jahr Milliarden von US-Dollar für fettarme Kekse, No-Fat-Salatdressings, Tabletten, die die Absorption von Fett aus dem Verdauungssystem blockieren, und alle möglichen Kochbücher und Fett-Weg-Diäten aus.

Trotzdem sind wir deshalb kein bisschen gesünder. Ja tatsächlich geht es uns heute in vielerlei Hinsicht sogar schlechter. Verblüffende zwei Drittel der erwachsenen US-Bevölkerung sind übergewichtig, und mehr als die Hälfte davon werden als adipös eingestuft[96]. Die Zahl der Menschen mit Diabetes ist in diesem Zeitraum stark gestiegen. Dagegen hat der Krieg gegen das Fett weder die Herzerkrankungsrate noch die Zahl von adipositasbedingten Krebserkrankungen merklich reduziert, was ursprünglich die beiden Hauptursachen dieses Krieges waren.

Fette bei der Arbeit

Ihr Körper ist für eine ganze Reihe von Aufgaben auf Fette angewiesen. Sie stellen eine bedeutende Energiequelle für die Zellen dar. Sie bilden das Körperfett (Fettgewebe), welches Energie speichert, Polsterung und Schutz für lebenswichtige Organe bietet und als Isolierung dient. Viele Leute halten Cholesterin für ein Fett, was es aber nicht ist, weil Cholesterin aus Ringen aus Kohlenstoff- und Wasserstoffatomen besteht und nicht aus einfachen Ketten (siehe »Arten von Fett«, Seite 87). Der Körper spaltet Cholesterin nicht auf, um Energie zu gewinnen, sondern verwendet es stattdessen zur Herstellung von Zellmembranen, den fundamental wichtigen Hüllen um Nerven. Zudem ist es ein Baustein, den der Körper für die Bildung von Vitamin D und vielen Hormonen verwendet.

Bevor wir uns den gesundheitlichen Auswirkungen der Nahrungsfette widmen, wollen wir zunächst einen Blick auf die vielfältigen Erscheinungsformen dieses wichtigen Nahrungsbestandteils werfen.

Was ist schiefgelaufen? Der Krieg gegen das Nahrungsfett hat schlichtweg die simple Tatsache ignoriert, dass der Körper Fett braucht (siehe Box »Fette bei der Arbeit«). Manche Arten sind für den Menschen unerlässlich, weshalb es wichtig ist, sie in die Ernährung einzubeziehen. Dabei handelt es sich um die gesunden ungesättigten Fette, die in Pflanzenölen wie Oliven-, Raps-, Soja- und Maiskeimöl sowie in Fisch enthalten sind. Sie aus Ihrer Ernährung zu streichen, ist keine gute Idee. Die wirklich schlechten Fette sind die Transfette und die gesättigten Fette. Die durch den industriellen Prozess der Teilhydrierung hergestellten Transfette sollten bei keinem von uns Bestandteil der Ernährung sein (siehe auch »Transfette«, Seite 91). Mit Blick auf die aus rotem Fleisch, Milchprodukten und Tropenölen stammenden gesättigten Fettsäuren wäre es besser, sie – wann immer sinnvollerweise möglich – durch ungesättigte Fette zu ersetzen.

Arten von Fett

In chemischer Hinsicht gehört die Familie der Fettsäuren (der korrekte fachsprachliche Begriff für das, was die meisten Leute einfach »Fette« nennen) zur umfangreichen Gruppe der sogenannten Lipide. Alle Mitglieder der Fettsäuren-Familie bestehen aus einer Kette von Kohlenstoffatomen, die an Wasserstoffatome gebunden sind und hier und da vielleicht noch ein paar Sauerstoffatome enthalten. Das ist alles – kein Stickstoff, kein Eisen oder irgendwelche anderen Elemente. Was die eine Fettsäure von der anderen unterscheidet, ist die Zahl der Kohlenstoffatome, die Art, wie diese miteinander verbunden sind, sowie die Geometrie der Kohlenstoffkette.

Nahezu alle Fette in unserer Ernährung sind Triglyceride: drei Fettsäuren, die von einem »Kleber« namens Glycerin zusammengehalten werden. Von den Fettsäuren gibt es vier Hauptkategorien: gesättigte, einfach ungesättigte, mehrfach ungesättigte und trans (siehe »Arten von Fett«, Seite 87). (Von hier an werde ich »Fettsäuren« zukünftig die meiste Zeit vereinfacht als »Fette« bezeichnen, weil sie genauso auch auf Lebensmitteletiketten angeführt werden.)

Bis in die Mitte des 20. Jahrhunderts hinein war man davon ausgegangen, dass Fette im Körper hauptsächlich eine Rolle spielten: den Zellen als Brennstoff zu dienen. Inzwischen wissen wir, dass sie viele andere wichtige Funktionen haben. Fette liefern die Rohstoffe für den Bau von Zellmembranen, jener feinen und dennoch robusten Haut um die Körperzellen, die darüber wacht, was rein und was raus darf. Fette bilden die Hüllen, die Nerven umgeben und schützen. Und Fette stellen die Rohmaterialien zur Verfügung, aus denen der Körper Hormone und die chemischen Stoffe herstellt, die die Blutgerinnung und die Muskelkontraktion steuern.

Der menschliche Körper ist in der Lage, aus jedem erdenklichen Fett in der Nahrung einen Großteil der verschiedenen Fette zu bauen, die er benötigt. Falls Ihr Körper für eine bestimmte Aufgabe beispielsweise mehr von einem bestimmten einfach ungesättigten Fett braucht, kann er dieses aus gesättigtem Fett fertigen. Er kann Fett auch aus Kohlenhydraten zusammensetzen. Ein paar wenige Fettsäuren können allerdings nicht von Grund auf hergestellt werden. Diese sogenannten essenziellen Fettsäuren müssen direkt aus der Nahrung kommen.

Arten von Nahrungsfett

Art des Fetts/Art der Fettsäure	Bedeutende Quellen	Zustand bei Raumtemperatur	Einfluss auf Cholesterin verglichen mit Kohlenhydraten
Einfach ungesättigt	Oliven und Olivenöl, Rapsöl, Erdnussöl; Cashewnüsse, Mandeln, Erdnüsse und die meisten anderen Nüsse; Erdnussbutter; Avocados	flüssig	senkt LDL; erhöht HDL
Mehrfach ungesättigt	Maiskeim-, Soja-, Distel- und Baumwollkernöl; Fisch	flüssig	senkt LDL; erhöht HDL
Gesättigt	Vollmilch, Butter, Käse und Eiscreme; rotes Fleisch; Schokolade; Kokosnüsse, Kokosmilch und Kokosöl	fest	erhöht sowohl LDL als auch HDL
Trans	die meisten Margarinen; ungehärtetes Pflanzenfett; teilweise gehärtetes (teilhydriertes) Pflanzenfett; frittiertes Fast Food; die meisten kommerziellen Backwaren	fest oder halbfest	erhöht LDL*

* Verglichen mit einfach und mehrfach ungesättigtem Fett erhöht Transfett das LDL-Cholesterin, senkt das HDL-Cholesterin und sorgt für einen Anstieg der Triglyceride.

Fette und Cholesterin im Blutkreislauf

Damit Fette aus Ihrem Verdauungssystem zu genau den Zellen gelangen, die sie benötigen, müssen sie durch Ihre Blutbahn reisen. Das ist gar nicht so leicht, wie es klingt. Fett und Blut vermischen sich ebenso wenig wie Öl und Wasser. Verdaute Fette würden demnach zu unbrauchbaren Klümpchen erstarren, wenn sie Ihr Darm oder Ihre Leber einfach in Ihr Blut ausschütteten. Stattdessen wird Fett in eiweißbehüllte Partikel gepackt, die sich leicht mit dem Blut vermischen und darin mittreiben, winzige Partikel, die man als Lipoproteine (Lipid plus Eiweiß) bezeichnet. Im Laufe dieses Verpackungsprozesses fügt der Körper auch etwas Cholesterin zum Versand an die Zellen sowie zur Stabilisierung der Partikel hinzu. Wie eine Autobahn zur Stoßzeit befördert Ihr Blutkreislauf viele verschieden große und unterschiedlich geformte Fett-transportierende Partikel. Generell werden all diese Lipoproteine nach ihrem Verhältnis von Fett und Eiweiß klassifiziert. Diejenigen, die etwas Fett und viel Eiweiß enthalten, sind schwerer und dichter, während jene mit mehr Fett als Eiweiß leichter, lockerer und von geringerer Dichte sind. Dabei tun die Eiweiße mehr, als lediglich zur Vermischung von Fett und Blut beizutragen. So dienen die Eiweiße an der Außenseite der Partikel etwa als Adressaufkleber, die dem Körper helfen, die fettbepackten Partikel an ihre spezifischen Zielorte zu lotsen. Dort angelangt, entziehen die Zellen den Partikeln Fett und Cholesterin, um sie als Energie oder als Bausteine zu nutzen.

Cholesterinmessung

Wenn Sie Ihre Cholesterinwerte überprüfen lassen, bekommen Sie in der Regel mehrere Testergebnisse zurück. Das Gesamtcholesterin sagt Ihnen etwas darüber, wie viel LDL (»low density lipoprotein«), HDL (»high density lipoprotein«) und andere Lipoproteinpartikel in Ihrem Blut zirkulieren, wobei der ideale Gesamtcholesterinspiegel unter 200 Milligramm pro Deziliter (Zehntelliter) Blut liegt. Ein überdurchschnittlich hoher Cholesterinspiegel liegt zwischen 200 und 239 Milligramm pro Deziliter, während ein Cholesterinspiegel von 240 Milligramm pro Deziliter oder mehr als zu hoch gilt. Das Gesamtcholesterin stellt eine Mischung aus gutem und schlechtem Cholesterin dar, weshalb es nicht die ganze Wahrheit über das sagt, was in Ihrem Blutkreislauf, Ihren Arterien und anderen Geweben los ist. Aus diesem Grund prüfen viele Ärzte auch den LDL- und HDL-Cholesterinspiegel. Je niedriger der Wert des »schlechten« LDL ist, desto besser, wobei alles unter 130 Milligramm pro Deziliter als gesund gilt. Eine Konzentration zwischen 130 und 159 Milligramm pro Deziliter ist überdurchschnittlich hoch und alles ab 160 Milligramm pro Deziliter zu hoch.
Für Menschen mit einer Herzerkrankung oder einem diesbezüglich hohen Risiko sind diese Schwellenwerte niedriger.
Genau das Gegenteil gilt beim »guten« HDL-Cholesterin: Höhere HDL-Werte bieten besseren Schutz vor einer Herzerkrankung. Ein HDL-Wert von über 35 Milligramm pro Deziliter gilt als akzeptabel, obwohl ein noch höherer Wert noch besser ist.
Die genaue Rolle der Triglyceride bei der Entstehung von Herzerkrankungen ist umstritten. Neueste Studien zeigen aber, dass ein hohes Niveau dieser Stoffe die Chancen für das Auftreten dieser Krankheit erhöht. Ein normaler Triglyceridspiegel liegt unter 150 Milligramm, ein überdurchschnittlicher zwischen 150 und 199 Milligramm und ein zu hoher bei 200 Milligramm pro Deziliter und darüber.

Hier ist ein kurzer Überblick, welche Arten von Fett im Essen zu finden sind und wie sie sich auf den Körper auswirken:

Gesättigtes Fett

Die Bezeichnung »gesättigt« besagt, dass die Kohlenstoffatome in einer Kette die maximal mögliche Zahl von Wasserstoffatomen halten. Das geschieht nur, wenn jedes Kohlenstoffatom durch einfache Bindungen mit seinen Kohlenstoffnachbarn verknüpft ist. Gesättigte Fette gleichen geradlinigen Ketten.

In der Natur kommen etwa zwei Dutzend verschiedene gesättigte Fette vor. Sie sind in Fleisch und tierischem Fett, Milch und Milchprodukten sowie einigen Pflanzenölen wie Palm- und Kokosöl im Überfluss vorhanden. Gesättigte Fette sind bei Zimmertemperatur eher fest als flüssig, was Sie zum Beispiel sehen können, wenn Sie das ausgetretene Fett aus gebratenem Speck oder einem Hamburger in der Pfanne erkalten und erstarren lassen.

Wenn es um ihre Wirkung auf das Cholesterin und den Prozess der Arterienverengung, die sogenannte Arteriosklerose, geht, gehören gesättigte Fette verschiedenen Stufen der Kategorie »schlecht« an. So bewirken die gesättigten Fette in Butter und anderen Milchprodukten einen starken Anstieg des schädlichen LDL-Cholesterins (siehe Box »Arten von Cholesterin und das Herz« Seite 91). Dagegen verursachen jene in Rinderfett einen nicht ganz so starken LDL-Schub, während diejenigen in Schokolade und Kakaobutter einen noch geringeren Effekt haben. Die gesättigten Fette in Kokosöl geben dem schützenden HDL-Cholesterin sogar zusätzlichen Auftrieb. Das ist der Grund für den Heiligenschein, der diese Fettquelle umgibt, die oft als Wundermittel für das Herz, die Haut und andere Dinge beworben wird. Doch kein noch so großer HDL-Schub durch Kokosöl vermag es, dessen steigernde Wirkung auf das LDL-Cholesterin auszugleichen.

Einfach ungesättigtes Fett

Das griechische Präfix »mono«, das für eins steht und in der englischen Bezeichnung dieses Fetts (»monounsaturated«) auftaucht, verweist auf die Struktur dieser Fette. An einer Stelle des aus Kohlenstoff bestehenden Grundgerüsts werden zwei Kohlenstoffatome durch eine doppelte Bindung zusammengehalten. Diese scheinbar kleine strukturelle Veränderung führt zu drei grundlegenden Unterschieden. Sie reduziert die Menge der Wasserstoffatome, die die Kohlenstoffkette binden kann, um die Zahl zwei. Sie verändert die Form des Moleküls, indem sie aus einer geraden Kette eine gebogene Stange macht. Und sie bewirkt, dass das Fett bei Zimmertemperatur flüssig ist. Einfach ungesättigte Fette überwiegen in Pflanzenölen wie Olivenöl, Erdnussöl und Rapsöl, doch auch Avocados und die meisten Nüsse stellen eine gute Quelle dieses gesunden Fetts dar. Wenn einfach ungesättigte Fette an die Stelle von Kohlenhydraten oder gesättigtem Fett treten, senken sie die Konzentration des schädlichen LDL-Cholesterins.

Mehrfach ungesättigtes Fett

Ein Fett mit zwei oder mehr doppelten Bindungen wird als mehrfach ungesättigtes Fett bezeichnet. Es verfügt über noch weniger Wasserstoffatome als ein einfach ungesättigtes Fett mit der gleichen Zahl von Kohlenstoffatomen. In tausendfacher Vergrößerung würde ein mehrfach ungesättigtes Fett wie eine Stange aussehen, die an zwei oder mehreren Stellen verbogen ist. Solche Fette sind bei Raumtemperatur ebenfalls flüssig. Die mehrfach ungesättigten Fettsäuren lassen sich in die Gruppen der Omega-3- und Omega-6-Fettsäuren unterteilen. (»Omega« bedeutet Ende, während die Zahl angibt, ob die erste Doppelbindung vom Ende der Kette betrachtet zwischen dem dritten und vierten oder dem sechsten und siebten Kohlenstoffatom liegt.) Jeder Typ spielt im Körper ganz unterschiedliche Rollen. Unsere Körper stellen mehrfach ungesättigte Fette jedoch nicht selbst her, weshalb wir diese essenziellen Fette aus Pflanzenölen wie Maiskeim-

und Sojaöl, aus Samen und Vollkorn sowie aus fettigem Fisch wie Sardinen, Lachs oder Thunfisch beziehen müssen. Wie bei den einfach ungesättigten Fetten gilt, dass das schädliche LDL-Cholesterin sinkt, wenn Kohlenhydrate oder gesättigte Fette durch den Verzehr von mehrfach ungesättigten Fetten ersetzt werden. Sie werden für das Zellwachstum, die Gehirnfunktion und das reibungslose Arbeiten des Immunsystems benötigt und tragen ebenfalls dazu bei, den Herzrhythmus konstant zu halten.

Transfette

Vor über hundert Jahren machten Lebensmittelchemiker die Entdeckung, dass sie mehrfach ungesättigtes Pflanzenöl durch Erhitzen in Gegenwart von Wasserstoffgas und fein gemahlenen Nickelpartikeln verfestigen konnten. Durch diesen Prozess der sogenannten Teilhydrierung dockt Wasserstoff an einige (doch nicht alle) der doppelt gebundenen Kohlenstoffatome an und verwandelt die Doppelbindungen in Einfachbindungen. Gleichzeitig drehen sich einige der verbleibenden Doppelbindungen in eine neue, begradigte Form, was dem Fett neue chemische und physikalische Eigenschaften verleiht.

Wieso kümmerte das überhaupt jemanden? Wie sich herausstellt, lässt sich gehärtetes Pflanzenöl leichter transportieren und lagern als flüssiges Öl. Beim Backen kann teilhydriertes Pflanzenöl anstelle von Butter

Arten von Cholesterin und das Herz

Cholesterin bewegt sich, verpackt im Inneren winziger Partikel namens Lipoproteine, durch die Blutbahn. Die drei Hauptarten, die Lipoproteine niedriger Dichte (LDL), Lipoproteine hoher Dichte (DHL) und Lipoproteine sehr niedriger Dichte (VLDL)[97], wirken sich am stärksten auf die Herzgesundheit aus.

Das LDL wird häufig als das »schlechte« Cholesterin bezeichnet. Wenn zu viele LDL-Partikel im Umlauf sind, können sie sich auf der Innenseite der Arterienwände ablagern. Eine solche arterielle Verengung, die sogenannte Arteriosklerose, macht es für das Blut schwerer, durch die Gefäße zu fließen. Diese als Plaques bezeichneten Cholesterin-haltigen Anhäufungen bereiten den Boden für Herzinfarkte und Schlaganfälle.

Im Gegensatz dazu wird das HDL oft das »gute« Cholesterin genannt. Wie ein Schwamm saugen diese Partikel das Cholesterin aus dem Blutkreislauf, von den Innenwänden der Blutgefäße, aus den LDL- und VLDL-Partikeln und anderswo heraus, um es anschließend zur Entsorgung zur Leber zu befördern. Darüber hinaus unterstützt das HDL die Leber beim Recycling anderer Lipoproteine.

Die Triglyceride machen sowohl den Großteil der Fette, die Sie essen, als auch der Fette aus, die in Ihrem Blutkreislauf zirkulieren. Sie sind für einen guten Gesundheitszustand unerlässlich, weil Ihre Gewebe zur Energiegewinnung auf sie angewiesen sind. Doch auch hier gilt wie schon beim Cholesterin: Zu viele Triglyceride im Umlauf könnten schlecht für die Arterien und das Herz sein.

oder Schweineschmalz verwendet werden. Eine abgeschwächte Form der Hydrierung bringt ein noch immer flüssiges Öl hervor, das nicht so schnell ranzig wird wie unbehandeltes Pflanzenöl. Ohne Hydrierung hätten wir weder Margarine noch teilweise gehärtete Pflanzenfette zum Backen und Kochen. Wir hätten aber auch wesentlich weniger Herzerkrankungen und dadurch bedingte Todesfälle (siehe »Transfette – besonders besorgniserregend«, Seite 95).

Omega-3-Fettsäuren – besonders nützlich

Eine Form der mehrfach ungesättigten Fettsäuren verdient besondere Aufmerksamkeit, obwohl sie nur einen geringen Teil des Fetts in unserer Ernährung ausmacht. Es sind die Omega-3-Fettsäuren (oder auch n3-Fettsäuren) – essenzielle Fettsäuren, die Ihr Körper für normale Aufgaben benötigt, die er aber nicht selbst von Grund auf herstellen kann. In unserer Ernährung gibt es drei Hauptarten dieser Omega-3-Fettsäuren. Ich werde hier lediglich ihre Abkürzungen verwenden, weil ihre Namen ziemlich kompliziert sind: ALA (α-Linolensäure), EPA (Eicosapentaensäure) und DHA (Docosahexaensäure).

Als mehrfach ungesättigte Fettsäuren verfügen sie über zwei oder mehr extrastarke Doppelbindungen zwischen benachbarten Kohlenstoffatomen. Die erste Doppelbindung befindet sich, vom Ende der Kette aus gesehen, am dritten Kohlenstoffatom. ALA, das aus 18 Kohlenstoffatomen besteht, wird manchmal auch als mittelkettige Omega-3-Fettsäure bezeichnet, EPA und DHA manchmal dagegen als langkettige Omega-3-Fettsäuren, weil EPA 20 und DHA 22 Kohlenstoffatome enthält.

In den meisten westlichen Ernährungsweisen stellt ALA die vorwiegende Omega-3-Fettsäure dar. Es ist in einer Reihe von Pflanzenölen (vor allem Soja- und Rapsöl) sowie in Walnüssen, Blattgemüse und einigen tierischen Fetten zu finden, insbesondere von Weidetieren (siehe Tabelle »Alpha-Linolensäure in verschiedenen Nahrungsmitteln«). EPA und DHA stammen hauptsächlich aus Fisch und werden deshalb manchmal als marine Omega-3-Fettsäuren bezeichnet. Ihr Körper nutzt ALA primär als Energiequelle. Er kann diese mehrfach ungesättigten Fettsäuren auch in EPA und DHA umwandeln, nicht jedoch umgekehrt.

Doch was macht Omega-3-Fettsäuren so besonders? Zum einen sind sie nötig, um Zellmembranen im gesamten Körper zu bilden. Membranen halten die Bestandteile der Zellen zusammen und entscheiden, was in sie eindringt und aus ihnen herauskommt. DHA ist zum Beispiel die Fettsäure, die im menschlichen Gehirn am reichhaltigsten vorhanden ist[98]. Zum anderen dienen diese Fettsäuren als Ausgangspunkt für die Herstellung von Hormonen. Zu den Aufgaben dieser aus Omega-3-Fettsäuren abgeleiteten Hormone gehört es unter anderem, die Blutgerinnung zu regulieren, die Arterienwände beim Kontrahieren und Entspannen zu unterstützen und die Entzündungsreaktion ein- und auszuschalten. Ebenso wichtig ist, dass Omega-3-Fettsäuren nachweislich bei der Prävention oder Behandlung von Herzerkrankungen und Schlaganfällen helfen. Sie könnten auch bei der Eindämmung von Lupus, Dermatitis und Rheumatoider Arthritis helfen und darüber hinaus dazu beitragen, Demenz, dem Verlust des Sehvermögens durch Makuladegeneration und anderen chronischen Krankheiten entgegenzuwirken.

Alpha-Linolensäure in verschiedenen Nahrungsmitteln

Lebensmittel bzw. Produkt	Portion	Gewicht in Gramm	α-Linolensäure in Gramm
Leinsamenöl	1 Teelöffel (TL)	13,6	6,91
Englische Walnüsse	1 Unze [≈ 1 EL, Anm. d. Übers.]	28	1,90
Rapsöl	1 TL	14	1,30
Sojaöl	1 TL	13,6	0,95
Mayonnaise	1 TL	14	0,85
I Can't Believe It's Not Butter! [≈ Becel, Anm. d. Übers.]	1 TL	14	0,76
No-Name Sojamargarine	1 TL	14	0,49
Italienisches Salatdressing	1 TL	14	0,45
Olivio Spread [≈ Brotaufstrich mit Olivenöl, vgl. Bertolli, Anm. d. Übers.]	1 TL	14	0,43
Rindfleisch	6 Unzen	170	0,38
Benecol Light [= Pflanzenmargarine mit pflanzlichen Stanolen, Anm. d. Übers.]	1 TL	14	0,38
Rosenkohl, roh	1 Tasse*	88	0,18
Maiskeimöl	1 TL	13,6	0,14
Mandeln	1 Esslöffel (EL)	28	0,11
Grünkohl, roh	1 Tasse	67	0,09
Olivenöl	1 TL	13,5	0,08
Haselnüsse	1 EL	28	0,06
Cashew-Nüsse	1 EL	28	0,06
Distelöl	1 TL	13,6	0,05
Vollmilch	1 Tasse	244	0,05
Cheddar-Käse	1 Unze	28	0,05
Schokolade	1 Riegel	44	0,04
Spinat, roh	1 Tasse	30	0,04
Erdnüsse	1 EL	28	Spuren

* In dieser und den nachfolgenden Tabellen wurde die originale amerikanische Maßeinheit »cup« mit »Tasse« übersetzt. Natürlich darf sie nicht von beliebiger Größe sein. Sie entspricht etwa 240 Millilitern. (Anm. d. Übers.)

Quelle: Connor, W. »Alpha-Linolenic Acid in Health and Disease.« *American Journal of Clinical Nutrition* (Mai 1999): 827–28; sowie an der Harvard School of Public Health durchgeführte Analysen.

Der beste Beweis für einen nützlichen Effekt von Omega-3-Fettsäuren liegt für die Prävention von Todesfällen durch Herzerkrankungen vor. Diese Fettsäuren helfen dem Herzen, in einem gleichmäßigen Tempo zu schlagen, und halten es davon ab, in gefährliche und manchmal sogar tödliche Rhythmusstörungen zu verfallen. Solche sogenannten Arrhythmien sind für viele der fast 300 000 plötzlichen Herztode verantwortlich, die sich jedes Jahr in den USA ereignen (wovon die Hälfte bei Menschen eintritt, die keinerlei Vorgeschichte für eine Herzerkrankung haben).

Verwirrung um Omega-6

Eine Reihe von populären Büchern beruht auf der Idee, dass der Verzehr von zu vielen Omega-6-Fettsäuren aus guten Quellen wie Maiskeim-, Sonnenblumen- und Sojaöl schlecht für die Gesundheit sei. Die Omega-6-Warnrufer behaupten, dass eine vermehrte Aufnahme dieser Fettsäuren eine Entzündung im gesamten Körper verstärke und zudem das Risiko für Asthma, eine Herzerkrankung, viele Arten von Krebs, Autoimmunerkrankungen, neurodegenerative Erkrankungen und vieles andere erhöhe. Das ist aber lediglich eine Theorie, die durch die vielen Studien, die sie untersucht haben, bislang nicht bestätigt wurde. Tatsächlich haben sich mehrere Dutzend Untersuchungen die Effekte von Omega-6-Fettsäuren auf Entzündungen angesehen, und bemerkenswerterweise zeigt keine von ihnen einen Anstieg und fast die Hälfte sogar einen Rückgang bei chronischen Entzündungen – und das ist eine gute Nachricht.

Die Verfechter der Idee, dass Omega-6-Fettsäuren schädlich seien, konzentrieren sich auf die Vorzüge eines niedrigeren Verhältnisses von Omega-6- zu Omega-3-Fettsäuren. Und es besteht auch kein Zweifel, dass viele Menschen in den USA davon profitieren könnten, mehr Omega-3-Fettsäuren aufzunehmen. Es gibt aber auch starke Anzeichen dafür, dass Omega-6-Fettsäuren, die den Löwenanteil der mehrfach ungesättigten Fettsäuren in unserer Ernährung ausmachen, zur Gestaltung gesunder Cholesterinwerte beitragen und das Herzerkrankungsrisiko verringern. In der *Nurses' Health Study* bestand keinerlei Verbindung zwischen dem Verhältnis der Omega-3-Fettsäuren zu den Omega-6-Fettsäuren und dem Risiko für eine Herzerkrankung, weil sich beide als nützlich erwiesen[99]. Im Jahr 2016 untersuchte unsere Gruppe den Verzehr von unterschiedlichen Arten von Fett im Verhältnis zu allen möglichen Todesfällen. Wir fanden heraus, dass die Omega-6-Fettsäuren in einem stärkeren Zusammenhang mit niedrigeren Sterbezahlen standen als die Omega-3-Fettsäuren. Das legt nahe, dass ein höheres Verhältnis von Omege-6- zu Omega-3-Fettsäuren wünschenswert ist, falls dies durch eine Erhöhung der Omega-6-Fettsäuren – nicht aber durch eine Reduktion der Omega-3-Fettsäuren – zu bewerkstelligen ist[100].

Natürlich kann auch zu viel des Guten ein Problem darstellen, und tatsächlich kennen wir weder bei den Omega-3- noch bei den Omega-6-Fettsäuren die Obergrenzen einer optimalen Zufuhr für die bestmögliche Gesundheit. Was wir allerdings durchaus wissen, ist, dass eine Verringerung der Omega-6-Fettsäuren – bezogen auf ihren gegenwärtigen Anteil an der durchschnittlichen US-Ernährung – sehr wahrscheinlich viele unserer Errungenschaften der letzten 50 Jahre bei der Prävention von Todesfällen durch Herzerkrankungen zunichtemachen würde.

Transfette – besonders besorgniserregend

Es gibt eine Fettfamilie, von der Sie definitiv die Finger lassen sollten: die Transfette. Diese meist menschengemachten Fette wurden nahezu unbemerkt zu einem beträchtlichen Bestandteil der Ernährung in den USA [und anderen westlich geprägten Ländern, Anm. d. Übers.]. Das hat sich dank langerwarteter Beschlüsse der US-Lebens- und Arzneimittelbehörde FDA in den letzten 15 Jahren aber geändert[101].

Noch vor einem Jahrhundert aß der durchschnittliche US-Amerikaner eine verschwindend geringe Menge jener Transfette, die natürlicherweise in Fleisch und Milch vorkommen. In den frühen 1990er-Jahren leisteten die Transfette jedoch einen durchschnittlichen Beitrag zur Gesamtkalorienmenge von zwei bis drei Prozent, während viele Menschen sogar das Doppelte oder Dreifache dieser Menge zu sich nahmen. Das lag daran, dass die Lebensmittelindustrie für teilweise gehärtete Öle, die Hauptquelle künstlicher Transfette, allerlei Anwendungen gefunden hatte. Zu diesen gehörten Margarinen, Donuts, industrielle Backwaren wie abgepacktes Gebäck und Kekse, löslicher Kaffeeweißer und jene Fette, die in Restaurants zum Frittieren von Fast Food verwendet werden.

Wie schlecht sind Transfette für uns? Genau wie die gesättigten Fette erhöhen Transfette die Konzentration des schädlichen LDL-Cholesterins, wobei sie besonders gut darin sind, das Niveau sehr kleiner und dichter LDL-Partikel zu steigern, der für die Arterien schädlichsten ihrer Art. Sie erhöhen auch die Konzentration der Triglyceride und Lipoproteine, zwei gleichermaßen ungesunde Tendenzen, die man mit dem Auftreten von Herzerkrankungen in Verbindung gebracht hat. Im Gegensatz zu den gesättigten Fetten senken Transfette zudem den Spiegel des schützenden HDL-Cholesterins und fördern darüber hinaus die Bildung von Blutgerinnseln im Inneren der Blutgefäße, was Herzattacken und Schlaganfälle auslösen kann. Sie verursachen eine Entzündung der Blutgefäße, eine Hyperaktivität des Immunsystems, die eine zentrale Rolle bei der Entstehung von Herzerkrankungen und Diabetes sowie anderer gewichtiger Ursachen von Tod und Behinderung spielt. Und sie verstärken die Insulinresistenz, die ein Vorläufer von Diabetes und aller damit einhergehenden Komplikationen ist.

Verdächtigerweise verlief der Anstieg der Transfettmengen, die in den USA hergestellt und konsumiert wurden, über weite Teile des Jahrhunderts parallel zum Anstieg der Herzerkrankungsrate. Die *Nurses' Health Study* zeigte, dass Frauen mit dem höchsten Transfettkonsum (rund 7 Gramm Transfett pro Tag bzw. rund 3 Prozent der täglichen Energiemenge) eine 50 Prozent höhere Wahrscheinlichkeit hatten, innerhalb der 14-jährigen Studiendauer eine Herzerkrankung zu entwickeln, als jene Frauen, die am wenigsten Transfett aßen (etwas mehr als 1 Prozent der Tageskalorien)[102]. Mit steigendem Transfettkonsum stieg auch das Diabetesrisiko kontinuierlich an[103], zudem war eine höhere Zufuhr von Transfetten mit einem höheren Risiko für Gallensteine und Demenz assoziiert.

Die längste Zeit führten die Transfette ein Schattendasein, weil die Lebensmittelhersteller sie nicht auf ihren Produktetiketten auflisten mussten. Die einzige Möglichkeit festzustellen, ob ein bestimmtes Lebensmittel Transfett enthielt, bestand darin, die Liste der Inhaltsstoffe genau zu studieren und die Bezeichnungen »teilhydriertes Pflanzenöl« oder »teilgehärtetes Pflanzenfett« auszumachen, untrügliche Hinweise auf die Existenz von Transfetten. Aber selbst dann konnte man noch immer nicht sagen, wie viel Transfett tatsächlich enthalten war.

Am Ende einer langen Kampagne – angeführt von Fred A. Kummerow, inzwischen emeritierter Professor für Lebensmittelwissenschaft und menschliche Ernährung an der Universität von Illinois, in Verbindung mit dem *Center for Science in the Public Interest*[104] und Mitgliedern unserer ernährungswissenschaftlichen Fakultät in Harvard – entschied die FDA 2003, dass Transfette noch schädlicher sind als gesättigte Fette und von 2006 an in der Nährwerttabelle enthalten sein mussten. Dies machte den Verbrauchern deutlich, welche Lebensmittel Transfette enthielten, und bot auch den Herstellern einen starken Anreiz, sie aus ihren Produkten zu entfernen.

Im Jahr 2015 machte die FDA sogar einen noch größeren Schritt nach vorn. Damals ordnete sie an, dass teilhydrierte Öle, welche die Hauptquelle schädlicher Transfette in Nahrungsmitteln darstellen, nicht mehr länger »pauschal als sicher zu betrachten« seien[105]. Susan Mayne, die Leiterin des *Center for Food Safety and Applied Nutrition*[106] der FDA, schrieb damals im FDA Voice Blog: »[…] es hat sich gezeigt, dass das, was gut ist, um die Lebensdauer im Regal zu verlängern, nicht gleichermaßen gut ist, um die Dauer des menschlichen Lebens zu verlängern.«[107]

Doch schon vor der Entscheidung der FDA von 2015 hatten die aufklärerischen Bemühungen und Verbote vieler US-Städte und Bundesstaaten zu Transfetten dazu geführt, dass deren überwiegende Mehrheit längst aus unserer Lebensmittelversorgung verdrängt worden war. (Dennoch waren wir nicht die Ersten, weil Dänemark und andere Länder bereits Jahre zuvor einen Bann auf Transfette verhängt hatten.)

Die Entscheidung von 2015 gab den Lebensmittelfirmen bis 2018 Zeit, um den Einsatz von transfetthaltigen teilhydrierten Ölen zu beenden. Will ein Unternehmen sie nach 2018 weiter verwenden, muss es dafür eine Sondergenehmigung der FDA bekommen – etwas, das eher unwahrscheinlich ist[108].

Nach unserer Schätzung dürfte der Ausschluss der Transfette aus der Lebensmittelversorgung jedes Jahr zwischen 72 000 und 220 000 Todesfälle durch Herzattacken oder Herzerkrankungen verhindern[109]. Die Berechnungen des *Center for Science in the Public Interest* lauten, dass das 50 Milliarden US-Dollar im Jahr an Behandlungskosten sparen dürfte.

Manche Fette sind gut für Sie

Es gibt einen guten Grund, weshalb uns die Empfehlungen, das Fett in unserer Ernährung zu verringern, keinerlei Mehrwert beschert haben. Trotz aller Verachtung, mit der man das Nahrungsfett überschüttet hatte, und trotz all der einstigen Anti-Fett-Empfehlungen der führenden nationalen Gesundheitsorganisationen lautet die Wahrheit: Einige Fette sind gut für Sie, und es ist wichtig, diese guten Fette in Ihre Ernährung einzubeziehen. Tatsächlich steht es auf der Liste der gesunden Ernährungsstrategien sogar weit oben, mehr gute Fette zu essen (und sich von den schlechten fernzuhalten).

Das Fett in unserer Nahrung erhält den Großteil der Schuld dafür, die Ursache von Herzerkrankungen und Schlaganfällen, den führenden Todesursachen in den USA und weltweit, zu sein. Jedes Jahr erleiden über 1,5 Millionen Menschen allein in den USA einen Herz- oder Schlaganfall, und zusammengenommen geht ein Drittel aller Todesfälle auf das Konto dieser beiden Leiden. Die Kosten von Herzerkrankungen und Schlaganfällen, einschließlich der Kosten von Produktivitätsausfällen, belaufen sich auf nahezu 320 Milliarden US-Dollar im Jahr[110].

Nahrungsfett und Körperfett

»Moment mal«, werden Sie jetzt vielleicht denken. Wird mehr Fett zu essen nicht auch dazu führen, dass ich dicker werde, was – wie ich ja weiß – schlecht für meine Gesundheit ist? Stimmt, aber nur, wenn Sie Ihrer Ernährung zusätzliches Fett hinzufügen, ohne an anderer Stelle gleichzeitig etwas wegzunehmen. Denken Sie daran, dass das Ziel hier nicht lautet, den Fettanteil in Ihrer Ernährung zu erhöhen. Es geht vielmehr darum, die schlechten Fette zu reduzieren (Transfette zu eliminieren und gesättigte Fette zu begrenzen), die guten Fette (einfach und mehrfach ungesättigte Fette) zu vermehren und dabei die Anzahl der Tageskalorien konstant zu halten. Wenn Sie sich daran halten, werden Sie nicht zunehmen.

Sofern Sie eine Low-Fat-Diät befolgen, Ihre schützenden HDL-Cholesterinwerte aber niedrig und Ihre Triglycerid-Werte hoch sind, oder es Ihnen schwerfällt, Ihr Gewicht zu halten, dann sollten Sie über eine Reduktion der (insbesondere stark verarbeiteten) Kohlenhydrate nachdenken und Nahrungsmittel mit ungesättigten Fetten hinzuziehen.

Wer mehr Fett isst, wird dicker – diese Vorstellung ist irgendwie nett und naheliegend, und doch gibt es für die meisten Menschen kaum Belege, die sie stützen würden. Randomisierte Studien, die Low-Fat-Diäten mit fetthaltigeren (Low-Carb-)Ernährungsweisen vergleichen, zeigen etwa, dass beides Menschen beim Abnehmen unterstützen kann[111]. Trotzdem schneiden die meisten Leute mit kohlenhydratärmeren und fettreicheren Ernährungsweisen im Durchschnitt besser ab (siehe »Eine Low-Carb-Diät könnte helfen«, Seite 63)[112].

In den USA wurde der graduelle Rückgang beim Fettgehalt der Durchschnittsernährung (von über 40 Prozent der Gesamtkalorien in den 1960er-Jahren auf etwa 33 Prozent heute) durch eine schrittweise Zunahme des durchschnittlichen Körpergewichts und einen dramatischen Anstieg der Adipositasrate begleitet.

Mit anderen Worten: Die Menge des Fetts in Ihrer Ernährung macht Sie nicht unbedingt fett. Wenn Sie üblicherweise mehr Kalorien essen, als Sie verbrennen, werden Sie – egal, ob diese hauptsächlich aus Fett, Kohlenhydraten oder Eiweiß stammen – zunehmen. Wenn Sie Ihre Kalorien dagegen konstant halten, bei gesättigten Fetten, raffinierten Kohlenhydraten und Zucker kürzer treten und mehr ungesättigte Fette essen, werden Sie kein bisschen zunehmen.

Die Nahrungsfette sind aber nicht der einzige Faktor, der das Risiko einer Herzerkrankung beeinflusst. Auch Rauchen, Übergewicht oder Fettleibigkeit und Bewegungsmangel haben beträchtlichen Anteil an der Zahl der Todesfälle und Behinderungen. Trotzdem gilt: Wenn Sie selbst steuern, welche Fette Sie zu sich nehmen, ist das ein wichtiger Beitrag, um einer Herzerkrankung vorzubeugen.

Ernährungsrichtlinien und verdrehte Tatsachen

Traditionell wird der Zusammenhang zwischen der Ernährung und einer Herzerkrankung wie folgt wahrgenommen:

1. Eine allzu fettreiche Ernährung steigert die Cholesterinwerte im Blut.
2. Zu viel Cholesterin im Blutkreislauf erhöht die Chance, dass man einen Herz- oder Schlaganfall erleidet oder eine andere Herz-Kreislauf-Erkrankung entwickelt.
3. Weniger Fett zu essen sollte die Wahrscheinlichkeit einer Herzerkrankung senken.

Nur funktioniert das so leider nicht.

Die relativ simple Diät-Herz-Hypothese lässt vieles aus. Eine wichtige, von ihr aber übergangene Tatsache ist, dass unterschiedliche Fette sich unterschiedlich auf den Cholesterinspiegel auswirken. Darüber hinaus gibt es eine Vielzahl von Möglichkeiten, wie Nahrungsfette eine Herzerkrankung beeinflussen können, die über die Einbahnstraße des Gesamtcholesterins hinausgehen. Die Nahrungsfette haben Einfluss darauf, wie viel schädliches LDL-Cholesterin und wie viel schützendes HDL-Cholesterin sich in Ihrem Blutkreislauf befindet, wie Ihr Blut gerinnt, wie anfällig Ihr Herz für Rhythmus-Störungen ist und in welcher Weise die Innenwand Ihrer Blutgefäße auf Stress reagiert (und beeinflussen wahrscheinlich noch andere versteckte Wege zu einer Herzerkrankung, die wir bisher noch nicht entdeckt haben).

Tragischerweise bezieht die öffentliche Politik, die auf der allzu simplen Diät-Herz-Hypothese basiert, diese alternativen Wege nicht ein. Viele Jahre lang sind wir dazu gedrängt worden, Fette und Öle »sparsam« zu verwenden und einer Ernährung zu folgen, die arm an Cholesterin und gesättigten Fetten war. Und so haben die nationalen *Dietary Guidelines for Americans* erst kürzlich überhaupt irgendeine Orientierungshilfe zum erwiesenen Nutzen der ungesättigten Fette geliefert.

Keiner der überaus trivialen Ratschläge sagt Ihnen aber, dass Sie durch den Verzehr von ungesättigten statt gesättigten Fetten die Konzentration des Cholesterins und anderer Fette im Blut verbessern, Ihr Herz mit Blick auf Rhythmusstörungen stärken oder einer Reihe von Prozessen entgegenwirken können, die für eine Arteriosklerose, die zunehmende Verstopfung und Verengung der Arterien, ursächlich sind.

Einfachere Richtlinien sind nicht immer besser

Damals, im Jahr 1957, legte die *American Heart Association* (AHA)[113] die ersten Ernährungsrichtlinien vor, obwohl ihr nur eine begrenzte Zahl harter Fakten zur Verfügung stand[114]. Und auch wenn sich die AHA mit dem freizügigen Gebrauch des Wörtchens »dürfte« nach allen Seiten hin absicherte, waren ihre ersten Empfehlungen erstaunlich zutreffend. Darin hieß es:

1. Die Ernährung dürfte eine entscheidende Rolle bei der Entstehung von Herzerkrankungen spielen.
2. Wahrscheinlich sind sowohl der Fettgehalt als auch die Gesamtzahl der Kalorien der Ernährung wichtig.
3. Das Verhältnis der gesättigten zu den ungesättigten Fetten dürfte der grundlegende Faktor sein, und die Menschen sollten mehr ungesättigte Fette und weniger gesättigte Fette zu sich nehmen.
4. Neben dem Fett dürfte auch eine breite Palette von anderen, ernährungsabhängigen wie -unabhängigen, Faktoren wichtig sein.

Auch vier Jahre später beharrte die AHA noch immer darauf, dass die Menschen ihre Zufuhr von ungesättigten Fetten erhöhen sollten.

Daraufhin wurde über Jahre hinweg in Expertengremien darüber diskutiert und manchmal auch gestritten, welches die effektivste Botschaft für die öffentliche Gesundheit sei. Und so kamen die AHA, das *National Cholesterol Education Program* und andere einflussreiche Gruppen am Ende doch zu dem Schluss, dass die US-Bevölkerung ein derart differenziertes Konzept wie gutes Fett/schlechtes Fett nicht begreifen könne, und einigten sich stattdessen auf die einfachere »Fett-ist-schlecht«-Botschaft.

Dass die Öffentlichkeit diesen Ruf vernahm und befolgte, steht außer Frage. Heute machen Fette und Öle rund 33 Prozent der Kalorien der durchschnittlichen US-Ernährung aus, während es in den 1960er-Jahren noch 40 Prozent waren. Wenn dieser Rückgang nun noch damit gleichzusetzen wäre, dass wir heute von den potenziell schädlichen gesättigten Fetten weniger äßen, dann wären das großartige Nachrichten, die sich in niedrigeren Herzerkrankungsraten äußern würden. Leider haben wir das Kind aber mit dem Bade ausgeschüttet und vor allem an den nützlichen ungesättigten Fetten gespart.

Kohlenhydrate statt Fett – ein neues Problem

Die Menge der Fette in der Ernährung zu reduzieren, bedeutet fast immer, an ihrer Stelle etwas anderes aufzunehmen. Wenn man sich an die standardmäßigen Ernährungsrichtlinien hält, bedeutet dieses »etwas anderes« seit jeher Kohlenhydrate, womit in der Regel Nahrungsmittel wie Zucker, Weißbrot, weißer Reis und Kartoffeln gemeint sind, die reich an (stark) verarbeiteten Kohlenhydraten sind. Speisen mit einem hohen Anteil gesättigter Fettsäuren durch solche zu ersetzen, die reich an verarbeiteten Kohlenhydraten sind, senkt den Gesamtcholesterinspiegel ein bisschen, zugleich aber auch die Konzentration des schützenden HDL-Cholesterins. (Deshalb ist es eine viel gesündere Option, gesättigtes Fett durch Vollkorn zu ersetzen.)

Die beiden von den Standard-Ernährungsrichtlinien befürworteten Tendenzen (also weniger von allen Fetten und mehr von den Kohlenhydraten zu sich zu nehmen) haben neben ihrer schädlichen Wirkung auf das HDL aber noch weitere beunruhigende Konsequenzen. Wenn Sie mehr Kalorien aufnehmen als verbrennen, können Kohlenhydrate Ihr Gewicht genauso effektiv in die Höhe treiben wie Fette – und das tun sie auch. Darüber hinaus führen Weißbrot und andere Lebensmittel aus Weißmehl, Kartoffeln, Pasta und weißer Reis zu enormen Spitzen beim Blutzucker (Glucose) und Insulin, was ebenso schädlich ist und bei Fett, Eiweiß und langsam verdaulichen Kohlenhydraten (z. B. aus intakten, vollständigen Körnern und Saaten, Bohnen, Früchten und stärkefreien Gemüsesorten) nicht passiert (siehe Kapitel 6).

Solche Blutzucker- und Insulinspitzen konfrontieren die Bauchspeicheldrüse mit der permanenten und schweren Forderung, mehr Insulin zu produzieren. Dabei handelt es sich um eine der wichtigsten Zutaten für einen Erwachsenendiabetes, heute als Typ-2-Diabetes bezeichnet, besonders in Verbindung mit einem Mangel an Bewegung. Der Verzicht auf gesättigte Fette zugunsten von Kohlenhydraten führt regelmäßig auch zu einem Anstieg des Blutdrucks[115]. Und schließlich bedeutet eine Low-Fat-Diät, auf Speisen wie Nüsse und Avocados, auf Salatdressings mit ungesättigten Ölen sowie auf andere Nahrungsmittel mit wohltuenden einfach und mehrfach ungesättigten Fetten zu verzichten. Weniger ungesättigte Fette heißt weniger Vitamin E und geringere Mengen anderer Nährstoffe, die mit Fetten einhergehen.

Ungesättigte statt gesättigte Fette: Das sind die Vorteile

Der Verzehr von weniger gesättigtem und mehr ungesättigtem Fett führt generell zu besseren Cholesterinwerten und trägt auch auf anderen Wegen zur Prävention einer Herzerkrankung bei. Es ist genau diese Botschaft, die ich – den lauten Schlägen der »Alle-Fette-sind-schlecht«-Trommel zum Trotz – in die Köpfe der Menschen hämmern will. Seit der Veröffentlichung der ersten Auflage von *Eat, Drink, and Be Healthy* im Jahr 2001 hat die Nachricht, dass einige Fette gesund sind, langsam aber sicher die Runde gemacht. Viele Leute haben selbst erlebt, welche Vorteile dieser Umstieg mit sich bringt. Und nun, da er in die US-Ernährungsrichtlinien 2015–2020 aufgenommen wurde, hat er es endlich in den Mainstream der Ernährungsratschläge geschafft.

Indem Sie sich von jeder Art von Fett fernhalten, schließen Sie eine ganze Reihe von Nahrungsmitteln aus, die Ihre Gesundheit auf lange Sicht verbessern können. Verstehen Sie mich nicht falsch: Ich bin voll und ganz bei Ihnen, wenn es darum geht, gesättigte Fette und Transfette aus Ihrer Ernährung auszuklammern. Das Gleiche gilt aber nicht für die ungesättigten Fette, weil ihr Verzehr anstelle von gesättigten Fetten oder Kohlenhydraten einige Vorteile mit sich bringt:

- Der Spiegel des schädlichen LDL-Cholesterins wird gesenkt, ohne zugleich das schützende HDL-Cholesterin zu beeinträchtigen.
- Ein Anstieg der Triglyceride – einer anderen, in der Blutbahn zirkulierenden Form von Fett, die mit Herzerkrankungen in Verbindung gebracht wurde und bei kohlenhydratreichen Ernährungsweisen auftritt – wird verhindert.
- Die Entstehung von Herzrhythmus-Störungen, einer der Hauptursachen für einen plötzlichen Herztod, wird verringert.
- Die Bildung von Blutklümpchen wird verringert, die unter Umständen zu einer Verstopfung der Arterien führen.

Ungesättigte Fette sind von so großer Bedeutung für eine intakte Gesundheit, dass sie das Fundament der Harvard-Ernährungspyramide (Seite 24) mittragen und auf dem *Gesunden Teller* (Seite 11) ausdrücklich benannt werden. Beide Darstellungen würdigen, dass Fette und Öle einen großen Batzen der Tageskalorien ausmachen und langfristige gesundheitliche Vorteile mit sich bringen können. Wie ich später in diesem

Eier

Es gab eine Zeit, in der Eier als gesundes Nahrungsmittel galten, das zu jeder Gelegenheit – als Mittelpunkt jedes handfesten Frühstücks und herzhafte Garnitur auf Salaten und Beilagen – gegessen wurde. Die Feststellung, dass es zwischen den Cholesterinwerten im Blut und dem Risiko einer Herzerkrankung einen Zusammenhang gab, besudelte diesen guten Ruf. Plötzlich wurden Eier, mit ihren mehr als 200 Milligramm Cholesterin pro Dotter, als ungesund abgestempelt und fortan als etwas betrachtet, das man nur sparsam essen sollte. Und so purzelte der Pro-Kopf-Verzehr von Eiern von über 400 pro Jahr in den 1940ern auf heute unter 200 pro Jahr[116], wobei viele Leute sie mit einem Anflug von Schuld essen. Dabei ist es mit der Gefährlichkeit der Eier gar nicht so weit her. Der eigenen Ernährung zusätzliche 200 Milligramm Cholesterin am Tag hinzuzufügen, treibt bei den meisten Menschen das Blutcholesterin kaum in die Höhe und steigert das Herzerkrankungsrisiko – theoretisch – nur minimal. Doch Eier sind mehr als bloße Cholesterinpakete. Sie enthalten sehr wenig gesättigte Fettsäuren, dafür aber viele andere Nährstoffe, die gut für Sie sind: Eiweiß, einige mehrfach ungesättigte Fettsäuren, Folsäure und andere B-Vitamine, Vitamin D, Lutein und vieles mehr. Daher lässt sich allein mit Blick auf den Cholesteringehalt von Eiern nicht vorhersagen, wie sie sich auf das Risiko einer Herzerkrankung auswirken. Keine Untersuchung hat je gezeigt, dass Menschen, die regelmäßig Eier essen, mehr Herzanfälle bekommen als andere, die keine Eier essen. In den späten 1990er-Jahren sahen meine Kollegen und ich uns bei fast 120 000 gesunden Männern und Frauen die Konsumgewohnheiten in Bezug auf Eier an. Dabei war die Wahrscheinlichkeit, während der viele Jahre dauernden Follow-up-Studie eine Herzerkrankung oder einen Schlaganfall zu erleiden, bei denen, die bis zu ein Ei am Tag aßen, nicht größer als bei jenen, die weniger als ein Ei in der Woche aßen[117]. (Eine spätere und noch umfangreichere Metaanalyse zeigte keinerlei Verbindung zwischen dem Eikonsum einerseits und Herzerkrankungen oder Schlaganfällen andererseits.[118]) Bei Diabetespatienten schien der Verzehr von einem Ei pro Tag allerdings tatsächlich in irgendeiner Weise mit dem Auftreten einer Herzerkrankung zusammenzuhängen. Obwohl diese und ähnliche Studien dem täglichen Omelett aus drei Eiern kein grünes Licht geben, sollten sie für alle, die Eier mögen, eine Beruhigung darstellen. Wenn Sie zum Frühstück die Wahl zwischen einem Ei, einem frittierten Donut oder einem Brötchen aus raffiniertem Weißmehl haben, dann ist das Ei die beste Option, vor allem, wenn es in gesundem Pflanzenöl gebraten wird. Wenn es Ihnen jedoch darum geht, so gesund wie möglich zu frühstücken, so würde eine Mischung aus Haferflocken, Nüssen, Beeren und womöglich einem Klecks Joghurt obendrauf Ihr LDL-Cholesterin senken und die bessere Wahl gegenüber einem »neutralen«, eilastigen Frühstück darstellen. (Das ist nur eines von vielen Beispielen, die verdeutlichen: Wenn Sie den gesundheitlichen Nutzen irgendeines Nahrungsmittels bestimmen wollen, müssen Sie immer fragen »verglichen womit?«.)

Kapitel erläutern werde, sind zwar nicht alle ungesättigten Fette gleich, sie haben aber die gleichen positiven Effekte.

Den Gesundheitseffekten von Fetten auf der Spur

Bis Mitte des letzten Jahrhunderts, als Infektionskrankheiten wie Tuberkulose und Grippe noch zu den wichtigsten Todesursachen zählten, ging man davon aus, dass kalorienreiche fettlastige Ernährungsweisen einen gewissen Schutz gegen Krankheit bieten und die Genesung unterstützen würden. Bis in die 1950er-Jahre hinein bedeutete eine gesunde Ernährung noch Eier, Speck und Toasts mit zentimeterdicker Butterschicht zum Frühstück und Rinderbraten mit Kartoffelbrei und Bratensoße zum Abendessen.

Nach dem Zweiten Weltkrieg trafen zwei separate Forschungsstränge aufeinander, die unser bequemes und beinahe gedankenloses Verhältnis zum Essen für immer verändern sollten. In den späten 1940ern und frühen 1950ern lenkten große Studien allmählich ihre Aufmerksamkeit auf die Ernährung als Grund für die explodierenden Herzerkrankungsraten. 1956 startete Ancel Keys, ein Wissenschaftler der Universität von Minnesota, eine internationale Erhebung, die als *Seven Countries Study* (»*Sieben-Länder-Studie*«) bezeichnet wird und einen Zusammenhang zwischen gesättigten Fettsäuren und der Entstehung von Herzerkrankungen nahelegte. Im Allgemeinen galt, dass die Herzerkrankungsrate eines Landes umso höher lag, je höher der Anteil an gesättigten Fetten an der Ernährung der Menschen dort war. Interessanterweise fanden Keys und seine Kollegen keinen Zusammenhang zwischen der Gesamtmenge an Fett in der Ernährung und einer Herzerkrankung. Und tatsächlich hatte Kreta, die Gegend mit der niedrigsten Herzerkrankungsrate in der gesamten Studie, sogar die höchste durchschnittliche Fettzufuhr – rund 40 Prozent der Gesamtkalorien – was vor allem am großzügigen Umgang mit Olivenöl lag. Zur gleichen Zeit etwa begann die sogenannte *Framingham-Herz-Studie* damit, die Gesundheit und Gewohnheiten von über 5000 Frauen und Männern aus der Stadt Framingham im US-Bundesstaat Massachusetts aufzuzeichnen. Einer ihrer frühen Befunde lautete, dass hohe Cholesterinwerte im Blut oft ein frühzeitiger Hinweis auf eine drohende Herzerkrankung waren. Diese und andere wichtige Studien wiesen darauf hin, dass die Ernährung auf dem Weg zu einer Herzerkrankung eine Schlüsselrolle spielte.

Es ist hier nicht meine Absicht, eine Lehrstunde in Ernährungsepidemiologie abzuhalten. Dennoch werde ich kurz die übereinstimmenden Erkenntnisse aus unterschiedlichen Studien schildern, die einerseits die schädliche Wirkung von gesättigten Fetten und Transfetten belegen und andererseits zeigen, welche Vorteile es mit sich bringen kann, diese schädlichen Fette durch ungesättigte Fette zu ersetzen.

Kulturübergreifende Studien: mehr gesättigte Fette = mehr Herzerkrankungen

Die länderspezifischen Untersuchungen von Ancel Keys und anderen Forschern zeigten, dass sich die Herzerkrankungsraten von Kreta und Finnland, dem Land mit der höchsten Rate, um mehr als das Zehnfache unterschieden. Je mehr gesättigtes Fett die Nationalkost im Durchschnitt enthielt, desto höher fiel auch die Zahl der Herzerkrankungen aus.

Doch obwohl die *Seven Countries Study* und die *Framingham-Herz-Studie* auf gesättigtes Fett als einen der Hauptauslöser von Herzerkrankungen hindeuteten, hätten auch andere Faktoren, zum Beispiel Unterschiede im Rauchverhalten und bei der Menge körperlicher Betätigung, zu den großen Differenzen in den Fallzahlen beitragen können.

Stoffwechselstudien: Gute Fette verbessern das Cholesterinprofil

In den 1950er- und 1960er-Jahren zeigten Dutzende kontrollierte Fütterungsstudien mit kleinen Gruppen von Freiwilligen, dass der Verzehr von gesättigtem Fett anstelle von Kohlenhydraten zu einem Anstieg des Gesamtcholesterins führte, während der Verzehr von mehrfach ungesättigten Fetten anstelle von Kohlenhydraten einen Rückgang desselben bewirkte. Demnach wissen wir schon seit vielen Jahrzehnten, dass man nicht alle Fette über einen Kamm scheren sollte. Doch leider wusste man zum damaligen Zeitpunkt die Bedeutung anderer Lipide im Blut (insbesondere des schützenden HDL-Cholesterins) noch nicht zu schätzen, weshalb jene Studien bestenfalls ein unvollständiges Bild zeichneten.

Eines der frühen und überzeugendsten Beweismittel, das die nachdrückliche Forderung nach einer Verringerung aller Fette und einer vermehrten Aufnahme von Kohlenhydraten herausforderte, stammte aus einem Experiment zweier niederländischer Forscher[119]. Sie rekrutierten 48 Freiwillige für eine achtwöchige Studie, die in den ersten 17 Tagen alle eine typische westliche Ernährung zu sich nahmen, bei der rund 40 Prozent der Kalorien aus Fett stammten. Für die folgenden 36 Tage verordneten sie einer Hälfte der Freiwilligen eine Ernährungsweise, bei der Teile des gesättigten Fetts durch Olivenöl ersetzt wurden, während die andere Hälfte einem Ernährungsmuster folgte, bei dem ein Teil des gesättigten Fetts durch Kohlenhydrate ersetzt wurde. In beiden Gruppen sank das Gesamtcholesterin rapide[120]. In der kohlenhydratreichen Gruppe ging aber auch das gute HDL-Cholesterin nach unten, während die Triglyceride anstiegen. Beides sind Veränderungen, die das Risiko eines Herzanfalls oder für die Entstehung einer anderen Herzerkrankung erhöhen. In der Olivenölgruppe war ein gesunder Trend beim Gesamtcholesterin ohne die ungesunden Veränderungen beim HDL und den Triglyceriden erkennbar. Mittlerweile sind die Vorteile, die in dieser Studie durch eine Verringerung der Kohlenhydrate und die vermehrte Aufnahme von mehrfach ungesättigten Fetten zu sehen waren, durch viele Forschungsgruppen bestätigt worden.

Eine dieser konfirmatorischen Studien von der Universität von Washington dokumentierte, dass die soeben genannten Veränderungen nicht flüchtig waren[121]. In dieser Untersuchung bat man 444 Männer mit hohen Cholesterinwerten, eine von vier Diäten einzuhalten, deren jeweiliger Fettanteil bei 30, 28, 22 und 18 Prozent lag. Ein Jahr später hatten alle Diäten zu einem Rückgang des schädlichen LDL-Cholesterins geführt. Die beiden Low-Fat-Diäten mit dem niedrigsten Fettanteil hatten allerdings auch das schützende HDL-Cholesterin sinken und die Triglyceride ansteigen lassen.

Je mehr wir über das Cholesterin in unserem Blutkreislauf erfahren, desto deutlicher wird die Erkenntnis: Obwohl das Gesamtcholesterin ein passables Warnsignal für das Risiko einer Herzerkrankung darstellt, sind es die verschiedenen Unterarten des Cholesterins, die wirklich zählen. Das beste Cholesterinprofil ist eines mit wenig schlechtem LDL und viel gutem HDL. Diese Beziehung wird treffend als das Verhältnis von Gesamtcholesterin zu HDL-Cholesterin erfasst, wobei es idealerweise unter dem Wert 3,5 liegen sollte. Die niederländische Studie und die vielen anderen, die diesen Versuch wiederholt haben, lassen keinen Zweifel aufkommen, dass es sich kaum auf das Verhältnis von LDL zu HDL[122] auswirkt, gesättigte Fette durch Kohlenhydrate (die klassische Low-Fat-Diät) zu ersetzen, dass dieses Verhältnis sich aber bessert, wenn man gesättigte Fette durch ungesättigte Fette ersetzt.

Kohortenstudien: mehr gute Fette = weniger Herzerkrankungen

Lange Zeit blieb der Zusammenhang zwischen Nahrungsfett und einer Herzerkrankung undurchsichtig, durch viele kleine und kurzfristige Studien verwischt. Um uns einen Reim auf diesen wichtigen Zusammenhang zu machen, schlossen meine Kollegen und ich 2016 eine Untersuchung ab, die bis dato als die detaillierteste und umfangreichste Analyse zum Thema Nahrungsfett und Gesundheit galt[123]. Dazu griffen wir auf die Informationen von 126 233 anfänglich gesunden Frauen und Männern zurück, die an der *Nurses' Health Study* sowie der *Health Professionals Follow-Up Study* teilgenommen hatten und 32 Jahre lang begleitet worden waren. Von Beginn der Studie an befragten wir die Teilnehmer alle zwei Jahre zu den Themen Rauchen, Gewicht, körperliche Betätigung, ärztliche Diagnosen, Medikamente und zu vielen anderen Dingen, die ihr Krankheitsrisiko beeinflussen könnten. Alle vier Jahre ließen wir sie einen detaillierten Fragebogen zu ihrer Ernährung ausfüllen. Aus diesen Ernährungsdaten konnten wir mithilfe regelmäßig aktualisierter Datenbanken über die Fettzusammensetzung von vielen tausend Lebensmitteln die Menge der verschiedenen, von ihnen aufgenommenen Fettarten berechnen.

Im Laufe der Studie starben 33 304 der Teilnehmer. Wir bestätigten jede einzelne Todesursache, indem wir die zugehörigen Krankenakten und Sterbeurkunden prüften. Zu unserer eigenen Überraschung war die Wahrscheinlichkeit, im Studienverlauf zu sterben, für die Teilnehmer mit der höchsten Gesamtfettzufuhr (rund 42 Prozent der Kalorien) um 16 Prozent geringer als für diejenigen mit der niedrigsten Gesamtfettzufuhr (25 Prozent der Kalorien).

Meine Kollegen und ich vermuten, dass das geringere Risiko bei jenen, die sich fettreicher ernährten, zum Teil auf die enorm gestiegene Qualität des Fetts in der US-Ernährung zurückgeht, seitdem die transfetthaltigen teilhydrierten Öle fast vollständig eliminiert und durch ungesättigte Öle ersetzt wurden (siehe »Transfette«, Seite 91).

Noch wichtiger als die Feststellung zum Gesamtfett waren die starken Zusammenhänge zwischen spezifischen Fettarten und dem Tod. Verglichen mit der gleichen Kalorienzahl aus Kohlenhydraten wurden die Transfette am stärksten mit einem erhöhten Sterberisiko im Studienverlauf assoziiert und die gesättigten Fette mit einem leicht höheren Risiko. Dagegen wurden einfach ungesättigte Fette mit einem etwas geringeren und mehrfach ungesättigte Fette mit einem wesentlich geringeren Risiko in Verbindung gebracht. Als wir uns verschiedene Arten von mehrfach ungesättigtem Fett ansahen, waren die Omega-6-Fette eng mit einem geringeren Sterberisiko im Studienverlauf verbunden, während die Verknüpfung bei den Omega-3-Fetten schwach ausfiel.

Die Erkenntnisse dieser Studie bilden nahezu exakt das ab, was wir fast zwanzig Jahre zuvor im Rahmen einer Studie über Herzerkrankungen bei Frauen berichtet hatten[124]. Das Überraschende an der 2016er-Studie war, dass sich die Vorzüge der ungesättigten Fette auch auf die Zahl der Todesfälle aus anderen Gründen wie Krebs, Atemwegserkrankungen und neurodegenerativen Leiden wie Alzheimer erstreckten. Bei einigen dieser Befunde, besonders den neurodegenerativen Erkrankungen, ist deren biologische Grundlage noch nicht gut erforscht und Gegenstand laufender Untersuchungen.

Wenn es darum geht, diese Ergebnisse zu interpretieren, ist ein Wort der Warnung angebracht. Wenn ich sage »verglichen mit der gleichen Kalorienzahl aus Kohlenhydraten«, dann meine ich damit die Arten von Kohlenhydraten, die tatsächlich von den Studienteilnehmern eingenommen wurden, wozu unter anderem große Mengen an Zucker und raffinierter Stärke zählten. Wenn wir die Fette dagegen mit der gleichen Kalorienzahl auf Vollkornbasis verglichen hätten, so hätte es beim Gesamtfett nicht ganz so gut und beim gesättigten Fett noch schlechter ausgesehen. Mit diesen Unterscheidungen werde ich mich eingehender im Kapitel 6 befassen.

Diese Analyse bietet einen umfassenden Überblick über den Zusammenhang zwischen der Menge und der Art des Nahrungsfetts in unserer Ernährung und unserer Gesundheit. Sie stellt keine isolierte Entdeckung dar, sondern steht in einer Reihe mit vielen unterschiedlich konzipierten Studien, die von zahlreichen Forschern überall auf der Welt durchgeführt werden.

Aufgrund der Übereinstimmung dieser Arbeiten bin ich überzeugt, dass wir uns im Hinblick auf Nahrungsfett von dem folgenden Gesamtbild leiten lassen können: Ziehen Sie Nahrungsmittel wie Nüsse, Lachs und Avocado, die reich an mehrfach und einfach ungesättigten Fetten sind, solchen vor, die wie rotes Fleisch reich an gesättigten Fetten sind. Und essen Sie keine Nahrungsmittel, die künstliche Transfette enthalten.

Klinische Studien: Gesättigte durch ungesättigte Fette zu ersetzen rettet Leben

Klinische Studien bekräftigen das Gesamtbild in Sachen Nahrungsfette, das ich im Laufe dieses Buches gezeichnet habe: Einige Fette sind gut für die Gesundheit, andere nicht. Frühe Untersuchungen (von denen die meisten vor Jahrzehnten durchgeführt wurden, sehr klein waren und Menschen mit einer bereits vorhandenen Herzerkrankung rekrutierten) zeigten, dass es für das Herz und die Blutgefäße kaum einen Unterschied machte, weniger Gesamtfett zu essen (was in der Regel durch den Verzehr von kohlenhydratreicheren Speisen wie weißem Reis und Kartoffeln erreicht wurde). Im krassen Gegensatz dazu stehen klinische Freiwilligenstudien, bei denen den Teilnehmern zufällig entweder eine klassische westliche Ernährungsweise, die relativ reich an gesättigten Fetten ist, oder eine Diät zugeteilt wurde, bei der die gesättigten Fette teilweise durch mehrfach ungesättigte Fette ersetzt wurden. Diese Studien haben nicht nur Vorteile wie niedrigere Werte beim Gesamtcholesterin oder dem schädlichen LDL-Cholesterin belegt, sondern auch und vor allem einen Rückgang der Herzerkrankungen um mehr als ein Drittel. (Wie bereits erläutert, steht der Begriff »mehrfach ungesättigte Fette« sowohl für Omega-6- als auch Omega-3-Fettsäuren, eine Tatsache, die bei der Durchführung dieser Studien nicht berücksichtigt worden war.)

Eine der eindrucksvollsten klinischen Studien war die sogenannte *Lyon Diet Heart Study*. Diese 1988 begonnene französische Studie machte sich daran zu prüfen, ob eine mediterrane Ernährungsweise bei den Überlebenden einer Herzattacke eine zweite derartige Attacke oder einen herzbedingten Tod verhindern konnte. Die eine Hälfte der 605 Freiwilligen wurde gebeten, eine Low-Fat-Diät zu befolgen, während die andere Hälfte eine Ernährung nach Mittelmeerart einhalten sollte, die Olivenöl, Vollkornbrot, zusätzliches Wurzel- und Blattgemüse, tägliches Obst, mehr Fisch und Geflügelfleisch und weniger rotes Fleisch umfasste, dazu eine spezielle Margarine, die reich an Omega-3-Fettsäuren war.

Die Studie war eigentlich auf fünf Jahre ausgelegt gewesen, wurde aber nach nur zweieinhalb Jahren bereits gestoppt, weil die Vorzüge der mediterranen Ernährung derart augenscheinlich waren: eine Verringerung neuer Herzattacken oder Todesfälle aus allen erdenklichen Ursachen um 70 Prozent[125]. Einige Jahre später, als die Forscher die Teilnehmer erneut aufsuchten, waren die Vorzüge der Mittelmeer-Ernährung (darunter ein geringeres Krebsrisiko) noch immer erkennbar. Interessanterweise hielten die meisten, denen man eine solche mediterrane Ernährung verordnet hatte, diese mehrere Jahre nach Studienende noch immer ein[126].

Wie eine aktuellere klinische Studie belegt, kann eine ähnlich geartete Ernährung bei relativ gesunden Menschen dem Auftreten erster Herzattacken entgegenwirken. Die Forscher konnten rund 7500 Einwohner Spaniens für die Teilnahme an der sogenannten *Prevención con Dieta Mediterránea* (*PREDIMED*)-Studie gewinnen. Jede/r der Freiwilligen war über 55 Jahre alt, und keiner/m von ihnen war bis dato eine Herzerkrankung diagnostiziert worden, obwohl sie alle ein diesbezüglich hohes Risiko hatten. Ein Drittel der Teilnehmer wurde angehalten, sich nach Mittelmeerart zu ernähren, und außerdem jede Woche mit einem Liter Nativen Olivenöl Extra versorgt. Ein weiteres Drittel sollte eine mediterrane Ernährung einhalten, erhielt anstelle von Olivenöl aber rund 200 Gramm Walnüsse, Haselnüsse und Mandeln pro Woche. Der dritten Gruppe wurde schließlich eine Low-Fat-Diät zugeteilt.

Die Studie wurde früh, nach einer knapp fünfjährigen Follow-up-Phase, angehalten. Zu diesem Zeitpunkt war bereits deutlich, dass die Teilnehmer in der Mittelmeer-Gruppe weniger kardiovaskuläre Ereignisse wie Herzinfarkte, Schlaganfälle und Tod durch eine Herz-Kreislauf-Erkrankung erlebten als die Mitglieder der Low-Fat-Gruppe, was auch schon in der Lyon-Studie zu beobachten gewesen war. Der Unterschied war beeindruckend: 83 kardiovaskuläre Ereignisse in der Mittelmeer-plus-Nuss-Gruppe (8 pro 1000 Teilnehmer), 96 in der Mittelmeer-plus-Olivenöl-Gruppe (8 pro 1000 Teilnehmer) und 106 in der Low-Fat-Gruppe (11 pro 1000 Teilnehmer)[127]. Das klingt vielleicht nicht nach einem großen Unterschied. Doch auf die Vereinigten Staaten übertragen, wäre dieser Unterschied gleichbedeutend mit zehntausenden Krankenhausaufenthalten und Todesfällen weniger im Jahr, wenn alle Leute auf diese Diät umstiegen.

Die Vorteile ungesättigter Fette sind hinreichend belegt

Die allgemeine Sichtweise auf Wissenschaft lautet: Wenn man die Fakten zusammenträgt, werden sie eine klare und eindeutige Antwort liefern. Im Normalfall sieht die wissenschaftliche Realität aber völlig anders aus, und das umso mehr, wenn es um die menschliche Ernährung und deren Verhältnis zu Krankheiten geht. Es gibt ein wahres Meer aus vorhandenen Fakten und eine nicht enden wollende Flut neuer Daten, aber nur ein paar gesicherte Antworten. Das liegt daran, dass Studien stets Raum für Kritik bieten und ihre Ergebnisse immer offen für Interpretationen sind. Zu dem Schluss zu gelangen, dass »mehr Forschung nötig« sei, ist ein Standardprozedere, ein Satz, den ich oft bei Berichten über die Resultate einer Studie oder in Leitartikeln oder Rezensionen über bestimmte Aspekte von Ernährung und Krankheit verwendet habe.

Das empfinde ich absolut nicht so, wenn es darum geht, wie Menschen mit Nahrungsfett umgehen sollten. Jede Art von Fett einzuschränken und mehr Kohlenhydrate zu essen, bietet keinerlei Schutz vor einer Herzerkrankung und wird einigen Menschen am Ende sogar schaden. Demgegenüber ist der Ersatz von gesättigten Fetten durch ungesättigte Fette ein sicherer, erwiesener und köstlicher Weg, um die Zahl der Herzerkrankungen zu senken.

Verwirrende Neuigkeiten über gesättigtes Fett

Ein 2014 erschienener Artikel trat eine Lawine aus Fehlinformationen über gesättigtes Fett los. Diese in den *Annuals of Internal Medicine* veröffentlichte Metaanalyse von bereits publizierten Studien behauptete, dass die verbreitete Empfehlung, weniger gesättigtes Fett zu essen (das in rotem Fleisch, Käse und butterhaltigem Gebäck im Überfluss enthalten ist) das Risiko für eine Herzerkrankung nicht verringere[128].

Die Medien hatten ihre wahre Freude an etwas, das sie als erneute 180-Grad-Wende in Sachen Ernährungsratschlägen betrachteten. Der Autor und Gastro-Journalist Mark Bittman schrieb in der *New York Times*: »Die Butter ist wieder da. Julia Child, die Göttin des Fetts, strahlt gerade irgendwo.«[129] Andere Schlagzeilen waren ähnlich überschwänglich, während die Verbraucher seufzten und sich wieder einmal von den verwirrenden und widersprüchlichen Ergebnissen der Ernährungsforschung überrumpelt fühlten.

Die mediale Aufmerksamkeit war unglücklich, weil sich die Analyse in vielerlei Hinsicht als fehlerhaft erwies. Ihre Autoren verwendeten falsche Zahlen aus einigen der Originalstudien, darunter der *Nurses' Health Study*, und ließen wichtige Daten aus. Am schwersten wog aber, dass sie die Wirkung von gesättigtem Fett nicht wirklich mit der von mehrfach ungesättigtem Fett verglichen – denn dazu wären die Originaldaten aus den zusammengefassten Studien nötig gewesen. Diese Probleme stellten eine der zentralen Schlussfolgerungen der Studie aus den *Annals of Internal Medicine* in Frage: dass der Ersatz von gesättigten Fetten durch mehrfach ungesättigte Fette das Risiko für eine Herzerkrankung nicht reduziere. (Als Antwort auf die vielen Dutzend Briefe, die die Zeitschrift erreicht und diesen Artikel kritisiert hatten, stellten die Autoren verschiedene überarbeitete Versionen ins Internet. Doch wenngleich einige Fehler korrigiert wurden, konnten sie die schwerwiegendsten Verfehlungen nicht beheben.)

Für ähnliche Unruhe sorgte eine Metaanalyse zum Thema Butter und Herzerkrankung von 2016[130]. Sie kam zu dem Schluss, dass zwischen einem Esslöffel Butter am Tag und einem aus allen möglichen Gründen eingetretenen Tod oder dem Auftreten eines Herz- oder Schlaganfalls keinerlei Verbindung bestünde. Und obwohl die Autoren eindeutig auf die Vorzüge ungesättigter Pflanzenöle anstelle von Butter verwiesen, kam dieser Aspekt in den Schlagzeilen nicht vor.

Nach der Veröffentlichung dieser beiden Studien machte sich mein Team direkt daran, die Wirkung von Butterfett auf das Risiko für eine Herzerkrankung mit der Wirkung anderer Nahrungsmittel zu vergleichen.

Auf den Verzehr von raffinierten Körnern und Saaten bezogen wies Butter ein ähnliches Herzerkrankungsrisiko auf. Im Ver-

Der große Kampf um die Butter

Von den 1970er-Jahren an akzeptierten viele Menschen nach und nach den Niedergang der Butter und verzichteten auf sie. Obwohl sie den Verlust ihres wohlschmeckenden Aromas bedauerten, stimmten sie darin überein, dass die in ihr enthaltene Menge an gesättigten Fettsäuren schlecht fürs Herz sein könnte. Und so stiegen sie, den Vorschlägen der Forscher und Ernährungswissenschaftler folgend, pflichtbewusst auf Margarine um. Als spätere Berichte dann aber die Gefahren von Margarine betonten, fühlten sich viele Menschen betrogen.

Zu keinem Zeitpunkt gab es irgendwelche guten Hinweise darauf, dass der Umstieg von Butter auf Margarine die Wahrscheinlichkeit einer Herzattacke senken oder das Risiko für eine Herzerkrankung minimieren würde. Angesichts der Tatsache, dass Margarine weniger gesättigtes Fett als Butter enthielt, war dieser Umstieg nichts als eine gut gemeinte Vermutung. Doch die Empfehlungen zu diesem Schritt ignorierten die große Zahl von Transfetten, die viele Margarinen enthielten.

Heute ergibt die Debatte »Butter versus Margarine« keinen Sinn mehr. Mit Blick auf das Thema Herzerkrankung steht Butter auf der Liste der Lebensmittel, die man sparsam verwenden sollte, vor allem deshalb, weil sie so große Mengen jenes gesättigten Fetts enthält, das den schlechten LDL-Spiegel ansteigen lässt. Dagegen sind viele heute verkaufte Margarinen arm an gesättigtem Fett, reich an ungesättigtem Fett und frei von Transfetten. So lange Sie nicht zu viel davon verwenden, sollte das überhaupt kein Problem sein (allerdings enthält Margarine immer noch viele Kalorien). Aber vielleicht denken Sie, bevor Sie zu Butter oder Margarine greifen, erst einmal darüber nach, ob Sie stattdessen Olivenöl oder ein anderes flüssiges Pflanzenöl nehmen könnten.

Und falls Sie beim Sautieren von Gemüse, Jakobsmuscheln oder Eiern auf den Geschmack von Butter nicht verzichten können, schmelzen Sie eine kleine Portion Butter und verlängern Sie sie mit Olivenöl.

gleich zu Vollkornprodukten oder ungesättigten Pflanzenölen war Butter jedoch mit einem höheren Risiko assoziiert[131].

Die zentrale Botschaft lautet: Es macht einen riesigen Unterschied, was Sie anstelle von Nahrungsmitteln essen, die reich an gesättigtem Fett sind. Wenn Sie statt einem saftigen, fettreichen Steak einen Teller voll heller Pasta mit einer fettarmen Sauce essen, bringt das Ihrer Gesundheit kaum etwas, weil beides negative Auswirkungen auf die Risikofaktoren für eine Herz-Kreislauf-Erkrankung hat. Wenn Sie das Steak dagegen durch ein Stück Lachs auf einem Bett aus Blattgemüse ersetzen und mit einem Dressing aus Essig und Olivenöl garnieren, dann ist das eine sehr positive Veränderung, weil diese Nahrungsmittel die Risikofaktoren für eine Herz-Kreislauf-Erkrankung positiv beeinflussen.

Ein Rat in Sachen Omega

Angesichts der weitreichenden Bedeutung und der Vorzüge von Omega-3-Fettsäuren sollten Sie versuchen, am Tag mindestens eine gute Quelle davon zu sich zu nehmen. Für Schwangere und Frauen, die gern schwanger werden möchten, ist die tägliche Dosis Omega-3-Fettsäuren besonders wichtig. Ein sich entwickelndes Kind braucht vom Zeitpunkt der Empfängnis an einen kontinuierlichen Nachschub an Omega-3-Fettsäuren, um das Gehirn und andere Teile des Nervensystems auszubilden.

Doch leider sind Omega-3-Fettsäuren in der durchschnittlichen Ernährung nicht mehr ganz so zahlreich anzutreffen wie früher. Lebensmittelunternehmen zerstören sie absichtlich in Pflanzenölen, damit die Produkte in den Regalen länger haltbar bleiben, ohne ranzig zu werden. Und auch das Fleisch von Kühen und Hühnern enthält heutzutage weniger Omega-3-Fettsäuren. Warum das so ist? Früher grasten die meisten zum Verzehr bestimmten Tiere nach Wildpflanzen und Samen, beides reich an Omega-3-Fettsäuren, während ihnen heute Körner mit wenig Omega-3-Fettsäuren verfüttert werden.

Die beste Quelle von Omega-3-Fettsäuren ist Fisch, insbesondere fettiger Fisch wie Lachs, Thunfisch (inklusive Thunfisch aus der Dose), Makrele, Hering und Sardine. Bedauerlicherweise übersteigt der relativ hohe Fischpreis oft das Budget vieler Haushalte. Hier erweisen sich Lachskonserven als beste Kaufoption und lassen sich auf unzählige Weisen einsetzen.

Zwei- bis dreimal pro Woche Fisch zu essen ist für fast jeden Menschen eine gute Zielmarke. Der Verzehr noch größerer Mengen bietet dagegen nur wenig zusätzlichen Schutz vor einer Herzerkrankung. Kleine Kinder und Frauen im gebärfähigen Alter sollten sich auf Arten mit einem niedrigen Quecksilbergehalt konzentrieren (siehe Exkurs »Fisch, Quecksilber und Fischöl«, Seite 164). Und obwohl sich die Forschung auf diesem Gebiet weiter entfaltet, gilt: An den meisten Wochentagen eine gute Quelle von α-Linolensäure (ALA) in Ihre Ernährung einzubeziehen, stellt eine angemessene Versorgung mit Omega-3-Fettsäuren sicher. Walnüsse, Leinsamen oder mit Raps- oder Sojaöl hergestellte oder darin zubereitete Nahrungsmittel bieten hierfür gute Möglichkeiten.

Dagegen müssen Sie sich über die Frage, wie Sie in Ihrer Ernährung mehr Omega-6-Fettsäuren unterbringen, nicht wirklich Gedanken machen, weil sie in vielen alltäglichen Lebensmitteln zu finden sind. Verwenden

Gute Quellen von essenziellen Fettsäuren

Viele köstliche Speisen liefern unentbehrliche ungesättigte Fettsäuren, die gut fürs Herz und den Rest des Körpers sind. Versuchen Sie, jeden Tag mindestens eine Quelle dieser Fette zu essen.

Nahrungsmittel mit vielen Omega-3-Fettsäuren

- Kaltwasserfische wie Lachs, Sardine, Makrele und Forelle
- Raps- und Sojaöl (so lange es nicht teilhydriert ist)
- Leinsamen und Leinsamenöl
- Walnüsse
- dunkelgrünes Blattgemüse wie Grünkohl, Spinat, Senfblätter und Blattkohl
- mit Omega-3 angereicherte Eier

Nahrungsmittel mit vielen Omega-6-Fettsäuren

- Soja-, Distel-, Sonnenblumen-, Maiskeim- und andere Pflanzenöle
- Sonnenblumenkerne, Samen, Walnüsse und Pinienkerne

Sie zum Kochen Pflanzenöle, dann bekommen Sie so viele Omega-6-Fette, wie Sie brauchen.

Nahrungsfett und Krebs: ein schwacher Zusammenhang

Die gleiche Art von internationalen Vergleichen, die schon die Diät-Herz-Hypothese veranlasst hatten, haben auch hartnäckige Überzeugungen über einen Zusammenhang zwischen Nahrungsfett und Krebs aufkommen lassen. Länder mit einer geringeren durchschnittlichen Fettzufuhr (hauptsächlich Entwicklungsländer und weniger wohlhabende Nationen) neigen zu niedrigeren Brustkrebs-, Darmkrebs- und Prostatakrebsraten als Länder mit einer höheren durchschnittlichen Fettzufuhr. Doch inzwischen haben bessere und direktere Belege für den allgemeinen Zusammenhang zwischen Ernährung und Krebs die Unterstützung für diesen spezifischen Zusammenhang deutlich geschwächt.

Brustkrebs

Im Jahr 1982 kam der Nationale Wissenschaftsrat der USA – ausgehend von einer Handvoll retrospektiver Studien – zu dem Schluss, dass es die Zahl der Brustkrebsdiagnosen bei Frauen verringere, wenn man den Fettgehalt in der Ernährung von 40 auf 30 Prozent der Gesamtkalorien senke. Zwei Jahre später machte das US-Krebsinstitut dieses Ziel zum Gegenstand einer groß angelegten Kampagne zur Gesundheitsförderung. Doch diese Anstrengungen haben kaum etwas für die Verhinderung von Brustkrebs bewirkt.

Seither haben größere Kohortenstudien zum Thema Krebs einen möglichen Zusammenhang zwischen Nahrungsfett und Brustkrebs nicht bestätigt. In der *Nurses' Health Study* hatten seit 1980 mehr als 8000 der Teilnehmerinnen Brustkrebs bekommen. Im Laufe der mehr als zwanzigjährigen Follow-up-Phase konnten wir jedoch keinen Anstieg der Krankheitsfälle bei Frauen mit einer höheren Nahrungsfettzufuhr erkennen. Selbst eine Analyse aller großen Kohortenstudien weltweit fand keine Verbindung zwischen Nahrungsfett und Brustkrebs, mit Ausnahme eines unerwarteten Anstiegs bei der kleinen Zahl von Frauen mit der niedrigsten Fettzufuhr[132]. Wir wollten weiterhin herausfinden, ob die Fettmenge in der Ernährung vor oder nach einer Brustkrebsdiagnose das Risiko für einen tödlichen Krankheitsverlauf steigerte. Zu diesem Zweck führten wir Daten aus der *Nurses' Health Study* I und II zusammen, was einer bis zu dreißigjährigen Follow-up-Periode entsprach. Das Ergebnis: kein Einfluss auf einen tödlichen Krankheitsverlauf. Wenn überhaupt, stand eine höhere Fettzufuhr vor der Diagnose mit einem minimal geringeren Sterberisiko in Verbindung[133]. (Tatsächlich war es in der beschriebenen PREDIMED-Studie [Seite 23] so, dass Frauen, die sich an eine fetthaltigere mediterrane Ernährung hielten, im Laufe der fünfjährigen Studie mit geringerer Wahrscheinlichkeit Brustkrebs entwickelten als jene, die eine Low-Fat-Diät befolgten.[134] Das waren vielversprechende Ergebnisse, auch wenn die Zahl der Fälle gering war.)

Bislang haben sich die meisten Untersuchungen zum Zusammenhang zwischen Nahrungsfett und Brustkrebs auf Frauen im mittleren oder höheren Alter konzentriert. Das ist durchaus sinnvoll, weil Brustkrebs eher unter älteren Frauen verbreitet ist. Es kann aber auch jüngere Frauen treffen, und in dieser Altersstufe ist das Brustgewebe für krebserregende Einflüsse besonders anfällig. In der *Nurses' Health Study* II (die Frauen untersuchte, die im Jahr 1989 zwischen 26 und 44 Jahre alt gewesen waren) entwickelten 714 der über 90 000 Teilnehmerinnen in einem Zeitraum von acht Jahren Brustkrebs. Große Mengen an *tierischem* Fett, besonders aus rotem Fleisch, erhöhten die Wahrscheinlichkeit einer Brustkrebserkrankung, große Mengen an Pflanzenfett dagegen nicht[135]. Dieser Befund hat sich über die gesamte zwanzigjährige Follow-up-Phase hinweg gehalten[136].

Wie im Kapitel 3 dargestellt, gelten randomisierte Studien als die beste Möglichkeit zum Testen einer Hypothese. Und so wurde 1991, aufgrund des unbeirrbaren Glaubens an einen Zusammenhang zwischen Nahrungsfett und der Entstehung von Brustkrebs, die *Women's Health Initiative* ins Leben gerufen, deren Hauptaugenmerk auf Nahrungsfett lag. Es handelte sich um die umfassendste und teuerste klinische Studie, die jemals durchgeführt wurde. Über 48 000 Frauen wurden nach dem Zufallsprinzip angewiesen, entweder eine Low-Fat-Diät zu befolgen oder ihre normale Ernährung beizubehalten. Sieben Jahre später war kein signifikanter Unterschied bei der Zahl der Brustkrebserkrankungen zu beobachten, ebenso wenig wie bei den Herzerkrankungen oder anderen Krankheiten[137]. Normalerweise würde ein solches Ergebnis der Überzeugung, dass eine Low-Fat-Diät Brustkrebs vorbeuge, ein Ende bereiten. Doch stattdessen machten Fragen die Runde, ob die Studie lang genug gedauert hätte. In einer anschließenden Veröffentlichung berichteten die Autoren, dass es zu keinem Zeitpunkt der Studie irgendwelche Unterschiede in Bezug auf die Konzentration der Triglyceride und des guten HDL-Cholesterins im Blut gegeben habe. Wie wir wissen, nehmen bei einer Low-Fat-Diät die Triglyceride zu und nimmt das HDL ab – weshalb die fehlende Veränderung dieser beiden Werte ein Hinweis darauf war, dass sich die eingenommenen Fettmengen beider Gruppen, wenn überhaupt, nur marginal unterschieden.

Eine weitere randomisierte Studie fand in Kanada statt. Dabei wurden Frauen, die aufgrund eines veränderten Mammogramms ein erhöhtes Brustkrebsrisiko hatten, für durchschnittlich zehn Jahre zufällig auf eine Low-Fat-Diät gesetzt oder dazu angehalten, sich wie gewohnt zu ernähren. Bei den Frauen in der Low-Fat-Gruppe war die Konzentration des schützenden HDL-Cholesterins niedriger, was darauf hinwies, dass zwischen beiden Gruppen ein Unterschied bei der Menge des eingenommenen Fetts bestand. Das Brustkrebsrisiko der Frauen, die eine Low-Fat-Diät befolgten, lag um 19 Prozent höher, und obwohl es sich dabei nicht um einen statistisch relevanten Anstieg handelte, wies er mit Sicherheit dennoch in die falsche Richtung[138].

Das Verhältnis zwischen Fettzufuhr und Brustkrebs ist in den letzten drei Jahrzehnten eingehend untersucht worden. Und wenngleich sich unmöglich beweisen lässt, dass das Nahrungsfett absolut keinen Einfluss auf Brustkrebs hat (denn es könnte immer noch einen winzigen, nicht messbaren Effekt geben), können wir trotzdem zuversichtlich sein, dass Low-Fat-Diäten bei der Senkung des Brustkrebsrisikos keine große Rolle spielen.

Dennoch weist einiges darauf hin, dass es durchaus einige Vorteile mit sich bringen könnte, tierische Fette durch solche aus Pflanzen zu ersetzen. Der eindeutigste und übereinstimmende Befund aus Untersuchungen an Tieren und Menschen lautet, dass zu viele Kalorien im Erwachsenenalter viel entscheidender für das Auftreten von Brustkrebs sind als Nahrungsfett – unabhängig davon, aus welchen Nahrungsmitteln diese Kalorien stammen.

Darmkrebs

Frühe Studien legten einen Zusammenhang zwischen Nahrungsfett und Darmkrebs, der dritthäufigsten Todesursache in den Vereinigten Staaten, nahe. Aber auch das wurde bislang nicht durch detailliertere Arbeiten bestätigt. Allerdings gibt es gute Belege dafür, dass der Verzehr von viel rotem Fleisch das Darmkrebsrisiko erhöht. Das könnte mit den Fettarten in rotem Fleisch, aber auch mit den krebserregenden chemischen Stoffen zusammenhängen, die bei großer Hitze beim Braten und Kochen von rotem Fleisch entstehen. Die Weltgesundheitsorganisation hat davor gewarnt, dass der regelmäßige Konsum von rotem und besonders von verarbeitetem roten Fleisch mit der Entstehung von Dickdarmkrebs in Verbindung steht[139]. Dagegen ist die Zufuhr von Fetten aus Fisch, Hühnerfleisch und Pflanzen bislang noch nicht mit einem Risiko für Dickdarm- oder Mastdarmkrebs assoziiert worden.

Der stärkste diätetische Zusammenhang mit Darmkrebs beruht, wie schon beim Brustkrebs, auf dem Ungleichgewicht zwischen eingenommenen und verbrannten Kalorien: Menschen mit Übergewicht entwickeln diese Krebsart eher als Menschen ohne Übergewicht. Ein Schutz vor Darmkrebs geht auf regelmäßige körperliche Aktivität, Nichtrauchen und die Einnahme ausreichender Mengen Folsäure (eines der B-Vitamine) zurück (siehe Kapitel 11).

Prostatakrebs

Beim Prostatakrebs ist die Situation undurchsichtiger, was zum Teil daran liegt, dass es bis dato relativ wenige Studien in diesem Bereich gab. Wie internationale Vergleiche belegen, liegen die Prostatakrebsraten asiatischer Männer mit ihren relativ fettarmen Ernährungsweisen beträchtlich unter denen ihrer westlichen Geschlechtsgenossen. Und obwohl Asiaten, die in die

USA umziehen, tatsächlich einen Anstieg der Prostatakrebsraten erleben, bleibt der Anteil in dieser Gruppe stets unter dem europäischstämmiger Männer, was einen starken Einfluss genetischer Faktoren nahelegt. Wenn es einen Zusammenhang zwischen Nahrungsfett und Prostatakrebs gibt, dann scheint er hauptsächlich mit tierischem Fett oder irgendeinem anderen Bestandteil von rotem Fleisch verbunden zu sein. Das ist eine gute Nachricht, denn es bedeutet, dass Olivenöl und andere ungesättigte Fette, die das Risiko für eine Herzerkrankung senken, nicht zu einem Anstieg des Prostatakrebsrisikos führen.

Die Forschung zu Prostatakrebs wirft in Bezug auf ein anderes Gleichgewicht Fragen auf. Die Resultate der *Health Professionals Follow-Up Study* und anderer Studien haben gezeigt, dass Männer, deren Ernährung reich an Omega-3-Fettsäuren aus Meeresfrüchten ist (EPA und DHA), mit geringerer Wahrscheinlichkeit an Prostatakrebs erkranken. Die Beziehung zwischen pflanzlichen Omega-3-Fettsäuren, sogenannter α-Linolensäure (ALA), und Prostatakrebs hat dagegen etwas Besorgnis erregt. Einige Studien legen nahe, dass bei Männern mit hoher ALA-Aufnahme die Menge der Krebsfälle und der fortgeschrittenen Prostatakrebserkrankungen zunimmt[140], obwohl wir das in unserer jüngsten Follow-up-Phase der *Health Professionals Follow-Up Study* nicht feststellen konnten.

Wieso sollte ein vermeintlich gesundes Öl mit Prostatakrebs in Verbindung stehen? Eine Möglichkeit ist, dass ein Großteil der α-Linolensäure in der US-Ernährung bis vor kurzem im Grunde als schädliches Transfett vorlag (siehe »Transfette – besonders besorgniserregend«, Seite 95). Viele Jahre lang wurden Öle mit einem hohen ALA-Gehalt standardmäßig einer Teilhydrierung unterzogen, um sie vor zu schnellem Verderben zu bewahren. Das hat ihnen aber auch Transfette hinzugefügt. Mittlerweile ist das Verfahren der Teilhydrierung weitgehend eingeschränkt worden, und das bedeutet, dass wir in Zukunft vor allem natürliche, unveränderte ALAs aufnehmen werden.

Walnüsse bieten einen Anhaltspunkt dafür, dass das der Grund für den beschriebenen Trend sein dürfte. Walnüsse sind eine wichtige ALA-Quelle, wurden niemals teilweise hydriert, und ihr Verzehr wurde zu keinem Zeitpunkt mit einem erhöhten Risiko für Prostatakrebs in Verbindung gebracht. Und obwohl die Wissenschaft den Zusammenhang zwischen ALA und einer Prostataerkrankung weiter beobachten wird, glaube ich, dass Männer Walnüsse, Rapsöl und andere ALA-haltige Nahrungsmittel trotzdem genießen können, ohne sich dabei Gedanken um Ihre Prostata zu machen.

Fazit: Nahrungsfette und Krebs

Dass es zwischen Nahrungsfett und Krebs keinen Zusammenhang gibt, lässt sich unmöglich beweisen. Falls Fett aber doch einen Einfluss auf die Entstehung von Krebs haben sollte, zeigen die Befunde aus großen Kohortenstudien mit jahrelanger Nachverfolgung, dass seine Wirkung gering ist. Angesichts der starken und übereinstimmenden Verbindung, die man zwischen verschiedenen Fettarten und einer Herzerkrankung beobachtet hat, ist es meiner Meinung nach sinnvoller, die Nahrungsfette hinsichtlich ihrer belegten Wirkung auf Herzerkrankungen zu betrachten. Ihr hypothetisches Verhältnis zu Krebs, für das es bislang noch keine umfangreichen Belege gibt, ist dagegen weniger wichtig.

Gesunde Fette auswählen

Der Begriff »herzgesunde Ernährung« weckt oft Bilder von gedünstetem Reis und Gemüse, einer Platte voller gebratener Hühnerbrustfilets und Pasta (aber bitte nicht zu viel Sauce), während an Pommes frites nicht mal im Traum zu denken ist.

Wenn Sie wie ich davon überzeugt sind, dass eine Low-Fat-Diät nicht der beste Weg zu einem gesünderen Herzen ist, dann gibt es noch eine andere Möglichkeit. Dazu muss man erstens bei einigen Fetten etwas kürzer treten (genau wie bei klassischen Low-Fat-Diäten), aber zweitens der eigenen Ernährung bewusst einige Fette hinzufügen. Das erfordert zunächst ein bisschen Übung, doch die Anstrengungen werden die Mühe durchaus wert sein, und zwar sowohl in Bezug auf Geschmack als auch auf die Gesundheit.

Kürzer treten: Halten Sie sich von Transfetten fern und beschränken Sie den Verzehr von gesättigten Fettsäuren. Transfette zu meiden ist immer leichter geworden, und schon bald wird es schwer sein, sie überhaupt noch irgendwo zu finden, wenn das überhaupt jemand will. Als 2006 in den USA die Vorschrift der Lebensmittelbehörde FDA in Kraft trat, dass die Menge der in Lebensmitteln enthaltenen Transfette in deren Nährwerttabelle auftauchen müsste, nutzten viele Unternehmen diese »Gelegenheit«, um nach Transfett-freien Alternativen zu suchen (siehe »Transfette – besonders besorgniserregend«, Seite 95).

Die Aufnahme von gesättigten Fettsäuren zu beschränken bedeutet, zurückhaltend mit rotem Fleisch und Vollfett-Milchprodukten umzugehen oder sie überhaupt nicht zu essen. Es lohnt sich aber nicht, sich damit verrückt zu machen, jede Spur von gesättigten Fetten aus Ihrer Ernährung tilgen zu wollen. Zum einen ist das nahezu unmöglich, weil Speisen, die gute Quellen von einfach und mehrfach ungesättigten Fettsäuren sind, zugleich auch ein paar gesättigte Fette enthalten. Zum anderen haben die *Lyon Diet Heart Study*, die *PREDIMED*-Studie und andere gezeigt, dass es vollkommen in Ordnung ist, mäßige Mengen an gesättigtem Fett in Verbindung mit ungesättigten Fetten zu essen. Ich rate Ihnen davon ab, die Kalorien- oder Grammzahl von Fett aufs Peinlichste ermitteln zu wollen. Stattdessen empfehle ich Ihnen, sich an die weithin anerkannte Obergrenze zu halten, nach der man täglich acht Prozent der Kalorien mit gesättigtem Fett decken oder rund 17 Gramm davon zu sich nehmen kann. So viel liefern sieben Portionen Butter, eine kleine Pan Pizza von Pizza Hut oder drei Gläser Vollmilch.

Sie müssen nicht zählen, wie viel Gramm Fett Sie zu sich nehmen, oder einen Taschenrechner zücken, um den Fettanteil Ihrer Kalorien zu berechnen. Sie können Ihre Zeit auf bessere Weise nutzen, die Rendite ist sehr gering, und es gibt keine belastbaren Hinweise, die die Einhaltung genauer numerischer Ziele für die Gesamtfettzufuhr stützen würden. Natürlich ist es, um zu gesunden Entscheidungen zu gelangen, durchaus sinnvoll zu wissen, was in den Nahrungsmitteln, die Sie essen oder essen möchten, enthalten ist. Ich rate aber davon ab, den ganzen Tag lang akribisch Buch zu führen.

Hinzufügen: Sobald Sie die gesättigten Fette und Transfette in Ihrer Ernährung im Griff haben, werden Sie feststellen, dass es jede Menge einfache und köstliche Möglichkeiten für zusätzliche ungesättigte Fette gibt.

Prozentanteil spezifischer Fettarten in verbreiteten Ölen und Fetten*

Öle und Fette	Gesättigt	Einfach gesättigt	Mehrfach gesättigt	Trans	α-Linolensäure**
Rapsöl	7	58	29	0	12
Distelöl	9	12	74	0	0
Sonnenblumenöl	10	20	66	0	2
Maiskeimöl	13	24	60	0	1
Olivenöl	13	72	8	0	1
Sojaöl	16	44	37	0	7
Erdnussöl	17	49	32	0	1
Palmöl	50	37	10	0	0
Kokosöl	87	6	2	0	0
Bratfette					
Crisco Original [= Pflanzenfett der Marke Crisco, Anm. d. Übers.]	25	36	30	11	2
Schweineschmalz	39	44	11	1	0
Rinderfett	39	49	3	8	3
Hühnerfett	27	41	31	0	0
Butter	64	29	6	3	1
Margarinen/Aufstriche					
Imperial Stick [≈ Pflanzenölaufstrich der Marke Imperial, Anm. d. Übers.]	18	2	29	23	4
Fleischmann's im Becher [≈ Pflanzenmargarine der Marke Fleischmann's, Anm. d. Übers.]	19	31	46	6	1
Shedd's Country Crock im Becher [≈ Pflanzenmargarine der Marke Country Crock, Anm. d. Übers.]	21	27	49	5	6
Promise 60 % im Becher [≈ Margarine aus 60 % Pflanzenöl der Marke Promise, Anm. d. Übers.]	21	26	51	3	1

* Werte geben Anteil am Gesamtfett in Prozent wieder; Daten aus Analysen, die im Harvard School of Public Health Lipid Laboratory [Lipid-Labor der HSPH, Anm. d. Übers.] durchgeführt wurden, und Veröffentlichungen des USDA.
** Die α-Linolensäure ist auch beim mehrfach ungesättigten Fett berücksichtigt.

Bislang herrscht noch keine Einigkeit über die gesündeste Mischung aus einfach und mehrfach ungesättigten Fetten. Für den Augenblick stellt eine Kombination aus beiden eine gute Strategie dar, die Ihnen allerhand Flexibilität bei Ihrer Ernährung bietet (siehe vorstehende Tabelle »Prozentanteil spezifischer Fettarten in verbreiteten Ölen und Fetten«).

Olivenöl ist eine der besten Quellen von einfach ungesättigten Fetten und genauso vielseitig wie Butter. Sie können Gemüse darin sautieren, es zum Kurzbraten von Fisch oder Hühnerfleisch oder als Grundlage eines Salatdressings verwenden und bei Tisch sogar Ihr Brot, statt es mit Butter zu bestreichen, hineintunken, wie in Spanien, Italien, Griechenland und bei mir zuhause üblich. Unterschiedliche Olivenöle haben unterschiedliche Aromen, was Ihnen eine große Bandbreite an Geschmacksrichtungen bietet. Weitere gute Quellen von einfach ungesättigten Fetten sind unter anderem Rapsöl, Erdnussöl, Avocados, Mandeln, Erdnüsse und fast alle anderen Nussarten.

Zu den Hauptquellen von mehrfach ungesättigten Fetten zählen Pflanzenöle wie Maiskeim- oder Sojaöl, Hülsenfrüchte wie Sojabohnen und Sojaprodukte, sowie Samen. Wenn Sie wann immer möglich Fisch, Geflügelfleisch, Nüsse und Samen anstelle von rotem Fleisch essen, ist das eine einfache Möglichkeit, um gesättigte durch ungesättigte Fette zu ersetzen. Zudem hat Hühnerfett einen viel höheren Gehalt an mehrfach ungesättigtem Fett als Rinderfett, was wahrscheinlich der Hauptgrund dafür ist, dass der Ersatz von Rindfleisch durch Hühnerfleisch mit einem niedrigeren Herzerkrankungsrisiko verbunden ist.

Von der Theorie zur Praxis

Ungesättigte Fettsäuren sind gut für Sie, gesättigte Fettsäuren sind nicht so gut und Transfette sind schlichtweg schädlich. Entscheiden Sie sich wann immer möglich für Nahrungsmittel, die gesunde Fette liefern.

- Treffen Sie Entscheidungen über Fette vor dem Hintergrund ihrer erwiesenen Effekte auf Herzerkrankungen und nicht wegen ihres (wenn überhaupt nur) schwachen Zusammenhangs mit Krebs.
- Schränken Sie die Menge an gesättigtem Fett in Ihrer Ernährung ein. Um das zu erreichen, halten Sie sich bei rotem Fleisch, verarbeiteten Fleischwaren, Vollmilch und anderen Vollfett-Milchprodukten zurück.
- Verwenden Sie zum Kochen und bei Tisch Pflanzenöle.
- Beziehen Sie Nahrungsmittel mit ungesättigten Fetten wie Olivenöl, Nussöl, Samen und fettigen Fisch mit ein.
- Essen Sie täglich eine gute Omega-3-Fettsäuren-Quelle oder mehr Fisch, Walnüsse, Raps- oder Sojaöl, gemahlene Leinsamen oder Leinsamenöl.

Ungesunde Fette durch gesündere Fette ersetzen

Gesättigte Fette und Transfette sind schädlich für das Herz und die allgemeine Gesundheit. Wagen Sie den Umstieg auf Nahrungsmittel oder Zutaten, die gesunde ungesättigte Fette enthalten: einfach ungesättigte Fette wie Oliven- und Rapsöl und mehrfach ungesättigte Fette wie Soja- und Maiskeimöl.

Hier sind ein paar einfache Alternativen, die Ihnen bei diesem Umstieg helfen können:

Statt mit Butter zu sautieren ...: Steigen Sie auf Oliven- und Rapsöl oder andere gesunde Öle um. Diese Öle haben zwar ähnlich viele Kalorien, sind aber reich an gesunden ungesättigten Fetten und arm an gesättigtem Fett. Olivenöl enthält nur 1,8 Gramm gesättigtes Fett pro Teelöffel, Butter dagegen 7 Gramm, was annähernd der Hälfte des Tageslimits entspricht. Tatsächlich bezieht jeder Teelöffel Butter mehr als die Hälfte seiner Kalorien aus gesättigtem Fett.

Statt Kuchen, Kekse und einfache Brotmischungen mit festem Backfett zu backen ...: Greifen Sie, wann immer möglich, zu gesunden Ölen. Die Kalorienzahl ist ungefähr gleich hoch, doch die Öle sind, wie schon erwähnt, reich an ungesättigten Fetten. Mittlerweile sind feste Backfette ohne die gesundheitsschädlichen Transfette erhältlich. Darüber hinaus bieten sich für den gelegentlichen Einsatz Kokosöl, Butter oder Schweineschmalz an, wenn festes Fett zwingend erforderlich ist.

Statt Schweinerücken oder fettigere Stücke vom Schwein zu braten ...: Steigen Sie auf Schweinefilets um. Schweinefilet ist ebenso mager wie helles Hühnerfleisch ohne Haut. Eine gekocht zubereitete Portion von etwa 85 Gramm enthält nur 4 Gramm Fett, davon nur 1,4 Gramm gesättigtes Fett. Eine genauso große Portion gekocht zubereiteten Schweinerückens enthält nahezu 12 Gramm Fett, davon 4,5 Gramm gesättigtes Fett. Eine gute Faustregel lautet: Je magerer das jeweilige Stück Fleisch ist, desto weniger gesättigtes Fett ist darin enthalten.

Statt fettiges Hamburgerfleisch (Mageranteil von 73 bis 80 Prozent) zuzubereiten ...: Steigen Sie auf extramageres Hackfleisch um. Eine 85-Gramm-Portion fettiges Hamburgerfleisch kann annähernd 23 Gramm Fett (darunter 9 Gramm gesättigtes Fett) enthalten, bevor es zubereitet wird. Mageres Rinderhack, dessen Mageranteil mit mindestens 91 Prozent ausgewiesen ist, enthält dagegen nur 8 Gramm Fett, 3 davon gesättigt. Die Zubereitung des Fleisches kann, insbesondere wenn Sie es grillen, den Fettgehalt zwar reduzieren, aber nicht so weit, dass fettiges Fleisch so mager wird wie die extra-fettarme Variante. Vergessen Sie jedoch nicht, dass magereres rotes Fleisch nicht unbedingt gleichbedeutend mit einem geringeren Risiko für eine Herz- oder Krebserkrankung ist. Die beste Option ist immer noch, rotes Fleisch durch andere Proteinquellen zu ersetzen.

Statt für Saucen oder Backwaren Vollmilch zu benutzen ...: Steigen Sie auf Magermilch um. Ein Glas mit etwa 225 Milliliter Magermilch enthält rund 0,6 Gramm Fett, davon 0,4 Gramm gesättigtes Fett. Noch besser wäre es, wenn Sie stattdessen Sojadrink oder Mandeldrink in Betracht ziehen würden, denn obwohl sie mehr Fett als Magermilch enthalten, handelt es sich dabei hauptsächlich um ungesättigtes Fett.

Statt Rezepte mit saurer Sahne zu verfeinern ...: Versuchen Sie es mit Naturjoghurt. Ein Becher saure Sahne enthält 37 Gramm Fett, darunter 23 Gramm gesättigtes Fett, und ganze 136 Milligramm Cholesterin. Die gleiche Menge Vollfett-Naturjoghurt enthält etwa 10 Gramm Fett, und Magermilchjoghurt bloße 0,4 Gramm Fett und nur 5 Milligramm Cholesterin.

Statt Sandwiches oder Cracker mit normaler Erdnussbutter zu bestreichen ...: Steigen Sie auf naturnahes Erdnussmus um. Naturnahes Erdnussmus ist frei von Transfetten. Gewöhnliche Erdnussbutter wird in der Regel mit teilgehärteten Ölen hergestellt, die zwar ebenfalls keine Transfette, dafür aber mehr gesättigtes Fett enthalten.

Statt Pizza oder Salat unter einem Berg aus Käse zu begraben ...: Verwenden Sie kleine Mengen von geschmacksintensiven Käsesorten wie Parmesan, Blauschimmelkäse oder Cheddar. Auf diese Weise nehmen Sie viel weniger Fett zu sich. Ein Teelöffel Parmesankäse enthält lediglich 2 Gramm Fett, 1 Gramm davon gesättigt.

Fettersatzstoffe

Der Gipfel der ganzen »Fett-ist-schlecht-Bewegung« war vielleicht der Hype um die Einführung des unter dem Namen »Olestra« bekannten Fettimitats. Aus wissenschaftlicher Sicht handelte es sich um ein Wunder der Lebensmitteltechnik. Aus Sicht der öffentlichen Gesundheit hätte das unter dem irreführenden Markennamen »Olean« vertriebene »Olestra« zur Katastrophe werden können, wenn es jemals wirklich Fuß gefasst hätte. Olestra war so konzipiert, dass es in unseren Geschmacksknospen die gleichen Empfindungen auslösen sollte wie echtes Fett. Davon abgesehen handelte es sich aber um eine vollkommen andere Verbindung. Die Verdauungsenzyme, die Fette aufspalten, konnten Olestra nichts anhaben, sodass es unverändert durch den Verdauungstrakt rutschte und auf seinem Weg die Vitamine A, D, E und K sowie Beta-Carotin, Lycopin und einige andere pflanzlicher Pigmente und sekundärer Pflanzenstoffe aufsammelte und dem Stuhl beimischte. Das entzog dem Körper eine Menge Substanzen, die bei der Prävention von Herzerkrankungen, Krebs und Demenz eine Rolle spielen.

Das Unternehmen Procter & Gamble, Hersteller von Olestra, brachte Chips und andere Produkte auf den Markt, die mit Olestra hergestellt waren, zum Glück aber floppten. Viele weitere Fettersatzstoffe wurden entwickelt. Manche von ihnen bestehen aus Milch und Eiprotein, wie zum Beispiel »Simplesse«, manche aus Kohlenhydraten, wie zum Beispiel »Avicel«, und wieder andere aus Ballaststoffen, wie zum Beispiel »Nutrim«. Dieses ballaststoffreiche Produkt ist reich an Beta-Glucanen, einer Gruppe von löslichen Ballaststoffen, die zu den cholesterinsenkenden Eigenschaften von Hafer und Gerste beitragen.

Fettersatzstoffe wie Olestra stellten eher eine Gefahr als eine Verbesserung für die Gesundheit dar. Demgegenüber könnten solche Fettersatzstoffe wie Nutrim gesundheitsförderlich sein, wenn sie anstelle von gesättigten Fetten oder Transfetten verwendet werden. Eine gleichermaßen gesunde Lösung stellt die Nutzung von flüssigen Pflanzenölen anstelle von gesättigten Fetten und Transfetten dar.

Das Fazit aus alldem lautet: Wir brauchen keinen Schnickschnack und keine künstlichen Nahrungsmittel, um uns gesund zu ernähren. Wir können das heute auf eine Art und Weise erreichen, die das Essen zu einem wahren Vergnügen macht.

Kapitel 6

Kohlenhydrate auf Gedeih und Verderb

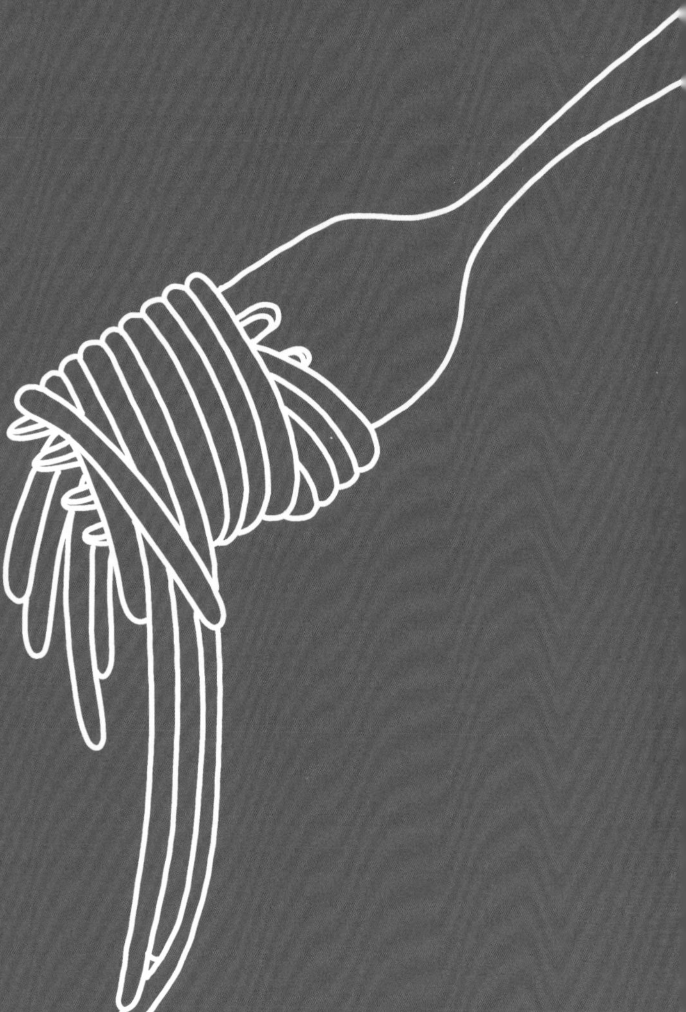

Kohlenhydrate: Von einfach bis komplex

Wie ein pflegeleichtes Sandwichkind wurden die Kohlenhydrate einst einfach übersehen. Das Fett bekam die meiste Aufmerksamkeit, das Obst und Gemüse das ganze Lob ab. Das ist insofern ein bisschen überraschend, weil Kohlenhydrate die Hälfte der Kalorien in der US-Ernährung stellen und einen noch höheren Anteil an den Ernährungsgewohnheiten vieler Menschen auf der ganzen Welt haben. Das Aufkommen der Atkins- und South-Beach-Diät und deren unglaubliche Beliebtheit hat die Kohlenhydrate plötzlich ins Rampenlicht befördert. Und so sank ihr Ansehen – und somit das Ansehen von Brot, Reis, Pasta und Ähnlichem – von Nahrungsmitteln erster Wahl für eine gesunde Ernährung und Gewichtsverlust auf den Status eines kulinarischen Schreckgespenstes. Seitdem haben die Paläodiät, die Dukan-Diät und andere Kohlenhydrate verschmähende Diäten den Druck auf sie aufrechterhalten.

Wie bei vielen anderen Modeerscheinungen ging der Prozess gegen die Kohlenhydrate von einem guten wissenschaftlichen Kern aus, der seitdem im allgemeinen Rummel und groben Verallgemeinerungen verloren gegangen ist. Dieser wissenschaftlich solide Kern lautet: Einige Kohlenhydratquellen, beispielsweise Weißbrot, weißer Reis und Kartoffeln, lassen den Blutzuckerspiegel durch die Decke schießen. Allerdings ist bei dieser Botschaft die Tatsache, dass andere Quellen wie etwa Vollkornprodukte eine geringere und langsamere Wirkung auf den Blutzucker entfalten, auf der Strecke geblieben. Sie liefern Mineralstoffe, Vitamine, Ballaststoffe und sekundäre Pflanzenstoffe, die raffinierte Körner und Saaten alle nicht besitzen, und sind für die Gesundheit eher dienlich als schädlich. Viele Reiter der Low-Carb-Welle haben zudem noch einen vollkommen unlogischen Schritt getan: Wenn Kohlenhydrate schlecht sind, dann ist alles andere, zum Beispiel jede Menge rotes Fleisch, Wurst, Speck und Butter, gut für unsere Gesundheit. Und das ist schlichtweg nicht wahr.

Indem sie Kontrolle über den Blutzucker ausüben, beeinflussen kohlenhydrathaltige Speisen die Entstehung von Diabetes und die langfristige Gesundheit. Die richtigen Arten von Kohlenhydraten zu essen – das heißt Körner und Saaten, die so intakt und unverarbeitet wie möglich sind –, ist deshalb ein wichtiger Teil des Fundaments einer gesundheitsförderlichen Ernährung.

Bevor die Low-Carb-Diät aus der Versenkung wiederauftauchte, herrschte die Meinung vor, dass alle sogenannten komplexen Kohlenhydrate im Vergleich zu Fetten gut oder zumindest harmlos seien. Diese Idee ging auf eine relativ vereinfachte Sichtweise in Bezug auf Ernährung und Krankheit in China und anderen Schwellenländern zurück. Die Menschen in China aßen bis vor kurzem vor allen Dingen Kohlenhydrate und nur eine kleine Menge Eiweiß und Fett. Sie hatten auch niedrige Herzerkrankungsraten. Daraufhin zählten einige Ernährungsexperten eins und eins zusammen und gelangten zu der Schlussfolgerung, dass die geringe Zahl der Herzerkrankungen in China die Folge einer kohlenhydratreichen Low-Fat-Diät wäre – und diese Idee wurde in die westliche Welt verpflanzt. Die Botschaft »Kohlenhydrate sind gesund« entwickelte sich zu einem zentralen Element in den Empfehlungen der American Heart Association, der American Cancer Society[141] und der Weltgesundheitsorganisation und bildete zudem die Grundlage der altgedienten, aber irreführenden *Food Guide Pyramid* des USDA.

Diese Verpflanzung gedieh auf ausländischem Boden nicht so gut. Wenngleich die US-Bevölkerung weniger Fett zu essen versuchte und mehr Kohlenhydrate zu sich nahm, wurden wir als Nation immer fetter. Der kontinuierliche Rückgang der Todesfälle durch Herzerkrankung, der in den 1970er- und den frühen 1980er-Jahren beobachtet worden war, hat sich bei jungen Erwachsenen verlangsamt. Zugleich ist der Anteil der erwachsenen US-Bevölkerung mit Diabetes in die Höhe geschossen, und zwar von unter einem Prozent im Jahr 1960 auf über acht Prozent fünfzig Jahre später[142]. Zum Glück lässt sich seit 2008 ein kleiner, aber beständiger Rückgang bei der Zahl der Diabetesfälle erkennen, was wahrscheinlich am stark reduzierten Verzehr von Transfetten und

Körner und Saaten als Option

Körner und Saaten stellen eine einfache Möglichkeit für die Aufnahme der Zuckermengen dar, die Ihr Körper als Energie benötigt. Trotzdem müssen Sie sich keine Gedanken machen, wenn Sie keine Vorliebe für diese Dinge haben. Sie können auch ohne Weizen, Reis und andere Körner und Saaten gut über die Runden kommen, denn Ihr Körper kann Blutzucker aus Obst, Gemüse, Bohnen und anderen Nahrungsmitteln herstellen. Sogar eine sehr kohlenhydratarme Diät wie die sogenannte ketogene Ernährung, die zur Behandlung von Epilepsie eingesetzt wird, kann in Ordnung sein. Sie zwingt den Körper dazu, anstelle von Kohlenhydraten Fette zu verbrennen. Manche Leute, denen mit klassischen Diäten das Abnehmen nicht gelingt, fahren gut mit einer ketogenen Diät. Den meisten fällt es aber schwer, sich wirklich daran zu halten. Das liegt zum einen an der ziemlich begrenzten Auswahl an Nahrungsmitteln und zum anderen daran, dass Menschen aus bisher ungeklärten Gründen ein starkes Verlangen nach Kohlenhydraten verspüren, wenn sie keine zu sich nehmen.

Wenn Sie sich entschließen, bei den Kohlenhydraten kürzer zu treten, wird es einen enormen Unterschied machen, was Sie an ihrer Stelle essen. So werden Nahrungsmittel mit gesunden Proteinen und ungesättigten Fetten, zum Beispiel Fisch, Nüsse und Bohnen, Ihrem Herzen und auch dem Rest Ihres Körpers guttun. Das Gleiche wird bei Hamburgern, Wurst und anderen Arten von rotem Fleisch, die eine Menge gesättigtes Fett enthalten, nicht der Fall sein.

einem um 25 Prozent geringeren Konsum von gesüßten Getränken liegt.

Die falschen Kohlenhydrate richten mehr Schaden an

Wieso zahlt sich eine kohlenhydratreichere Ernährung für uns nicht in dem gleichen Maße aus wie einst für die Chinesen? Die Menschen in China wogen traditionell weniger als die Menschen in Amerika und waren zudem körperlich aktiver. Gewicht und Bewegung sind wichtig: Kohlenhydratreiche Ernährungsweisen wirken sich bei schlanken und aktiven Menschen anders auf den Stoffwechsel aus als bei übergewichtigen Menschen mit einer sitzenden Lebensweise. Deshalb bietet es keinen pauschalen Schutz vor Herzerkrankung, Krebs und Diabetes, sich einfach nur kohlenhydrathaltig zu ernähren, und genau das erleben die Chinesen gerade. Während vor 1980 weniger als ein Prozent der Menschen in China an Diabetes litt, sind es heute mehr als zehn Prozent, was hauptsächlich auf die Veränderungen der Lebensweise durch Chinas rasantes Wirtschaftswachstum zurückzuführen ist[143]. In Peking und anderen städtischen Gebieten ist das Problem schlimmer, weil Fahrräder durch Autos und Handarbeit durch Schreibtischarbeit ersetzt werden, während die Menge der eingenommenen Kohlenhydrate hoch bleibt.

Das andere Problem besteht darin, dass den Arten von Kohlenhydraten, die wir zu uns nehmen, bislang wenig Beachtung geschenkt wurde. In traditionellen Kulturen werden Körner und Saaten im Allgemeinen im Ganzen oder leicht verarbeitet gegessen. Die Amerikaner essen dagegen meist stark verarbeitete, raffinierte Körner und Saaten, und selbst in vielen Entwicklungsländern hat man volles Korn gegen raffiniertes Korn eingetauscht. Das bedeutet, dass die ballaststoffreiche Kleie an der Außenseite des Korns entfernt wird, und mit ihr die meisten Mineralstoffe und Vitamine. Die verbleibende Stärke, der meisten Nährstoffe beraubt, wird schnell verdaut und absorbiert – mit verheerenden Folgen. Zu diesen zählen ein erhöhter Blutzucker-, Insulin- und Triglyceridspiegel sowie eine geringere Konzentration des schützenden HDL-Cholesterins. Auf lange Sicht führt das zu mehr Herz-Kreislauf-Erkrankungen und Diabetes.

In Harvards *Healthy Eating Pyramid* gehören raffinierte Kohlenhydrate der Kategorie »sparsam verwenden« an, und *Der Gesunde Teller* fordert Sie dazu auf, sie nur begrenzt zu benutzen. Indem Sie raffinierte Kohlenhydrate gegen intakte aus Vollkorn eintauschen, werden Sie sich selbst einen doppelten Gefallen tun. Vollkornkost wird langsamer verdaut und trägt deshalb zu einem länger anhaltenden Sättigungsgefühl bei, und das bedeutet, dass Sie am Ende weniger Kalorien zu sich nehmen werden, ohne einen Gedanken daran zu verschwenden.

Kohlenhydrate aus Vollkorn, Obst, Gemüse und Bohnen können einen großen Teil Ihres täglichen Kalorienbedarfs decken. Entscheiden Sie sich im Namen bestmöglicher Gesundheit für Vollkornprodukte wie Naturreis, Quinoa, Vollkornhafer und Bulgur und für Lebensmittel wie Weizenvollkornbrot, die aus Vollkorn hergestellt werden. Am besten sind intakte Körner und Saaten – das sind solche, die weder gemahlen noch anderweitig verarbeitet wurden. Intakte und vollständige Körner und Saaten werden nicht nur dazu beitragen, Sie vor einer Reihe von chronischen Krankheiten zu schützen, sondern auch die Palette von Geschmäckern, Texturen und Farben erweitern, mit deren Hilfe Sie Ihren Gaumen erfreuen können.

Es ist mehr als nur »einfach versus komplex«

Früher teilte man die Kohlenhydrate in zwei Kategorien ein: einfache und komplexe. Einfache Kohlenhydrate wie Zucker wurden als schwarze Schafe der Ernährung dargestellt, während komplexe Kohlenhydrate wie Brot oder Reis als deren Musterschüler galten. Das war eine allzu grobe Vereinfachung. Nicht alle einfachen Kohlenhydrate sind schlecht und nicht alle komplexen gut. Später in diesem Kapitel werde ich zwei weitaus nützlichere Möglichkeiten zur Kategorisierung von Kohlenhydraten darstellen: erstens nach ihrer Wirkung auf den Blutzucker (der Glykämische Index) und zweitens danach, ob sie aus raffinierten oder vollständigen Körnern und Saaten stammen.

Einfache Kohlenhydrate sind Zucker. Die einfachsten einfachen Kohlenhydrate sind Glucose (auch Dextrose genannt), Fructose (auch Fruchtzucker genannt) und Galactose (ein Bestandteil von Milchzucker). Tafel- bzw. Haushaltszucker ist Saccharose, eine Verbindung aus einem Glucose- und einem Fructose-Molekül. Milch enthält Lactose (Milchzucker), die durch die Verbindung von je einem Glucose- und einem Galactose-Molekül entsteht. Solche einfachen Kohlenhydrate versorgen uns mit Energie und nicht viel mehr.

Komplexe Kohlenhydrate sind … nun ja, komplexer. Im Wesentlichen handelt es sich um lange Ketten aus miteinander verbundenen Zuckern. Unsere Nahrung enthält viele Arten von komplexen Kohlenhydraten. Die Wichtigste davon ist Stärke, eine lange Kette aus Glucose-Molekülen. Das Verdauungssystem kann Stärke und andere komplexe Kohlenhydrate schnell in die darin enthaltenen Zuckerarten aufspalten. Einige komplexe Kohlenhydrate wie etwa die Ballaststoffe sind nahezu unverdaulich und wandern fast unverändert durch Magen und Darm. Doch obwohl Ballaststoffe den Körper weder mit Energie noch mit molekularen Bausteinen versorgen, stellen sie ein wichtiges Element unserer Ernährung dar. Wenn man also bedenkt, dass die Bezeichnung »komplexe Kohlenhydrate« sowohl Stärke als auch Ballaststoffe umfasst, handelt es sich dabei um einen nutzlosen und unter Umständen sogar irreführenden Begriff.

Warum Kohlenhydrate wichtig sind

In der durchschnittlichen US-Ernährung stellen Kohlenhydrate rund die Hälfte aller Kalorien. Eine Studie des *National Health and Nutrition Examination Survey* [144] (NHANES) kam zu dem unglaublichen Ergebnis, dass die Hälfte dieser »Kohlenhydratkalorien« aus lediglich acht Quellen stammten[145]:

- alkoholfreie Erfrischungsgetränke, Limonaden und Fruchtsaftgetränke;
- Kuchen, süße Brötchen, Donuts und süße Backwaren;
- Pizza;
- Kartoffelchips, Maischips und Popcorn;
- Reis;
- Brot, Brötchen und Semmel, englische Muffins[146] und Bagels;
- Bier;
- Pommes frites und tiefgefrorene Kartoffeln.

Kartoffeln und Mais – Stärke, nicht Gemüse

Obwohl das USDA Kartoffeln und Mais als Gemüsesorten einstuft, behandelt Ihr Körper sie eher wie weißen Reis oder schnell verdauliches Getreide als wie Gemüse (siehe »Die Knolle ist nicht so dolle«, Seite 185). Wenn Sie anstelle von Kartoffeln und Mais anderes Gemüse essen, kann Ihnen das bei der Kontrolle Ihres Körpergewichts behilflich und für Ihre Gesundheit förderlich sein. Theoretisch gesehen ist Mais zwar ein Vollkorn. Er wurde jedoch so sehr auf einen hohen Stärkegehalt hin gezüchtet, dass er nicht mehr mit dem nahrhaften Nahrungsmittel vergleichbar ist, welches der Ureinwohner Tisquantum (Squanto) einst den Pilgern gab, die mühsam versuchten, sich ein Leben in Nordamerika aufzubauen.

Gestützt auf die Daten aus NHANES errechneten meine Kollegen und ich, dass ungefähr 80 Prozent der Kohlenhydrate in der US-Ernährung auf Zucker, raffinierte Stärke oder Kartoffeln zurückgehen. Das bedeutet, dass rund 40 Prozent der von uns konsumierten Kalorien aus Zuckern, stark verarbeiteten und leicht verdaulichen Körnern und Saaten oder aus Kartoffelstärke stammen, die allesamt rasend schnell in Blutzucker umgewandelt werden.

Wenn Sie eine Scheibe Brot, eine Kartoffel oder etwas Süßes essen, spaltet Ihr Körper die darin enthaltenen verdaulichen Kohlenhydrate auf. Stärke wird in Glucose umgewandelt, die rasch in den Blutkreislauf aufgenommen und zügig bis an die hintersten Winkel des Kreislaufsystems verfrachtet wird. Weil diese einfachen Zuckermoleküle zu den Hauptbrennstoffen der meisten Körpergewebe gehören, sorgen komplexe Mechanismen dafür, dass das Glucose-Niveau im Blutkreislauf nicht über das Ziel hinausschießt oder zu stark abfällt.

Der Anstieg der Blutglucose wird von einem parallel verlaufenden Anstieg des Insulins begleitet (siehe auch nachfolgende Abbildung »Kohlenhydrate – Blutzucker und Insulin«). Dieses von speziellen Zellen in der Bauchspeicheldrüse produzierte Hormon eskortiert Glucose zu den Muskeln und anderen Zellen. Sobald die Zellen die Glucose aufsaugen, sinkt der Blutzuckerspiegel allmählich wieder, dicht gefolgt von einem Abfallen des Insulinspiegels. Sobald sich Ihr Blutzucker wieder seinem Normalwert annähert, beginnt die Leber mit der Freisetzung von gespeichertem Insulin, um auf diese Weise eine konstante Versorgung sicherzustellen.

Nach einem Snack oder einer ganzen, vor leicht verdaulichen Kohlenhydraten strotzenden Mahlzeit schießt der Blutzucker in die Höhe. Die daraufhin einsetzende Insulinschwemme treibt den Blutzuckerspiegel, manchmal allzu schnell und allzu weit, nach unten. Wenn sich keine verdaulichen Kohlenhydrate mehr im Magen oder im Darm befinden, senden Ihr Bauch und Ihr Gehirn Hungersignale aus, damit Sie nach mehr Essen greifen – und das, obwohl die Leber gleichzeitig damit beginnt, gespeicherte

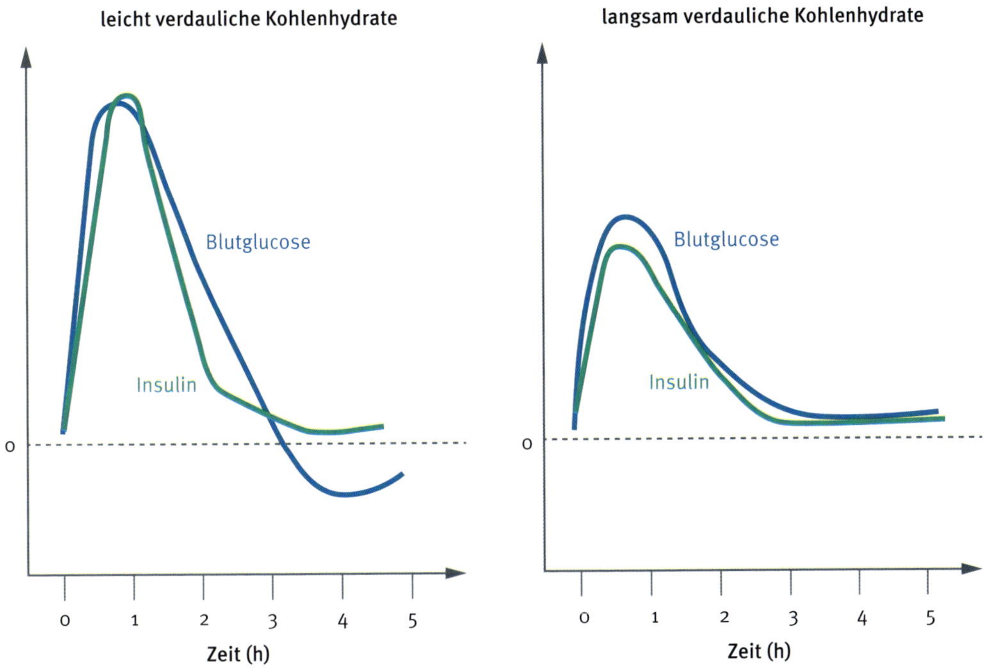

Reaktion auf den Verzehr von Kohlenhydraten. Leicht verdauliche Kohlenhydrate lassen den Blutzucker und das Insulin schneller und höher steigen (und tiefer fallen) als langsam verdauliche Kohlenhydrate.

Es liegt nicht am Maissirup

Eine der vielen dramatischen Veränderungen in der US-Ernährung in den letzten 50 Jahren betraf die Frage, wie wir unser Verlangen nach Zucker stillen. Bis in die 1970er-Jahre hinein verließen wir uns fast ausschließlich auf Saccharose (Tafelzucker) aus Zuckerrohr und Zuckerrüben, während ein wenig Honig, Ahornsirup und Zuckersirup hier und da für etwas Abwechslung sorgten. Inzwischen stammt mehr als die Hälfte unseres Zuckers aus Mais, vielfach in Form von stark fructosereichem Maissirup[147]. Er ist in allem zu finden, von gezuckerten Limos über Ketchup bis hin zu Babynahrung.

Weshalb dieser Wandel? Fructosereicher Maissirup schmeckt ein bisschen süßer als Saccharose. Er lässt sich leichter Getränken beimischen und kostet im Vergleich zu Saccharose außerdem ein paar Cent weniger pro Kilo.

Maissirup wurde aus einem bestimmten Grund zu einem der Bösewichte hinter der Fettleibigkeitsepidemie erkoren: Der sprunghafte Anstieg seiner Verwendung verläuft nahezu parallel zur Entwicklung der Adipositasraten.

Der menschliche Körper verstoffwechselt Fructose auf andere Weise als Glucose. Tafelzucker enthält zu gleichen Teilen Glucose und Fructose (je 50 Prozent von beidem), weil Saccharose aus der Verbindung eines Glucose-Moleküls mit einem Fructose-Molekül besteht. Fructosereicher

Maissirup entspricht reiner Glucose, zu annähernd gleichen Teilen mit purer Fructose vermischt (55 Prozent Fructose und 45 Prozent Glucose). Also haben Tafelzucker und Süßungsmittel aus Mais nahezu die gleiche physiologische Wirkung auf den Blutzucker, das Insulin und den Stoffwechsel.

Manche Leute behaupten, sie hätten durch Ausschluss von fructosereichem Maissirup aus ihrer Ernährung abgenommen. Das mag durchaus so sein, liegt vermutlich aber nicht an ihrem Verzicht auf maisbasierte Süßungsmittel. Wahrscheinlicher ist, dass sie durch den Verzicht auf derartige Süßungsmittel geringere Mengen an zugesetztem Zucker und somit weniger Kalorien zu sich genommen haben.

Bisher hat es den Anschein, dass fructosereicher Maissirup keine größere Ernährungskatastrophe darstellt als jeder andere Zuckerzusatz. Deshalb wird es Ihrer Gesundheit nichts nützen, wenn Sie eine damit hergestellte Limonade durch eine andere Limonade mit »natürlichem Zucker« ersetzen. Was zählt, ist die Zufuhr jeder Form von Zucker zu begrenzen.

Die Weltgesundheitsorganisation empfiehlt, den Anteil von Zuckerzusätzen an der täglichen Kalorienmenge unter zehn Prozent zu halten (circa 12 Teelöffel oder 50 Gramm), während die Aufnahme von weniger als fünf Prozent sogar »zusätzliche gesundheitliche Vorteile mit sich bringen« würde[148].

Damit es uns gelingt, die Zuckerzusätze im Blick zu behalten, verpflichtet die US-Lebensmittelbehörde FDA die Hersteller jetzt dazu, sie in der Nährwerttabelle auf dem Etikett aufzulisten. Sie dürften überrascht sein, wie viel zugesetzten Zucker manche Ihrer Lieblingsspeisen enthalten.

Glucose freizusetzen. Demgegenüber lassen langsam verdauliche Vollkorn-Kohlenhydrate diese Glucose-Insulin-Achterbahn flacher ausfallen. Blutzucker- und Insulinspiegel steigen hier langsamer an und gipfeln auf einem jeweils niedrigeren Niveau, weil das Verdauungssystem länger braucht, um Vollkornkost in Zuckermoleküle aufzuspalten. Zudem bewirkt ein ausgedehnterer Vorgang wie dieser, dass es länger dauert, bis man wieder hungrig wird.

Das Problem der Insulinresistenz

Bei einer wachsenden Zahl von Menschen reagieren die Gewebe des Körpers nicht so auf Insulin, wie sie eigentlich sollten. Stattdessen widersetzen sie sich dessen »Türen-auf-für-Zucker« Signal. Dieser Widerstand gegen das Insulin hält die Zuckermenge im Blutkreislauf über längere Zeit auf hohem Niveau und zwingt die Bauchspeicheldrüse (Pankreas) dazu, zusätzliches Insulin zu produzieren, um Glucose in die Zellen hineinzupressen. Wie bei einer überarbeiteten und schlecht gewarteten Pumpe kann es passieren, dass die Insulin-produzierenden Zellen im Pankreas verschleißen und am Ende aufhören, genügend Insulin zu produzieren, um den Blutzucker unter Kontrolle zu halten. Insulinresistenz sowie eine schwankende Insulinproduktion sind frühe Anzeichen für einen Typ-2-Diabetes, früher auch »nicht-insulinabhängiger Diabetes« oder »Erwachsenendiabetes« genannt.

Verschiedene Dinge tragen zu einer Insulinresistenz bei. Hier sind vier Schlüsselfaktoren:

- Adipositas führt die Liste an. Je weiter Sie über einem gesunden Gewicht (Seite 51) liegen, desto größere Schwierigkeiten hat Ihr Körper beim Umgang mit Glucose.
- Bewegungsmangel steht an nächster Stelle. Je weniger aktiv Sie sind, desto niedriger ist das Verhältnis von Muskeln zu Fett, selbst wenn Ihr Gewicht absolut normal ist. Fettzellen verarbeiten Glucose nicht so wirksam wie Muskelzellen, insbesondere regelmäßig trainierte Muskelzellen. Je weniger Muskeln Sie haben, desto schwieriger ist es, die Glucose aus Ihrem Blutkreislauf herauszubefördern. Wenn Sie Ihre Muskeln durch tägliche körperliche Aktivität betätigen, steigern Sie deren Fähigkeit, Glucose aus dem Blut zu entfernen – und das selbst wenn Sie sich ausruhen oder schlafen.
- Nahrungsfette spielen bei der Insulinresistenz eine mäßige Rolle, wobei eine geringe Aufnahme von mehrfach ungesättigtem Fett und eine hohe Aufnahme von Transfetten zu größerer Resistenz führt.
- Die Gene spielen ebenfalls eine Rolle. Insulinresistenz ist unter den Native Americans, Pazifikinsulanern und Menschen asiatischer Abstammung weiter verbreitet als unter Menschen europäischer Abstammung. Doch wie alle anderen auch können Personen mit einer genetischen Veranlagung für Insulinresistenz die Krankheit bezwingen, indem sie schlank und körperlich aktiv bleiben und sich richtig ernähren.

Insulinresistenz ist nicht nur eine Frage des Blutzuckers. Sie wurde auch mit einer ganzen Reihe von anderen Problemen in Verbindung gebracht – darunter Bluthochdruck, hohe Triglyceridwerte, ein niedriger Spiegel des schützenden HDL-Cholesterins, eine Herzerkrankung und möglicherweise einige Arten von Krebs.

Kohlenhydratreiche Ernährung und Übergewicht

Übergewichtige Menschen schneiden mit einer kohlenhydratreichen Ernährung schlechter ab als schlanke Menschen. So ist etwa in der *Nurses' Health Study* der Zusammenhang zwischen dem Verzehr von großen Mengen leicht verdaulicher Kohlenhydrate und einem erhöhten Herzanfallrisiko bei übergewichtigen Frauen am stärksten. Darüber hinaus mündeten Versuche, bei denen man den Freiwilligen eine kohlenhydratreiche Low-Fat-Diät verordnete, in ungesunden Veränderungen der HDL- und Triglycerid-Werte bezogen auf die Herzgesundheit, von gestiegenen Blutzucker- und Insulinspiegeln ganz zu schweigen[149]. Diese nachteiligen Veränderungen sind bei übergewichtigen Menschen am stärksten ausgeprägt.

Oder einfacher ausgedrückt: Eine Low-Fat-Ernährung mit großen Mengen Kohlenhydraten dürfte eine schreckliche Essstrategie für körperlich inaktive, übergewichtige Personen sein. Sie fahren besser mit einer Ernährung, die weniger raffinierte Kohlenhydrate, mehr Vollkorn und intakte Körner und Saaten, mehr gesunde Proteine und mehr gute Fette umfasst. Aber egal ob übergewichtig oder nicht, der Umstieg von raffiniertem Getreide und anderen Körnern und Saaten auf Vollkornprodukte wird Ihnen aufgrund der erhöhten Einnahme von Mikronährstoffen guttun.

Der Glykämische Index: Kohlenhydrate und Blutzucker

Manche kohlenhydratreichen Speisen lassen den Blutzucker blitzartig nach oben schießen. Andere geben den in ihnen enthaltenen Zucker langsamer ab, etwa so wie jene Retardkapseln, die Sie vielleicht aus der Fernsehwerbung kennen.

Bis vor nicht allzu langer Zeit galt die Faustregel, dass Zucker schnelle Anstiege beim Blutzucker und Insulin auslösen würde, während komplexe Kohlenhydrate zu deutlich verzögerten Reaktionen führen würden. Doch der Ernährungswissenschaftler David Jenkins und seine Kollegen von der Universität Toronto verwarfen diese gängige Meinung, indem sie die Wirkung verschiedener Nahrungsmittel auf den Blutzuckerspiegel systematisch überprüften (siehe »Wie man GI und GL misst«, Seite 133). Das von ihnen entwickelte Kohlenhydrat-Ranking, der sogenannte Glykämische Index (GI), widerspricht der Vorstellung, dass alle komplexen Kohlenhydrate gut und alle einfachen schlecht sind[150]. Je höher der Glykämische Index eines Nahrungsmittels ausfällt, desto schneller und stärker wirkt es sich auf den Blutzucker- und Insulinspiegel aus. Als Referenzwert wird reiner Glucose ein Score von 100 zugewiesen. Alles, was auf dieser Skala in etwa unter 55 liegt, gilt als Nahrungsmittel mit einem niedrigen Glykämischen Index.

Manche der Einstufungen nach dem Glykämischen Index sind genauso, wie Sie es vielleicht erwarten würden. Ein Apfel hat einen GI von 38, eine Portion Haferbrei nach Großmutterart (kein Instantprodukt) einen GI von 58, und Geleebohnen einen GI von 78. Andere Einstufungen kommen einer Überraschung gleich. Cornflakes, eindeutig eine Quelle komplexer Kohlenhydrate, liegen im 80er-Bereich, während Eiscreme und ein Snickers-Riegel – etwas, das die meisten Leute ins Lager der einfachen Kohlenhydrate stecken würden – mit einem niedrigeren Glykämischen Index eingestuft werden als Weißbrot, eine klassische Quelle komplexer Kohlenhydrate. Es überrascht vielleicht auch, dass Vollkornbrot einen ebenso hohen GI haben kann wie Weißbrot, sofern sein Mehl fein gemahlen ist. Sein höherer Gehalt an Ballast- und anderen Nährstoffen hebt es allerdings als gesündere Alternative ab.

Nahrungsmittel mit einem hohen Glykämischen Index liefern einen schnellen Energieschub, indem sie den Blutzuckerspiegel rasch erhöhen. (Das ist einer der Gründe, warum manche Menschen unbedingt auf Reisen oder beim Sport Glucose-Tabletten mitführen sollten, wenn sie ihren Diabetes mit Insulin behandeln.) Lebensmittel mit einem hohen GI fördern aber auch einen ebenso zügigen Blutzuckersturz, der manchmal zu einer frühzeitigen Rückkehr des Hungers führt. Demgegenüber kann die gleichmäßigere und ausgedehntere Freisetzung von Glucose aus niedrigglykämischer Kost den Hunger über längere Zeit stillen. Zudem gibt es jetzt auch belastbare Belege dafür, dass der Verzehr von Nahrungsmitteln mit einem niedrigeren GI dabei hilft, Diabetes in Schach zu halten (siehe »Vollkorn schützt vor Diabetes«, Seite 136).

Niedrigglykämische Nahrungsmittel und Diabetesprävention

Mit der Zeit werden hohe Blutzuckerwerte und eine hohe Insulinnachfrage den insulin-freisetzenden Zellen in der Bauchspeicheldrüse Schaden zufügen und zu einem Typ-2-Diabetes führen. Man kann also aus gutem Grund vermuten, dass hochglykämische Ernährungsformen das Krankheitsrisiko steigern werden. Und dafür gibt es Beweise: Mein eigenes Forschungsteam und andere Wissenschaftler haben mithilfe großer Kohortenstudien herausgefunden, dass Menschen, deren Ernährung einem hohen Glykämischen Index entspricht, ein erhöhtes Risiko für einen Typ-2-Diabetes aufweisen. Das hat eine aktualisierte Analyse von Daten aus der *Nurses' Health Study* und der *Health Professionals Follow-Up Study* bestätigt[151]. Von mehr als 175 000 Frauen und Männern, die über einen Zeitraum von 24 Jahren begleitet worden waren, entwickelten 15 027 einen Typ-2-Diabetes. In allen drei Kohorten hatten Teilnehmer, deren Ernährung mit den höchsten GI-Werten eingestuft wurde, eine um 33 Prozent höhere Wahrscheinlichkeit für eine Diabeteserkrankung als diejenigen, deren Ernährung den niedrigsten GI aufwies[152].

Dazu gesellt sich eine große Studie, die sich anstelle von Ernährung mit einem Medikament befasste. Sie trägt zu etwas bei, das ich als schlüssigen Beweis dafür betrachte, dass zwischen dem Glykämischen Index und der Entstehung von Diabetes ein kausaler Zusammenhang besteht. Das Medikament, das unter dem Namen Acarbose (Markenname identisch) bekannt ist, wird seit langem zur Behandlung von Diabetes eingesetzt. Es hemmt in spezifischer Weise die Fähigkeit des Körpers, Stärkemoleküle in Glucosemoleküle zu zerlegen. Im Prinzip verwandelt es hochglykämisches Essen in niedrigglykämisches Essen, ohne dabei dessen Gehalt an Ballaststoffen oder Mikronährstoffen zu beeinträchtigen. In einer groß angelegten randomisierten Studie, in der Acarbose mit einem Placebo verglichen wurde, hatten Personen, die das Medikament einnahmen, ein um 25 Prozent geringeres Diabetesrisiko sowie ein ähnlich reduziertes Risiko für Herz-Kreislauf-Erkrankungen und Bluthochdruck[153].

Die Glykämische Last: Auch die Menge der Kohlenhydrate zählt

Der Glykämische Index eines Nahrungsmittels stellt zwar eine hilfreiche Information dar, ist aber nur ein Teil der Geschichte. Die Gesamtwirkung einer Speise auf den Blutzucker- und Insulinspiegel hängt sowohl von deren GI als auch von der Menge der

Kohlenhydrate, Fette und Proteine im Vergleich

Vollkorn und andere kohlenhydratreiche Speisen mit niedrigem GI sind besser für Sie als raffinierte Kohlenhydrate. Im Vergleich zu den gesunden ungesättigten Fetten und Proteinen gilt jedoch, dass jedes kohlenhydratreiche Nahrungsmittel unabhängig von seinem GI die Triglyceride im Blut sowie den Blutdruck in die Höhe treibt und das schützende HDL-Cholesterin senkt[154]. Raffinierte, stark verarbeitete Kohlenhydrate durch Vollkorn zu ersetzen ist ein cleverer Schachzug. Es dürfte allerdings noch besser sein, einige davon gegen ungesättigtes Fett oder Proteine einzutauschen.

tatsächlich konsumierten Kohlenhydrate ab (Protein und Fett haben nur einen geringen Effekt auf den Blutzucker).

Aus diesem Grund haben meine Kollegen und ich das Konzept der »Glykämischen Last« (GL) entwickelt. Das ist die in einem Nahrungsmittel enthaltene Menge an Kohlenhydraten, multipliziert mit dessen Glykämischem Index. Wie bei diesem sind mit Blick auf die Glykämische Last niedrigere Zahlen besser. Als gute Wahl gelten Speisen mit einer GL von 10 pro Portion oder weniger, zum Beispiel Bohnen, ballaststoffreiches Obst und Gemüse, Edamame (Sojabohnen in der Hülse) sowie Lebensmittel, die aus Sojabohnen gemacht werden. Als mittelmäßige Wahl bezeichnete Lebensmittel wie Haferflocken, Süßkartoffeln und einige Vollkorn-Cracker haben eine GL zwischen 11 und 19, während gesüßte Limonaden und Fruchtsäfte, weißer Reis, Pommes frites und Ofenkartoffeln sowie Pizza zu den Nahrungsmitteln mit einer hohen Glykämischen Last (20 oder darüber) zählen.

Die Glykämische Last eignet sich besser als die Kohlenhydratmenge oder der Glykämische Index allein, die Wirkung eines Essens auf die Biochemie des Körpers widerzuspiegeln. Das ist wichtig: So mancher beliebte Diätratgeber warnt davor, Möhren zu essen, weil man bei ihnen anfänglich einen hohen GI festgestellt hatte. Selbst wenn das stimmt, bestehen Möhren aber hauptsächlich aus Wasser und nur einer geringen Menge Kohlenhydrate. Letztendlich ist es wichtig, auch die anderen Nährstoffe in einem Nahrungsmittel miteinzubeziehen. So liegt die Glykämische Last der meisten kommerziell vertriebenen Weizenvollkornbrote zwar nur leicht unter der von Weißbrot, weil die Stärke in beiden Produkten in feine Partikel zerstäubt wird. Trotzdem ist Weizenvollkornbrot die bessere Wahl, weil es Ballaststoffe und andere Nährstoffe liefert, die dem Weißbrot entzogen werden. Am allerbesten wäre hier ein grob geschrotetes Vollkornbrot, das außerdem einen niedrigeren Glykämischen Index hätte.

Auch wenn der Glykämische Index und die Glykämische Last nützliche Hilfsmittel sind, um zu entscheiden, was man essen sollte, sollten Sie trotzdem nicht Ihre gesamte Ernährung nach diesen Werten ausrichten. Einige kohlenhydratreiche Nahrungsmittel liefern so viel mehr als nur Zucker. Obst und Gemüse haben Ballaststoffe, Vitamine, Mineralstoffe und jede Menge aktiver sekundärer Pflanzenstoffe zu bieten, das gilt ebenfalls für intakte oder leicht verarbeitete Körner und Saaten. Der größte Mehrwert der Glykämischen Last dürfte in der Wahl zwischen mehreren Optionen bestehen: Wenn Sie sich für einen Snack oder eine Mahlzeit entscheiden, sind Speisen mit einer niedrigen GL wahrscheinlich für Ihr Herz und Ihre Insulin-produzierenden Zellen die bessere Wahl.

Glykämischer Index und Glykämische Last

Der Glykämische Index und die Glykämische Last liefern Informationen darüber, wie sich ein Nahrungsmittel auf den Blutzucker und das Insulin auswirkt. Je niedriger der Glykämische Index und die Glykämische Last ausfallen, desto weniger stark beeinflusst das jeweilige Nahrungsmittel den Blutzucker- und Insulinspiegel. Ein GI unter 55 und eine Glykämische Last (GL) unter 10 gelten als niedrig.

Glykämischer Index und Glykämische Last verbreiteter Nahrungsmittel

Nahrungsmittel	Portionsgröße	Glykämischer Index (%)	Kohlenhydrate (Gramm)	Glykämische Last*
Pfannkuchen	2 à 15 cm Durchmesser	83	56	46
Cornflakes	1 Tasse	81	48	38
Total [= Frühstückscerealien der Firma General Mills, Anm. d. Übers.]	1 Tasse	76	40	31
Grape-Nuts [= Frühstückscerealien der Firma Post, Anm. d. Übers.]	½ Tasse	71	41	29
Coca-Cola	1 Dose	63	39	25
Preiselbeersaft	1 Tasse	68	36	24
Weißer Reis	ca. 5 EL	64	36	23
Geleebohnen	ca. 1 EL	78	28	22
Snickers Schokoriegel	1 Riegel (ca. 2 EL)	68	32	22
Raisin Bran [= Frühstückscerealien aus Rosinen und Getreidekleie verschiedener Firmen, Anm. d. Übers.]	1 Tasse	61	35	21
Pasta	1 Tasse	42	47	20
Shredded Wheat [= kissenförmige Frühstückscerealien aus Vollkornweizen der Firma Post, Anm. d. Übers.]	2 Kissen	75	20	15
Kartoffeln, zerstampft	1 Tasse	74	20	15
Cheerios [= ringförmige Frühstückscerealien der Firma General Mills/Nestlé, Anm. d. Übers.]	1 Tasse	74	20	15
Haferflocken (Rollhafer)	1 Tasse	58	20	13
Banane (reif)	1 mittelgroße	51	22	13
Orangensaft	1 Tasse	52	25	12
Weißbrot	1 Scheibe	70	23	10
Erdbeermarmelade	1 EL	51	14	10

Nahrungsmittel	Portionsgröße	Glykämischer Index (%)	Kohlenhydrate (Gramm)	Glykämische Last*
Pizza Hut Super Supreme Pizza	2 Stück	36	20	9
Weizenvollkornbrot	1 Scheibe	71	24	9
Englischer Muffin [flaches, luftiges Vollkornbrötchen, Anm. d. Übers.]	1 Muffin	77	13	8
Eiscreme	½ Becher	61	11	8
All-Bran [= Frühstückscerealien mit Kleie der Firma Kellogg's, Anm. d. Übers.]	½ Tasse	42	13	8
Tafelzucker	1 TL	68	21	7
Baked Beans [= Bohnen in Tomatensoße, Anm. d. Übers.]	1 Tasse	48	10	7
Apfel	1 mittelgroßer	38	15	6
Pumpernickel	1 Scheibe	41	12	5
Milch, entrahmt	1 Tasse	32	13	4
Möhren	½ Tasse	47	6	3

* Die Glykämische Last wird durch Multiplikation der Kohlenhydrate in Gramm mit dem Glykämischen Index berechnet.

Quelle: Foster-Powell K., Holt, S. H., and Brand-Miller, J. C. «International Tables of Glycemic Index and Glycemic-Load-Values.« American Journal of Clinical Nutrition 62 (2002): 5–56. Die gesamte Liste ist unter http://ajcn.nutrition.org/content/76/1/5.full kostenlos verfügbar. Die Universität Sydney (Australien) unterhält eine frei durchsuchbare Datenbank mit Werten zum Glykämischen Index und der Glykämischen Last unter https://glycemicindex.com.

Was macht den GI und die GL eines Nahrungsmittels aus?

Eine allgemeine, an der GI-Tabelle abzulesende Tendenz ist: Nahrungsmittel aus verarbeiteten Körnern und Saaten (Dinge wie Weißbrot, Bagels und Cracker) haben einen raschen und starken Einfluss auf den Blutzucker. Weniger raffinierte Speisen wie grob gemahlene Vollkornbrote, Haferflocken und Naturreis weisen genau wie Bohnen, Gemüse und Obst relativ gesehen niedrigere GI-Werte auf.

Verschiedene Faktoren bestimmen, wie schnell die Kohlenhydrate in diesem oder jenem Nahrungsmittel aufgespaltet und die dadurch entstehende Glucose in den Blutkreislauf aufgenommen wird:

- Wie aufgeschwemmt (verkleistert) die Stärkekörner sind: Stärkekörner, die durch Wasser oder Hitze bis zum Bersten angeschwollen sind (wie jene in gekochten oder gebackenen Kartoffeln), werden leichter verdaut als die relativ unangeschwollenen Stärkekörner, die man in Naturreis findet.

- Wie stark das Nahrungsmittel verarbeitet wurde: Das Mahlen von Weizen zu hauchfeinem Mehl erhöht auf dramatische Weise die Angriffsrate von Verdauungsenzymen. Mehl hat nicht nur eine größere Oberfläche als grob gemahlene Weizenkörner, sondern wurde auch der schützenden, schwer-verdaulichen, ballaststoffreichen äußeren Hülle beraubt, die Enzyme eine Zeit lang davon abhält, die Stärke im Inneren des Korns zu verdauen. Normale Haferflocken, die aus zerquetschten Haferkörnern gemacht werden, haben einen höheren GI als intakte oder geschnittene Haferkörner, die in der Regel als geschrotete Hafergrütze verkauft werden. Instant-Haferflocken weisen einen noch höheren GI auf.
- Wie viele Ballaststoffe das Nahrungsmittel enthält: Im Darm wird neben unverdaulichen Ballaststoffen auch halb-verdautes Essen transportiert, das durch die Nahrungsfasern vor einer unmittelbaren Aufnahme geschützt wird. Das zögert die Freisetzung von Glucose in die Blutbahn hinaus.
- Wie viel Fett das Nahrungsmittel enthält: Fette neigen dazu, den Zeitraum zu verlängern, nach dem Essen den Magen in Richtung Darm verlässt. Demnach könnte ein fetthaltiges Essen den Anstieg des Blutzuckers zügeln.
- Was zusätzlich verzehrt wird: Etwas Säurehaltiges wie Essig oder Zitronensaft kann die Umwandlung von Stärke in Zucker verlangsamen, genau wie Öle und Fette. Demnach wird der Glykämische Index einer kompletten Mahlzeit durch die Kombination der Nahrungsmittel beeinflusst, die zusammen gegessen werden. Abgesehen davon wird es die Wirkung der Mahlzeit insgesamt auf den Blutzuckerspiegel verringern, wenn Sie ein niedrigglykämisches Nahrungsmittel statt eines hochglykämischen Nahrungsmittels verzehren.

Wie man GI und GL misst

Eine Bibliothek zu errichten, in der die GI-Werte einzelner Nahrungsmittel nachzulesen sind, war und ist ein relativ langsames und mühseliges Unterfangen. Das liegt daran, dass jedes dieser Nahrungsmittel an mehreren Freiwilligen und jede/r von diesen wiederum mehrmals getestet werden muss. Die grundlegenden Schritte sind immer gleich. Ein/e gesunde/r Freiwillige/r fastet über Nacht. Am nächsten Morgen trinkt er oder sie ein Glas Wasser, in dem 50 Gramm Glucose aufgelöst wurden (alternativ werden 50 Gramm Weißbrot verzehrt). Anschließend werden im Laufe der nächsten zwei Stunden in regelmäßigen Abständen Blutproben entnommen, um das Auf und Ab der Blutglucose zu messen. An einem anderen Tag verzehrt der- oder dieselbe Freiwillige genug von dem getesteten Nahrungsmittel (Pellkartoffeln, Vollkornbrot, Kiwi, Eiscreme etc.), um 50 Gramm Kohlenhydrate aufzunehmen und dann zwei weitere Stunden mit Blutproben über sich ergehen zu lassen. Der für dieses Nahrungsmittel und diese Person spezifische Glykämische Index wird berechnet, indem man die Blutzuckerreaktion des oder der Freiwilligen auf das getestete Nahrungsmittel durch die Reaktion auf reine Glucose oder Weißbrot dividiert. Das bedeutet, dass die Zahlen in den Tabellen Prozentanteile darstellen. Schwarze Bohnen haben zum Beispiel einen GI von 30, das heißt, dass sie den Blutzucker im Vergleich zu reiner Glucose nur um 30 Prozent steigern.

Der in Tabellen veröffentlichte Glykämische Index entspricht normalerweise dem Durchschnitt von acht bis zehn Freiwilligen. Der Grund dafür ist, dass jeder Mensch Nahrung ein bisschen anders verarbeitet und auf Glucose ein bisschen anders reagiert.

Hat man den Glykämischen Index eines Nahrungsmittels erst einmal zur Hand, ist die Berechnung der Glykämischen Last einfach. Dazu muss man den GI nur mit der tatsächlich verzehrten Kohlenhydratmenge multiplizieren. Ein Viertel einer Cantaloupe-Melone mit einem GI-Wert von 65 und 5,6 Gramm Kohlenhydraten hätte demnach eine GL von etwa 3,7 (65 Prozent mal 5,6), eine Portion Kartoffelbrei mit einem GI von 74 und 20 Gramm Kohlenhydraten eine GL von 15.

Von intakten, vollen und raffinierten Körnern und Saaten

Wenn es um die Beschreibung von Körnern und Saaten geht, werden verschiedene Begriffe verwendet. Das hier sind die Schlüsselbegriffe, die ich selbst benutze.

- Intakte Körner und Saaten sind all jene, die – wenn überhaupt – nur geringfügig verarbeitet wurden. Sie sehen mehr oder weniger genauso aus wie zum Zeitpunkt ihrer Ernte.
- Als Vollkorn werden sowohl intakte Körner und Saaten als auch solche bezeichnet, die zwar verarbeitet (gemahlen, zerhackt, bedampft oder Ähnliches) worden sind, denen dabei aber nichts weggenommen wurde. (Werfen Sie im Zweifelsfall einen Blick auf das »Verzeichnis der Vollkörner oder intakten Körner und Saaten«, Seite 296.)
- Das Wörterbuch *Merriam-Webster* definiert das Wort »refined« [raffiniert, Anm. d. Übers.] als »frei von Unreinheiten«. Im Fall von raffinierten Körnern und Saaten ist das definitiv zutreffend. Unglücklicherweise gehören Dinge wie Ballaststoffe, Vitamine, Mineralstoffe und eine Vielzahl anderer nützlicher Mikronährstoffe und sekundärer Pflanzenstoffe zu den »Unreinheiten«, die beim Raffinieren entfernt werden.

Schauen wir uns Weizen als Beispiel an. Weizen ist ein riesenhafter Verwandter des Grases, das in den Gärten und Parks überall in Amerika [und darüber hinaus, Anm. d. Übers.] wächst. Sein hohler Stängel trägt einen Fruchtstand, der dicht mit vielen einzelnen Getreidekörnern bepackt ist. Unsere Vorfahren verwendeten diese Körner oft so, wie sie von der Pflanze geliefert wurden, und viele Leute benutzen diese »Weizenkörner« noch immer für Gerichte oder in Frühstücksbreis. Heutzutage wird ein Großteil des Weizens jedoch verarbeitet und raffiniert. Beim Mahlprozess werden die Weizenkörner zuerst aufgebrochen. Das stärkehaltige, kohlenhydratreiche Innere, das sogenannte Endosperm (Mehlkörper), wird sowohl von der dunklen ballaststoffhaltigen Kleie als auch vom Weizenembryo, oft Weizenkeim genannt, separiert. Anschließend wird das Endosperm durch eine Reihe von Walzen zermahlen, um ein weißes, pulvriges Mehl zu erzeugen. Wenn das Weizenkorn zu feinem Mehl gemahlen wird, ohne dass Kleie und Keim zuvor entfernt werden, handelt es sich dabei technisch gesehen um ein Vollkornprodukt, weil alle ursprünglichen Bestandteile noch immer vorhanden sind – aber nicht mehr um intaktes Vollkorn.

In jeder Phase des Mahlprozesses geht etwas verloren. Den Keim zu entfernen heißt, ungesättigte Fette und fettlösliche Vitamine zu entnehmen. Durch Wegwerfen der kleiehaltigen Außenhülle werden Ballaststoffe, Magnesium und Vitamine entfernt. Und wenn die Weizenkörner erst einmal in weißes Mehl verwandelt worden sind, ist das Endprodukt nur ein blasser Schatten des Ursprungsprodukts, sowohl buchstäblich als auch mit Blick auf seinen Nährwert (siehe Abbildung).

Wieso haben wir überhaupt damit aufgehört, intakte Körner und Saaten zu essen, wenn diese doch so gesund sind, und uns stattdessen auf stark raffinierte Körner und Saaten verlegt? Das ist zum Teil eine Frage der Wahrnehmung. Sobald das Raffinieren von Weizen möglich war, wurde Weißmehl dahingehend vermarktet, dass es reiner wäre als Vollkornmehl. Zuerst war Weißmehl eine Neuheit für die Oberschicht. Das daraus hergestellte Brot und Feingebäck war leichter und luftiger als die jeweiligen Artverwandten aus Vollkorn. Mit der Zeit wurde der Kauf von Weißmehl zu einem Symbol für sozialen Aufstieg. Der Umstieg wurde auch durch die Gegebenheiten der Lagerung vorangetrieben: Weißmehl, das nahezu keines der in Vollkornmehl anzutreffenden gesunden Öle enthält, hält sich länger. Vollkornmehle müssen schneller aufgebraucht und/oder gekühlt werden.

In den vergangenen vier Jahrzehnten, mit der Hilfe der über 200 000 engagierten

Nährstoffschwund bei der Getreideverarbeitung: Wertvolle Nährstoffe verschwinden, wenn Vollkorn verarbeitet wird. Diese 13 Nährstoffe zeigen beispielhaft, wie dramatisch der Verlust sein kann.

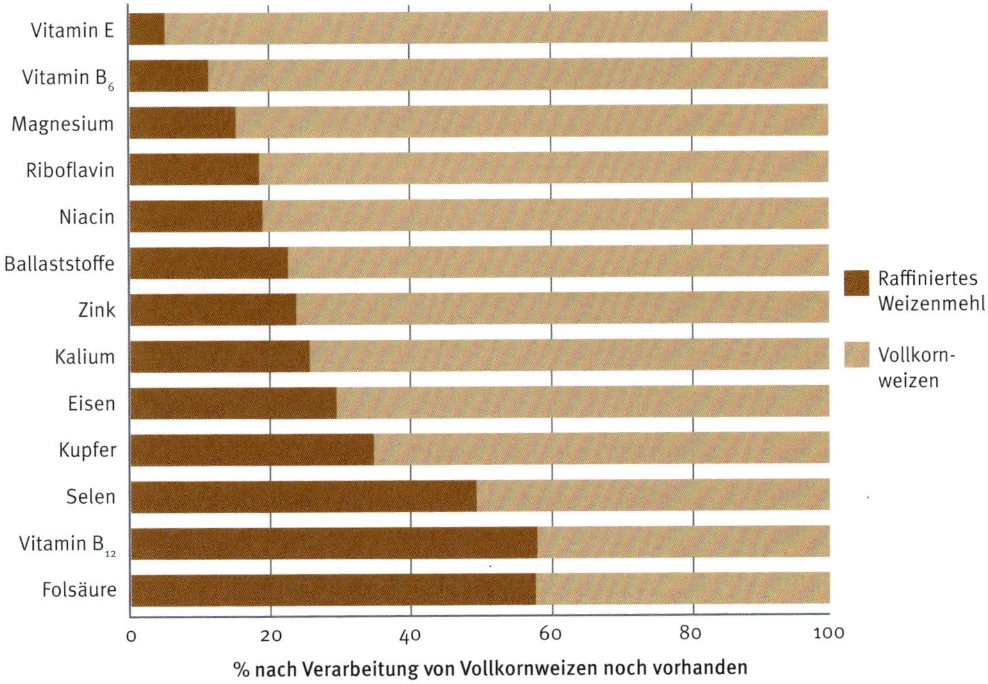

Daten aus »Heart Gains from Whole Grains«, Harvard Heart Letter, 13. Jg., Nr. 3 (November 2002): S. 3.

Über Vollkorn und Gewichtskontrolle

Die langsameren und sanfteren Effekte von Vollkornkost auf Blutzucker- und Insulinspiegel sowie das Sättigungsgefühl, das sich durch die größere Ballaststoffzufuhr nach dem Essen einstellt, sind gleichbedeutend mit besserer Gewichtskontrolle. Im Rahmen von drei Langzeitkohorten mit annähernd 173 000 Männern und Frauen haben meine Kollegen und ich die Wirkung von Vollkorn untersucht. Wer mehrere Portionen Vollkorn am Tag aß, nahm im Laufe der 24-jährigen Follow-up-Phase weniger wahrscheinlich an Gewicht zu als jene, die nur selten Vollkorn aßen[155]. Vollkornkost trägt dazu bei, dass Sie sich nach einer Mahlzeit oder einem Snack länger satt fühlen, und kann Ihnen deshalb helfen, weniger zu essen.

Teilnehmerinnen und Teilnehmer der *Nurses' Health Study*, der *Nurses' Health Study* II und der *Health Professionals Follow-Up Study*, haben meine Kollegen und ich die gesundheitlichen Effekte von raffinierten Nahrungsmitteln und solchen aus Vollkorn untersucht. Das Ergebnis dieser Arbeit ist überzeugend: Der Verzehr von Vollkorn und Nahrungsmitteln, die aus Vollkorn hergestellt werden, ist eindeutig besser für eine anhaltend gute Gesundheit und bietet mehr Schutz vor einer Reihe von chronischen Krankheiten als eine Ernährung, die reich an raffinierten Kohlenhydraten oder Kartoffeln ist. Andere Untersuchungen aus der ganzen Welt weisen auf dieselbe Schlussfolgerung hin.

Vollkorn schützt vor Diabetes

Das achterbahnartige Auf und Ab des Blutzuckerspiegels und der Verlust der ballaststoffreichen Kleie können sich auf mehr auswirken als nur auf die Frage, wie schnell Sie nach einer Mahlzeit oder einem Imbiss wieder Hunger bekommen. Beides kann auch die Entstehung von Diabetes beeinflussen.

Meine Kollegen und ich haben alle Teilnehmerinnen und Teilnehmer der *Nurses' Health Study* und der *Health Professionals Follow-Up Study* analysiert, die in den 1980er-Jahren, als wir die ersten Ernährungsdaten erhoben hatten, frei von Diabetes gewesen waren. Im Laufe des über 20-jährigen Nachverfolgungszeitraums entwickelten mehr als 15 000 von ihnen einen Typ-2-Diabetes. In diesem Zeitraum waren Menschen, deren Ernährungsweise die höchsten GI-Werte erzielte, mit 33 Prozent höherer Wahrscheinlichkeit an Typ-2-Diabetes erkrankt als solche mit einer niedrigglykämischen Ernährung[156]. Teilnehmerinnen und Teilnehmer mit einer hochglykämischen und ballaststoffarmen Ernährung hatten sogar eine 60 Prozent höhere Wahrscheinlichkeit für einen Typ-2-Diabetes. In diesen Studien schien es, dass der Verzehr kalter, ballaststoffreicher Frühstückscerealien helfe, das Risiko für eine Diabeteserkrankung zu reduzieren. Der Konsum von alkoholfreien Erfrischungsgetränken, Weißbrot, weißem Reis, Pommes frites und Pellkartoffeln schien dagegen mit einem erhöhten Diabetesrisiko in Verbindung zu stehen.

Für die langfristige Gesundheit ist es das Beste, so früh wie möglich gesunde Ernährungsgewohnheiten zu entwickeln, im Idealfall bereits in der Kindheit. Die gute Nachricht in Sachen Diabetesprävention lautet aber: Wenn Sie es bisher geschafft haben, dem Diabetes zu entkommen, und sich vom heutigen Tag an eine gesunde Ernährungsweise und ein körperliches Aktivitätsprogramm aneignen, wird das Ihr Krankheitsrisiko schon morgen senken – ganz egal, wie alt Sie sind. Das ist eine großartige Sofortrendite auf eine Investition! Andere Vorteile, zum Beispiel ein geringeres Risiko für eine Herzerkrankung und Krebs, werden folgen.

Vollkorn bedeutet weniger Herzerkrankungen

Neben Diabetes bringen raffinierte Körner und Saaten weitere Probleme mit sich. Sie stehen auch im Zusammenhang mit Herzerkrankungen und Schlaganfällen.

In der *Nurses' Health Study* erlitten Frauen, die nach eigenen Angaben am meisten Speisen aus intakten Körnern und Saaten aßen (durchschnittlich 2,5 Portionen täglich), mit 30 Prozent geringerer Wahrscheinlichkeit eine Herzerkrankung als Frauen, die davon am wenigsten aßen (rund eine Portion pro Woche)[157]. Ein Großteil ihres Vollkorns ging auf Vollkornmüsli, Naturreis und Vollkornbrot zurück. Wir schätzten, dass eine Schale kaltes Vollkornmüsli, das rund 5 Gramm Ballaststoffe liefert, gegenüber einem ballaststofffreien Frühstück die Wahrscheinlichkeit einer Herzerkrankung um etwa ein Drittel reduziert. Bei übergewichtigen Frauen war der offensichtliche Nutzen größer als bei schlanken Frauen. Diese Vorteile sind übereinstimmend auch bei anderen Langzeitstudien beobachtet worden. So haben systematische Übersichtsarbeiten und Metaanalysen zu langfristigen Kohortenstudien eine Verbindung zwischen Ernährungsweisen mit hohem Glykämischen Index und hoher Glykämischer Last einerseits und einem gesteigerten Risiko für Herzattacken, Schlaganfälle und herzbedingte Todesfälle andererseits nachgewiesen[158].

Vollkorn verbessert die Magen-Darm-Gesundheit

Verstopfung belegt beim Ranking der Magen-Darm-Beschwerden in den USA den ersten Platz. Sie plagt mehr als 60 Millionen Menschen im Land und ist jährlich für über 4 Millionen Arztbesuche und eine Dreiviertelmillion Aufenthalte in der Notaufnahme verantwortlich[159]. Jedes Jahr geben wir mehr als 1 Milliarde US-Dollar für freiverkäufliche Abführmittel aus, dabei gibt es ein diätetisches Heilmittel für dieses Problem: ballaststoffreiche Kost. Indem sie den Stuhlgang weich und massig halten, tragen die Ballaststoffe in intakten Körnern und Saaten dazu bei, Verstopfung zu verhindern.

Zwei weitere verbreitete Magen-Darm-Beschwerden sind die Divertikulose, ein Zustand mit gereizten Ausstülpungen im Inneren des Darms (Divertikel), und die Divertikulitis, eine oft schmerzhafte Entzündung derselben. Ballaststoffe aus Körnern und Saaten sowie aus Obst und Gemüse verleihen dem Stuhl Masse und machen ihn weicher. Zusammengenommen senken diese Prozesse den Druck im Inneren des Verdauungstraktes und leisten einen Beitrag zur Prävention einer Divertikelkrankheit.

Ungewisse Wirkung auf Krebs

Eine Reihe früher Studien hatte einst nahegelegt, dass ein höherer Verzehr von

Vollkornkost oder Ballaststoffen die Wahrscheinlichkeit von Mund-, Magen-, Darm-, Gallenblasen- und Eierstockkrebs reduziere. Spätere und umfangreichere Studien konnten das übereinstimmend jedoch nicht bestätigen. Analysen aus der *Nurses' Health Study*, der *Health Professionals Follow-Up Study* sowie aus einer Zusammenstellung von großen Kohortenstudien aus aller Welt zeigten, dass Frauen und Männer mit der höchsten Ballaststoffzufuhr kein niedrigeres Risiko für Dickdarmkrebs hatten[160].

Es könnte jedoch wichtig sein, zu welchem Zeitpunkt des Lebens Ballaststoffe eingenommen werden. Unter den Teilnehmerinnen der *Nurses' Health Study*, allesamt im mittleren Alter, konnten wir keinen Zusammenhang zwischen der Ballaststoffzufuhr und dem Risiko für Brustkrebs beobachten. In der *Nurses' Health Study* II, die sich dem Thema Ernährung in einer früheren Lebensphase widmete, fanden wir jedoch heraus, dass eine höhere Ballaststoffzufuhr im Jugendalter auf ein verringertes Brustkrebsrisiko im späteren Leben hindeutete[161].

Doch selbst wenn ballaststoffreiche Vollkornkost keine Wirkung auf Krebs hat: Ihr Einfluss auf eine Herzerkrankung und Diabetes ist Grund genug, Körner und Saaten in dieser Form zu essen, statt sie in ihrer extrem reduzierten Variante zu verzehren.

Was macht intaktes und volles Korn besser?

Es dürfte fast unmöglich sein, den einen Inhaltsstoff beziehungsweise die Inhaltsstoffe in Vollkornkost zu isolieren, die das Risiko für eine Herz- und Diabeteserkrankung senken. Dennoch wurden ein paar Kandidaten bereits identifiziert. Die Ballaststoffe in Vollkornkost verzögern die Aufnahme von Glucose in den Blutkreislauf und lindern die Belastung der Insulin-produzierenden Zellen in der Bauchspeicheldrüse. Sie tragen dazu bei, den Cholesterinspiegel im Blut zu senken, und könnten auch einige der natürlichen Gerinnungshemmer des Körpers animieren und so dabei helfen, die Bildung kleiner Blutgerinnsel zu verhindern, die Herzinfarkte und Schlaganfälle auslösen. In Vollkorn vorhandene Antioxidantien wie Vitamin E halten die Cholesterin-beladenen Lipoproteine niedriger Dichte (LDLs) davon ab, mit Sauerstoff zu reagieren, ein wichtiger früher Schritt auf dem Weg zu cholesterinverstopften Arterien. Die sogenannten Phytoöstrogene (pflanzliche Östrogene) könnten vor einigen Krebsarten schützen, und die Kleieschicht vieler Getreidearten enthält wichtige Mineralstoffe wie Magnesium, Selen, Kupfer und Mangan, die unter Umständen das Risiko einer Herz- und Diabeteserkrankung reduzieren.

Die Spreu vom Weizen trennen

Was genau ist ein Vollkorn-Nahrungsmittel? Das sollte eigentlich keine Fangfrage sein, ist aber eine. Eine Seite des Problems geht auf unser mangelhaftes Wissen über die Nahrung zurück, die wir zu uns nehmen. Die andere Seite ist, dass die Lebensmittelhersteller scharf darauf sind, jeden erdenklichen gesundheitlichen Vorteil zu bewerben, mit dem sich ihre Produkte besser verkaufen lassen. Aus diesem Grund sind sie auf den fahrenden Ballaststoff-Vollkorn-Zug aufgesprungen und haben ihn seitdem nicht wieder verlassen. Schlendern Sie durch die Gänge Ihres Lieblingssupermarktes, und Sie werden sehen, was ich meine. Das

»Total«-Müsli der US-Firma General Mills ist ein Vollkorn-Müsli, das Puffweizenmüsli »Smacks« der Firma Kellogg's nicht. Bei den Produktreihen »Triscuit« und der Marke »Wheat Thins« des US-Herstellers Nabisco handelt es sich um Vollkorn-Cracker, während viele Toasts und Knäckebrot größtenteils aus raffiniertem Weizen bestehen.

Manche Entscheidungen sind einfach: Naturreis ist ein Vollkornprodukt, weißer Reis nicht. In den meisten Fällen braucht es jedoch einen findigen Verbraucher, um zwischen Vollkornkost und raffinierten Produkten zu unterscheiden. Sie müssen die Produktetiketten mit dem scharfen Blick eines Lebensmittelkritikers studieren, immer auf der Hut vor subtilen Feinheiten, die den Unterschied zwischen Vollkorn und raffiniertem Korn preisgeben. Wenn das Etikett etwa »aus Weizenmehl hergestellt« sagt, dann könnte es sich dabei um ein Vollkornprodukt handeln – aber ebenso gut nur um einen Werbetrick, während das Produkt in Wahrheit ganz aus weißem Auszugsmehl besteht. Selbst das allersamtigste, am stärksten raffinierte weiße Kuchenmehl ist »aus Weizenmehl hergestellt«. Echte Vollkornprodukte sollten als Hauptzutat dagegen Vollkornweizen, Vollkornhafer, Vollkornroggen oder irgendwelche anderen vollständigen Körner oder Saaten anführen. Um 100 Prozent Vollkorn zu sein, sollte kein anderes Korn oder Getreide auf der Zutatenliste stehen. Die US-Lebensmittelbehörde FDA ist hier keine Hilfe: Ein Produkt kann als Vollkorn ausgewiesen werden, wenn 51 Prozent der darin enthaltenen Körner und Saaten aus Vollkorn stammen – der Rest kann raffinierte Stärke sein.

Kleiemüslis und Weizenkeime sind technisch gesehen keine Vollkornprodukte. Ersteren fehlen die vitamin- und ölhaltigen Keime, Letzteren die ballaststoffreiche Kleie. Beiden fehlt das stärkehaltige Endosperm. Wenn Ihre Ernährung viel raffiniertes Getreide enthält, ist es zwar sinnvoll, sie durch Kleie und Weizenkeime zu ergänzen. Diese Strategie bietet Ihnen aber nicht die gleichen umfangreichen Vorzüge wie der Verzehr intakter Körner und Saaten: Sie fungieren unter anderem als Schutzschild, der die Aufnahme der Stärke im Inneren des Korns verlangsamt.

Die Harvard-Ernährungspyramide und *Der Gesunde Teller* betonen, wie wichtig es ist, Vollkorn in die tägliche Ernährung einzubeziehen.

Von der Theorie zur Praxis

Angesichts der unzähligen gesundheitlichen Vorteile, die der Verzehr von Vollkornkost mit sich bringt, kann man fragen: Warum isst ein Großteil der US-Bevölkerung davon weniger als eineinhalb Portionen pro Tag?

Zum einen sind wir nicht daran gewöhnt, Vollkornprodukte zu essen. Zum anderen waren sie nicht immer so leicht zu kaufen wie heute. Bis vor relativ kurzer Zeit gab es Lebensmittel wie Vollkornpasta, Vollkorncouscous und Bulgur nur in Reformhäusern und Bioläden. Noch schwerer waren sie in Restaurants und Kantinen zu finden. Das dritte Hindernis ist und bleibt die Zeit: Viele intakte Körner und Saaten dauern länger beim Kochen als ihre stark raffinierten Pendants. So muss Naturreis etwa doppelt so lange kochen wie weißer Reis.

Die Lebensmittelindustrie, immer auf der Suche nach neuen Märkten und Marketingideen, trägt selbst dazu bei, die letzten beiden Hindernisse einzureißen. Mehr und

Das Ringen um Low-Carb-Produkte

Als die Atkins-Diät das Land im Sturm eroberte, sputeten sich Lebensmittelfirmen und Unternehmer, neue Produkte auf den Markt zu bringen. Bis heute können Sie Low-Carb-Brot, -Bagels, -Müsli, -Pasta, -Eiscreme, -Schokoriegel und -Bier kaufen. Bücher, Zeitschriften und Onlineangebote erteilten Ratschläge, wie so ein Low-Carb-Lifestyle auszusehen habe – ja, Sie können sogar auf eine Low-Carb-Kreuzfahrt gehen!

Obwohl der Markt für kohlenhydratarme Kost seinen Höhepunkt Mitte der 2000er-Jahre erreichte, kaufen die Amerikaner bis heute jedes Jahr ausgewiesene Low-Carb-Produkte im Wert von vielen Millionen US-Dollar. Und das ganz ohne den Segen der FDA, die nicht darauf erpicht war, den Lebensmittelfirmen die Verwendung der Bezeichnung »Low-Carb« auf Lebensmitteletiketten zu erlauben, weil diese bislang nicht eindeutig definiert ist. Das hat findige Marketingleute aber nicht davon abgehalten, diese Straßensperre mit Begriffen wie »carb smart«, »carb friendly« und »net carbs« zu umfahren. Manche sogenannten Low-Carb-Produkte sind solche, die wir schon seit vielen Jahren und bis heute essen und die von Natur aus arm an Kohlenhydraten sind, zum Beispiel Salatdressings und Erdnussbutter, die mit neuen Etiketten aufgehübscht wurden. Andere wurden so konstruiert oder überarbeitet, dass sie weniger verdauliche Kohlenhydrate aufweisen. Das tun Unternehmen auf unterschiedlichen Wegen. Sie können raffiniertes Weizenmehl zum Beispiel durch Ballaststoffe, Sojaprotein oder kohlenhydratärmeres und zugleich proteinreicheres Sojamehl ersetzen, Zucker gegen weniger verdauliche Zuckeralkohole wie Sorbitol tauschen oder mehr Fett hinzufügen.

Diese Veränderungen sind nicht zwangsläufig schlecht, können aber irreführend sein. Viele Verbraucher setzen »Low-Carb« irrtümlicherweise mit »kalorienarm« gleich. Doch in Wahrheit liefern viele kohlenhydratarme Produkte genauso viele Kalorien wie Vergleichsprodukte mit normalem Kohlenhydratgehalt, und manchmal sogar mehr. Sie sind auch teurer: Eine Low-Carb-Diät kann Ihre Ausgaben für Essen nahezu verdoppeln. Es ist also fraglich, ob Sie für Ihr Geld den bestmöglichen Ernährungsdeal landen.

mehr große Supermarktketten führen heute eine ansehnliche Auswahl an Vollkornprodukten. Jetzt können Sie schnellkochenden Naturreis (wenn auch mit einem höheren GI) bekommen, der genau wie weißer Reis in 20 Minuten fertig ist. Noch besser ist es allerdings, wenn Sie die gute alte langsam kochende Naturreisvariante einen Tag oder mehr vorher zubereiten und bei Bedarf einfach in der Mikrowelle aufwärmen.

Das Verhältnis von Kohlenhydraten zu Ballaststoffen

Obwohl »Vollkorn« zum Modebegriff in Sachen gesunder Ernährung geworden ist, verdient nicht alles, was diesen Namen trägt, auch wirklich gegessen zu werden. So kann Kellogg's seine zuckerhaltigen

Vorsicht Zuckerzusätze

Unsere Körper brauchen nicht jeden Tag jede Menge Kohlenhydrate, und schon gar nicht aus Zuckerzusätzen. Dennoch konsumiert der/die durchschnittliche US-Amerikaner/in mehr als 20 Teelöffel zugesetzten Zucker täglich, was sich auf über 300 Kilokalorien beläuft. Das meiste davon stammt aus verarbeiteten Speisen und Fertiggerichten, wobei Müslis und gesüßte Erfrischungsgetränke wie Limo und Saft das Feld anführen. So enthalten 100 Gramm Kellogg's »Frosties« 37 Gramm Zucker, die für nahezu die Hälfte der Kalorien in einer Portion verantwortlich sind, während eine einzige Coladose zehn Teelöffel zugesetzten Zucker enthält.

Die US-Ernährungsrichtlinien von 2015 empfehlen, nicht mehr als 10 Prozent der Tageskalorien aus Zuckerzusätzen zu beziehen (etwa 13 Teelöffel). Die Amerikanische Herzgesellschaft AHA rät zu noch weniger: für die meisten Frauen nicht mehr als 100 Kilokalorien täglich (rund 6 Teelöffel oder 24 Gramm Zucker) und die meisten Männer nicht mehr als 150 Kilokalorien täglich (rund 9 Teelöffel oder 36 Gramm Zucker).

Herauszufinden, ob Fertiggerichte oder abgepackte Nahrungsmittel Zuckerzusatz enthalten, war nicht immer leicht. Die FDA hatte die Unternehmen lange Zeit lediglich verpflichtet, in der Nährwerttabelle auf dem Produktetikett den Gesamtzucker aufzulisten. Die Fülle von Inhaltsstoffen, die einem Nahrungsmittel Zucker hinzufügen, hat es sogar noch schwerer gemacht, die Menge des zugesetzten Zuckers herauszufinden. Hier sind nur ein paar dieser Stoffe: Agavendicksaft, brauner Zucker, Rohrzucker, Maissüßungsmittel, Maissirup, Dextrose, Zuckerrohrsaft, Fructose, Fruchtsaftkonzentrate, Glucose, fructosereicher Maissirup, Honig, Invertzucker, Malzsirup, Maltose, Ahornsirup, Melasse, Rohzucker, Saccharose und Sirup.

Mittlerweile ist es dank einer FDA-Regelung von 2016 einfacher, Zuckerzusätze auszumachen. Sie besagt, dass Lebensmittelhersteller Zuckerzusätze zusätzlich zum Gesamtzucker in der Nährwerttabelle benennen müssen.

»Froot Loops« etwa als Vollkorn-Lebensmittel anpreisen. Um gesunde Vollkornkost zu finden, raten die US-Ernährungsrichtlinien dazu, Produkte aus Körnern und Saaten zu wählen, auf deren Zutatenliste vor jedem beliebigen »Korn« die Vorsilbe »Voll-« steht und die kaum oder gar keinen Zuckerzusatz enthalten. »Froot Loops« mit ihren 10 Gramm Zuckerzusatz und Hafervollkornmehl als vierter Zutat verdienen mit Sicherheit nicht die Bezeichnung »echte Vollkornkost«. (Darüber hinaus können Sie auch nach dem Vollkornstempel des *Whole Grain Council*[162] Ausschau halten, den ein Unternehmen auf seine Verpackung drucken kann, wenn das Produkt pro Portion mindestens 8 Gramm Vollkorn enthält.)

Gluten in Getreide: Für manche eine Gefahr

Es gibt immer mehr glutenfreie Produkte. Was es mit Gluten, mit Zöliakie und mit Gluten-Sensitivität auf sich hat, erfahren Sie hier.

Glutenfreie Speisen sind der letzte Schrei in Sachen Reformkost. Die Supermarktgänge strotzen nur so vor Produkten, die stolz das Label »glutenfrei« tragen, und viele Restaurants bieten mittlerweile glutenfreie Gerichte an.

Gluten ist eine Mischung aus Proteinen, die hauptsächlich in Weizen, Roggen und Gerste zu finden ist. Es trägt dazu bei, dass Teig aufgeht und seine Form behält.

Menschen mit einer sogenannten Zöliakie[163] können Gluten noch nicht einmal in kleinsten Mengen vertragen. Ihr Körper setzt fälschlicherweise eine Immunreaktion gegen das Protein in Gang, und dieser Angriff beschädigt die Dünndarmschleimhaut. Schon 50 Milligramm Gluten reichen, um Probleme zu verursachen (was ungefähr der Menge in ein paar Brotkrumen entspricht). Die daraufhin einsetzende Immunreaktion behindert die Aufnahme von Nährstoffen aus dem Essen und löst zudem eine Reihe von Symptomen wie Blähungen, einen aufgeblähten Bauch, Unterleibskrämpfe, Durchfall, Gewichtsverlust und Hautausschläge aus. Das kann mit der Zeit zu anderen Problemen wie Osteoporose, Unfruchtbarkeit, Nervenschäden und Schlaganfällen führen.

Menschen, die an Zöliakie leiden, müssen alles in ihrer Macht stehende tun, um keine glutenhaltige Kost zu essen. Der Zustrom von glutenfreien Nahrungsmitteln macht das zwar gerade einfacher, allerdings kann Gluten auch unerwartet in manchen Nahrungsmitteln wie Sojasoße, Pommes frites, verarbeiteten Fleischwaren, Fertigsuppen und -saucen sowie Kräuterzusätzen lauern.

Ein verwandtes Leiden, die sogenannte Gluten-Sensitivität oder Nicht-Zöliakie-Glutensensitivität, kann ähnliche Symptome wie eine Zöliakie auslösen, aber ohne die damit verbundenen Darmschäden. Viele Menschen sitzen dem Irrglauben auf, dass Gluten sogar bei Personen, die nicht an Zöliakie leiden oder keine Antikörper gegen Gluten aufweisen, für die Gesundheit schädlich sei. Allerdings gibt es bislang weder aus der *Nurses' Health Study*, der *Health Professionals Follow-Up Study* noch aus anderen großen Kohorten irgendwelche Belege dafür, dass irgendein Zusammenhang zwischen einer hohen Glutenzufuhr und einem verschlechterten Gesundheitszustand bestünde.

Falls Sie oder Ihr Arzt Gluten hinter Ihren Problemen vermuten, ist es eine gute Idee, mit einem einfachen Bluttest nach Antikörpern zu suchen, die als Hinweis auf eine Zöliakie gelten. Tun Sie das bitte, bevor Sie Gluten aus Ihrer Ernährung streichen. Wenn Sie längere Zeit ohne Gluten gelebt haben, lässt sich nämlich nur sehr schwer bestimmen, ob Sie eine Zöliakie oder Gluten-Sensitivität haben. Das liegt daran, dass die entsprechenden Tests nach der Reaktion Ihres Körpers auf Gluten suchen – und das können sie nicht, wenn Sie kein Gluten gegessen haben.

Falls Sie sich für ein glutenfreies Leben entscheiden, sollten Sie daran denken, die nötigen Schritte einzuleiten, um trotzdem die Nährstoffe zu bekommen, die Sie benötigen. Brot und Müsli sind wichtige Quellen von Folsäure und anderen B-Vitaminen. Viele glutenfreie Brote und Müslis sind nicht mit Vitaminen angereichert. Ein Mangel an B-Vitaminen kann für jeden Menschen problematisch sein, insbesondere aber für schwangere Frauen oder jene, die schwanger werden könnten. Sie benötigen eine gleichbleibende Versorgung mit Folsäure (einem wichtigen B-Vitamin), die eine wichtige Rolle bei der Verhinderung des als »Spina bifida« oder »Spaltwirbel« bekannten Geburtsfehlers spielt. Nehmen Sie deshalb ein Multivitamin-Multimineralstoff-Präparat ein, wenn Sie mit dem Gedanken an eine glutenfreie Ernährung spielen, um Ihre Versorgung mit allen wichtigen Nährstoffen sicherzustellen.

Hier ist noch eine Möglichkeit: Vergewissern Sie sich, dass ein Vollkornprodukt mindestens 1 Gramm Ballaststoffe auf 10 Gramm Kohlenhydrate hat (eins zu fünf ist noch besser)[164]. Warum 1:10? Weil das in etwa dem Verhältnis von Ballaststoffen zu Kohlenhydraten in einem echten vollen Korn (unverarbeitetem Weizen) entspricht. Falls es sich aber um unechte Ballaststoffe wie Inulin oder andere künstlich zugesetzte Ballaststoffe handelt, dann kann man für nichts garantieren.

Geben Sie »künstlichen« Ballaststoffen den Laufpass

Um den Ballaststoffgehalt von per se Ballaststoff-freien Nahrungsmitteln wie Joghurt, Keksen, Eiscreme, Diät-Getränken und ähnlichen Dingen in die Höhe zu treiben, greifen die Lebensmittelhersteller auf ballaststoffhaltige Zusatzstoffe wie Zellulose, Guarkernmehl, Pektin, Johannisbrotkernmehl, Hydroxypropylmethylcellulose, Inulin, Maltodextrin und Polydextrose zurück. Lassen Sie sich nicht täuschen. Diese Zusätze besitzen nicht den gleichen gesundheitlichen Nutzen wie Nahrungsmittel, die von Natur aus ballaststoffreich sind.

Solche »unechten« Ballaststoffe weisen nicht die gleichen Vitamine, Mineralstoffe und anderen Mikronährstoffe auf wie ballaststoffhaltige Nahrungsmittel natürlichen Ursprungs. Und sie verlangsamen die Aufnahme von Glucose aus dem Verdauungstrakt wahrscheinlich auch nicht im gleichen Maße wie Ballaststoffe aus Vollkornkost, welche die Kohlenhydrate zum Teil wie in einer Kapsel einschließen.

Den Lebensmittelfirmen ist es erlaubt, synthetische und isolierte (gereinigte) Ballaststoffe in der Nährwerttabelle als gute alte Ballaststoffe aufzuführen. Seit 2018 fordert die FDA die Lebensmittelfirmen in den USA dazu auf nachzuweisen, dass diese Zusätze mindestens einen gesundheitlichen Nutzen, zum Beispiel eine abführende Wirkung, besitzen. Dennoch ist es möglich, dass sie keinen der anderen Vorteile aufweisen, die echte Ballaststoffe aus echten Nahrungsmitteln mit sich bringen.

Nehmen Sie sich einen Moment Zeit, um die Zutatenliste eines Nahrungsmittels zu prüfen und herauszufinden, woher seine Ballaststoffe stammen. Und denken Sie, wenn es die oben genannten unechten Ballaststoffe enthält, darüber nach, stattdessen ein Nahrungsmittel mit echten Ballaststoffen zu wählen.

Körner und Saaten: Praktische Ideen für den Alltag

Hier sind ein paar Vorschläge, wie Sie Ihrer Ernährung mehr intakte Körner und Saaten hinzufügen können (für weitere Ideen und Einzelheiten siehe »Verzeichnis der Körner und Saaten«, Seite 295). Fangen Sie langsam an und fügen Sie nach und nach neue Körner und Saaten oder Produkte hinzu, wenn Ihr Appetit auf diese köstlichen Speisen immer größer wird:

Essen Sie Vollkorn zum Frühstück: Gewöhnen Sie sich an, mit einer Schale Vollkornmüsli in den Tag zu starten. Versuchen Sie es mit klassischen Haferkörnern oder geschroteter Hafergrütze, wenn Sie ein Fan von heißem Müsli sind. Feinblatt- oder Instant-Haferflocken sind besser als viele andere Optionen, verfügen aber über einen höheren GI als weniger verarbeitete Haferkörner. Wenn Sie Ihr Müsli dagegen lieber kalt mögen, suchen Sie nach einem, das an erster Stelle seiner Zutatenliste irgendetwas aus Vollkorn wie Weizen, Hafer, Gerste oder andere Körner und Saaten anführt. Ein paar Möglichkeiten sind die Marken »Wheaties« und »Grape-Nuts« oder die (ungesüßten) Basis-, Nuss- oder Früchte-Vollkornmüslis zahlreicher Hersteller.

Entdecken Sie Vollkornbrote für sich: Entscheiden Sie sich für Brote aus Vollkorn statt aus raffinierten Körnern und Saaten. Werfen Sie erneut einen Blick aufs Etikett, um sicherzugehen, dass die erste Zutat die Vorsilbe »Voll-« trägt. Sie können mittlerweile auch Pita-Brot und Sandwich-Brötchen aus Vollkorn kaufen.

Vergessen Sie Kartoffeln: Kochen Sie statt Kartoffeln etwas Naturreis als Beilage für eine Mahlzeit. Oder stürzen Sie sich so richtig ins Abenteuer und probieren Sie das ein oder andere »neuere« Korn wie Kasha [gerösteter Buchweizen, Anm. d. Übers.], Bulgur, Hafergrütze, Weizenkörner oder Weizenschrot, Hirse, Quinoa oder geschälte Gerste.

Vollkornpasta kann eine köstliche Alternative sein: Halten Sie beim Einkaufen Ausschau nach Vollkornpasta. Sofern das für Ihren Geschmack doch etwas zu kernig ist, produzieren Barilla, Prince, Buitoni und andere Unternehmen Pasta, die zur einen Hälfte aus Weizenvollkornmehl und zur anderen aus Weißmehl besteht.

Zuckergehalt in Gramm

Wenn Sie Nährwerttabellen studieren, sollten Sie bezüglich Zuckergehalt in Gramm Folgendes stets im Hinterkopf haben: 4 Gramm Zucker = 1 Teelöffel = 15 Kilokalorien

Backen Sie mit Weizenvollkornmehl: Versuchen Sie, Weißmehl durch Weizenvollkornmehl zu ersetzen. Fangen Sie mit einer Mischung aus einem Teil Vollkornweizen auf drei Teile Weißmehl an, und wenn Ihnen das Ergebnis gefällt, versuchen Sie, das Verhältnis von Vollkorn- zu Weißmehl zu erhöhen. Einige Firmen verkaufen auch »helles« Vollkornmehl, das einen milderen Geschmack und eine feinere Struktur hat als klassisches Weizenvollkornmehl, obwohl es normalerweise auch weniger Ballaststoffe enthält. Auch bereits vorgebackene Pizzaböden aus Vollkornweizen tauchen mittlerweile im Supermarkt auf.

Kapitel 7

Wählen Sie bessere Proteinquellen

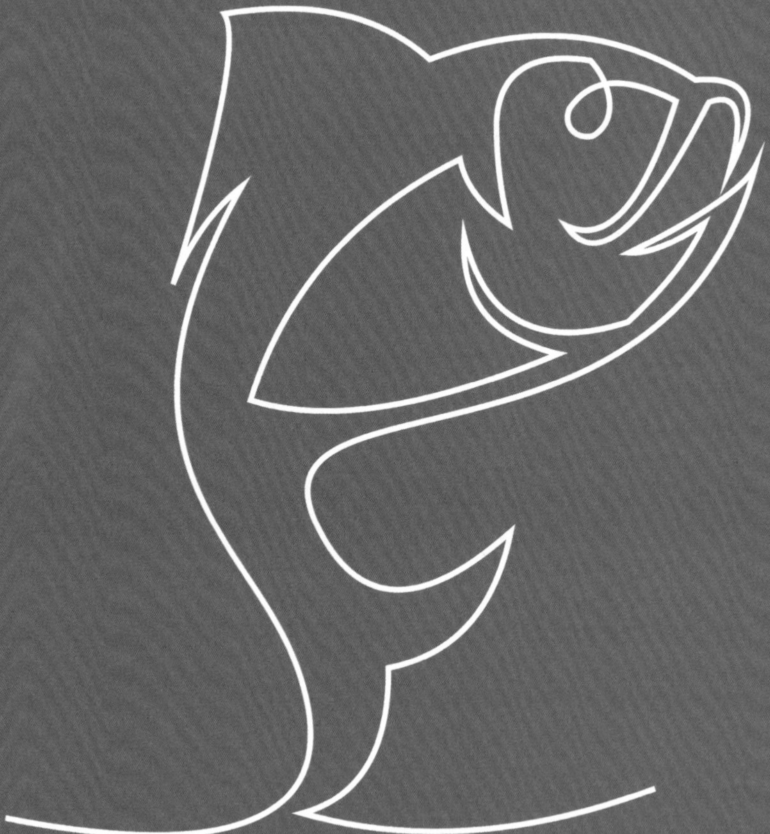

Eiweiß: Was und wie viel wir brauchen

Über Protein (Eiweiß) in der Ernährung und über die Rolle, die es für die Gesundheit spielt, wissen wir weniger als über Fette und Kohlenhydrate. Das liegt nicht daran, dass Protein unbedeutend wäre – ganz im Gegenteil, es ist extrem wichtig. Es wurde, was seine Beziehung zu langfristiger Gesundheit oder Krankheit angeht, nur längst nicht so intensiv erforscht wie die anderen Hauptbestandteile der Nahrung. Bisher lag der Fokus weitgehend auf der Mindestmenge an Eiweiß, die Kinder für eine gesunde Entwicklung brauchen und die Erwachsene benötigen, um zu verhindern, dass sich ihre Gewebe allmählich abbauen. Anderen wichtigen Fragen ist weit weniger Aufmerksamkeit geschenkt worden, zum Beispiel diesen: Was ist die optimale Proteinmenge? Macht es einen Unterschied, ob das Protein von Pflanzen oder von Tieren kommt? Ist ein proteinreicher Speisezettel besser als eine fettarme, kohlenhydratreiche Ernährung, wenn man abnehmen oder das Gewicht halten will? Spannende Forschungen über Soja und Gewichtsverlust haben das Interesse an Protein neu erwachen lassen, was uns allmählich eine bessere Datenlage beschert.

Solange wir noch auf bessere Antworten auf viele Fragen warten, ist es eine Schlüsselstrategie für die gesunde Ernährung, mehr Protein aus pflanzlichen Quellen (Bohnen, Nüsse etc.) und aus Fisch oder Hähnchenfleisch zu beziehen, aber weniger aus rotem Fleisch und Milchprodukten. Auch für die Gesundheit unseres Planeten ist das eine gute Wahl (siehe Kapitel 12).

Was ist Protein?

Ihr Haar und Ihre Haut bestehen größtenteils aus Eiweiß. Gleiches gilt für Ihre Muskeln, für das sauerstofftragende Hämoglobin im Blut und die Vielzahl von Enzymen, die Sie lebendig und aktiv halten. Tatsächlich besteht Ihr Körper aus mindestens 10 000 verschiedenen Proteinen. Zusammen machen sie etwa 15 Prozent Ihres Körpergewichts aus.

Auf molekularer Ebene betrachtet sind Proteine lange, verwickelte Ketten, die aus gerade mal rund 20 Grundbausteinen gemacht sind. Diese nennt man Aminosäuren. Weil unser Körper ständig neue Proteine bilden muss und weil wir Aminosäuren nicht speichern können, müssen wir so gut wie täglich Protein aus der Nahrung aufnehmen.

Manche Proteine in der Nahrung sind vollständig und besonders »hochwertig«, was bedeutet, dass sie all die 20 Arten von Aminosäuren enthalten, die vonnöten sind, um neue Proteine zu bilden. Andere sind unvollständig – ihnen fehlen eine oder mehrere essenzielle Aminosäuren, also solche, die wir nicht selbst von Grund auf bzw. aus anderen Aminosäuren erschaffen können. Fleisch, Geflügel, Fisch, Eier und

Hochwertiges Protein: Ist ein Übermaß schädlich?

Der menschliche Körper vermag die meisten Aminosäuren, die er braucht, von Grund auf selbst zu bilden. Die neun, die er nicht selbst hervorbringen kann – Histidin, Isoleucin, Leucin, Lysin, Methionin, Phenylalanin, Threonin, Tryptophan und Valin – müssen aus der Nahrung kommen. Hochwertiges oder vollständiges Protein enthält alle Aminosäuren, die der Körper braucht, um neues Eiweiß zu bilden.

Dieses komplette Set von Aminosäuren stimuliert das Wachstum viel besser als Protein, dem eine oder mehrere essenzielle Aminosäuren fehlen. Vollständiges Protein ist perfekt für sich entwickelnde Babys, für Kinder, Menschen mit Verbrennungen und andere, die in Sachen Entwicklung oder Wachstum einen Schub brauchen. Aber bei Erwachsenen werden große Mengen des hochwertigen Proteins vielleicht gar nicht benötigt, und sie könnten sogar schädlich sein.

Drei essenzielle Aminosäuren im hochwertigen Protein – nämlich Leucin, Isoleucin und Valin, die sogenannten verzweigtkettigen Aminosäuren – kurbeln die Produktion des Insulinähnlichen Wachstumsfaktors 1 (IGF-1) an. Dieses Hormon macht genau das, worauf sein Name hindeutet: Es regt das Wachstum an. Zu viel davon kann allerdings das Risiko für Brustkrebs, Prostatakrebs und vermutlich noch weitere Krebsarten erhöhen.

Milch und Molkereiprodukte sind vorzügliche Quellen für hochwertiges Protein. Deshalb sind sie auch so gut für kleine Kinder. Aber wenn man sein Leben lang zu viel Milch trinkt, kann es das Wachstum zu sehr stimulieren. Bei Kindern und Jugendlichen ist Milchkonsum zum Beispiel ein wichtiger Wachstumstreiber. (Ein dramatischer Anstieg des Milchverzehrs hat unter japanischen Mädchen und Jungen zu einem schnellen Anwachsen der durchschnittlichen Körpergröße beigetragen.)

Sozial gesehen mag es eine gute Sache sein, wenn man groß ist. Dennoch ist es mit einem erhöhten Risiko für mehrere Krebsarten in Verbindung gebracht worden (Lymphome, Brustkrebs, Prostatakrebs, Darmkrebs, Eierstockkrebs etc.).[165]

Später im Leben verlieren viele Menschen an Muskelmasse, was die Gefahr von Stürzen und Knochenbrüchen erhöht. Das liegt teilweise an unzureichender körperlicher Betätigung und teilweise an einer sinkenden Erzeugung des Wachstumshormons. Ein wachstumsfördernder Schub durch hochwertiges Protein könnte in dieser Lebensphase hilfreich sein.

Milchprodukte sind tendenziell gute Quellen für vollständige Proteine, während Proteine aus Pflanzen häufig unvollständig sind. Deshalb müssen Vegetarier Kombinationen essen, die einander ergänzen, etwa Reis und Bohnen, Erdnussbutter und Brot oder Tofu und Naturreis.

Wie viel Protein brauchen Sie?

Die *National Academy of Medicine* (früher unter dem Namen *Institute of Medicine* bekannt) setzt die empfohlene Tagesdosis für Protein bei 0,8 Gramm pro Kilogramm Körpergewicht an. Umgerechnet aufs reale Körpergewicht würde das bei jemandem, der 70 Kilo wiegt, 56 Gramm Protein pro Tag (70 × 0,8) und bei jemandem, der 100 Kilo auf die Waage bringt, 80 Gramm ausmachen.

Sie können diese Zielmarke fast im Schlaf erreichen, da es eine Fülle von proteinhaltigen Nahrungsmitteln gibt (siehe nachfolgende Tabelle). Ein Becher Joghurt zum Frühstück, ein Erdnussbutter-Fruchtgelee-Sandwich zur Mittagszeit und eine Portion Hähnchen plus Reis und Bohnen zum Abendessen bringen es zusammen beispielsweise schon auf etwa 85 Gramm Protein. Weil es für uns so leicht ist, an Protein zu kommen, leidet in den USA (ebenso wie in Deutschland, Anm. d. Red.) kaum ein gesunder Erwachsener an Eiweißmangel.

Abgesehen von der Mindestmenge an Protein, die vonnöten ist, um den Körper in Gang zu halten, gibt es nur wenige Empfehlungen, was die ideale Menge von Protein aus der Nahrung angeht oder das gesündeste prozentuale Verhältnis der durch Protein bereitgestellten Kalorien. Es bringt nicht besonders viel, verschiedene Länder in Sachen Proteinaufnahme und Gesundheit zu vergleichen, denn rund um den Erdball stehen ganz ähnliche Proteinmengen auf dem Speisezettel. Bei der Ernährungsweise eines Durchschnittsamerikaners, die wir uns oft als fleischzentriert vorstellen, kommen etwa 15 Prozent aller Kalorien aus Eiweiß. In einer weitgehend vegetarischen, auf Reis basierenden Ernährung, wie sie in vielen Ländern Asiens üblich ist, sind es ungefähr 12 Prozent. (Reis, den wir zunächst einmal bei der Gruppe der Kohlenhydrate einordnen, enthält etwa 8 Prozent Protein.) Andere Studien mit menschlichen Versuchsteilnehmern haben dem Protein nicht so viel Aufmerksamkeit gewidmet. Diätmoden machen die Sache noch verworrener, denn da gibt es miteinander konkurrierende Forderungen nach einer proteinreichen und kohlenhydratarmen Kost beziehungsweise einem proteinarmen und kohlenhydratreichen Speiseplan.

Solange es nicht gute Gründe gibt, etwas daran zu ändern, ist es für die meisten Menschen ein vernünftiger Richtwert, täglich etwa acht Gramm Protein pro zehn Kilo Körpergewicht aufzunehmen. Ich empfehle Ihnen jedoch nicht, täglich jedes Gramm zu zählen und nachzuverfolgen.

Nahrungsmittel	Portionsgröße	Kilokalorien	Protein (in Gramm)	% der empfohlenen täglichen Proteinmenge *
Rindfleisch, Lende, gegrillt	85 g**	155	26	52
Hühnerfleisch, gebraten	85 g	162	25	50
Lachs, Filet, gedünstet	85 g	130	21	42
Hamburger, Hackfleischbratling, 90 % mageres Fleisch	85 g	178	21	42
Joghurt, griechischer, fettarm	200-g-Becher	146	20	40
Thunfisch, Konserve, im eigenen Saft	85 g	73	17	34
Sojamilch	1 Tasse**	140	11	22
Sojabohnen, gekocht	½ Tasse	127	11	22
Erdnüsse, geröstet	42 g	242	10,5	21
Hüttenkäse, fettarm	85 g	69	9	18
Linsen, gekocht	½ Tasse	115	9	18
Käsepizza	1 Stück	181	8	16
Milch, entrahmt	1 Tasse	102	8	16
Schwarze Bohnen	½ Tasse	114	8	16
Vollmilch	1 Tasse	149	8	16
Mandeln	42 g	254	8	16
Weizenvollkornbrot	2 Scheiben	161	8	16
Tofu, fest	85 g	65	7,5	15
Käse, Cheddar	28 g	115	7	14
Makkaroni, gekocht	1 Tasse	190	7	14
Eier	1 großes	90	6	12
Walnüsse	42 g	270	6	12
Naturreis, gekocht	1 Tasse	248	5	10
Kartoffel, gebacken, mit Schale	1 mittelgroße	161	4	8
Mais, gekocht	1 mittelgroßer Kolben	99	4	8
Brokkoli, gekocht	½ Tasse	27	2	4

* Auf Grundlage einer Tagesdosis von 50 Gramm Protein bei einer Energieaufnahme von 2000 Kilokalorien
** In dieser und den nachfolgenden Tabellen wurden die amerikanischen Original-Maßeinheiten (inches, ounces etc.) ans metrische System angepasst. Durch vorsichtiges Runden bei der Umrechnung sind leichte Abweichungen von den angegebenen Werten möglich. Ein besonderes Problem ist die berühmte »Tasse«, die etwa 240 Millilitern entspricht. [Anm. d. Übers.]

Quelle: *USDA National Nutrient Database for Standard Reference*, Ausgabe 28, 2016. ndb.nal.usda.gov/ndb/foods.

Eiweiß und menschliche Gesundheit

Proteinmenge und Proteintyp in der Nahrung sind hin und wieder mit chronischen Krankheiten wie Krebs und Herzerkrankungen in Verbindung gebracht worden. Sie könnten auch Diabetes bei Kindern, Fettleibigkeit und Magen-Darm-Störungen beeinflussen. Spezielle Proteine aus der Nahrung, der Luft und anderswoher sind für eine ganze Reihe von Allergien verantwortlich, aber dieses Thema kann unser Buch nicht im Detail behandeln.

Protein und Krebs

Es gibt keine soliden Beweise dafür, dass es einen Einfluss auf das Krebsrisiko beim Menschen hätte, ob er wenig oder viel Protein zu sich nimmt. Vielleicht haben Sie schon etwas über niedrigere Krebsraten in China oder Japan gehört, wo der durchschnittliche Speisezettel etwas weniger Protein enthält als in den USA (und ganz sicher weniger tierisches Eiweiß). In Wahrheit aber sind die Krebsraten, wenn man alles zusammenrechnet, ungefähr die gleichen wie in den Vereinigten Staaten – nur die Krebsarten, die dort am häufigsten auftreten, sind andere.

Unter den mehr als 130 000 Männern und Frauen, die in der *Harvard Nurses' Study* (einer Studie zur Gesundheit von Krankenschwestern) und der *Health Professionals Follow-Up Study* (einer Langzeitstudie unter Angehörigen der Gesundheitsberufe) bis zu 32 Jahre lang wissenschaftlich begleitet wurden, ließ sich keine Verbindung zwischen der Proteinaufnahme und der Gesamtzahl der Todesfälle durch Krebs herstellen.[166]

Die Herkunft des Proteins könnte allerdings einen Unterschied machen. Die *Internationale Agentur für Krebsforschung*, die ein Teil der Weltgesundheitsorganisation ist, kam zu dem Schluss, dass verarbeitetes Fleisch »für den Menschen krebserregend« und rotes Fleisch »vermutlich krebserregend« ist.[167] Die Verbindung zwischen verarbeitetem Fleisch und Krebs zeigt sich hauptsächlich bei Darmkrebs, aber auch bei Bauchspeicheldrüsen- und Prostatakrebs hat man eine Beziehung zum Konsum von rotem und verarbeitetem Fleisch gesehen.

Auch das Lebensalter könnte eine Rolle spielen. Die meisten Studien haben sich die Ernährungsmuster im Erwachsenenalter angeschaut. Es ist aber möglich, dass die Saat für den Krebs schon früher ausgebracht wurde. Neuere Analysen der *Nurses' Health Study* haben herausgefunden, dass eine höhere Aufnahme von rotem Fleisch in der Jugend mit erhöhtem Brustkrebsrisiko nach der Menopause verbunden war, während ein größerer Konsum von Geflügelfleisch, Nüssen und Gemüse mit einem geringeren Risiko gekoppelt war.[168]

Protein und Herzkrankheiten

Ländervergleichende Untersuchungen des Zusammenhangs von Proteinaufnahme und Herzerkrankungen lassen eines erkennen: Je mehr pflanzliches Eiweiß auf dem Speiseplan steht, desto weniger Herzkrankheiten, und je mehr tierisches Eiweiß, desto höher die Zahl solcher Erkrankungen. Aber unterschiedliche Ernährungs- und Lebensgewohnheiten von einem Land zum anderen – etwa beim Konsum gesättigter Fettsäuren, dem Anteil von Rauchern an der Gesamtbevölkerung oder dem Ausmaß körperlicher Betätigung – machen es schwierig, solche Erhebungen zu interpretieren. In den relativ wenigen prospektiven Studien zu Protein und Herzkrankheiten ist das Ergebnis von der Art des Proteins abhängig. In einer Analyse, die meine Kollegen und ich anhand der Daten von mehr als 43 000 Männern vornahmen, war die Gesamtaufnahme von Protein leicht mit dem Risiko für Herzkrankheiten gekoppelt, während die Eiweißaufnahme aus Fleisch deutlicher mit einem erhöhten Risiko verbunden war.[169] Die Indizien für ein geringfügig niedrigeres Herzerkrankungsrisiko waren widersprüchlich: Die Aufnahme von mehr Protein aus Pflanzen, Geflügel oder Fisch war mit einem geringeren Risiko für Herzkrankheiten verknüpft, die Zufuhr von mehr Protein aus Fleisch (besonders rotem) war hingegen mit einem höheren Risiko gekoppelt.

Protein und Diabetes

Die jeweilige Quelle des Proteins aus der Nahrung hat auch für die Entstehung von Typ-2-Diabetes beträchtliche Konsequenzen. Wer mehr rotes Fleisch isst, erhöht sein Risiko, dieses chronische Leiden zu entwickeln. Ein höherer Verzehr von Nüssen, Gemüse und Geflügel ist dagegen mit einem geringeren Risiko verknüpft.

Ein oder mehrere Proteine aus der Kuhmilch könnten – und ich betone das »könnten« ausdrücklich – unter Kindern eine Rolle bei der Entstehung von Diabetes Typ 1 spielen. Das ist einer der Gründe dafür, dass Säuglinge, wenn es möglich ist, lieber Muttermilch als Kuhmilch trinken sollten.

Frühzeitiger Tod

In einer von meinem Kollegen Mingyang Song geleiteten umfangreichen Analyse der Ernährungsgewohnheiten von Frauen und Männern aus den Kohorten der Harvard-Studien war eine höhere Proteinaufnahme aus Fleisch mit einem leicht erhöhten Risiko für ein vorzeitiges Ableben verbunden, während der Verzehr von mehr Protein aus pflanzlichen Quellen mit einem niedrigeren Risiko gekoppelt war. Ähnliche Ergebnisse erbrachte eine prospektive Studie mit Frauen aus dem Bundesstaat Iowa.[170]

Protein bei anderen chronischen Erkrankungen

Die medizinische Fachliteratur ist voll von Berichten, die allergische Reaktionen auf bestimmte Proteinquellen mit einem ganzen Spektrum von Krankheiten in Zusammenhang bringen – angefangen von Arthritis und Atemproblemen bis hin zu chronischen Verdauungsstörungen. Eier, Fisch, Milch, Erdnüsse, Schalenfrüchte und Sojabohnen lösen bei manchen Menschen allergische Reaktionen aus. Ein aufsehenerregender und gut dokumentierter Bericht, der im *New England Journal of Medicine* veröffentlicht wurde, zeigte beispielsweise, dass irgendetwas in der Kuhmilch bei manchen Kleinkindern eine allergische Reaktion auslöst, die zu schwerer chronischer Verstopfung führt.[171] In einer Gruppe von 65 Kleinkindern mit chronischer Verstopfung behoben zweiwöchige Gaben von Sojamilch anstelle von Kuhmilch bei zwei Dritteln der Kinder das Problem. Eine Rückkehr zur Kuhmilch brachte auch die Verstopfung zurück. Mehr noch: Die allergisch reagierenden Kinder hatten, wenn sie Kuhmilch tranken, auch eine höhere Anfälligkeit für ständig triefende Nasen, Bronchospasmen und Hautentzündungen. Dieser Bericht könnte der Entdeckung anderer Verbindungen zwischen bestimmten Eiweißen und chronischen Krankheiten den Weg bahnen.

Gluten, eine Proteinmischung, die sich hauptsächlich in Weizen, Roggen und Gerste findet, löst bei Menschen mit Zöliakie eine irrtümliche Immunantwort aus (vgl. Exkurs »Gluten in Getreide: Für manche eine Gefahr«, Seite 142). Aus irgendeinem Grund identifiziert das Immunsystem Gluten als fremden Eindringling und greift es an. Diese Attacke schädigt die Schleimhaut des Dünndarms. Menschen mit Zöliakie tolerieren überhaupt kein Gluten. Schon eine winzige Menge, etwa aus ein paar Brotkrumen, reicht aus, um Beschwerden hervorzurufen.

Protein und Gewichtskontrolle

Wie ich bereits in Kapitel 6 beschrieben habe, hilft eine Ernährungsweise, die reicher an Proteinen und ärmer an Kohlenhydraten ist, den meisten Leuten besser, rasch Pfunde zu verlieren, als eine Diät mit wenig Fett und vielen Kohlenhydraten. Dafür gibt es zwei Gründe: Zunächst einmal verlangsamen eiweißreiche Nahrungsmittel wie Hähnchenfleisch, Rindfleisch, Fisch oder Bohnen den Übertritt der Nahrung vom Magen in den Dünndarm. Eine langsamere Leerung des Magens bedeutet, dass man sich länger satt fühlt. Und zweitens verhindert die sanfte, stetige Wirkung von Protein auf den Blutzuckerspiegel das rasche, heftige Ansteigen oder Abfallen, das Kohlenhydrate wie Weißbrot oder gebackene Kartoffeln verursachen.

Hier sei noch einmal betont, dass die Verpackung des Proteins zählt. In einer detaillierten Analyse langfristiger Gewichtsveränderungen unter den Teilnehmern der *Harvard Nurses' Health Study* und der *Health Professionals Follow-Up Study* gab es eine Verbindung zwischen einer höheren Gewichtszunahme und dem Verzehr von rotem Fleisch, Hähnchen mit Brathaut sowie gewöhnlichem Käse. Der Konsum von Joghurt, Erdnussbutter, Walnüssen und anderen Nüssen, Hähnchenfleisch ohne Haut, fettarmem Käse sowie Fisch und Meeresfrüchten war hingegen mit einer geringeren Gewichtszunahme verbunden.[172]

Protein und Knochengesundheit

Frühere Forschungsarbeiten warfen das theoretische Problem auf, dass eine hohe Proteinaufnahme schlecht für die Knochen sein könnte. Bei der Verdauung von Eiweißen werden Säuren in die Blutbahn eingebracht. Wenn man Proteine in üblichen Mengen aufnimmt, neutralisieren Calcium und andere Wirkstoffe im Blut diese Säuren. Bei einer proteinreichen Ernährung benötigt man allerdings zusätzliches Calcium, um die Säuren zu neutralisieren. Manche Experten befürchteten, dass dieses Calcium von den Knochen abgezogen werden könnte. Eine systematische Analyse von 61 Studien ergab aber, dass dies offenbar nicht geschieht.[173]

Achten Sie auf die Verpackung

Reines Protein aus Fleisch hat auf Ihre Gesundheit ungefähr die gleiche Wirkung wie reines Protein aus Bohnen oder Nüssen. Wie schon erwähnt, ist es die Protein-*Verpackung*, die den wesentlichen Unterschied ausmacht – also das, was mit dem Protein einhergeht, etwa gesunde oder schädliche Fette, nützliche Faserstoffe oder verstecktes Salz.

Proteinverpackungen vergleichen

Nahrungsmittel	Protein (in Gramm)	Gesättigte Fettsäuren (in Gramm)	Einfach ungesättigte Fettsäuren (in Gramm)	Mehrfach ungesättigte Fettsäuren (in Gramm)	ALA* (in Gramm)	Marine Omega-3-Fettsäuren** (in Gramm)	Faserstoffe (in Gramm)	Natrium (in Milligramm)
Lendensteak, gebraten (113 g)	33	4,6	4,9	0,4	0,4	0	0	66
Rotlachs, gegrillt (113 g)	30	1,1	2,1	1,5	0,3	1,0	0	104
Hähnchenschenkel, ohne Haut (113 g)	28	2,7	3,9	2,0	0,1	0,1	0	120
Kassler (113 g)	22	1,6	2,2	0,5	0,5	0	0	1439
Linsen, gekocht (Tasse à 240 ml)	18	0,1	0,1	0,3	0,3	0	4	4
Milch (227 g)	8	3,1	1,4	0,2	0,3	0	0	115
Erdnussbutter (2 EL)	7	3,3	8,3	4,0	0	0	1,6	136
Mandeln, geröstet, ungesalzen (28 g)	6	1,2	9,4	3,4	0	0	3,1	1

* α-Linolensäure. Kleine Mengen anderer 18:3-Omega-Fettsäuren inbegriffen.
** Vorwiegend EPA und DHA.

Quelle: *USDA National Nutrient Database for Standard Reference*, Ausgabe 28, 2016. ndb.nal.usda.gov/ndb/foods

Rindfleisch ist eine gute Quelle für vollständiges tierisches Protein. Es liefert uns aber auch eine Menge gesättigte Fettsäuren. Das gleiche gilt für Vollmilch oder Molkereiprodukte aus Vollmilch, zum Beispiel Butter, Speiseeis und Käse. Geflügel und Nüsse sind ebenfalls gute Proteinquellen, doch im Unterschied zu Rindfleisch oder anderem rotem Fleisch liefern sie uns auch gesunde ungesättigte Fettsäuren.

Aber Fette machen noch nicht die ganze Proteinverpackung aus. Wer regelmäßig Hotdogs, Mortadella, Schinkenspeck und anderes verarbeitetes Fleisch isst, wird mit größerer Wahrscheinlichkeit Typ-2-Diabetes und Darmkrebs ausbilden. Das mag dem Salz, den Nitraten und anderen Zusatzstoffen geschuldet sein, die in diesen Produkten enthalten sind. Männer, auf deren Speiseplan viele Milchprodukte stehen, bekommen offenbar häufiger Prostatakrebs (und besonders die sich schnell ausbreitende, Metastasen bildende Variante) als Männer, die nicht so oft Milchprodukte essen.[174] Milchprodukte erhöhen im Blut den Spiegel des Insulinähnlichen Wachstumsfaktors 1, was wiederum mit einem höheren Risiko für Prostatakrebs in Zusammenhang steht.

Auch von der Zubereitungsweise von Fleisch kann es abhängen, welche Auswirkungen es auf die Gesundheit hat. Wenn man Fleisch, Geflügel und Fisch richtig durchbrät oder durchgrillt, verwandelt sich ein Teil des Proteins in heterozyklische Amine – eine Gruppe von chemischen Stoffen, die bei Tieren Krebs hervorrufen. Wie sehr das auch beim Menschen das Krebsrisiko erhöht, ist noch nicht eindeutig ermittelt worden.

Verrückt nach Nüssen

Wenn Sie sich wieder einmal den Kopf darüber zerbrechen, welchen Snack Sie wählen oder was Sie zum Abendessen zubereiten sollen, ziehen Sie doch mal Nüsse als Teil des Hauptgerichts oder zum Garnieren in Erwägung. Ihre Geschmacksknospen und Ihr Herz werden es Ihnen danken.

Manche Leute denken, Nüsse wären »Junkfood«. Nichts kann von der Wahrheit weiter entfernt sein. Sie sind eine tolle Quelle für Protein und andere nützliche Nährstoffe. Eine Unze (28 Gramm) Mandeln, Walnüsse, Erdnüsse oder Pistazien liefert ungefähr acht Gramm Protein, die gleiche Menge wie ein Glas Milch. Es stimmt, dass Nüsse eine ganze Menge Fett enthalten, aber dabei handelt es sich größtenteils um ungesättigte Fettsäuren, die das schädliche LDL-Cholesterin reduzieren und das schützende HDL-Cholesterin auf einem hohen Wert halten.

Menschen, die regelmäßig Nüsse essen, haben ein geringeres Risiko, einen Herzinfarkt zu erleiden oder an einer Herzerkrankung zu sterben, als Menschen, die nur selten nach Nüssen greifen. Mehrere breit angelegte Kohortenstudien, darunter die *Adventist Health Studies*, die *Iowa Women's Health Study* und die *Nurses' Health Study*, haben gezeigt, dass der Verzehr von Nüssen an mehreren Tagen pro Woche beständig mit einem um 30 bis 50 Prozent geringeren Risiko für Infarkte und Herzkrankheiten verknüpft ist. Und es scheint auch bei der Vorbeugung von Typ-2-Diabetes und Gallensteinen zu helfen, wenn man regelmäßig Nüsse auf den Speiseplan setzt.

Der gesundheitliche Wert des Verzehrs von Nüssen wurde in der PREDIMED-Studie (Seite 23) dokumentiert. In diesem über fünf Jahre laufenden Versuch hatten Teilnehmer, die jeden Tag eine Unze Nüsse in Verbindung mit einer mediterranen Ernährungsweise essen sollten, eine geringere Anfälligkeit für Herzkrankheiten als Versuchspersonen, die eine fettarme Ernährung praktizierten.[175] Bemerkenswerterweise nahmen die Nuss-Esser nicht mehr zu als die Personen mit der fettarmen Ernährung.

Die Beweise für den gesundheitlichen Nutzen von Nüssen sind so klar, dass die US-Lebensmittelbehörde FDA Firmen aus der Lebensmittelbranche gestattete, auf ihren Verpackungen zu behaupten: »Der Verzehr von 1,5 Unzen (42 Gramm) der meisten Arten von Nüssen als Bestandteil einer Ernährungsweise mit wenig Cholesterin und gesättigten Fettsäuren kann die Gefahr von Herzerkrankungen verringern.«

Wie kommen Nüsse dem Herzen zugute? Es gibt da viele mögliche Wege. Ihre ungesättigten Fettsäuren helfen, den Spiegel des schädlichen LDL-Cholesterins zu senken und die Werte des schützenden HDL-Cholesterins zu steigern. Eine spezielle Art von ungesättigten Fettsäuren, die man in Walnüssen findet, ist die Omega-3-Fettsäure Alpha-Linolensäure (ALA). Sie hilft offenbar, potenziell tödliche Herzrhythmus-Störungen und die Bildung von Blutgerinnseln zu verhindern (vgl. »Omega-3-Fettsäuren – besonders nützlich« auf Seite 92). Nüsse sind auch reich an Arginin, einer Aminosäure, die der Körper braucht, um ein winziges, aber wichtiges Molekül namens Stickstoffmonoxid herzustellen. Stickstoffmonoxid hilft die Blutgefäße zu erweitern und fördert damit den Blutfluss. Es macht auch die Blutplättchen (winzige Teilchen im Blut, die eine Rolle bei der Gerinnung spielen) weniger klebrig, sodass sie nicht so leicht Klümpchen in der Blutbahn bilden können. Vitamin E, Folsäure, Kalium, Faserstoffe und andere Phytonährstoffe, die sich in Nüssen finden, können ebenfalls zum Nutzen für die Herzgesundheit beitragen.

Wie auch immer die genauen Abläufe aussehen mögen, die Botschaft bleibt dieselbe: Nüsse sind gut für das Herz und den übrigen Körper – jedenfalls, wenn Sie sie auf die richtige Weise konsumieren.

So sieht der falsche Weg aus: Nüsse zusätzlich zu den üblichen Snacks und Mahlzeiten verzehren. Mit 170 Kilokalorien auf 30 Gramm könnte sich die tägliche Handvoll Nüsse übers Jahr gerechnet zu fünf bis neun zusätzlichen Kilo Körpergewicht anhäufen, sofern man nicht bei anderen Nahrungsmitteln Abstriche macht. Dieses Extragewicht würde jeden sonstigen gesundheitlichen Nutzen der Nüsse zunichtemachen und den Zeiger in Richtung Herzkrankheiten ausschlagen lassen.

Und hier ist der richtige Weg des Nuss-Verzehrs: Man sollte Nüsse statt Chips oder Schokoriegeln als Snack verzehren. Sie werden das Hungergefühl genauso lindern, wie es Junkfood tun würde; sie schmecken ebenso gut wie Junkfood oder sogar besser, und sie liefern gesunde Nährstoffe, damit Sie neu durchstarten können.

Noch besser ist es, Nüsse anstelle von Fleisch in Hauptgerichten zu verwenden. Die mediterrane Küche und andere Kochtraditionen setzen Nüsse auf diese Weise in allen möglichen köstlichen Gerichten und Saucen ein.

Fette in verschiedenen Nüssen und Saaten

Nahrungsmittel (42 Gramm bzw. entsprechende Menge in Stück)	Kilokalorien	Fett insgesamt (in Gramm)	Gesättigte Fettsäuren (in Gramm)	Einfach ungesättigte Fettsäuren (in Gramm)	Mehrfach ungesättigte Fettsäuren (in Gramm)	Verhältnis ungesättigte zu gesättigte Fettsäuren
Haselnüsse (27–30)	275	26,5	1,9	19,8	3,6	12,3
Mandeln (30–36)	246	22	1,7	14,1	5,5	11,5
Pinienkerne	286	29,1	2,1	8,0	14,5	10,7
Leinsamen	224	17,7	1,5	3,2	12,1	10,2
Pekannüsse (27–30 Hälften)	293	31,6	2,7	18,7	8,7	10,1
Walnüsse (12–16)	270	25,5	2,3	3,5	18,6	9,6
Pistazien (73–77)	243	19,5	2,4	10,4	5,7	6,7
Sesambutter (Tahini), 2 EL	178	16,1	2,3	6,1	7,1	5,7
Sesamkörner	240	20,4	2,9	7,7	8,9	5,7
Nussmischung (30–36)	258	22,7	3,4	14,7	4,2	5,6
Macadamianüsse (15–18)	323	32,2	5,1	25,2	0,6	5,1
Erdnüsse (42–45)	250	21,1	3,3	11,1	4,2	4,6
Cashewkerne (24–28)	244	19,7	3,9	11,6	3,2	3,8
Erdnussbutter, cremig (2 EL)	191	16,4	3,3	8,3	4,0	3,7
Paranüsse (9–12)	280	28,5	6,9	10,1	10,4	3,0

Quelle: *USDA National Nutrient Database for Standard Reference*, Ausgabe 28, 2016. ndb.nal.usda.gov/ndb/foods

Antibiotikaresistenz: Eine neue Gefahr

Über etliche Jahre hinweg stand Ärzten eine Vielzahl von Antibiotika zur Verfügung, die praktisch jede Art von bakterieller Infektion stoppen konnten. Diese Zeiten sind vorbei. Inzwischen sind mehrere Bakterienstämme aufgetaucht, die resistent gegen die derzeit verfügbaren Antibiotika sind. Diese sogenannten Supererreger sind überall auf der Welt hervorgetreten.

Der Einsatz von Antibiotika in der Nahrungsmittelproduktion hat zum Aufkommen der Supererreger beigetragen.[176] Oft werden Antibiotika gesunden Tieren verabreicht, damit sie schneller wachsen. Das ist ein gutes Rezept, um Antibiotikaresistenz zu erzeugen. Indem man gesunden Tieren über längere Zeiträume hinweg Antibiotika gibt, verschafft man den Bakterien mehr Möglichkeiten für Zufallsmutationen. So können Bakterien, die gegen das Antibiotikum resistent sind, prächtig gedeihen. Hier kann man der Evolution bei der Arbeit zuschauen. Im Bewusstsein um dieses Problem verkündete die Nahrungsmittelbehörde FDA 2016 ein freiwilliges Programm, mit dem eine solche Routineanwendung von Antibiotika in der Nahrungsmittelerzeugung begrenzt werden sollte.[177] Die wichtigsten Geflügelproduzenten haben signalisiert, dass sie den Routineeinsatz von Antibiotika stoppen wollen, und einige begannen sehr bald, dies als Verkaufsargument zu verwenden: Sie warben damit, dass ihr Geflügel ohne Antibiotika aufgezogen worden sei. Rind- und Schweinefleischproduzenten können da nicht so leicht nachziehen, denn Kühe und Schweine leben länger als Geflügel und werden unter weniger hygienischen Bedingungen gehalten.

Als Verbraucher können Sie die Wahrscheinlichkeit, antibiotikaresistente Mikroben aufzunehmen, dadurch senken, dass Sie weniger Fleisch essen. Und wenn Sie ein Fleischgericht planen, sollten Sie gezielt nach Erzeugnissen ohne Antibiotika suchen. Manche Firmen vermerken das auf der Verpackung, andere nicht.

Sensationsnachrichten in Sachen Soja

An der Schwelle zum 21. Jahrhundert richteten mehrere Forscherteams ihre Aufmerksamkeit auf Sojabohnen und Sojaeiweiß. Die Medien produzierten wie am Fließband Beiträge mit knalligen Überschriften wie dieser hier aus der *Washington Post*: »Lobpreis der Freuden des Sojas: Studien zu positiver Wirkung der eiweißreichen Bohne aufs Cholesterin sind vielleicht erst der Anfang«. Sie tönten von der »Power« des Sojas, das Cholesterinwerte senken, Herzkrankheiten vorbeugen, Hitzewallungen und andere mit der Menopause verbundene Probleme lindern, das Gedächtnis erhalten und vor Brustkrebs, Prostatakrebs und anderen Karzinomen schützen könne. Doch das erwies sich als nicht stichhaltig.

Soja und Herzkrankheiten

Das *New England Journal of Medicine* hatte eine Analyse veröffentlicht, laut welcher es den Pegel des schädlichen LDL-Cholesterins senken könne, wenn man statt rotem Fleisch Soja isst.[178] Größtenteils auf dieser Grundlage gestattete die FDA im Jahre 1999, in der Werbung für Soja dessen gesundheitsfördernde Wirkung hervorzuheben. Nahrungsmittel, die mindestens 6,25 Gramm Soja pro Portion enthalten, dürfen auf der Verpackung behaupten, dass »eine Ernährungsweise, die arm an gesättigten Fettsäuren und Cholesterin ist und mindestens 25 Gramm Sojaprotein pro Tag enthält, die Gefahr einer Herzerkrankung reduzieren kann«.

Bedenken Sie dabei, dass Sie täglich beinahe ein Pfund Tofu verzehren oder fast einen Liter Sojadrink trinken müssten, um 25 Gramm Sojaprotein aufzunehmen. (Das Getränk würde Ihnen nebenbei satte 600 Kilokalorien bescheren.) Soja allein kann eine Ernährung, die reich an Kalorien und gesättigten Fettsäuren ist, oder einen Mangel an körperlicher Betätigung nicht aufwiegen. Und spätere Studien konnten auch die Behauptungen über die gesundheitlichen Vorzüge von Soja nicht vollständig stützen: Einige Untersuchungen zeigten, dass Sojaeiweiß nur eine geringe oder gar keine Wirkung auf den Cholesterinspiegel hat.

Ein Problem bei den Soja-Forschungen ist, dass in der Ernährung die Frage der Substitution von entscheidender Bedeutung ist: Was essen Sie künftig anstelle einer Sache, die Sie lieber nicht mehr essen wollen? Wenn Sie etwa als Vorspeise anstelle von rotem Fleisch ein Gericht auf Sojabasis verzehren, wird das Ihr Risiko für Herzkrankheiten verringern, und zwar zum Teil deshalb, weil Soja einen viel gesünderen Mix aus Fettsäuren enthält als rotes Fleisch.

Soja und Brustkrebs

Aus biologischer Sicht gibt es einen guten Grund dafür, dass Sojabohnen und Sojaerzeugnisse gegen Krebs wirken können. Sojabohnen sind reich an Verbindungen namens Phytoöstrogenen, was nichts anderes als »pflanzliche Östrogene« heißt. Es gibt zwei große Arten von Phytoöstrogenen – die Isoflavone und die Lignane. Sie wirken ein bisschen wie menschliches Östrogen, das manchmal fälschlicherweise als »weibliches Hormon« bezeichnet wird. Was die Phytoöstrogene genau tun, hängt aber von ihrer Menge ab und von dem Ort, an dem sie wirken. In manchen Geweben imitieren Phytoöstrogene die Wirkungsweisen des Östrogens, in anderen blockieren sie sie. Östrogen stimuliert das Wachstum und die Vermehrung von Brust- und Brustkrebszellen. Somit könnten die östrogenblockierenden Wirkungen der Soja-Östrogene tatsächlich vor Brustkrebs schützen.

Rückhalt für diese Idee kommt von einer Kohortenstudie aus dem Jahr 2009. Sie wurde in Shanghai durchgeführt, wo der Sojaverzehr traditionell viel höher liegt als in den Vereinigten Staaten.[179] In Shanghai war es so, dass Frauen, die während der Kindheit und des frühen Erwachsenenalters mehr Nahrungsmittel aus Soja gegessen hatten, in den Jahren vor ihrer Menopause (also einer Zeit, in der viel natürliches Östrogen produziert wird) seltener Brustkrebs bekamen. Bei Brustkrebs, der sich nach der Menopause entwickelte, konnte ein solcher Zusammenhang nicht festgestellt werden. Die Frauen mit der höchsten Sojaproteinzufuhr in Jugend und frühem Erwachsenenalter hatten ein um fast 60 Prozent niedrigeres Risiko für

Brustkrebs vor der Menopause als die Frauen mit dem niedrigsten Sojakonsum.

In den Bevölkerungen westlicher Länder hat man kaum eine Beziehung zwischen Sojakonsum und Brustkrebsrisiko entdecken können, was möglicherweise an den relativ geringen hierzulande verzehrten Sojamengen liegt.

Soja und Hitzewallungen

In der Menopause vermindert sich die Östrogenproduktion. Wenn die Phytoöstrogene, von denen man annimmt, dass sie die Wirkung des Östrogens im Brustgewebe blockieren, diese Östrogenwirkung anderswo im Körper zu imitieren vermögen, dann könnte man mit ihnen Hitzewallungen auf natürlichem Wege zur Abkühlung bringen und auch andere Beschwerden, die Frauen in der Menopause zu schaffen machen, lindern. Eine neuere Metaanalyse von klinischen Versuchen zu sojahaltiger Nahrung hat gezeigt, dass der Verzehr solcher Speisen offenbar half, die Häufigkeit solcher Hitzewallungen zu reduzieren, und dass er Scheidentrockenheit abmildern konnte, während er keine Wirkung auf nächtliche Schweißausbrüche hatte.[180] Allerdings hatten die analysierten Studien erhebliche Einschränkungen, und so lässt sich schwer sagen, ob Frauen in den Wechseljahren zusätzlich Soja essen sollten.

Soja und Prostatakrebs

Lebensmittel aus Soja sind auch zur Vorbeugung gegen Prostatakrebs angepriesen worden, denn sie sollen die Hormone hemmen, die das Wachstum dieses Karzinoms fördern. Einige prospektive Studien stützen diese Idee.[181] Dennoch wären weitere Forschungsarbeiten vonnöten, denn die meisten bisherigen Untersuchungen hatten nur einen geringen Umfang. Wir wissen noch wenig darüber, wie viel Soja man brauchen würde, um Prostatakrebs zu vermeiden, und wann im Leben man mit dem Verzehr beginnen sollte, um den größten Nutzeffekt zu erzielen.

Soja und Gehirn

Kann Soja unser Gedächtnis frisch erhalten, wenn wir älter werden? Das ist eine interessante Vorstellung. Der bei Frauen und auch bei Männern ganz natürlich sinkende Östrogenspiegel ist als mögliche Ursache für Gedächtnisschwund und kognitive Probleme in fortschreitendem Alter ins Spiel gebracht worden. Eine Handvoll Studien, bei denen meist Isoflavon-Ergänzungsmittel eingesetzt wurden, legen nahe, dass es Gedächtnis und Denkfähigkeit bewahren könnte, wenn man mehr Soja aufnimmt. Andere besagen, dass ein höherer Sojakonsum überhaupt keinen Unterschied macht.[182]

Die (möglicherweise) dunkle Seite von Soja

Das Hin und Her bei der Forschung zum Thema Soja und Gesundheit müsste uns nicht weiter stören, wenn der Genuss von Sojaprotein rundum sicher und frei von Nebenwirkungen wäre. Wir wissen nicht, ob das der Fall ist. Zwei irritierende Berichte deuten darauf hin, dass es in manchen Situationen mehr Schaden als Nutzen bringen könnte, wenn man es mit der Aufnahme von Sojaeiweiß übertreibt.

Einer zeigte, dass bei Frauen mit einem verdächtigen Knoten in der Brust, die in den vierzehn Tagen vor der Brustbiopsie täglich ein Soja-Ergänzungsmittel mit 45 Milligramm Isoflavon einnahmen, die Biopsie ein größeres Zellwachstum und eine stärkere Zellteilung offenbarte als bei Frauen, die kein Soja konsumierten.[183] Während dies auf eine mögliche Verbindung von Sojaverzehr und Brustkrebsrisiko hindeutet, kommen die oben erwähnte große Studie aus Shanghai sowie andere prospektive Studien aus Asien zu dem beruhigenden Ergebnis, dass Soja die Entstehung von Brustkrebs nicht begünstigt.

Die andere Untersuchung wurde unter auf Hawaii lebenden älteren Personen mit japanischen Vorfahren durchgeführt. Sie zeigte, dass jene, die weiterhin einer traditionellen, auf Soja beruhenden Ernährungsweise anhingen, häufiger Gedächtnisschwund und andere kognitive Probleme hatten als diejenigen, die auf eine westlicher geprägte Ernährung umgeschwenkt waren.[184] Ähnlich erhöhte Raten bei kognitiven Problemen sind in zwei anderen Berichten aus Asien festgestellt worden, während Studien aus den Vereinigten Staaten im Allgemeinen keine Probleme ausgemacht haben, sondern sogar einen möglichen Nutzen des Verzehrs sojahaltiger Nahrung für die Bewahrung des Erinnerungsvermögens.

Diese einander widersprechenden Forschungsergebnisse zeigen auf, dass wir unbedingt mehr darüber erfahren müssen, wie sojahaltiges Essen verschiedene Körpergewebe in unterschiedlichen Lebensphasen beeinflusst. Die östrogenhemmende Wirkung von Phytoöstrogenen könnte hilfreich für junge Frauen sein, bei denen Brust, Eierstöcke und andere Gewebe von einer Menge menschlichen Östrogens befeuert werden, was die Krebsentstehung fördern könnte. Aber es wäre verwerflich, eine Steigerung des Sojaverzehrs pauschal als Mittel zur Verhütung von Brustkrebs zu empfehlen, denn wir wissen noch nicht, ob Phytoöstrogene später im Leben, wenn der natürliche Ausstoß von Östrogen sinkt, nicht doch Probleme mit dem Gedächtnis hervorrufen können.

Eines aber wissen wir über Soja mit Sicherheit: Die darin enthaltenen Phytoöstrogene sind kraftvolle biologische Wirkstoffe. Ob sie nun Brustkrebs, Prostatakrebs oder Gedächtnisschwund auslösen, hemmen oder gar keinen Einfluss darauf haben, ist leider noch eine offene Frage. Deshalb sollten Sie konzentrierte Soja-Ergänzungsmittel oder Isoflavon-Tabletten mit der gleichen Vorsicht behandeln wie ein noch ungetestetes neues Medikament.

Diese Forschungsergebnisse bedeuten nicht, dass Sie Soja künftig absolut meiden sollten. Greifen Sie ruhig hin und wieder danach, aber essen Sie es nicht mehrmals täglich.

Von der Theorie zur Praxis

Protein ist ein Schlüsselbestandteil einer jeden Ernährung. Eine Durchschnittsperson benötigt täglich etwa 8 Gramm Protein pro zehn Kilogramm Körpergewicht. Viele Menschen haben überhaupt keine Mühe, es auf diese Menge zu bringen. Wichtiger für die Gesundheit ist vermutlich die Frage, aus welchen Nahrungsmitteln man sein Eiweiß bezieht. Rotes Fleisch, Geflügel, Eier, Fisch, Milch und Molkereiprodukte sowie andere tierische Lebensmittel stellen große Mengen Protein bereit. Das gilt aber auch für Bohnen, Soja, Nüsse, Saaten und weitere pflanzliche Quellen.

Es ist nicht nötig, es mit Protein zu übertreiben und ihm zuliebe alles andere links liegen zu lassen. Wenn Sie Obst, Gemüse und Vollkornprodukte verschmähen, würden Ihnen Faserstoffe, Vitamine, Mineralstoffe und andere Phytonährstoffe entgehen, die Sie aus Eiweiß nicht beziehen können. Zwar können Sie sich einige der wichtigsten Phytonährstoffe durch Nahrungsergänzungsmittel wieder hereinholen, aber hunderte andere, die für Ihre Gesundheit auf lange Sicht vielleicht ebenso wichtig sind, fehlen in diesen Präparaten. Außerdem müssen Sie darauf achten, was mit Ihrem Protein alles einhergeht. Eine Portion Lachs liefert Ihnen 19 Gramm Protein plus zwei Gramm ungesunde gesättigte Fettsäuren sowie 7,4 Gramm gesunde ungesättigte Fettsäuren. Ein handelsüblicher Hamburger liefert Ihnen die gleiche Menge Protein, aber dazu die doppelte Menge gesättigte Fettsäuren (4,5 Gramm) und nur fünf Gramm von den ungesättigten Fettsäuren. Wenn Sie proteinreiche Lebensmittel wählen, die arm an gesättigten Fettsäuren sind, wird das Ihrem Herzen genauso helfen wie Ihrer Taille.

Hier sind ein paar Empfehlungen, wie Sie Ihre Ernährung in Sachen Protein optimal gestalten können:

Beziehen Sie Ihr Protein, wenn möglich, aus Pflanzen. Bohnen, Nüsse, Vollkorn und andere pflanzliche Proteinquellen zu verzehren, ist gut für Ihre Gesundheit und für die Gesundheit unseres Planeten. Wenn Sie Milch und Molkereiprodukte lieben, konsumieren Sie sie in Maßen. Und wenn Ihnen rotes Fleisch schmeckt, essen Sie es in kleinen Mengen oder zu besonderen Anlässen, so wie es bei einer traditionellen mediterranen Ernährungsweise der Fall ist. Hähnchen, Pute und Fisch sind bessere Optionen als rotes Fleisch.

Wählen Sie einen Proteinmix. Wenn der Großteil Ihrer Proteine aus Pflanzen stammt, sollten Sie darauf achten, dass Sie einen Mix aus Bohnen, Nüssen, Vollkornprodukten und Gemüse essen, um sicherzugehen, dass Ihnen keine essenziellen Proteinbestandteile (Aminosäuren) fehlen.

Finden Sie eine Balance zwischen Kohlenhydraten und Eiweißen. Wenn Sie mehr Proteine essen und stattdessen Abstriche bei den Kohlenhydraten machen (besonders bei den raffinierten), können Sie Ihre Blutdruckwerte verbessern, aber auch den Triglyceridspiegel im Blut und den Anteil des schützenden HDL-Cholesterins. All dies kann die Wahrscheinlichkeit verringern, dass Sie irgendwann einen Herzinfarkt, einen Schlaganfall oder eine andere Herz-Kreislauf-Erkrankung erleiden. Sollte das zusätzliche Protein allerdings aus rotem Fleisch und Milchprodukten kommen, werden Sie Ihr Risiko für Herz-Kreislauf-Krankheiten und Diabetes vermutlich erhöhen.

Verzehren Sie Soja in Maßen. Sojabohnen, Tofu und andere Nahrungsmittel auf Sojabasis können eine gute Alternative zu rotem Fleisch sein. Übertreiben Sie es damit aber nicht. Peilen Sie ein paar Portionen pro Woche an, nicht mehrere pro Tag. Wenn Frauen in den Wechseljahren oder danach von Hitzewallungen oder anderen Problemen, die mit dem Östrogenverlust verbunden sind, geplagt werden, wird es ihnen höchstwahrscheinlich nicht schaden, die Sojazufuhr für eine Weile zu steigern. In diesem Fall kann es einen Versuch wert sein. Andererseits wirkt es vermutlich auch nicht viel besser als das Wundermittel Zeit. Für Frauen mit Brustkrebs ist Maßhalten sinnvoll. Niemand sollte Tabletten mit konzentriertem Sojaeiweiß oder puren Isoflavonen einnehmen, wenn es dafür keinen eindeutigen medizinischen Grund gibt.

Vorsicht bei Protein-Supplementen!

Sportler, Bodybuilder und Co. nehmen zum Muskelaufbau Protein-Nahrungsergänzungsmittel zu sich, zum Beispiel Molkepulver (»whey protein«). Wenn die körperliche Betätigung fehlt, führen diese Ergänzungsmittel nur zu einem geringen Muskelzuwachs; sie sind kein Ersatz fürs Training. Insgesamt ist es eine kostspielige Strategie, die keineswegs besser ist als eine eiweißreiche Ernährung. Außerdem könnte der Versuch, mit Protein-Ergänzungsmitteln das Muskelwachstum anzukurbeln, auch damit einhergehen, dass man die Vermehrung von Krebszellen ankurbelt – Zellen, die schon jahrelang im Hinterhalt lauerten und sich erst jetzt bemerkbar machen (siehe Kasten »Hochwertiges Protein: Ist ein Übermaß schädlich?«, Seite 148).

Fisch, Quecksilber und Fischöl

Wenn Sie gern Fisch und Meeresfrüchte essen oder künftig mehr davon verzehren möchten, stecken Sie vielleicht in einer Zwickmühle.

Fisch ist aus vielen Gründen eine großartige Wahl: Er schmeckt gut und ist eine gesündere Proteinquelle als rotes Fleisch; außerdem sind die Omega-3-Fettsäuren, die in den meisten Arten von Fisch und Meeresfrüchten vorkommen, gut fürs Herz. Und doch enthalten manche Fischarten Quecksilber, polychlorierte Biphenyle (PCB) und andere Schadstoffe. Sollten Sie mit dem Fischessen lieber aufhören? Oder den Verzehr einschränken? Die Antwort hängt davon ab, wer Sie sind.

Schwangere, Stillende, Kinder

Quecksilber und PCB sind in hohen Dosen, wie sie etwa bei einem Industrieunfall frei werden können, zweifellos gefährlich. Wie sich die kleinen Mengen, die man in Fisch findet, auswirken, ist nicht so klar. Kleinkinder sowie Frauen, die schwanger sind, schwanger werden könnten oder stillen, müssen mit Quecksilber am vorsichtigsten sein. Dieses Metall, das aus natürlichen Quellen, Industrieemissionen und Kohlekraftwerken stammt, kann Gehirn und Nervensystem in ihrer Entwicklung schädigen. Gleichzeitig ist es während Schwangerschaft und Stillzeit aber auch wichtig, genügend Omega-3-Fettsäuren (z.B. aus Fisch) aufzunehmen, sind sie doch wesentliche Bausteine für das Nervensystem des Babys. Und wie sieht es mit den polychlorierten Biphenylen aus, die in den 1970er-Jahren in den USA und 1989 in Deutschland verboten wurden, aber noch immer in der Umwelt präsent sind? In hohen Dosen töten sie Fische und rufen bei Laborratten Krebs hervor. Geringe Dosen könnten bei Babys zu schleichenden Entwicklungsproblemen führen. Untersuchungen an Erwachsenen haben PCB nicht mit Krebs oder anderen Krankheiten in Verbindung gebracht.

Um auf der sicheren Seite zu sein, sollten Kinder sowie Frauen im gebärfähigen Alter vom Verzehr quecksilberreicher Fische (Haie, Schwertfische, Königsmakrelen und Torpedobarsche) Abstand nehmen. Es ist auch klug, keinen Fisch zu essen, der in der Nähe von Industriegebieten gefangen wurde. Sichere Alternativen sind beispielsweise Kabeljau, Schellfisch, Lachs, Sardine, Buntbarsch und Shrimps. (Seriöse Seiten im Internet informieren über gesunde Bezugsquellen für Fisch, siehe z.B. auch Seite 319.)

All das bedeutet nicht, dass man überhaupt keinen Fisch und keine Meeresfrüchte mehr essen sollte. Am besten ist es, wenn man davon bis zu 350 Gramm (zwei durchschnittliche Mahlzeiten) pro Woche verzehrt und dabei zu einer Vielfalt von quecksilberarmen Fischen und Meeresfrüchten greift (Lachs, Seelachs, Wels, Shrimps etc.), um so die benötigten Omega-3-Fettsäuren zu bekommen.

Thunfischkonserven verdienen eine besondere Betrachtung, denn sie sind preiswert und leicht zu beschaffen, sodass sie häufig verzehrt werden. Leider enthalten sie aber auch mittelgroße Mengen Quecksilber. Essen Sie vorsichtshalber Konserven mit Bonito oder Gelbflossen-Thun, die weniger Quecksilber enthalten als solche mit weißem Thunfisch.

Und wie sieht es bei Männern und älteren Frauen aus?

Wenn Sie das Alter erreicht haben, in dem Sie sich um Herzkrankheiten Sorgen machen müssen, überwiegt der Nutzen aus dem Verzehr von Fisch und Meeresfrüchten bei Weitem die möglichen (und vielleicht winzigen) Risiken durch Quecksilber und PCB. Es zeugt von Vorsicht, wenn Sie Arten, die für ihren hohen Quecksilbergehalt bekannt sind, nur einmal pro Monat essen, und überhaupt sollten Sie vielleicht nicht jeden Tag zu Fisch greifen, selbst nicht zu quecksilberarmem.

Die gesundheitlichen Vorzüge von Fisch erstrecken sich nicht nur auf Herz und Arterien. Auch für Ihr Gehirn ist er gut. Der allgemeine Nutzen von Fisch für die Hirngesundheit wurde von Martha Claire Morris (Rush University, Chicago) in einer Studie aus dem Jahre 2016 klar aufgezeigt. Sie sezierte Gehirne von verstorbenen Teilnehmern ihrer Langzeitstudie zu Ernährung und Hirnfunktion. Ein höherer Fischkonsum war mit geringeren schädlichen Hirnveränderungen durch Alzheimer assoziiert. Der Fischverzehr stand auch in Beziehung zum Quecksilbergehalt des Hirns, aber er war nicht mit schädlichen Veränderungen verbunden.[185]

Ist Fischöl eine Alternative?

Falls Sie nicht gern Fisch essen oder wegen der darin enthaltenen Schadstoffe beunruhigt sind, wären Nahrungsergänzungsmittel mit Fischöl eine Alternative. Sie liefern eine Menge der essenziellen Omega-3-Fettsäuren (EPA und DHA), aber ohne Quecksilber. Mehrere chemische Analysen von Fischöl-Supplementen haben ergeben, dass die Werte des giftigen Metalls darin zu vernachlässigen sind. Als Ersatz für eine weniger gesunde Proteinquelle wie z. B. Steak haben sie dennoch nicht den gleichen Nutzen wie Fisch. In einem der folgenden Fälle könnten Sie mit Ihrem Arzt darüber sprechen, ob Sie ein Fischöl-Ergänzungsmittel einnehmen sollten, das 600 bis 800 Milligramm EPA plus DHA enthält:

- Wenn Sie an Angina pectoris (Brustenge) leiden, bereits einen Herzinfarkt hatten oder ein hohes Herzinfarktrisiko haben. (Im Internet gibt es Tests, mit denen man sein individuelles Herzinfarktrisiko ermitteln kann.)
- Wenn Sie sehr intensiv Sport treiben. Auch wenn das Gesamtrisiko, einen Herzinfarkt zu erleiden, bei Menschen, die hart trainieren, im Allgemeinen gering ist, können während oder kurz nach der intensiven Betätigung lebensgefährliche Herzrhythmus-Störungen auftreten. Zu den Wirkungen von Fischöl-Ergänzungsmitteln in dieser Personengruppe gab es zwar noch keine formellen Untersuchungen, aber es ist auf jeden Fall ein Zeichen von Vorsicht, immer reichlich Omega-3-Fettsäuren im Körper zu haben, wenn man hart trainiert.

Kapitel 8

Obst und Gemüse in Hülle und Fülle

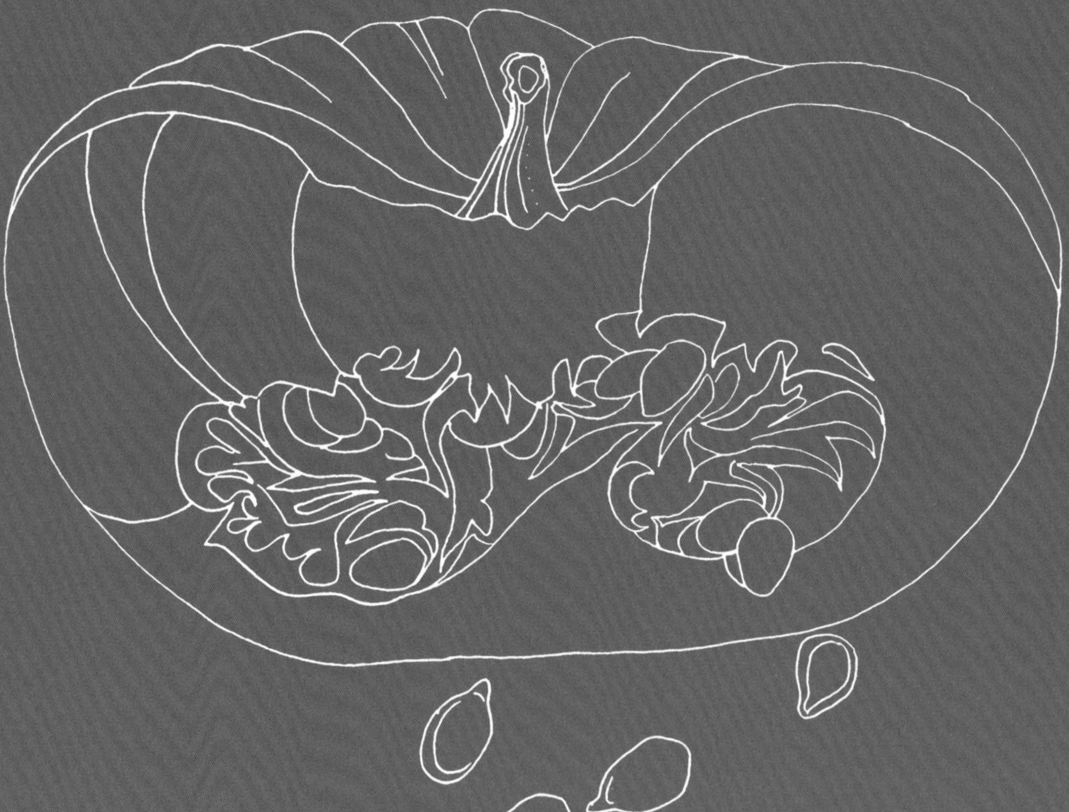

Essen Sie reichlich Obst und Gemüse

Als Kind hörten Sie es überhaupt nicht gern. Als Teenager schworen Sie sich, es Ihren eigenen Kindern niemals zu sagen. Aber jetzt, wo Sie erwachsen sind, kommen Ihnen diese Worte wie von selbst über die Lippen: »Esst euer Gemüse auf; es ist gut für euch!« Es ist wie eine Weisheit, die von einer Generation zur nächsten weitergereicht werden muss.

Tatsächlich ist das eine passende Beschreibung. »Esst reichlich Obst und Gemüse« ist ein zeitloser Rat, mit dem die Wissenschaft gerade erst gleichzieht. Es ist ein einfaches, leicht erinnerbares und schmackhaftes Häppchen vom Teller der Ernährungsratschläge – und eine Empfehlung, die in der Liste der klugen und gesunden Ernährungsgewohnheiten weit oben rangiert.

Inwiefern kann Obst und Gemüse hilfreich sein? Lassen Sie es mich kurz aufzählen.

Eine Ernährungsweise, die reich an Obst und Gemüse ist, kann:

- die Wahrscheinlichkeit eines Herzinfarkts, eines Schlaganfalls oder der Entstehung von Diabetes verringern,
- den Blutdruck senken,
- dabei helfen, Verstopfungen und Divertikulitis (ein schmerzhaftes Darmleiden) zu vermeiden,
- vor grauem Star (der allmählichen Eintrübung der Augenlinse) und vor Makula-Degeneration schützen (beide sind in höherem Lebensalter verbreitete Augenkrankheiten und bei Menschen über 65 die häufigsten Ursachen für Sehverlust),
- Gedächtnisverlust und einen Rückgang der Denkfähigkeit verhüten oder hinauszögern,
- Ihnen helfen, schon mit weniger Kalorien ein Sättigungsgefühl zu bekommen und auf diese Weise Gewicht und Hüftumfang unter Kontrolle zu halten,
- für Vielfalt auf Ihrem Speisezettel sorgen und den Gaumen erfreuen.

Haben Sie bemerkt, dass ich immer »Obst und Gemüse« sage? Pillen, die eine, zwei oder auch zehn Stoffe aus Pflanzen enthalten, werden es nicht bringen. Warum nicht? Pflanzen sind ein scheinbar unerschöpfliches Füllhorn chemischer Verbindungen, die im menschlichen Körper biologische Aktivität entfalten. Bis jetzt wurde nur ein Bruchteil davon als Wirkstoffe identifiziert, die für den gesundheitlichen Nutzen von Obst und Gemüse verantwortlich sein könnten – und dies manchmal auf der Grundlage einer überraschend dünnen Faktenlage.
Die große Mehrheit der Phytochemikalien muss erst noch entdeckt, benannt, chemisch analysiert und biologisch gewertet werden. Dabei ist die Wahrscheinlichkeit groß, dass die Vorzüge, die ich oben aufgelistet habe, von vielen verschiedenen Pflanzeninhaltsstoffen herrühren und möglicherweise auch aus den Wechselwirkungen zwischen ihnen.

Supplemente sind kein Ersatz für Obst und Gemüse

Bis jetzt hat noch niemand eine Wunderpille gefunden, die genauso gut wie Obst oder Gemüse gegen Herzkrankheiten, Krebs und eine ganze Reihe anderer chronischer Erkrankungen wirkt. Theoretisch könnte man all die guten Dinge, die von Pflanzen erzeugt werden – lebenswichtige Elemente, Ballaststoffe, Vitamine, Antioxidantien, Phytohormone usw. –, in eine Tablette stopfen. Aber dazu müsste es eine sehr große Tablette sein, und die Wissenschaftler können auch nicht wirklich sagen, was genau man hineinstecken muss und in welchem Mengenverhältnis.

Nehmen Sie beispielsweise die Carotinoide, antioxidative Farbstoffe. Wenn Sie eine Tomate oder eine Möhre essen, bahnen sich die verschiedenen Carotinoide, die darin enthalten sind, nach und nach ihren Weg in unterschiedliche Zelltypen und in verschiedene Teile einer jeden Zelle. Das verschafft der gesamten Zelle und einer Vielfalt von Zelltypen antioxidativen Schutz. Wenn man Carotinoide und andere Phytochemikalien in den Mengenverhältnissen isst, die man gewöhnlich in Nahrungsmitteln findet, kommen sie den Zellen zugute, indem sie auf eine Weise zusammenarbeiten, die wir noch nicht vollkommen verstehen. Aber wenn sie uns in unnatürlichen Proportionen geliefert werden oder wenn einige wichtige Komponenten fehlen – etwa in einer schlecht zusammengestellten Multivitamin-Tablette –, kann die Überversorgung mit dem einen Carotinoid oder der einen Phytochemikalie die Wirksamkeit von anderen blockieren.

Damit soll nicht gesagt werden, dass Vitamin- und Mineralstoff-Nahrungsergänzungsmittel wertlos wären. Wie ich in Kapitel 11 näher ausführen werde, sind Vitamin-Präparate eine exzellente Zusatzversicherung. Aber ein Ersatz für eine gesunde Ernährungsweise sind sie nicht.

Gesundheitsaspekte einmal beiseitegelassen: Der größte Nachteil einer Tablette ist, dass sie immer wie eine Tablette schmecken wird. Sie kann uns nicht den erdigen Geruch und Geschmack eines frischen Maiskolbens liefern, die Süße einer saftigen Tomate, die noch warm ist von der Nachmittagssonne, die knackige Konsistenz eines Apfels, das prächtige Grün einer Erbsenschote oder eines Brokkoliröschens, den weichen, nussigen Geschmack einer Avocado. Bleiben Sie bei echtem Obst und Gemüse: Es enthält eine große Vielfalt an Pflanzennährstoffen, die man aus einer Kapsel nicht bekommt, und außerdem schmeckt es einfach besser.

Was genau ist eigentlich Obst und Gemüse?

Obst wird von vielen mit Früchten gleichgesetzt. Unter einer Frucht verstehen die Botaniker jeden Pflanzenteil, der Samen enthält. Per Ausschlussverfahren könnte man sagen, dass Gemüse alles Übrige ist: Blätter, Stiele, Blüten, Wurzeln und Zwiebeln. In der Küche werden die Grenzen allerdings unscharf, denn vieles von dem, was man gemeinhin als Gemüse bezeichnet, ist eigentlich eine Frucht. Denken Sie nur an die Samen in Avocados, Gurken, Auberginen, Kürbissen und Tomaten, um nur einige Gemüsearten zu nennen. In diesem Buch werde ich mich

Obst oder Gemüse?

Der Streit darum, ob bestimmte Nahrungsmittel Obst oder Gemüse sind, geht schon eine ganze Weile. Bereits 1893 entschied der Oberste Gerichtshof der USA, dass Tomaten ein Gemüse sind, und dabei ist es bis heute geblieben. Wie war das höchste Gericht dazu gekommen, solch eine gesetzliche und einigermaßen unwissenschaftliche Regelung zu treffen? Die Obstimporteure John, George und Frank Nix hatten gegen den New Yorker Zöllner Edward Hedden geklagt: Sie wollten die Zölle für eine Schiffsladung Tomaten erstattet bekommen, die sie aus der Karibik importiert hatten. Damals wurde eingeführtes Obst nicht besteuert, eingeführtes Gemüse hingegen schon. In seiner Entscheidung räumte der Gerichtshof ein, dass Tomaten technisch gesehen Früchte seien. Aber »in der gemeinen Sprache des Volkes« seien Tomaten genau wie Gurken, Kürbisse, Bohnen und Erbsen »Gemüsearten, die man in Küchengärten anbaut« und die gewöhnlich zum Mittag- oder Abendessen als Beilage serviert werden, aber nicht als Dessert.[186]

an den kulinarischen Obstbegriff halten: süße Nahrungsmittel, die man als Dessert isst oder zwischendurch als Snacks. Gemüse würde dann die herzhaften Nahrungsmittel umfassen, die man als Salat oder zum Abendessen verzehrt.

Kartoffeln und Mais laufen bei mir nicht unter Gemüse, auch wenn sie in Amerika zu den populärsten »Gemüsearten« zählen (siehe auch »Die Knolle ist nicht so dolle«, Seite 185). In unserem Verdauungssystem agieren sie mehr wie Kohlenhydrate.

Familiengeheimnisse in der Ernährung

Wenn man die Verbindungen zwischen Obst, Gemüse und Gesundheit untersucht, ist es hilfreich, über bestimmte Gruppen von Pflanzen zu sprechen. Ein sehr geläufiges Klassifizierungsschema ist das nach Pflanzenfamilien. Viele Obst- und Gemüsearten, denen Sie auf dem Markt oder auf dem Teller begegnen, gehören den folgenden Familien an:

- Die Familie der Kreuzblütengewächse (Cruciferae oder Brassicaceae) hat ihren Namen von der typischen kreuzförmigen Anordnung der vier Kronblätter. Zu ihr gehört eine ganze Reihe von jenen Gemüsearten, die Kinder (und manche Erwachsene) instinktiv, aber unklugerweise meiden – Brokkoli, Rosenkohl, Weißkohl, Rotkohl, Blumenkohl, Blattkohl, Grünkohl, Kohlrabi, Sareptasenf, Radieschen, Rettich, Kohlrübe, Mairübe und Brunnenkresse. Manche Kreuzblütler sind exzellente Quellen von Isothiocyanaten, Indolen, Thiocyanaten und Nitrilen. Diese chemischen Stoffe können vor Brustkrebs und anderen Krebsarten schützen.
- Die Familie der Kürbisgewächse (Cucurbitaceae) beinhaltet Gurken, Sommerkürbisse wie Zucchini und Riesenkürbisse, Winterkürbisse wie Bischofsmützen und Butternutkürbisse, Cantaloupe- und Honigmelonen.

- Die Familie der Heidekrautgewächse (Ericaceae) liefert uns Moosbeeren (Cranberrys), Heidelbeeren, Preiselbeeren etc. Diese Früchte sind besonders reich an Anthocyan – einem Flavonoid, das bei der Vorbeugung gegen Diabetes, Herzkrankheiten und Krebs eine Rolle spielen kann.
- Zur Familie der Schmetterlingsblütengewächse oder Hülsenfrüchtler (Leguminosae oder Fabaceae) gehören Alfalfasprossen, Bohnen, Erbsen und Sojabohnen. Hülsenfrüchte haben viele Ballaststoffe, Folate und Substanzen, die man »Proteaseinhibitoren« nennt – alles Stoffe, die einen gewissen Schutz vor Herzkrankheiten und Krebs gewähren können.
- Die Familie der Liliengewächse (Liliaceae) beinhaltet u.a. Spargel, Schnittlauch, Knoblauch, Porree, Zwiebeln und Schalotten. In diesen Gemüsearten finden sich eine Reihe von schwefelhaltigen Verbindungen, vor allem Allicin und Diallylsulfat, die krebsbekämpfend wirken können. [Anm. d. Übers.: Inzwischen haben die Botaniker diese große Familie aufgelöst. Spargel gehört jetzt zu den Spargelgewächsen (Asparagaceae), während die anderen genannten Gemüsearten Amaryllisgewächse (Amaryllidaceae) sind.]
- Zur Familie der Rosengewächse (Rosaceae) gehören Mandeln, Äpfel, Aprikosen, Kirschen, Pfirsiche, Birnen, Pflaumen, Himbeeren und Erdbeeren.
- Die Familie der Rautengewächse (Rutaceae) umschließt unter anderem Grapefruits, Zitronen, Limetten, Orangen und Mandarinen. Diese Zitrusfrüchte sind reich an Vitamin C und dem Carotinoid Beta-Cryptoxanthin, und sie enthalten auch die Verbindungen Limonen und Cumarin, die bei Laborversuchen mit Tieren krebshemmende Eigenschaften zeigten.
- Die Familie der Nachtschattengewächse (Solanaceae) ist eine sehr vielgestaltige Gruppe, zu der beispielsweise Auberginen, Paprika, Kartoffeln und Tomaten gehören. Tomaten enthalten große Mengen an Lycopin, einem Antioxidans, das eine Schlüsselrolle bei der Verhütung von Prostatakrebs und anderen Krebsarten spielen könnte.
- Die Familie der Doldenblütler (Umbelliferae oder Apiaceae) umfasst beispielsweise Möhren, Sellerie, Petersilie und Pastinaken. Möhren sind eine großartige Quelle von Beta-Carotin, das der Körper nutzt, um Vitamin A zu erzeugen. Es gibt starke Indizien dafür, dass Beta-Carotin und möglicherweise auch verwandte Verbindungen namens Carotinoide einen günstigen Einfluss darauf haben, das Erinnerungsvermögen bis ins hohe Alter zu bewahren. Andere Studien legen eine mögliche Rolle bei der Vorbeugung mancher Krebsarten nahe.

Obwohl jede Obst- und Gemüseart dutzende, ja vielleicht hunderte verschiedene chemische Verbindungen enthält, die unser Körper nicht allein zur Energiegewinnung nutzt, enthält kein einzelnes Obst oder Gemüse alle Stoffe, die wir benötigen. Deshalb ist es eine gute Idee, wenn wir jede Woche einige Portionen von Vertretern aller dieser großen Familien zu uns nehmen.

Lebensmittel in Regenbogen-Farben

Es ist eine gute Idee, die Ernährung auch nach Farbenvielfalt auszurichten. Machen Sie Ihren Speisezettel bunt mit den knalligen Farben reifer roter Tomaten, knackiger oranger Karotten, cremiger gelber Kürbisse, smaragdgrünen Spinats, saftiger schwarzblauer Heidelbeeren, indigoblauer Pflaumen, violetter Auberginen und allen Farbtönen, die dazwischen liegen. Das lässt die Mahlzeiten nicht nur ansprechender aussehen, sondern es stellt auch sicher, dass Sie ein breites Spektrum nützlicher Pflanzennährstoffe aufnehmen.

Mangelhafte Leitlinien

Im Jahre 1991 startete das Nationale Krebsinstitut der USA eine Kampagne zur öffentlichen Gesundheit. Sie hatte den Titel *5 a Day* (»Fünf am Tag«). Durch Werbebanner in Lebensmittelläden, Aufkleber auf Obst und Gemüse, öffentliche Bekanntmachungen in den Medien und Lehrmaterial für Schulkinder drängte sie uns dazu, jeden Tag fünf oder mehr Portionen Obst und Gemüse zu essen. Die Kampagne fand ihren Eingang in die ersten *Dietary Guidelines for Americans* sowie in Leitlinien der Amerikanischen Herzgesellschaft, der Amerikanischen Krebsgesellschaft, der Weltgesundheitsorganisation und anderer Körperschaften. 2007 wurde sie durch eine neue Kampagne ersetzt: *Fruits & Veggies – More Matters* (»Obst & Gemüse – Das Mehr macht einen Unterschied«).

Der Name der neuen Kampagne trifft den Kern der Leitlinien zum Thema Obst und Gemüse. Was ihm fehlt, ist eine klare Definition, was »mehr« eigentlich bedeutet. Zwei Glas Orangensaft, ein Apfel, eine Portion Pommes zum Mittagessen und eine Kartoffel am Abend bringen Sie anscheinend schon ganz gut auf den richtigen Weg, um den Empfehlungen nachzukommen. Aber obwohl es sicher besser ist, als gar kein Obst und Gemüse zu konsumieren, verschafft es Ihnen nicht die volle Dosis gesundheitlicher

Eine präsidentielle Leidenschaft für Olivenöl und Gemüse

Olivenöl, über gebratene Auberginen oder über gegrillte Paprikaschoten geträufelt – das beschwört Bilder von mediterraner Küche herauf. Und doch ist der Gebrauch von Olivenöl so uramerikanisch wie die Gründerväter der USA. In einem Brief an William Drayton, einen Rechtsanwalt, Kongressabgeordneten und Plantagenbesitzer aus South Carolina, schrieb Thomas Jefferson: »Der Olivenbaum ist in Amerika beinahe unbekannt, und doch hat er es wie kein anderer verdient, Bekanntheit zu erlangen. Von allen Geschenken des Himmels an den Menschen ist er eines der kostbarsten, wenn nicht das kostbarste überhaupt. Vielleicht kann er sogar dem Brot die Vorrangstellung streitig machen, denn es gibt so unendlich viele Gemüsearten, die Olivenöl zu einer geeigneten und angenehmen Nahrung macht.«
Unser dritter Präsident wusste etwas, das Köche und Küchenchefs später wiederentdeckt haben – Olivenöl kann Gemüse und andere Speisen aufpeppen. Jefferson, ein wissbegieriger Naturforscher und begeisterter Gärtner, versuchte mehrmals, in South Carolina und Georgia Ölbäume zu kultivieren, womit er jedoch wenig Erfolg hatte. Er konnte nicht ahnen, dass spanische Priester im späten 18. Jahrhundert bereits Ölbäume nach Kalifornien gebracht hatten, die später zu einer heimischen Quelle für Olivenöl werden sollten.

Vorzüge, die ich in diesem Kapitel beschreibe.

Die *Dietary Guidelines for Americans 2015–2020* raten dazu, eine Vielzahl von Gemüsearten aus allen Untergruppen zu verzehren: dunkelgrün, rot und orange und dazu noch Hülsenfrüchte (Bohnen und Erbsen). Aber sie lassen auch Kartoffeln und Mais unter »Gemüse« laufen, obwohl der Körper sie als stärkereiche Kohlenhydratlieferanten wahrnimmt.

Soll nicht erfüllt

Nur wenige von uns profitieren von der unglaublichen Fülle an Obst- und Gemüsearten, die in unserem Land und anderswo auf der Welt angebaut werden. Der durchschnittliche US-Amerikaner setzt auf ungefähr ein Dutzend Arten von Obst und Gemüse. Auch der tägliche Konsum ist recht begrenzt und bewegt sich um vier Portionen pro Tag, wobei diese Zahl ohne den Kartoffelverzehr längst nicht erreicht würde. Eine aktuelle landesweite Untersuchung hat ergeben, dass nur jeder neunte US-Amerikaner die empfohlene tägliche Mindestmenge von fünf Portionen Obst und Gemüse zu sich nimmt.[187] Dieser begrenzte Konsum ist bedauerlich, denn die Vorteile des Verzehrs von Obst und Gemüse liegen klar auf der Hand.

Obst und Gemüse beugen Erkrankungen vor

Im Folgenden wird der Einfluss des Verzehrs von Obst und Gemüse in Bezug auf unterschiedliche Krankheitsbilder dargestellt.

Schutz vor Herz-Kreislauf-Erkrankungen

Eine Ernährung mit viel Obst und Gemüse kann dabei helfen, Bluthochdruck und einen hohen Cholesterinspiegel unter Kontrolle zu bekommen oder sogar zu vermeiden – zwei der wichtigsten Vorboten für Herzkrankheiten und Schlaganfälle. Besser noch: In eine Ernährung zu investieren, die reich an pflanzlichen Lebensmitteln ist, zahlt sich auch in Form eines geringeren Risikos aus, bestimmte Formen von Herzleiden und Schlaganfällen zu bekommen.

Hoher Blutdruck bereitet oft Schlaganfällen, Herzinfarkten und anderen Kreislaufproblemen den Weg. Bluthochdruck (auch unter der medizinischen Bezeichnung »Hypertonie« bekannt) betrifft mehr als 70 Millionen US-Amerikaner und weltweit sogar eine Milliarde Menschen.[188] Wenn wir älter werden, tritt er immer häufiger auf: Unter den Erwachsenen von 20 bis 34 haben in den USA nicht einmal zehn Prozent zu hohen Blutdruck, während es bei den über 75-jährigen mehr als 75 Prozent sind. Bis zu 90 Prozent aller US-Amerikaner bekommen irgendwann im Leben Bluthochdruck. Man nennt das Phänomen auch den »schweigenden Killer«, denn Bluthochdruck verursacht keine klar erkennbaren Symptome. Das ist ein Grund dafür, dass mindestens jeder Dritte gar nicht weiß, dass er betroffen ist. Und von denen, die um ihren Bluthochdruck wissen, fällt es vielen schwer, ihn unter Kontrolle zu halten.

Die Auswirkungen, welche der Verzehr von mehr Obst und Gemüse auf den Blutdruck hat, sind zwar nicht so gewaltig wie die von Sport und Alltagsbewegung, lohnen aber trotzdem diese kleine Mühe. Unter den mehr als 185 000 Frauen und Männern, die

an den *Nurses' Health Studies* und der *Health Professionals Follow-Up Study* teilgenommen haben, entwickelten jene, die nach eigenen Aussagen täglich mindestens vier Portionen Obst und Gemüse aßen, innerhalb von 15 Jahren um sieben Prozent seltener Bluthochdruck als die Teilnehmer, die vier oder weniger Portionen täglich zu sich nahmen.[189]
Zu den offenbar besonders hilfreichen Nahrungsmitteln zählten Brokkoli, Möhren, Tofu oder Sojabohnen, Rosinen und Äpfel.

Andere Überprüfungen und Meta-Analysen haben gezeigt, dass der Verzehr von etwa 30 Portionen Obst und Gemüse pro Woche (das heißt, etwas weniger als fünf pro Tag) mit einem um 30 Prozent geringeren Risiko für die häufigste Form von Schlaganfällen gekoppelt war (dem ischämischen Schlaganfall, bei dem ein Blutgerinnsel eine Arterie im oder zum Gehirn blockiert).[190] Meine Kollegen und ich haben errechnet, dass eine zusätzliche Obst- oder Gemüseportion pro Tag die Gefahr eines ischämischen Schlaganfalls um etwa sechs Prozent verringert. In dieser Studie schien der größte Nutzen aus dem Verzehr von Brokkoli, Spinat, Grünkohl, Romana-Salat und Zitrusfrüchten bzw. Zitrusfruchtsaft herzurühren. Viele Nährstoffe in diesen Lebensmitteln tragen zu dem geringeren Schlaganfallrisiko bei. Einer dieser Nährstoffe ist das Vitamin Folat, die pflanzliche Form der Folsäure (beide Begriffe sind von »folium«, übersetzt ›Blatt‹, abgeleitet). Man hat nachweisen können, dass Folsäure das Schlaganfallrisiko auch dann senkt, wenn man sie als Nahrungsergänzungsmittel einnimmt.[191]

Eine innovative Studie namens DASH (*Dietary Approaches to Stop Hypertension*) untersuchte, wie man über die Ernährung gegen Bluthochdruck vorgehen kann. Sie hat klar gezeigt, dass es den Blutdruck deutlich senken kann, wenn man mehr Obst und Gemüse verzehrt – besonders wenn der Speisezettel insgesamt arm an tierischen Fetten ist. DASH war alles andere als ein Wald-und-Wiesen-Ernährungsversuch, sondern eine ausgewachsene klinische Studie. Der Versuch ähnelte denen, mit welchen man ein neues Medikament testet. Den 457 DASH-Teilnehmern – manche mit Bluthochdruck, andere ohne –, wurde nach dem Zufallsprinzip eines von drei Ernährungsmustern zugewiesen. Die Kontrollgruppe sollte sich so ernähren wie der typische US-Amerikaner (etwa drei Portionen Obst und Gemüse pro Tag, täglich ein Milchprodukt und circa 40 Prozent der Kalorienaufnahme aus Fetten). Die zweite Gruppe ernährte sich ähnlich wie die Kontrollgruppe, aber mit acht Portionen Obst und Gemüse pro Tag, und in der dritten Gruppe gab es eine kombinierte Ernährungsweise, die neun Portionen Obst und Gemüse pro Tag plus drei Portionen fettarme Milchprodukte beinhaltete. Das Schöne an der DASH-Methode war, dass alle Mahlzeiten der freiwillig teilnehmenden Versuchspersonen während des Studienzeitraums eigens in Krankenhausküchen zubereitet wurden. Durch diese Strategie konnten die Abweichungen von einer Person zur anderen minimiert werden.

Nach acht Wochen schaffte es der kombinierte Speiseplan (Obst und Gemüse plus drei Portionen Milchprodukte pro Tag), bei den Testpersonen mit Hypertonie den Blutdruck wesentlich zu senken. Das gelang auch mit dem Obst-und-Gemüse-Speiseplan, wenn auch nicht so deutlich. In beiden experimentellen Ernährungsweisen war der Rückgang ungefähr so groß wie das, was eine medikamentöse Therapie bei leichtem

Bluthochdruck bewirken kann. Sowohl der kombinierte Ernährungsplan als auch der Obst-und-Gemüse-Ernährungsplan senkten den Blutdruck auch bei Menschen, die keine Hypertonie hatten – was darauf hindeutet, dass dies eine einfache, nebenwirkungsfreie Möglichkeit ist, diesem Leiden vorzubeugen. Ein zweiter DASH-Versuch zeigte, dass eine Variante des DASH-Speiseplans mit weniger Salz die Blutdruckwerte noch ein wenig weiter drücken kann (siehe auch Kapitel 11).

Es sind viele Komponenten, die dazu beigetragen haben, dass der DASH-Ernährungsplan den Blutdruck senkt. Eine Folgestudie hat gezeigt, dass der allerwichtigste Faktor das zusätzliche Kalium ist, das reichlich in Obst und Gemüse enthalten ist.

Auch der Cholesterinspiegel scheint auf eine Ernährung mit viel Obst und Gemüse anzusprechen. Das könnte einer der Mechanismen sein, durch die Obst und Gemüse das Risiko für Herzkrankheiten und Schlaganfälle reduzieren. Noch weiß niemand genau, wie Obst und Gemüse den Cholesterinspiegel senken. Wenn man mehr pflanzliche Nahrung aufnimmt, ist das oft damit verbunden, dass man weniger Fleisch und Milchprodukte verzehrt. Deshalb könnten die niedrigeren Cholesterinwerte damit zu tun haben, dass man weniger gesättigte Fettsäuren zu sich nimmt. Sie könnten auch der Fähigkeit löslicher Faserstoffe zu verdanken sein, die Absorption von Cholesterin aus der Nahrung zu blockieren. Allerdings ist die Wirkung löslicher Faserstoffe aufs Cholesterin relativ gering, egal was Nahrungsmittelfirmen in ihrer Werbung auch behaupten mögen.

Schutz vor Augenkrankheiten

Der Verzehr von viel Obst und Gemüse trägt dazu bei, die beiden »Fenster der Seele« gesund, klar und scharf zu erhalten. Das geht weit hinaus über die allgemein bekannte Ermahnung, man solle Möhren essen, um besser sehen zu können. (In Wahrheit lassen uns Möhren übrigens nur im Dunkeln besser sehen.) Menschen, die regelmäßig grünes Blattgemüse wie Spinat oder Blattkohl essen, werden mit geringerer Wahrscheinlichkeit zwei verbreitete Augenkrankheiten entwickeln, die mit dem Altern zusammenhängen – grauen Star und Makula-Degeneration. Beide zusammen plagen Millionen Amerikaner über 65. Grauer Star ist die allmähliche Eintrübung der Augenlinse, einer Proteinscheibe, die das Licht bündelt und auf die lichtempfindliche Netzhaut lenkt. So wie eine glänzende Bohnerwachsschicht vom Getrampel und Geschlurfe vieler Füße stumpf und trüb wird, schädigen und trüben auch viele winzige Verletzungen über Jahrzehnte hinweg die Linse. Makula-Degeneration, bei alten Menschen die wichtigste Ursache für Erblindung, wird von den nach und nach angehäuften Schädigungen der Makula, des Zentrums der Netzhaut, verursacht. Sie beginnt damit, dass man mitten im Gesichtsfeld einen verschwommenen Fleck hat. Wenn sich diese Degeneration ausbreitet, schwindet das Sehvermögen.

Man nimmt an, dass bei beiden Krankheiten freie Radikale für einen Großteil der Schädigungen verantwortlich sind. Freie Radikale sind hoch reaktive, außer Kontrolle geratene Stoffe, die von hellem Sonnenlicht, Zigarettenrauch, Luftverschmutzung und Infektionen im Auge selbst gebildet werden. Dunkelgrünes Blattgemüse enthält zwei Farbstoffe, die sich im Auge ansammeln – Lutein und Zeaxanthin. Gemeinsam mit bestimmten Phytochemikalien, die man Carotinoide nennt, können sie die freien Radikale auslöschen, ehe diese das empfindliche Gewebe des Auges schädigen.[192] Lutein und Zeaxanthin aus Obst und Gemüse zu beziehen, ist vermutlich besser, als es in Form von Tabletten einzunehmen. Gute Quellen dafür sind zum Beispiel dunkelgrüner Salat, Grünkohl, Rübengrün, Blattkohl, Spinat und Brokkoli.

Schutz vor Darmproblemen

Die unverdaulichen Anteile von Obst und Gemüse sind genauso gesund wie das, was man verdauen kann. Wie ich noch ausführen werde (siehe »Faserstoffe: Lob des Unverdaulichen«, Seite 178), sind Faserstoffe beziehungsweise Ballaststoffe unverzichtbar für eine gesunde Darmfunktion. Ohne genügend unverdauliches Material in der Nahrung kann der Stuhl hart und schwer ausscheidbar werden. Nahrungsfasern saugen Wasser wie ein Schwamm auf und dehnen sich auf ihrem Weg durchs Verdauungssystem aus. Das kann einen gereizten Darm beruhigen. Indem sie den Darm zu regelmäßigen Bewegungen anregen, können uns Faserstoffe von Verstopfungen befreien oder ihnen vorbeugen. Dank ihrer quellenden und erweichenden Eigenschaften senken Faserstoffe auch den Druck im Verdauungstrakt. Damit können sie helfen, Divertikulose (die Entstehung winziger, häufig entzündeter Taschen im Dickdarm) und Divertikulitis (die oftmals schmerzhafte Entzündung dieser Taschen) zu verhüten. Vor fast 20 Jahren fanden meine Kollegen und ich heraus, dass Personen, die mehr Faserstoffe zu sich nahmen, seltener Symptome einer Divertikelkrankheit aufwiesen.[193] Das wurde kürzlich in einer über sechs Jahre reichenden Untersuchung an fast 700 000 Frauen in Großbritannien bestätigt.[194]

… und sie helfen, das Gewicht zu halten

Wenn Sie mehr Obst und Gemüse auf Ihren Speisezettel setzen, werden Sie dadurch nicht unbedingt Gewicht verlieren oder Ihr jetziges Gewicht halten – es sei denn, Sie machen Abstriche bei anderen Nahrungs-

Blaubeeren dringend gesucht

In unseren Analysen der Beziehungen zwischen Krankheitsrisiken und ganz bestimmten Obst- und Gemüsearten schaffte es eine Gruppe von Nahrungsmitteln immer wieder an die Spitze: Beeren. Mehrere Studien haben den Genuss dieser schmackhaften Früchte (vor allem den von Blaubeeren) mit einem geringeren Risiko für Herzkrankheiten, Gedächtnisschwund, Diabetes, östrogenrezeptor-negativen Brustkrebs, Parkinson etc. in Verbindung gebracht. Behalten Sie dabei aber im Auge, dass Beeren keine Wundernahrung sind und dass sie die Schäden, die von weniger gesunden Nahrungsmitteln oder Ernährungsweisen bewirkt werden, nicht ungeschehen machen können. Aufs Müsli gestreut, einem Obstsalat beigemischt, als Snack geknabbert oder zu zuckerarmen Desserts verarbeitet, können sie jedoch eine tolle Bereicherung Ihres Speiseplans sein.

mitteln. Wie ich schon beschrieben habe, sollte es sich bei diesen »anderen Nahrungsmitteln« am besten um rotes Fleisch sowie um stark verarbeitete Kohlenhydrate (Brot, Cracker und andere Speisen aus Weißmehl sowie mit Zucker gesüßte Getränke) handeln (siehe »Eine Low-Carb-Diät könnte helfen«, Seite 63). Andererseits zeigen Zahlen aus den *Nurses' Health Studies* und der *Health Professionals Follow-Up Study*, dass Frauen und Männer, die über 24 Jahre hinweg ihren Obst- und-Gemüse-Konsum steigerten, mit höherer Wahrscheinlichkeit Gewicht verloren als solche, bei denen er gleich blieb oder sogar sank.[195] Hierbei trat ein interessantes Muster hervor: Eine erhöhte Aufnahme von Beeren, Äpfeln, Birnen, Soja und Blumenkohl war mit Abnehmen oder konstantem Gewicht verbunden, während ein erhöhter Konsum von stärkereichem Gemüse wie Kartoffeln, Mais und Erbsen mit einer Gewichtszunahme gekoppelt war.

Schützen Obst und Gemüse auch vor Krebs?

Vor drei Jahrzehnten schätzten zwei namhafte Epidemiologen, dass »Ernährungsfaktoren« – also ein Zuwenig bei bestimmten Nahrungsmitteln oder ein Zuviel bei anderen – in den USA für 35 Prozent der Todesfälle durch Krebs verantwortlich seien. Das war ungefähr die gleiche Prozentzahl, die man damals den Folgen des Rauchens zuschrieb. Wichtige Berichte der Nationalen Akademie der Wissenschaften der USA (»Ernährungsweise und Gesundheit: Konsequenzen für die Verminderung des Risikos chronischer Krankheiten«) und des Weltkrebsforschungsfonds sowie des Amerikanischen Instituts für Krebsforschung (»Nahrungsmittel, Ernährung, körperliche Betätigung und Krebsvorbeugung: Eine globale Betrachtung«) haben diese Schlussfolgerung geteilt. Obwohl 35 Prozent vielleicht zu hoch gegriffen sind, ist die Grundaussage vollkommen vernünftig: Eine bessere Ernährungsweise – mit einem stärkeren Fokus auf pflanzlichen Nahrungsmitteln – kann einer Reihe von Krebsarten vorbeugen.

Bis heute widmeten sich schon mehrere hundert Studien dem Zusammenhang zwischen einer obst- und gemüsereichen bzw. -armen Ernährung und der Entstehung von Krebs. Anfangs lautete ihre Einschätzung, dass man bei den häufigsten Krebsarten die Fallzahlen um 50 Prozent senken könne, wenn jeder täglich mindestens fünf Portionen Obst und Gemüse verzehren würde. Das war die Grundlage für das Programm *5 a Day* (»Fünf am Tag«) des Nationalen Krebsinstituts der USA.

Die meisten der frühen Untersuchungen waren Fall-Kontroll-Studien (Seite 42). Bei ihnen nahm man, kurz gesagt, eine Gruppe von Menschen mit einer bestimmten Krebsart und eine andere Gruppe ohne diesen Krebs. Dann verglich man die Unterschiede in Ernährungsweise, Lebensgewohnheiten und weitere mögliche Ursachen der Krebserkrankung. Aber bei solchen Vergleichen kann es zu Verzerrungen kommen. Krebskranke neigen beispielsweise dazu, nach Ursachen dafür zu suchen, dass es ausgerechnet sie getroffen hat. Deshalb werden sie tendenziell vielleicht eher etwas an ihrer Ernährungsweise auszusetzen finden als Personen ohne Krebs. Die übereinstimmenden Ergebnisse der Fall-Kontroll-Studien führten zu der Vorstellung, dass der Genuss von viel Obst und Gemüse Krebserkrankungen abzuwenden hilft. In dieser Absolutheit führt die Idee jedoch in die Irre.

Kohortenstudien, bei denen Informationen über Ernährungsmuster und andere Faktoren der Lebensweise gesammelt werden, bevor Krebs, Herzkrankheiten und andere Leiden auftreten, liefern zuverlässigere und beständigere Resultate. Vor mehr als einem Jahrzehnt fasste mein Forscherteam an der *Harvard School of Public Health* die Informationen zum Thema »Obst, Gemüse und Krebs« aus zwei großen Kohortenstudien zusammen, der *Nurses' Health Studies* und der *Health Professionals Follow-Up Study*. Dabei waren 110 000 Studienteilnehmer über fast 20 Jahre hinweg wissenschaftlich begleitet worden. In diesem Zeitraum waren 9100 von ihnen an Krebs erkrankt. Diejenigen, die im Durchschnitt acht oder mehr Portionen Obst und Gemüse pro Tag aßen, bekamen etwa genauso häufig Krebs wie jene, die täglich weniger als anderthalb Portionen verzehrten.[196] Darüber hinaus ergab sich in zwei randomisierten Studien, bei welchen man die Einnahme von Ballaststoff-Supplementen und eine ballaststoffreiche, fettarme Ernährung mit den Ergebnissen einer Kontrollgruppe verglich, dass eine höhere Ballaststoffaufnahme die Häufigkeit von Polypen-Neubildungen nicht reduzierte.[197] Das Fehlen einer starken Beziehung zur Gesamtinzidenz von Krebs wurde in einer großen prospektiven Studie in Europa bestätigt.[198]

Bedeutet dies nun, der Verzehr von Obst und Gemüse hätte überhaupt keine Auswirkungen auf Krebs? Nein, das bedeutet es nicht. Obwohl sie keinen generellen Antikrebs-Effekt haben, können einige Obst- und Gemüsearten gegen bestimmte Krebsformen wirksam sein. Wenn man sich ein wenig in das Zahlenmaterial versenkt, wird man Belege dafür finden, dass manches Obst und manches Gemüse gegen spezielle Arten von Krebs wirkt. Hier sind ein paar Beispiele:

- Blasenkrebs: Der Verzehr von Gemüse aus der Familie der Kreuzblütler (z. B. Brokkoli) ist mit einer niedrigeren Blasenkrebsrate in Verbindung gebracht worden.
- Brustkrebs: Ein Problem bei der Erforschung von Brustkrebs liegt darin, dass es sich bei ihm nicht nur um eine einzige Krankheit handelt. Stattdessen sind es verschiedene Krankheiten, jede mit ihren eigenen Risikofaktoren. Ein bestimmter Typ, der östrogenrezeptor-negative Brustkrebs, ist besonders aggressiv und verläuft mit höherer Wahrscheinlichkeit tödlich. Indem mein Team die Zahlen aus Kohortenstudien rund um den Erdball zusammenfasste, konnte es den Brustkrebs nach seinem jeweiligen Östrogenrezeptor-Status untersuchen. Dabei fanden wir heraus, dass ein höherer Gemüsekonsum mit einem geringeren Risiko für die Ausbildung von östrogenrezeptor-negativem Brustkrebs verknüpft war.[199] Auch der Verzehr von Brokkoli und anderem Kreuzblütler-Gemüse ist mit einem geringeren Brustkrebsrisiko in Zusammenhang gebracht worden.[200]
- Dickdarm- und Mastdarmkrebs: Es gibt starke Indizien dafür, dass das Vitamin Folat (auch als Folsäure bekannt) zum Schutz vor Dickdarm- und Mastdarmkrebs beiträgt. Gemüsearten wie Spinat und Rote Bete sind gute Bezugsquellen für Folsäure und können so zur Bekämpfung dieser Krebsarten beitragen. Heutzutage, wo so viele Nahrungsmittel mit Folsäure angereichert sind (vgl. Kapitel 11), ist der Anteil, den Folsäure aus Obst und Gemüse am Schutz vor Dickdarm- und Mastdarmkrebs hat, vielleicht im Schwinden begriffen.
- Prostatakrebs: Lycopin aus Tomaten und gekochten oder verarbeiteten Tomatenerzeugnissen (Tomatensoße, Ketchup etc.)

spielt offenbar bei der Vorbeugung gegen Prostatakrebs eine Rolle. So kam es in der *Health Professionals Follow-Up Study* bei Männern, die jede Woche mehrere Portionen Tomaten, Tomatensoße oder Tomatensaft verzehrten, seltener zur Ausbildung von fortgeschrittenem Prostatakrebs als bei denen, die wöchentlich eine oder zwei Portionen aßen.[201] Diese Forschungsergebnisse wurden von Studien gestützt, die sich den Blutspiegel von Lycopin und anderen Carotinoiden angeschaut hatten.

Wenngleich die Antikrebs-Effekte von Obst und Gemüse nicht so deutlich ausfallen, wie man es noch vor einigen Jahren erwartet hatte, ist doch auch jeder kleine Bissen hilfreich. Es ist außerdem möglich, dass der Nutzen von Obst und Gemüse unterschätzt wird, denn bislang haben fast alle Studien deren Konsum im mittleren Lebensalter oder danach untersucht, obgleich die entscheidende Phase für die Krebsvorbeugung schon in Kindheit, Jugend oder frühem Erwachsenenalter liegen könnte. In einer der wenigen Studien, welche die Ernährungsweise im Jugendalter unter die Lupe nahmen, konnten wir sehen, dass der Verzehr von Obst und Gemüse stärker mit einem niedrigeren Brustkrebsrisiko gekoppelt war als in mittlerem Alter.[202]

Die Gene, die Sie von Ihren Eltern geerbt haben, können mit darüber entscheiden, ob Sie Krebs bekommen oder nicht. Auch bestimmte Lebensgewohnheiten spielen eine Rolle – etwa wenn man Zigaretten raucht, zu viel Alkohol trinkt, sich zu intensiv dem Sonnenlicht aussetzt oder körperlich inaktiv ist. Auch Ihre Berufstätigkeit kann einen Einfluss darauf haben. Auf jeden Fall ist eine vernünftige Ernährung – und die beinhaltet viel Obst und Gemüse – wichtiger Bestandteil einer jeden Gesunderhaltungsstrategie.

Faserstoffe: Lob des Unverdaulichen

Zu den wunderbaren Dingen an Obst und Gemüse gehört – jedenfalls aus der Sicht des Gesundheitsexperten –, dass sie vieles enthalten, was man nicht verdauen kann. Viele Stoffe, die den Pflanzen ihre Festigkeit und Biegsamkeit verleihen, können von den Säuren und Enzymen im Magen und Darm des Menschen nicht zerlegt werden. Zu diesen Substanzen, die man mit dem Oberbegriff »Faserstoffe« oder »Ballaststoffe« bezeichnet, gehören Zellulose, Pektin und Pflanzengummis. Es gibt zwei Kategorien von Faserstoffen – lösliche und unlösliche. Beide wandern weitgehend unberührt durch das Verdauungssystem. Der große Unterschied ist, dass sich die löslichen Fasern in der Darmflüssigkeit auflösen, die anderen aber nicht.

Lösliche Faserstoffe sind in Erbsen, Äpfeln und Zitrusfrüchten reichlich enthalten, aber auch in Hafer und anderen Körnern und Saaten. Wenn sie den Darm passieren, bilden sie eine klebrige, zähflüssige, an Wackelpudding erinnernde Masse. Diese gummiartige Substanz fängt cholesterinreiche Gallensäure ein und befördert sie mit dem Stuhlgang aus dem Körper. Je mehr Cholesterin Sie ausscheiden, desto weniger steht für den Übergang ins Blut zur Verfügung, und desto stärker werden die Cholesterinwerte sinken. Und je niedriger Ihre Cholesterinwerte sind, desto geringer ist die Gefahr, dass Sie eine Herzkrankheit oder andere Herz-Kreislauf-Probleme bekommen.

Unlösliche Faserstoffe stammen aus den Zellwänden von Pflanzen. Ihr Hauptbestandteil ist Zellulose, eine lange Kette von Glucosemolekülen, die so miteinander verknüpft sind, dass das menschliche Verdauungssystem sie nicht trennen kann und sie sich in der Darmflüssigkeit nicht auflösen. Vor einigen Jahrzehnten deuteten Untersuchungen an Angehörigen der Bantuvölker in Südafrika darauf hin, dass deren niedrige Darmkrebsrate einer ballaststoffreichen Ernährung zu verdanken war. Wenn die unlöslichen Fasern den Darm passieren, so dachte man damals, dann reißen sie teilverdaute Nahrung mit sich, und wenn sie den Durchgang der Nahrung durchs Verdauungssystem beschleunigen, könnten sie ja die Zeitdauer reduzieren, in welcher der Darm giftigen oder krebserregenden Stoffen aus der Nahrung ausgesetzt ist. Nachdem einige kleine Studien im Prinzip das Gleiche ergeben hatten, brach eine wahre Ballaststoff-Manie aus. Medienberichte veranlassten viele von uns, zum Frühstück haufenweise Haferkleie-Flocken oder Kleie-Muffins zu knabbern, und Lebensmittelproduzenten begannen damit, Frühstücksflocken, Brot und Feingebäck Faserstoffe hinzuzufügen. In Wahrheit zeigten die meisten Studien aber bei Personen, die größere Fasermengen aus Getreideprodukten aufnahmen, gar kein geringeres Risiko für Dickdarmkrebs. In einer kombinierten Analyse von 13 Studien aus der ganzen Welt, die an mehr als 725 000 Männern und Frauen durchgeführt worden waren, wurde keine Verbindung hergestellt zwischen Ballaststoffen aus der Nahrung und Darmkrebsrisiko.[203] Schon frühere Analysen fanden keinen Zusammenhang zwischen Nahrungsfasern und Dickdarmpolypen – den kleinen Auswüchsen, aus denen die meisten Krebsgeschwüre entstehen. Auch zwei randomisierte Studien, bei welchen die Einnahme von Ballaststoff-Supplementen und einer ballaststoffreichen, fettarmen Kost mit der Ernährungsweise von Kontrollgruppen verglichen wurde, haben ergeben, dass eine höhere Ballaststoffzufuhr das Auftreten neuer Polypen nicht reduzierte. Nimmt man diese Forschungsergebnisse zusammen, kann man sagen, dass eine faserstoffreiche Ernährung offenbar keine wirksame Methode zur Verhütung von Darmkrebs ist.

Trotz dieser Enttäuschungen in Sachen Darmkrebs sollten Sie Ihre faserstoffreichen Frühstücksflocken jetzt nicht zum Fenster hinauswerfen und durch Weißbrot ersetzen. Indem die unlöslichen Fasern halbverdaute Nahrung durch den Darm ziehen, verzögern sie die Absorption von Zuckern und Stärke. Das hilft, die Spitzen des Blutzucker- und Insulinspiegels zu glätten, die nach dem Verzehr von leicht in Glucose umwandelbarer Nahrung auftreten, und auch eine ähnliche Spitze bei den Triglyceriden – Teilchen, die Fett aus dem Darm in die Gewebe transportieren. Anhaltend hohe Insulin- und Triglyceridwerte im Blut erhöhen das Herzinfarktrisiko, und ein wiederholter Bedarf an großen Mengen Insulin kann die Gefahr erhöhen, Typ-2-Diabetes zu entwickeln. Da überrascht nicht, was viele Studien gezeigt haben: Die Aufnahme von mehr Ballaststoffen kann die Gefahr eines Herzinfarkts oder einer Diabeteserkrankung senken. Das liefert weitere gute Gründe dafür, eine Fülle von Obst, Gemüse und Vollkornprodukten zu konsumieren.

Die unermessliche Gemeinschaft der Mikroben (Mikroorganismen), die in Ihrem Darm leben, wird auch als »Mikrobiom« bzw. »Darmflora« bezeichnet. Sie hilft bei der Verdauung der Nahrung, die durch Ihre

Därme wandert. Außerdem produziert sie bestimmte Vitamine, zersetzt Giftstoffe und trainiert Ihr Immunsystem. Ihr Mikrobiom spielt eine wichtige Rolle bei Ihrer Gesunderhaltung, aber auch dann, wenn Sie krank werden. Es könnte Ihnen helfen, Ihr Gewicht zu kontrollieren, aber Sie auch in Richtung Gewichtszunahme drängen. Eine wirkungsvolle Methode, um die Darmflora in gutem Zustand zu halten, besteht darin, dass man sie mit vielen Faserstoffen füttert, denn sie zählen zu den Lieblingsspeisen der Darmmikroben. Dies fördert den Mikroben-Mix, den Experten für den gesündesten halten.

In den letzten zehn Jahren haben Tierversuche gezeigt, dass man die Gemeinschaft der Mikroben durch eine Ernährung mit mehr Ballaststoffen verändern kann – weg von einer, die Gewichtszunahme fördert, und hin zu einer, die mit einer schlankeren Figur verbunden ist. Wenn es den Darmmikroben an Nahrungsfasern mangelt, können sie anfangen, sich von der schützenden Schleimhaut zu ernähren, die den Darm auskleidet. Das kann Entzündungen und Krankheiten hervorrufen. Inwieweit dies auch auf Menschen zutrifft, ist ein spannender Forschungsgegenstand.

Phytonährstoffe bei der Arbeit

Auf welche Weise Obst und Gemüse uns vor bestimmten Krebsformen, vor Herzkrankheiten, Magen-Darm-Problemen wie der Divertikulitis, Augenkrankheiten im fortgeschrittenen Alter und anderen Leiden schützen, ist noch immer ziemlich geheimnisvoll. Obwohl wir seit grauen Vorzeiten Pflanzen essen und sie seit Jahrzehnten auch ernsthaft erforschen, ist das, was wir heute wissen, nur die Spitze des Eisbergs.

Den Nutzeffekt von Obst und Gemüse zu identifizieren, ist eine herausfordernde Arbeit – vor allem, weil Pflanzen ungeheure Schwankungen im Nährwert aufweisen. Ein bestimmter Pflanzentyp – sagen wir, ein Apfel der Sorte Boskoop – ist kein stabiles, genau definiertes Gebilde. Vielmehr schwankt seine chemische Zusammensetzung je nach Jahreszeit, nach dem Boden, auf dem der Apfelbaum heranwuchs, der Wassermenge, die ihm zuteilwurde, den Schädlingen, denen er widerstehen musste, dem Reifegrad bei der Ernte und zum Zeitpunkt des Verzehrs und den Bedingungen, unter welchen er gelagert wurde. Außerdem hängen die Nährstoffe, die er uns liefern kann, davon ab, wie er zubereitet wurde.

Es wird noch Jahrzehnte dauern, bis wir all die komplexen chemischen Verbindungen in Nahrungsmitteln identifiziert haben, und noch länger, bis wir wirklich verstehen, in welcher Wechselwirkung sie miteinander stehen und was sie mit unserem Körper tun. Immerhin haben die Wissenschaftler bereits eine Reihe von Substanzen isoliert, die von Pflanzen erzeugt oder gespeichert werden und entscheidend zu unserer Gesunderhaltung beitragen könnten. Dazu gehören die folgenden:

Vitamine: Am frühesten wurden jene Phytochemikalien entdeckt, die wir heute Vitamine nennen. Laut Definition sind Vitamine kohlenstoffhaltige Verbindungen, welche der Körper in kleinen Mengen benötigt, um seine Gewebe stabil und den Stoffwechsel am Laufen zu halten. Vitamine wurden traditionell bestimmt, indem man sich Mangelerkrankungen genauer anschaute, also solche wie Rachitis (zu wenig Vitamin D), Skorbut (zu wenig Vitamin C), Pellagra (nicht genug Niacin) und Beriberi (zu wenig Thiamin).

Inzwischen sieht es mehr und mehr danach aus, dass auch Krebs, Herzerkrankungen, Schlaganfälle, Diabetes, Osteoporose und andere chronische Krankheiten teilweise Mangelerkrankungen sein könnten. Die Frage, worin genau die Defizite bestehen, steht im Mittelpunkt intensiver Forschungsarbeit. Eine unzureichende Aufnahme von Folsäure ist sehr wahrscheinlich ein Risikofaktor für Herz-Kreislauf-Erkrankungen und manche Arten von Krebs. Ein zu niedriger Konsum von Antioxidantien (einer speziellen Klasse von Vitaminen, die freie Radikale einfangen und neutralisieren) spielt offenbar in den Frühstadien von Herzkrankheiten, Krebs, Augenkrankheiten bei älteren Menschen und Demenz eine Rolle – und möglicherweise beim Alterungsprozess selbst (siehe Kapitel 11). Einige der bereits bekannten oder noch ihrer Entdeckung harrenden Phytochemikalien werden vielleicht den Status von Vitaminen erlangen, weil sie den genannten Krankheiten vorbeugen. Man könnte sich ein bestimmtes Obst oder Gemüse insgesamt als Vitamin vorstellen, ist doch seine Fähigkeit, diese neuen Mangelerkrankungen zu verhüten, bereits bewiesen. Aber Obst und Gemüse können noch viel mehr.

Essenzielle Mineralstoffe: Pflanzen sind vorzügliche Quellen von Kalium, Magnesium und anderen chemischen Elementen, die der Körper zur Ausführung vieler lebenswichtiger Aufgaben benötigt. Magnesium und Kalium helfen bei der Aufrechterhaltung des Blutdrucks und können die Gefahr tödlicher Herzrhythmus-Störungen senken.

Pflanzliche Hormone: Die *Food and Drug Administration* (Lebens- und Arzneimittelbehörde der USA) hat Lebensmittelfirmen grünes Licht dafür gegeben, in der Werbung und auf Verpackungen zu behaupten, dass Protein aus Sojabohnen die Wahrscheinlichkeit einer Herzerkrankung verringert. Eine Gruppe chemischer Verbindungen, die man in Sojabohnen findet, sind die Isoflavone. Sie können das Hormon Östrogen imitieren oder hemmen (siehe Kapitel 7). Eine andere Gruppe, die der Phytosterole, kann die Absorption von Cholesterin und dessen Stoffwechselverhalten beeinflussen.

Carotinoide: Diese Farbstoffe verleihen Pflanzenteilen eine orange oder rötliche Färbung. Manche von ihnen, so das Beta-Carotin und das Alpha-Carotin, können in Vitamin A umgewandelt werden und gelten deshalb ebenfalls als Vitamine. Andere, etwa Lutein und Beta-Cryptoxanthin, leisten keinen Beitrag zur Vitamin-A-Versorgung, aber es gibt deutliche Hinweise darauf, dass sie eine wichtige Rolle bei der Erhaltung der Sehkraft und der Gedächtnisfunktion spielen, weil sie vermutlich als Antioxidantien wirken.

Die Unterschiede im Blick

Da die chemische Zusammensetzung von Obst und Gemüse so extrem unterschiedlich sein kann – was hat eine Möhre schon mit einer Blaubeere gemeinsam? –, sollten wir nicht erwarten, dass alle Arten dieselben Auswirkungen auf unsere Gesundheit haben. Bis vor Kurzem allerdings haben Ernährungsrichtlinien sie einfach als »Obst«, »Gemüse« oder »Obst und Gemüse« in einen Topf geworfen. Jetzt aber gibt es einige Studien, darunter die *Nurses' Health Studies* und die *Health Professionals Follow-Up Study*, die breit genug angelegt sind, um auf einzelne Obst- und Gemüsearten zu schauen. So untersuchten wir in einer Analyse, welche diese Kohorten zusammenfasste (insgesamt mehr als 185 000 Frauen und Männer, die bis zu 24 Jahre lang wissenschaftlich begleitet wurden), ob der Verzehr bestimmter Obstarten einen Bezug zum Diabetesrisiko hat. Insgesamt gab es einen Zusammenhang zwischen höherem Obstkonsum und niedrigerem Diabetesrisiko. Dabei war der Verzehr von Blaubeeren, Trauben, Rosinen und Pflaumen zur Diabetesvorbeugung offenbar besonders vorteilhaft, während bei Orangen, Erdbeeren und Cantaloupe-Melonen kein solcher Effekt festgestellt werden konnte.[204] Wenn man Fruchtsäfte trank, war das mit einem höheren Diabetesrisiko verbunden, was wahrscheinlich an den großen Mengen von schnell absorbiertem Zucker liegt.

Unsere Gesundheit hängt an Pflanzen

Unser Speiseplan heutzutage ähnelt nicht mehr im Entferntesten dem, was unsere Urahnen, die Jäger und Sammler, über hunderttausende Jahre hinweg aßen. Sie setzten vermutlich auf eine große Vielfalt von Obst und Gemüse, scharrten und pflückten und verzehrten jeden essbaren Bissen, den sie finden konnten. Wahrscheinlich wurde der menschliche Stoffwechsel im Laufe der Zeit von hunderten chemischen Verbindungen abhängig, die von Pflanzen gebildet wurden. Diese Phytochemikalien helfen bei der Entgiftung der schädlichen Stoffe, die sich in Pflanzen finden; sie unterstützen einige unserer Enzyme bei der Bekämpfung von Krebs, Infektionen und anderen Zellstörungen und arbeiten mit anderen zusammen, um Zellschädigungen zu reparieren. Bisher wird nur ein kleiner Teil dieser Verbindungen zu den sogenannten essenziellen Nährstoffen gerechnet.

»Gemüse und Obst enthalten den Antikrebs-Cocktail, auf den wir eingestellt sind«, schrieb der bekannte Krebsforscher John Potter einmal. »Wenn wir sie links liegen lassen, begeben wir uns in Gefahr.«

Zu viel des Guten

Könnte es vielleicht sogar schlecht sein, wenn man von manchem Obst oder Gemüse zu viel isst? Die Antwort lautet: ja.

Fast alle essenziellen Nährstoffe können toxisch sein, wenn man zu viel davon aufnimmt. Dieser Warnhinweis gilt vermutlich auch für Obst und Gemüse. Der legendäre Biochemiker Bruce Ames wies einmal darauf hin, dass Pflanzen in ihrer Evolution lernten, Chemikalien zu produzieren, die für Insekten und andere Tiere, die sie fressen könnten, giftig sind oder Infektionen durch Bakterien, Hefen und andere Organismen abwehren.[205] Viele dieser chemischen Stoffe sind, wenn man sie im Labor testet, natürliche Krebserreger, aber wir haben – so betonte Ames – zu unserem Schutz vielfältige Entgiftungsmechanismen entwickelt. Dennoch ist es möglich, dass einige der von Pflanzen erzeugten Wirkstoffe unseren Verteidigungsstrategien entkommen. Außerdem haben wir die chemische Zusammensetzung unserer Lebensmittel verändert. Für Obst und Gemüse trifft das besonders zu, denn wir haben es durch Auslese in Richtung bestimmter Eigenschaften (etwa der Süße) gezüchtet, und das könnte ihren Gehalt an natürlichen Krebserregern erhöhen.

Hier sind ein paar Beispiele für mögliche Schadwirkungen:

Zu viel Spinat: Dieses grüne Blattgemüse ist gesund und vielfältig einsetzbar. Man kann es roh in Salaten essen, als Bett für Lachs verwenden oder kurz anschwitzen und als Beilage reichen. Aber Spinat enthält ziemlich viele Oxalate. Die Nieren können diese natürlich vorkommenden Säuren in Nierensteine verwandeln. Je mehr Oxalate aufgenommen werden, desto größer das Risiko, diese schmerzhaften Steine auszubilden.[206] Das bedeutet aber nicht, dass Sie künftig generell einen Bogen um Spinat machen sollten. Aber falls Sie schon einmal einen Nierenstein hatten, wäre es sinnvoll, nur wenige Male pro Woche Spinat zu verzehren und lieber auf eine größere Vielfalt an Blattgemüse zu setzen, denn die meisten anderen Arten haben weniger Oxalate. Sie könnten mit dem Spinat aber auch Käse oder andere Milchprodukte essen, denn diese Nahrungsmittel verringern die Absorption von Oxalaten.

Grapefruitsaft: Dieses beliebte Getränk enthält stark wirksame Verbindungen, die das Stoffwechselverhalten vieler Medikamente verändern. Je nach Arzneimittel kann es dazu führen, dass Sie plötzlich zu viel oder zu wenig von seinen Wirkstoffen im Blutkreislauf haben (siehe auch »Saft«, Seite 193). Wenn Sie Medikamente einnehmen und trotzdem Grapefruitsaft trinken oder eine Grapefruit verzehren möchten, sollten Sie zunächst mit Ihrem Arzt über mögliche Wechselwirkungen sprechen.

Rosenkohl: Viele Menschen lieben die exquisite Bitterkeit dieses Gemüses aus der Familie der Kreuzblütler. Aber manchmal ist so eine Bitterkeit ein Anzeichen für potenziell krebserregende chemische Stoffe. In einer gepoolten Analyse von Kohortenstudien erkannten meine Kollegen und ich unter den Personen, die dreimal wöchentlich Rosenkohl verzehrten, einen moderaten Anstieg der Fälle von Bauchspeicheldrüsenkrebs.[207] Eine separate Analyse ergab, dass reichlicher Rosenkohlkonsum mit einem größeren Risiko für Bluthochdruck verknüpft war.[208] Denken Sie einmal an die ungewöhnliche Form des Rosenkohls: Die dicht gepackten Röschen, die wir essen, treten direkt aus dem Strunk hervor, der normalerweise mit Rinde oder Dornen besetzt wäre, um die Pflanze zu schützen. Die zarten Rosenkohlsprosse haben nichts dergleichen und wählen stattdessen einen anderen Verteidigungsmechanismus: chemische Kampfmittel. Angesichts unserer Erkenntnisse wäre es sinnvoll, dieses Gemüse nicht mehr als einmal wöchentlich zu essen, bis es irgendwann mehr Daten und Fakten zu dieser Frage gibt.

Fazit: Wenn wir die Funktionen bestimmter Obst- und Gemüsearten immer genauer ergründen, erwarte ich, noch häufiger auf Unerwartetes zu stoßen. Verglichen mit Tieren, scheinen Pflanzen einfach gebaute Organismen zu sein, und doch ist ihre Biologie ganz schön kompliziert!

Von der Theorie zur Praxis

Bei Obst und Gemüse gibt es keine magische tägliche Anzahl oder Kombination für die optimale Gesundheit. Ich möchte stattdessen zwei Wörter als Ratschlag anbieten: »fünf« und »Vielfalt«. Vergessen Sie nicht, dass Kartoffeln und Mais bei den »mindestens fünf« nicht mitgezählt werden und dass Sie Fruchtsaft nur als eine einzige Portion Obst werten dürfen, auch wenn Sie zwei- oder dreimal täglich welchen trinken.

Visieren Sie fünf Portionen pro Tag an

Die fünf Portionen pro Tag, wie sie nationale Programme als Zielmarke vorgaben, haben sich als guter Richtwert erwiesen. Eine umfangreiche Metaanalyse konstatierte eine Verbindung zwischen einem höheren Obst- und Gemüsekonsum und einem niedrigeren Risiko, an Herz-Kreislauf-Erkrankungen oder überhaupt eines vorzeitigen Todes zu sterben. Dabei brachten fünf Portionen pro Tag den größten Nutzen.[209] Täglich mehr als fünf Portionen Obst und Gemüse zu essen, ist völlig in Ordnung, aber Sie müssen das nicht ganz weit oben auf Ihre Prioritätenliste setzen.

In der zuvor bereits beschriebenen DASH-Studie (Seite 173) war die Zielvorgabe von täglich neun Portionen ganz sicher nutzbringend. Aber niemand kann wissen, ob fünf, sechs oder sieben Portionen nicht den gleichen Effekt gehabt hätten.

Achten Sie auf Vielfalt und Farben

Es ist wichtig, pro Tag fünf Portionen Obst und Gemüse zu verzehren, aber auch Vielfalt spielt eine Rolle. Versuchen Sie, an den meisten Tagen mindestens eine Portion aus jeder der folgenden Obst- und Gemüsekategorien dabeizuhaben[210]:

- dunkelgrünes Blattgemüse,
- gelbes oder oranges Obst und Gemüse,
- rotes Obst und Gemüse,
- Hülsenfrüchte (Bohnen und Erbsen),
- Zitrusfrüchte.

Kochen Sie Ihre Tomaten

Verwöhnen Sie sich mit Tomaten, und zwar an den meisten Tagen mit verarbeiteten Tomatenprodukten oder in Öl gebratenen Tomatenerzeugnissen. Tomaten sind reich an Lycopin, einem sehr wirksamen Antioxidans. Es ist mit geringeren Raten von Prostatakrebs und Gedächtnisverlust in Verbindung gebracht worden. Weil Lycopin fest in die Zellwände eingebunden ist, fällt es Ihrem Körper schwer, es aus rohen Tomaten zu extrahieren. Beim Kochen oder Braten werden die Zellwände aufgebrochen, und Öl kann das Lycopin lösen und dabei helfen, es in den Blutkreislauf zu befördern.

Frisches Obst und Gemüse

Am frischesten sind die Erzeugnisse, die man selbst heranzieht und erst kurz vor dem Verzehr pflückt. Dazu braucht man kein Stück Ackerland und auch keinen großen Vorstadtgarten. Mein Garten liegt hinterm Haus und misst nur etwa zwölf mal sechs Meter. Und doch haben meine Frau und ich auf dieser Fläche, gar nicht weit vom geschäftigen Harvard Square, einen Pfirsichbaum, von dem wir jedes Jahr Dutzende Kilo Früchte ernten, dazu einen Birnbaum, Himbeeren, die im Juni und noch einmal im Oktober tragen, Heidelbeeren, vier Sorten Weintrauben und Küchenkräuter. Früher bauten wir auch Tomaten, Gurken und Blattgemüse an, aber die Obstbäume haben den Garten immer stärker beschattet, und so kaufen wir diese Gemüsearten heute auf Wochenmärkten. Unser Garten liefert uns mindestens vier Monate im Jahr frische, schmackhafte und gesunde Dinge.

Am besten frisch

Essen Sie jede Woche mehrere Portionen frisches, ungekochtes Obst und Gemüse. Beim Kochen werden nämlich einige wichtige Phytochemikalien geschädigt oder zerstört. So sind etwa Vitamin C und Folsäure hitzeempfindlich. Ansonsten ist es nicht so wichtig, welchen physikalischen Zustand das von Ihnen verzehrte Obst und Gemüse hat. Tiefgefrorenes ist fast so gut wie frisches und kann sogar nahrhafter sein als »frisches« Obst und Gemüse, wenn dieses über Wochen oder Monate unter Bedingungen gelagert wurde, die den Reifeprozess verhindern. Obst oder Gemüse aus Konserven ist gewöhnlich in Ordnung, wenngleich es oft mit einer Extraladung Salz oder Zucker daherkommt.

Die Knolle ist nicht so dolle

Ich habe bereits erwähnt, dass Kartoffeln und Mais es vom ernährungswissenschaftlichen Standpunkt aus nicht verdienen, als Gemüse bezeichnet zu werden. Gewiss genügen sie den Mindestanforderungen, denn immerhin sind sie Pflanzen, aber da enden die Gemeinsamkeiten auch schon. Wenn es um gesunde Kost geht, betrachtet man Mais und Kartoffeln besser als stärkehaltige Nahrungsmittel (also genau wie Reis und Nudeln), denn sie liefern uns größtenteils leicht verdauliche Stärke.

Der Durchschnittsamerikaner konsumiert pro Jahr mehr als 45 Kilogramm Kartoffeln[211], was die Knolle in Amerika zum beliebtesten »Gemüse« macht. (Zum Vergleich: Bei Möhren sind es etwa 4,5 Kilogramm und bei Brokkoli 3,6 Kilogramm pro Jahr.) Weil Kartoffeln ein so wichtiges Handelsgut sind, haben Politiker und auch das US-Landwirtschaftsministerium (USDA) ihnen besondere Aufmerksamkeit geschenkt.

Die Kartoffel ist eine von mehreren stärkereichen Gemüsearten, die in den *Dietary Guidelines for Americans* ausdrücklich genannt werden. Laut USDA dürfen panierte Tiefkühlkartoffeln (also die, aus denen man Pommes frites macht) als frisches Gemüse eingestuft werden.

Sogar der US-Kongress rührte vor einigen Jahren die Werbetrommel für Kartoffeln: Unterstützt vom Nationalen Kartoffelrat, setzten Senatoren aus Maine, Idaho und anderen Bundesstaaten mit bedeutendem Kartoffelanbau die gelben Knollen auf die Liste der Gemüsearten, die mit Gutscheinen des landesweiten *Ergänzenden Ernährungsprogramms für Frauen, Säuglinge und Kinder* (WIC) bezogen werden konnten. Das Sammel-Haushaltsgesetz aus dem Jahre 2014 wies die USDA an, alle Arten von frischem, ganzem oder zerkleinertem Gemüse für das WIC-Programm zuzulassen. Dazu zählten dann auch Kartoffeln und Pommes frites. Hier war einmal mehr die Agrarindustrie wichtiger als die Gesundheit.

Mehr als 200 Studien haben gezeigt, dass Menschen, die viel Obst und Gemüse essen, damit ihr Risiko für Herzinfarkte oder Schlaganfälle, verschiedene Krebsarten, Verstopfung und andere Verdauungsprobleme senken. Das gleiche Datenmaterial zeigt aber auch, dass Kartoffeln nichts zu diesem Nutzeffekt beitragen, ja dass sie sogar ihren Anteil an gesundheitlichen Problemen haben können. Hier nur zwei Beispiele dafür:

In der im Abschnitt »... und sie helfen, das Gewicht zu halten« (Seite 175) erwähnten Analyse langfristiger Gewichtsveränderungen war der Verzehr von Obst im Allgemeinen sowie von Gemüse mit hohem Faseranteil und niedriger Glykämischer Last gekoppelt mit einer geringen Gewichtszunahme über einen Zeitraum von 24 Jahren hinweg. Der Verzehr von stärkereichem Gemüse wie Kartoffeln, Mais und Erbsen war hingegen mit einer stärkeren Gewichtszunahme verbunden.

Mehrere Millionen Amerikaner sind von Bluthochdruck betroffen, was sie dem Risiko aussetzt, einen Schlaganfall zu erleiden oder Herz-Kreislauf-Erkrankungen auszubilden. Kartoffeln sind eine gute Quelle für Kalium, das zur Blutdrucksenkung beiträgt. Sie haben aber auch eine hohe Glykämische Last (Seite 129), was den Blutdruck in die Höhe treiben und das Diabetesrisiko vergrößern kann. Wir haben gezeigt, dass ein höherer Kartoffelkonsum mit der Entstehung von Typ-2-Diabetes gekoppelt ist, vor allem, wenn man es mit der gleichen Anzahl von Portionen aus Vollkornprodukten vergleicht.[212]

Um direkt beurteilen zu können, welchen Gesamteffekt für den Blutdruck der Verzehr von Kartoffeln unter heutigen US-Amerikanern hat, griffen wir zu Daten aus den *Nurses' Health Studies* und der *Health Professionals Follow-Up Study*. Studienteilnehmer mit einem sehr hohen Kartoffelkonsum (sei es in Form von gebackenen oder gekochten Kartoffeln, von Stampfkartoffeln oder Pommes frites) bekamen mit größerer Wahrscheinlichkeit hohen Blutdruck.[213]

Das Nutzen-Risiko-Verhältnis hängt bei Kartoffeln, Mais und anderen stärkereichen Gemüsearten auch von anderen Aspekten der Ernährung und der Lebensweise ab, vor allem von der körperlichen Aktivität. Mein Großvater war Milchbauer in Michigan. Er war von Sonnenaufgang bis Sonnenuntergang auf den Beinen und so schlank wie die Bahnschienen, die am Rand seines Feldes entlangliefen. Er aß Kartoffeln, und zwar ziemlich oft. Aber er vermochte ihre Glykämische Last auf eine Weise zu tolerieren, die den meisten heutigen Amerikanern mit ihrer sitzenden Lebensart abhandengekommen ist.

Ich stütze mich auf belastbare Fakten, wenn ich dazu rate, dass die meisten Menschen nicht so häufig Kartoffeln essen und sich stattdessen lieber an stärkearmes Gemüse (Möhren, Brokkoli, Spinat etc.) halten sollten.

Säfte und Smoothies: Kein Rezept für Gesundheit

Wenn man Obst und Gemüse isst, kommt das ohne Zweifel der Gesundheit zugute. Zerkleinert man sie zu Säften und Smoothies, sieht das schon anders aus, und zwar aus zwei wichtigen Gründen.

Man konsumiert eine Extradosis Kalorien. Eine gewöhnliche Obst- oder Gemüseportion ist meist relativ kalorienarm. Wenn man aber Früchte zu Saft oder Smoothies verarbeitet, kommen fast immer Kalorien hinzu. Nehmen Sie nur den Orangensaft. Wenn Sie eine mittelgroße Orange verzehren, nehmen Sie ungefähr 12 Gramm Zucker auf. Eine Tasse Orangensaft liefert Ihnen mehr als die doppelte Menge Zucker, denn Sie trinken dabei den Saft von mehr Orangen, als Sie gegessen hätten. Außerdem absorbieren wir Kalorien aus Saft meist schneller als solche aus ganzen Früchten, denn bei denen ist der Zucker in den Zellen eingeschlossen, was seinen Übergang in den Blutkreislauf verlangsamt.

Man kann es damit auch übertreiben. Grünkohl wurde zu einer Wunderspeise, angepriesen von Berühmtheiten wie Gwyneth Paltrow, Kevin Bacon und Bette Midler. Dieses grüne Blattgemüse ist reich an den Vitaminen K, A und C, es liefert uns Faserstoffe und andere nützliche Substanzen. Es ist großartig in Salaten und Suppen und ergibt, kurz angeschwitzt, eine leckere Beilage. Wenn schon eine kleine Portion gut ist, müsste doch eine ganz große noch viel besser sein, oder? Leider ist das nicht der Fall. Als Mitglied der Familie der Kreuzblütler enthält Grünkohl chemische Stoffe, die die Bildung von Schilddrüsenhormonen blockieren können. Diese Hormone helfen uns aber bei der Regulierung des Stoffwechsels. Wenn wir zu viel Grünkohl konsumieren – was schwer ist, wenn man das Gemüse selbst verzehrt, aber leicht, wenn man Grünkohl-Smoothies trinkt –, kann das die Schilddrüse dazu bringen, ihre Hormonproduktion zu verlangsamen. Diese als Hypothyreose bezeichnete Störung kann Symptome auslösen, die von Erschöpfung und höherer Kälteempfindlichkeit bis hin zu Gewichtszunahme, Muskelschmerzen und Steifheit, Haarausfall, Depressionen und Gedächtnisschwund reichen.

Fazit: Am besten verzehrt man Obst oder Gemüse so, wie es gewachsen ist, und nicht in konzentrierter Form als Saft oder Smoothie.

Kapitel 9

Man ist, was man trinkt

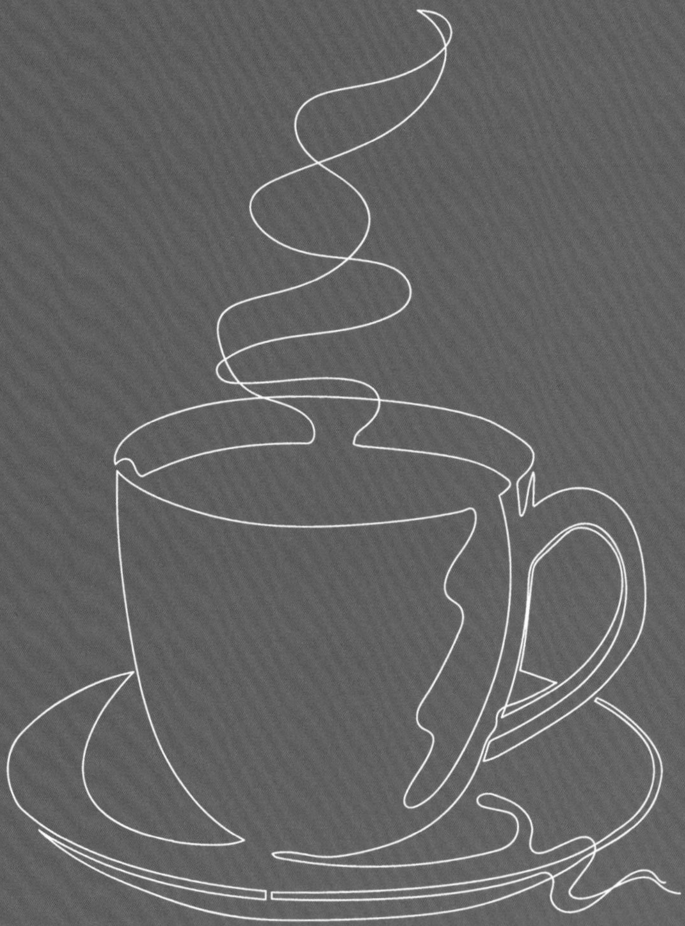

Wasser, Kaffee, Saft ... ein Blick ins Glas

»Auf Ihr Wohl!« Dieser traditionelle Trinkspruch hält eine wesentliche Aussage zum Thema Ernährung fest: Was und wie viel Sie trinken, ist für Ihre Gesundheit genauso wichtig wie die Art und Menge des Essens.

Mehr als die Hälfte Ihres Körpergewichts macht eine salzige Flüssigkeit aus. Sie ähnelt dem Wasser der Ozeane, die das früheste Leben nährten. Diese Flüssigkeit badet, polstert und schmiert Ihre Zellen, Gewebe und Organe. Sie verleiht den Zellen ihre Gestalt und liefert ihnen die Substanz. Und sie formt die wässrigen Bahnen, welche die Nährstoffe, Abfallprodukte, Hormone und anderen Stoffe durch Ihren ganzen Körper transportieren.

Wenn es um Flüssigkeiten geht, kann man den ständigen Kampf ums Überleben auf eine simple Formel reduzieren: Wer austrocknet, der stirbt. Ihre Haut, die Nieren, die Nasengänge und verschiedene Hormone wirken zusammen, um den flüssigen Teil von Ihnen daran zu hindern, sich in der Luft zu verflüchtigen. Aber Wasserverluste zu vermeiden, reicht nicht aus. Sie müssen auch genügend Flüssigkeit zu sich nehmen, um eine ganze Reihe von lebenswichtigen Stoffwechselvorgängen auszuführen – solche Dinge wie die Produktion von Urin, um giftige Nebenprodukte der Verdauung und des Stoffwechsels fortzuschwemmen, oder wie die Aufrechterhaltung der Blutmenge. Sie müssen auch aufpassen, dass die Konzentration der Körpersalze nicht zu hoch wird, und Wasser, das auf irgendeine Weise verlorengegangen ist, wieder nachfüllen.

Ein durchschnittlicher Mensch braucht für jede verbrannte Kilokalorie ungefähr einen Milliliter Flüssigkeit. Das sind bei 2000 Kilokalorien pro Tag etwa zwei Liter. Wie viel Flüssigkeit pro Tag Sie nun tatsächlich aufnehmen müssen, ist von Ihnen selbst abhängig.

Ihr Flüssigkeitsbedarf ist zum Teil genetisch vorprogrammiert und wird vor allem durch Ernährungsweise, Umgebung und Aktivitäten beeinflusst.

- Ernährungsweise: Wenn Sie eine Menge Obst und Gemüse essen, das größtenteils aus Wasser besteht, brauchen Sie vielleicht nicht so viel zu trinken wie jemand, der haufenweise Fleisch, Brot oder Salz verzehrt. Im westlichen Tansania trinken die Leute viel weniger Wasser als überall sonst auf der Welt, denn sie decken einen großen Teil ihres täglichen Flüssigkeitsbedarfs, indem sie wasserreiche Kochbananen essen, die ein Hauptbestandteil ihres Speiseplans sind.
- Umgebung und Wetter: Wenn die Temperatur rundum angenehm ist, verlieren Sie ungefähr zwei Liter Wasser pro Tag über die Haut, den Urin und die feuchte Luft, die Sie ausatmen. Ist es aber »verdammt heiß«, verlieren Sie sogar noch mehr. Auch

im Winter können Sie zusätzlich Flüssigkeit verlieren, wenn die relative Luftfeuchtigkeit stark absinkt und die kalte Luft Ihrer Haut Wasser entzieht.
- Aktivitäten: Je aktiver Sie sind, desto mehr Flüssigkeit benötigen Sie. Wenn Ihre Muskeln Glucose verbrennen, erzeugen sie dabei Wärme. Wenn Sie sitzen und diese Worte lesen, hält ein Teil dieser Wärme Ihre Körpertemperatur bei etwa 37 Grad Celsius. Aber sobald Sie anfangen, alte Tapeten von den Wänden zu kratzen oder eine Stadionrunde zu laufen, erzeugen Sie mehr Wärme, als Sie brauchen. Diese überschüssige Wärme muss irgendwie abgelassen werden, denn sonst würden wir buchstäblich Gefahr laufen, die temperaturempfindlichen Proteine, die uns zu uns selbst machen, zu zerkochen. Diese Funktion übernimmt der Schweiß. Wenn sich auf unserer Haut Schweiß bildet und verdampft, schafft er die Hitze aus unserem Körper fort. Bei einem handfesten Training kann man pro Stunde bis zu einem Liter Flüssigkeit verlieren.

Der richtige Flüssigkeitspegel

Weil unser Körper keine leicht lesbare Anzeige hat, die uns Bescheid gibt, dass unser Flüssigkeitspegel zu niedrig ist, führt man oft ein paar Faustregeln an:
- Trink, wenn du durstig bist.
- Trink, bevor der Durst kommt.
- Trink so viel, dass dein Urin immer farblos oder blassgelb ist, aber nie leuchtend gelb oder dunkelgelb.

Keine dieser Regeln ist als Orientierungshilfe besonders toll.

Bis Sie erst einmal durstig sind, kann Ihr Flüssigkeitspegel schon sehr abgesunken sein. Das trifft besonders dann zu, wenn Sie körperlich hart arbeiten oder Sport treiben und dabei rasch Wasser verlieren. Mit zunehmendem Alter scheint sich das Durstgefühl vom Flüssigkeitspegel des Körpers abzukoppeln, und bei vielen älteren Menschen kommt es zu einer Dehydrierung, ohne dass sie es merken. Die Farbe des Urins wird von dem, was Sie essen, und von einigen Vitamin-Tabletten beeinflusst.

Wenn man nicht jeden Tag genügend Flüssigkeit aufnimmt, kann das Folgen haben, die vom bloß Lästigen bis hin zum Lebensbedrohlichen reichen. Eine leichte Dehydrierung kann Sie müde und übellaunig machen. Chronische leichte Dehydrierung ist eine Ursache von Verstopfung, besonders bei älteren Personen. Sie kann auch zur Entstehung von Nierensteinen und Blasenkrebs beitragen. Extreme Dehydrierung ist zwar relativ selten, kann aber tödlich sein. Sie tritt meist bei Kindern oder älteren Menschen auf, wenn es sehr heiß ist, aber auch bei Ausdauersportlern.

Die sogenannte »Hyperhydratation«, also Überwässerung, kann ebenfalls zum Problem werden. Wenn man zu viel Wasser, Sportdrinks oder andere Getränke zu sich nimmt, kann es das Wasser-Mineralstoff-Gleichgewicht des Körpers durcheinanderbringen. Das hat bereits den Tod von Teilnehmern des Boston Marathon und weiteren Marathonläufen, von mehreren High-School-Fußballern und anderen Sportlern verursacht. Um eine Überwässerung zu vermeiden, die zu Hyponatriämie, einer lebensgefährlichen Erkrankung, führen kann, können Sie beispielsweise eine gut abgestimmte Mischung aus Wasser und

Müssen Sie täglich zwei Liter Wasser trinken?

Sie haben vielleicht schon gehört oder gelesen, dass man jeden Tag zwei Liter Wasser trinken soll. Das ist ein medizinischer Mythos, einer von jenen »Fakten«, die so oft wiederholt werden, bis sie wie unumstößliche Wahrheiten klingen.[214] Woher er stammt, kann niemand wirklich sagen. Eine mögliche Quelle ist die physiologische Notwendigkeit, dass man zum Verbrennen seiner täglichen 2000 Kilokalorien ungefähr zwei Liter Wasser braucht. Eine andere ist ein 1945 veröffentlichter Bericht der US-amerikanischen Lebensmittel- und Ernährungsbehörde *National Food and Nutrition Board*, in dem sich folgende Empfehlung findet: »Die angemessene Wasserzufuhr für einen Erwachsenen liegt in den meisten Fällen bei 2,5 Litern täglich.«[215] Sollte das die Quelle sein, hat man den nächsten Satz im Bericht entweder übersehen oder ignoriert: »Der größte Teil davon ist in zubereiteter Nahrung enthalten.« Empfehlungen derselben Institution aus dem Jahre 2004 legten die Latte sogar noch höher, nämlich auf etwa dreieinhalb Liter Wasser für Männer und zweieinhalb Liter für Frauen – mit entsprechendem Mehrbedarf bei anstrengenden Aktivitäten.[216]
Ein Teil der Flüssigkeit, die Ihr Körper braucht, kommt aus der Nahrung. Wenn Sie viel Obst, Gemüse und Suppen essen, müssen Sie nicht so viel trinken wie jemand, der »trockenere« Kost zu sich nimmt. Der Rest kommt aus dem, was Sie trinken. Wasser ist dabei die beste Wahl, aber auch Kaffee, Tee, Saft, Limonaden, Sportgetränke, Bier und andere Getränke auf Wasserbasis können das verlorene Wasser wieder ersetzen.

Mineralstoffen trinken (etwa Gatorade oder andere Sportgetränke), wenn Sie über längere Zeit hinweg einer intensiven Aktivität nachgehen.

An Flüssigkeitszufuhr sollte man den ganzen Tag über denken. Trinken Sie vom Getränk Ihrer Wahl mindestens ein Glas bald nach dem Aufstehen und ein weiteres bei jeder Mahlzeit, aber auch hin und wieder zwischen den Mahlzeiten. Trinken Sie vor und nach dem Training. Und trinken Sie, wenn Sie Durst verspüren.

Bisher bin ich absichtlich im Allgemeinen verblieben, indem ich über Flüssigkeitsaufnahme sprach, aber kein spezielles Getränk nannte. Es gibt eine Menge Getränke, die diesen Zweck erfüllen, darunter Wasser, Saft, Limonade, Milch, Kaffee, Tee und Alkohol. Manche sind besser als andere, vor allem als tägliche Durstlöscher. Lassen Sie uns nun jedes für sich betrachten. Die Liste der »gesunden« Getränke wird Sie vielleicht überraschen.

Wasser

Wenn Sie einfach nur Ihren Flüssigkeitstank auffüllen wollen, ist Wasser schwer zu schlagen. Es hat 100 Prozent von dem, was Sie brauchen – pures H_2O – und keine Kalorien oder Zusatzstoffe. Und wenn es aus dem Wasserhahn kommt, kostet ein Glas voll nur den Bruchteil eines Cents.

In den meisten Städten der USA und Europas ist Leitungswasser sauber und gesund. In manchen anderen enthält es Blei, Chrom, Pestizide, Herbizide und andere potenziell gefährliche Chemikalien, die aus undichten unterirdischen Tanklagern, aus Fabriken und anderen Betrieben, aus Deponien und Müllkippen, in die Jahre gekommenen Wasserleitungen und einer Reihe von weiteren Quellen in die Trinkwasserreservoirs einsickern. Es ist auch möglich, dass die chlorhaltigen Chemikalien, mit denen man Leitungswasser von gesundheitsschädlichen Bakterien befreit, mit organischer Materie derart reagieren, dass sie potenziell krebserregende Verbindungen erzeugen. Die bislang verfügbaren Indizien sprechen allerdings nicht dafür, dass hier ernste Gefahren für die Gesundheit vorliegen könnten. Um auf der sicheren Seite zu sein, müssen wir allerdings in öffentliche Wasseraufbereitungsanlagen investieren, mit denen die Konzentration jener Verbindungen so niedrig wie möglich gehalten werden kann.

Viele Menschen glauben, dass in Flaschen abgefülltes Wasser sicherer als Leitungswasser sei. Das muss nicht unbedingt stimmen. Manchmal kommt das abgefüllte Wasser nämlich auch aus einer Leitung und nicht etwa direkt aus den unberührten Gebirgsquellen, die der Markenname oder die Bilder auf dem Etikett heraufbeschwören. In den USA braucht Flaschenwasser die Standards der nationalen Umweltschutzbehörde nicht einzuhalten. Leitungswasser aus öffentlichen Reservoirs hingegen muss regelmäßig auf bakterielle und chemische Verunreinigungen getestet werden, und die Ergebnisse werden stets veröffentlicht.

Es gibt auch den weitverbreiteten Glauben, dass Wasser aus der Flasche besser schmecke als Leitungswasser. Bei Blindverkostungen aber trägt Leitungswasser oft den Sieg davon. Gewiss gibt es hier Ausnahmen, denn manche Wassernetze haben eine so hohe Chlorkonzentration, dass das Wasser irgendwie »verdorben« schmeckt.

Was den Preis betrifft, ist Leitungswasser der klare Sieger. Wenn man acht Gläser Leitungswasser täglich trinkt, kostet das in Boston übers Jahr gerechnet etwa 1,25 Dollar. Tränke man dieselbe Menge abgefülltes Wasser, würde das beinahe das Zweihundertfache kosten (etwa 225 Dollar), wenn es der Lieferservice in extragroßen Flaschen bringt – und sogar das Vierhundertfache (500 Dollar), wenn man normale Einzelflaschen kauft.

Auch Umweltfragen sind hier zu berücksichtigen. Um eine Einwegflasche von Normalgröße herzustellen, braucht man genauso viel Wasser, wie die Flasche enthält. Der Transport von Mineralwasserflaschen verbraucht fossile Brennstoffe und trägt zur Erderwärmung bei. Und von den Milliarden Flaschen, die jedes Jahr in den Vereinigten Staaten konsumiert werden, landen viele auf Deponien oder in Müllverbrennungsanlagen.

Zusammenfassend lässt sich sagen, dass unsere öffentliche Wasserversorgung im Allgemeinen sehr sicher ist und dass die Chlorung zahllose Leben gerettet hat, indem sie die Ausbreitung von Infektionskrankheiten hemmte. Wenn es beim Trinken von Leitungswasser tatsächlich Risiken gibt, so sind diese normalerweise sehr gering im Vergleich zu anderen »riskanten« Gewohnheiten. Nichtsdestotrotz kann das Wasser in manchen Städten eine Gefahr für die Gesundheit sein, wie wir leider in Flint (Michigan) sehen mussten. In solchen Fällen ist Mineralwasser aus der Flasche eine preiswerte und gesunde Alternative zu Softdrinks, Säften und anderen Getränken.

Saft

Ein Glas echter Frucht- oder Gemüsesaft schmeckt köstlich. Er liefert auch Wasser plus Vitamine, Mineralstoffe und vielleicht sogar ein paar Ballaststoffe. Ob als Muntermacher am Morgen oder als kleiner Bestandteil der täglichen Flüssigkeitszufuhr – im Unterschied zu Zuckerwasser mit Fruchtaromen kann richtiger Fruchtsaft Teil einer gesunden Ernährung sein. So wurde Skorbut, eine durch Vitamin-C-Mangel hervorgerufene Krankheit, die schwere Beeinträchtigungen nach sich zieht, in den Vereinigten Staaten nach dem Zweiten Weltkrieg zum Teil durch die neue Gewohnheit ausgerottet, zum Frühstück ein kleines Glas Orangensaft zu trinken. Orangensaft ist zufällig auch noch eine gute Quelle für Beta-Cryptoxanthin, ein gesundes Carotinoid, das ansonsten in unserer Ernährung Mangelware wäre.

Als regelmäßig konsumiertes Getränk hingegen kann Fruchtsaft zu unserer Tagesdosis Kalorien tüchtig etwas hinzufügen (vgl. »Hüten Sie sich vor flüssigen Kalorien«, Seite 75). Eine 350-ml-Portion Orangensaft beispielsweise liefert Ihnen rund 150 Kilokalorien, was drei Schokoladenkeksen oder einer Dose zuckerhaltiger Limonade entspricht. Das ist ein Haufen Kalorien, wenn Sie bloß etwas brauchen, um Ihren Durst zu stillen.

Das Hauptproblem beim Konsum von Fruchtsäften ist, dass es einem dabei allzu leicht gemacht wird, im Handumdrehen große Mengen Obst aufzunehmen – samt dem darin enthaltenen Zucker. Überlegen Sie mal, wie es wäre, wenn Sie sich für ein Glas Saft die Orangen selber pressen müssten. Dafür würden Sie ungefähr drei Orangen brauchen. Fast niemand würde bei einer Mahlzeit drei ganze Orangen verzehren; verteilte man sie aber über den Tag, hätte das nur sehr milde Auswirkungen auf den Blutzuckerspiegel. Als Saft hingegen rinnen drei Orangen rasch die Kehle hinunter, und wenn Sie nicht aufpassen, können Sie das mehrmals täglich wiederholen.

Falls Sie gern Saft trinken, versuchen Sie doch einmal, ihn mit Wasser (still oder sprudelig) zu verdünnen. Beginnen Sie mit zwei Teilen Saft und einem Teil Wasser und arbeiten Sie sich allmählich zu einem Mischungsverhältnis von einem Teil Saft auf drei bis vier Teile Wasser vor. Ein anderer Kniff, mit dem man gewöhnlichem Wasser Geschmack verleiht: man fügt einen Spritzer frischen Zitronen- oder Limettensaft hinzu.

Gemüsesäfte haben meist weniger Kalorien als Fruchtsäfte, aber schauen Sie zur Sicherheit aufs Kleingedruckte und auch auf den Natriumgehalt. Manche Gemüsesäfte liefern Ihnen nämlich schon in einer einzigen Portion fast eine Tagesdosis Natrium.

Wenn man Fruchtsaft anstelle von Wasser trinkt, liegt das größte Problem darin, dass viele Leute deshalb nicht weniger essen, um die Extrakalorien wieder einzusparen. Das ist ein todsicheres Rezept für eine allmähliche Gewichtszunahme.

Sonderfall Grapefruitsaft

Unter den vielen Arten von Fruchtsäften erfordert Grapefruitsaft besondere Er-

»Infused Water« zur Entgiftung – ein Mythos

Können Sie »Giftstoffe« aus Ihrem Körper schwemmen, indem Sie Wasser trinken, das mit ein paar Gurkenscheiben, einem Stückchen Grapefruit und einigen Minzestängeln aromatisiert wurde? Diverse Promis haben die gesundheitlichen Vorzüge solchen »Detox-Wassers« gerühmt, das man aus normalem Wasser herstellen kann, indem man Kräuter, Gemüse und Obst für einige Stunden hineingibt.
Was verleiht diesem »Detox-Wasser« solch eine magische Kraft? Gar nichts. Zunächst einmal vermag niemand genau zu erklären, welche Gifte dieses spezielle Wasser aus dem Körper zu befördern hilft. Alle gesundheitlichen Vorzüge – so es denn welche gibt – rühren allein daher, dass man eine Extraportion Wasser trinkt. Das Hinzufügen von Grapefruit, Gurken oder Pfefferminze gibt dem Wasser zwar einen angenehmen Geschmack, aber keine Entgiftungskräfte.

wähnung, denn bei manchen Menschen beeinflusst er die Art und Weise, wie sie bestimmte Arzneimittel aufnehmen und verstoffwechseln. Grapefruitsaft kann die Aufnahme des Allergiemittels Fexofenadin einschränken, aber auch die von Digoxin, mit dem man Herzinsuffizienz behandelt, von Losartan, das zur Blutdruckkontrolle dient, und von Vinblastin, einem Antikrebsmittel. Auch kann Grapefruitsaft den Pegel anderer Medikamente im Blut erhöhen – manchmal bis auf gefährliche Werte.

Zu den Medikamenten aus dieser Kategorie zählen:

- Calciumkanalblocker wie Felodipin, Nifedipin und Nisoldipin, die man zur Blutdrucksenkung einsetzt,
- das Antiepileptikum Carbamazepin,
- einige weit verbreitete cholesterinsenkende Mittel wie Lovastatin, Atorvastatin und Simvastatin,
- Ciclosporin, ein Immunsuppressivum, das hauptsächlich von Menschen nach einer Organtransplantation eingenommen wird, und schließlich
- Buspiron, das man zur Behandlung von Alkoholmissbrauch, Depressionen, Panikstörungen und einer Reihe von anderen Problemen verwendet.

Limonade und andere mit Zucker gesüßte Getränke

Stellen Sie sich vor, Sie würden sieben bis neun Teelöffel Zucker in eine Schale mit Müsli schütten. Das wäre Ihnen zu süß? Aber eine solche Menge Zucker steckt in einer 350-ml-Dose Coca-Cola, Pepsi oder den meisten anderen mit Zucker gesüßten Softdrinks. Wir trinken das Zeug literweise – pro Person und Jahr beinahe fünfhundert Portionen (à 350 ml) Softdrinks, Limos, Tonics oder wie auch immer Sie es nennen, die meisten davon in der voll gezuckerten Variante. Bedenken Sie, dass dies ein Durchschnittswert ist und viele Menschen ein Mehrfaches davon konsumieren. Das sind Unmengen für ein Getränk, das absolut keinen Wert für die Ernährung hat.

Ich sage das, weil Limonade nur die reinen Kalorien liefert – völlig losgelöst von den gesunden Nährstoffen, die man mit einem richtigen Fruchtsaft aufnehmen könnte: Vitaminen, Mineralstoffen, anderen Phytochemikalien und vielleicht sogar ein paar Faserstoffen. Das ist in mehrfacher Hinsicht ein Problem.

Die meisten Amerikaner nehmen ohnehin schon zu viele Kalorien auf und kämpfen mit überflüssigen Pfunden. Eine 350-ml-Portion Limonade pro Tag hört sich nicht gerade gewaltig an, besonders dann nicht, wenn man mit dem Essen entsprechend weniger Kalorien aufnimmt. Achtet man aber nicht darauf, kann sich das tägliche Mehr von 150 Kilokalorien im Laufe des Jahres zu einer Gewichtszunahme von fast sieben Kilo summieren! Wenn man statt Wasser lieber gezuckerte Limonaden und Säfte trinkt, liegt die Gefahr darin, dass »flüssige Kalorien« oftmals anders bewertet werden als »Kalorien aus dem Essen« und dass man die Kalorien aus Limo oder Saft nicht wieder ausgleicht, indem man weniger isst.

Die Monosaccharide (Einfachzucker) in der Limo lösen einen schnellen und intensiven Anstieg des Blutzuckerspiegels aus, was bewirkt, dass die Bauchspeicheldrüse mehr und mehr Insulin ausstößt. Wenn das mehrmals pro Tag geschieht und zu dem gewohnten Ansteigen des Blutzucker- und Insulinspiegels nach jeder Mahlzeit noch obenauf kommt, kann es das Risiko für Typ-2-Diabetes erhöhen, vor allem bei Menschen, bei denen es das Insulin immer schlechter schafft, Glucose in die Zellen zu schleusen. Laut einer Metaanalyse zu fast einer halben Million Frauen und Männern, die man im Durchschnitt 22 Jahre lang wissenschaftlich begleitet hatte, stieg das Risiko, Typ-2-Diabetes auszubilden, mit jeder Tagesportion Saft oder zuckergesüßter Limo um 13 Prozent. [217] Rechnet man das auf den Konsum von Softdrinks in den Vereinigten Staaten um, würde das über einen Zeitraum von zehn Jahren 1,8 Millionen Neuerkrankungen an Typ-2-Diabetes entsprechen. Zu diesem erhöhten Risiko kommt aber auch noch der Anteil von Softdrinks an der Gewichtszunahme, welche ihrerseits ein wichtiger Risikofaktor für Diabetes ist. Nimmt man von solchen leicht verdaulichen Kohlenhydraten eine Menge auf, wie man sie in Limonade findet, erhöht das im Blut die Konzentration an Triglyceriden, einer Art Fett tragender Teilchen, und setzt gleichzeitig den HDL-Cholesterin-Spiegel herab. Beide Veränderungen lassen den Zeiger in Richtung Herzerkrankungen ausschlagen. Es überrascht nicht, dass wir genau dies herausfanden, als wir in den *Nurses' Health Studies* den Limonadenverbrauch untersuchten.[218]

Wenn man größere Mengen zuckergesüßter Limonade trinkt, steigert das offenbar auch die Wahrscheinlichkeit, dass man schmerzhafte Nierensteine bekommt. Bei Teilnehmern an der *Nurses' Health Study* und der *Health Professionals Follow-Up Study*, die pro Tag ein oder mehrere zuckergesüßte Erfrischungsgetränke zu sich nahmen, gab es eine um 33 Prozent höhere Wahrscheinlichkeit, dass sie binnen acht Jahren Nierensteine ausbildeten, als bei jenen, die weniger als eine Portion pro Woche tranken.[219]

Und was ist mit Diät- bzw. Light-Limos?

Wie verhält es sich mit kalorienfreien Softdrinks, die oft als »Diät-Limo« bezeichnet werden? Die US-amerikanische

Lebens- und Arzneimittelbehörde FDA hat sechs Süßstoffe (als Zuckerersatzstoffe) für Nahrungsmittel und Getränke zugelassen: Advantam, Aspartam, Acesulfam-K, Neotam, Saccharin und Sucralose. Zwei weitere sogenannte kalorienfreie Süßungsmittel, Stevia und Extrakte aus der Mönchsfrucht (*Siraitia grosvenorii*), werden aus Pflanzen gewonnen und sind damit nicht »künstlich«. Daher fallen sie bei der FDA in die Kategorie »allgemein als sicher anerkannt«.[220]

Als Getränk sind Diät-Limos besser als die zuckergesüßten Versionen, und doch sind sie ein kostspieliger Weg, um an Wasser zu kommen. Man sollte sich nicht darauf verlassen, dass sie der ultimative Kniff zum Abnehmen sind. Künstliche Süßungsmittel könnten die Fähigkeit des Körpers beeinträchtigen, die Menge der einströmenden Kalorien abzuschätzen.[221] Unser Gehirn reagiert auf Süßes mit dem Signal, noch mehr zu essen. Indem künstliche Süßungsmittel einen süßen Geschmack ohne alle Kalorien liefern, könnten sie unser Verlangen nach weiteren süßen Speisen oder Getränken anheizen, und damit würden wir zusätzliche Kalorien aufnehmen. Die Beziehung zwischen Diät-Limonaden und Fettleibigkeit ist schwer zu untersuchen, denn viele übergewichtige Menschen wechseln in der Hoffnung, Pfunde zu verlieren, zu solchen Diät-Limos über. Dadurch lässt sich nicht leicht herausfinden, was Ursache ist und was Wirkung – eine einfache Analyse zu einem bestimmten Zeitpunkt könnte nämlich ergeben, dass der Konsum von Diät-Limonaden mit Übergewicht und Fettleibigkeit gekoppelt ist. Meine Kollegen und ich haben das über einen längeren Zeitraum sorgfältig beobachtet. Männer und Frauen, die Diät-Limo konsumierten, nahmen weniger zu als solche, die zuckergesüßte Limonade tranken.[222] Ein ähnlicher Trend war zu erkennen bei einem randomisierten Test unter Jugendlichen, der gezuckerte Limonaden und Diät-Limonaden verglich.[223] Wenn man berücksichtigt, dass sich übergewichtige Personen häufiger für Diät-Limonade entscheiden, scheint der Konsum solcher Getränke auch das Diabetes-Risiko nicht zu erhöhen.

Trotz allem, was Sie vielleicht im Internet oder in der Boulevardpresse gelesen haben – kalorienfreie Süßungsmittel sind für Erwachsene vermutlich ungefährlich. Allerdings gibt es für die meisten bisher noch keine sorgfältig geführten Langzeitstudien am Menschen. Und niemand weiß, welchen Einfluss sie auf Kinder haben, die ja im Laufe ihres Lebens eine große Menge solcher Substanzen aufnehmen können.

Warum aber sollen wir uns mit diesen Ungewissheiten herumschlagen, wo doch Leitungswasser oder Wasser mit einem Spritzer Zitrone oder einem Schuss Fruchtsaft die gesündere Option ist? Mein Fazit lautet: Halten Sie es mit Diät-Limo wie der Raucher mit einem Nikotinpflaster. Sie kann Ihnen bei der Entwöhnung von zuckergesüßten Softdrinks helfen, aber auf lange Sicht möchten Sie eigentlich nicht darauf setzen.

Milch

Milch von Kühen, Schafen, Ziegen und anderen Tierarten ist ein Gemisch aus hochwertigen Proteinen, Mineralstoffen wie Calcium und Phosphor, Hormonen und anderen Nährstoffen, durch die Tierbabys (menschliche Babys inklusive) rasch heranwachsen. Für sehr kleine Kinder ist sie eine gute

Alternative zur Muttermilch, wenn auch nur die zweitbeste Wahl. Bei älteren Kindern kann sie das Wachstum fördern. Milch und Molkereiprodukte können auch gut für ältere Menschen sein, die zusätzliche Proteine und andere Nährstoffe brauchen. Aber Jugendlichen und den meisten Erwachsenen könnte es schaden, wenn sie zu viel Milch trinken. Deshalb denke ich, dass Sie Milch und Milchprodukte als optionale Bestandteile Ihrer Ernährung betrachten sollten, als etwas, das man in Maßen konsumiert, aber nicht zwei- oder dreimal täglich essen oder trinken muss.

Die *Dietary Guidelines for Americans* haben den meisten US-Bürgern lange Zeit empfohlen, dreimal täglich Milch oder Molkereiprodukte zu verzehren. Diese Empfehlung ist auch in die alte Ernährungspyramide eingegangen und tauchte bei *MyPlate* wieder auf. In ihrer Ausgabe für 2015–2020 sagen die *Dietary Guidelines for Americans*, dass ein gesunder Speiseplan fettfreie oder fettarme Molkereiprodukte beinhaltet, darunter Milch, Joghurt, Käse und/oder angereicherte Sojagetränke. Die Zielmarke von drei Portionen pro Tag für die meisten Menschen wird aufrechterhalten.

Die wichtigste Begründung dafür ist, dass uns Milch und Milchprodukte das zur Stärkung unserer Knochen notwendige Calcium liefern. Auch als Schlankheitsmittel ist Milch angepriesen worden. Aber wie ich in Kapitel 10 darlegen werde, brauchen wir, um Osteoporose und Knochenbrüche zu vermeiden, gar nicht zwei oder drei Portionen Milchprodukte, und viele Amerikaner nehmen womöglich zu viel Calcium auf. Außerdem gibt es keine Belege für einen Zusammenhang zwischen Milchkonsum und dem Körpergewicht über einen längeren Zeitraum hinweg, obwohl Joghurt zur Gewichtskontrolle hilfreich sein könnte.[224]

Nun denken Sie vielleicht: »Wenn ich nicht immer genug Calcium bekomme, warum soll ich dann nicht auf Nummer sicher gehen und täglich drei Gläser Milch trinken?« Hier sind ein paar gute Argumente dagegen: Laktoseintoleranz, eine Extraladung gesättigte Fettsäuren, eine Extraladung Kalorien, unnötige Hormone, ein möglicherweise erhöhtes Risiko für Herzkrankheiten oder Krebs sowie Probleme für die Umwelt.

Laktoseintoleranz

Alle Babys werden mit der Fähigkeit geboren, Milch zu verdauen. Manche Menschen, besonders die mit nordeuropäischen Vorfahren, behalten diese Eigenschaft ihr Leben lang. Die meisten Kinder allerdings verlieren sie allmählich, da ihr Körper aufhört, ein Enzym namens Laktase zu produzieren, das den Milchzucker (Laktose) spaltet. Tatsächlich kann weltweit nur etwa jeder vierte Erwachsene Milch vollständig verdauen. In den USA sind 50 Millionen Menschen nicht dafür ausgestattet, Milch zu verdauen. Jeder zweite spanischstämmige Amerikaner, 75% der Afroamerikaner und mehr als 90% der Amerikaner mit asiatischen Vorfahren können keine größeren Mengen Laktose tolerieren. Für sie kann es unerfreuliche Folgen haben, wenn sie ein Glas Milch trinken – etwa Übelkeit, Blähungen, Krämpfe und Durchfall.

Man hat sich sehr darum bemüht, laktoseintoleranten Menschen den Genuss von Milch, Käse oder Speiseeis zu erleichtern. Der Landwirtschaftliche Forschungsdienst (ein Teil des US-Landwirtschaftsministeriums) rühmt seine Entwicklung von »Lactaid«, einer laktosemodifizierten Milch, als eine der größten Errungenschaften der letzten 50 Jahre. Man erhält rezeptfrei diverse laktosespaltende Pulver oder Tabletten, die man in die Milch gibt oder einnimmt, bevor man Milchprodukte isst. Und die Milchbefürworter verweisen auf eine Reihe von Studien, nach denen Menschen, die Probleme mit der Laktoseverdauung haben, kleine, über den Tag verteilte Mengen durchaus tolerieren können, besonders wenn sie mit anderen Speisen kombiniert werden. Aber da man seinen Calciumbedarf auch einfacher decken kann, denke ich nicht, dass jemand, der Probleme mit der Laktoseverdauung hat, extra Geld oder Zeit dafür aufwenden muss, Milch zu trinken oder Molkereiprodukte zu essen. Wenn Sie das tun wollen, ist es völlig in Ordnung, aber Sie sollten sich nicht dazu zwingen und sich nicht schlecht fühlen, wenn Sie es nicht tun. Immerhin sind Sie in guter Gesellschaft mit 75 % aller Erwachsenen weltweit.

Gesättigte Fettsäuren

Ein 250-ml-Glas Vollmilch enthält ungefähr 5 Gramm gesättigte Fettsäuren. Wenn Sie drei Gläser täglich trinken, wäre das so, als äßen Sie zwölf Speckstreifen oder einen Big Mac plus eine Portion Pommes. Das ist schon eine ganze Menge an gesättigten Fettsäuren. Auch Käse kann uns viel davon bescheren. Eine 30-Gramm-Portion Käse aus Vollmilch liefert uns etwa so viel Calcium wie ein Glas Milch und dieselbe Menge an gesättigten Fettsäuren.

Obwohl in wissenschaftlichen wie in populären Medien einige Verwirrung zu diesem Thema herrscht, sind gesättigte Fettsäuren ein echtes Gesundheitsproblem. Wie schon in Kapitel 5 erläutert, wurden sie früher übermäßig verteufelt: Sie seien ganz besonders schädlich und die Hauptursache für Herzerkrankungen. Heute wissen wir, dass Transfette eine noch schädlichere Wirkung auf das Herz-Kreislauf-System haben und dass gesättigte Fettsäuren, Kalorie für Kalorie, ungefähr so wirken wie raffinierte Stärke und Zucker. Wenn Sie Ihre Gesundheit optimieren wollen, wäre es ein Schritt in die richtige Richtung, Butter und andere Quellen von Milchfetten durch Pflanzenöle mit vielen ungesättigten Fettsäuren zu ersetzen.

Das bedeutet nicht, dass Sie Milch, Käse und Eiscreme nun vollständig meiden sollten. Wenn Sie diese Dinge wirklich mögen, verzehren Sie sie einfach in Maßen, kaufen Sie die bestmögliche Qualität, die Sie sich leisten können, und lassen Sie es sich schmecken.

Vielleicht denken Sie, dass es zu weniger Herzkrankheiten führen würde, wenn nur genügend Menschen auf fettarme oder entrahmte Milch umstiegen. Aber so würde es nicht kommen, zumindest nicht auf der Ebene der Gesamtbevölkerung. Wenn die Kuh nämlich erst einmal gemolken ist, befindet sich das Fett aus dieser Milch im Nahrungsangebot, und am Ende gibt es immer jemanden, der es isst oder trinkt. Ein Großteil des Fettes, das man der Milch entzogen hat, taucht als Butter und Sahne wieder auf. Daraus stellt man dann Premium-Speiseeis her, buttriges Gebäck und fettreiche Snacks wie etwa Kekse oder Schokoriegel. Viele Leute, die auf entrahmte Milch umgeschwenkt sind, genehmigen sich vor dem Schlafengehen einen Becher fettreiches Häagen-Dazs-Eis, und wer fettarme oder überhaupt keine Milch trinkt (oftmals ärmere, weniger gebildete oder nicht so gesundheitsbewusste Menschen), isst immer häufiger fettreiche Produkte, die mit Milchfett hergestellt wurden.

Eine Extraladung Kalorien

Drei Gläser Vollmilch pro Tag fügen Ihrem Speiseplan 450 Kilokalorien hinzu – fast ein Viertel der empfohlenen Energiezufuhr für einen durchschnittlichen Erwachsenen. Bei fettarmer Milch sind es 330 Kilokalorien, immer noch eine ganze Menge, wenn das Hauptziel doch eigentlich darin besteht, mehr Calcium zu bekommen.

Eine Extraladung Hormone

Kühe bilden ungefähr die gleichen Hormone wie Menschen. Bevor die Landwirtschaft zum Agrobusiness wurde, waren die Hormonpegel in der Milch kein großes Problem. Heute hingegen können sie durchaus Anlass zu Besorgnis geben.

Über die Jahre hinweg wurden Milchkühe so gezüchtet, dass sie mehr Milch geben. Bei amerikanischen Holstein-Rindern ist seit 1960 das genetische Potenzial zur Milcherzeugung um etwa 3000 Kilogramm nach jeder Geburt gestiegen. Auch wenn sie trächtig sind, werden Kühe heute routinemäßig gemolken, was die Milchproduktion ebenfalls hochhält. Das ist großartig für Rinderzüchter und Milchproduzenten und trägt dazu bei, den Milchpreis relativ niedrig zu halten. Aber es bedeutet auch, dass unsere heutige Milch einen konzentrierteren Hormonmix enthält als früher. Zu den in der Milch natürlich auftretenden Hormonen zählen Östrogene und das Progesteron (sogenannte weibliche Hormone), Testosteron und andere Androgene (sogenannte männliche Hormone) sowie Insulinähnliche Wachstumsfaktoren – um nur einige zu nennen. Östrogene und das Progesteron können die Ausbildung von Brustkrebs fördern, Testosteron und Androgene die von Prostatakrebs, und ein erhöhter Pegel von Insulinähnlichen Wachstumsfaktoren ist bereits mit Brust-, Prostata- und Darmkrebs in Verbindung gebracht worden.

Vor mehr als zwanzig Jahren starteten meine Kollegen und ich die Studie *Growing Up Today*. An ihr beteiligten sich mehr als 25 000 Freiwillige, allesamt Kinder von Krankenschwestern, die an der *Nurses' Health Study* teilnahmen. Die Teilnehmer füllen Fragebögen zu Ernährungsweise, körperlicher Aktivität, Lebensgewohnheiten und Gesundheitsfragen aus – nicht viel anders als ihre Mütter. In dieser Gruppe tritt Pubertätsakne, eine weitgehend hormonbedingte Erkrankung, unter Milchtrinkern häufiger auf.[225] Das ist wichtig, denn es deutet darauf hin, dass die Hormone in der Milch stark genug oder in so großer Menge vorhanden sind, dass sie Drüsengewebe wie etwa die Talgdrüsen in der Haut stimulieren können – und möglicherweise eben auch die Brustdrüsen. Fettarme und entrahmte Milch waren mit Akne noch stärker gekoppelt als Vollmilch. Das liegt vermutlich daran, dass beim Entfetten der Milch auch die fettlöslichen weiblichen Hormone (Östrogene) entfernt werden. Diese balancieren normalerweise die aknefördernde Wirkung der wasserlöslichen männlichen Hormone (Androgene) aus, die in der Milch verbleiben.

Herz-Kreislauf-Erkrankungen

Es gibt keine klare und umfassende Beziehung zwischen dem Konsum von Milch bzw. Milchprodukten und Herz-Kreislauf-Erkrankungen. Das liegt zum großen Teil daran, dass es von Einfluss auf die allgemeine Gesundheit einer Person ist, was sie anstelle von Milch trinkt. Wenn Sie Milch durch Limonade ersetzen, würden Sie damit den Weg zu einem schlechteren Gesundheitszustand einschlagen. Würden Sie sie jedoch gegen Wasser, Kaffee, Tee oder Fruchtsaft-Schorle mit viel Wasser eintauschen, würde dies Ihrem Herzen und den Blutgefäßen zugutekommen, weil es bei der Kalorienreduzierung hilft. Und wenn Sie anstelle eines Käsesandwichs ein Erdnussbuttersandwich essen oder statt Käse lieber Nüsse über Ihren Salat streuen, würde sich damit Ihr Herzerkrankungsrisiko verringern.

Prostatakrebs

Ein Speisezettel mit viel Milch oder Molkereierzeugnissen ist als Risikofaktor für Prostatakrebs ins Gespräch gebracht worden. In einer Metaanalyse von 32 Kohortenstudien waren Milchprodukte insgesamt und Milch, fettarme Milch sowie Käse im Speziellen signifikant mit einem höheren Prostatakrebsrisiko assoziiert.[226] Laut der detailliertesten von diesen Studien, der *Health Professionals Follow-Up Study*, war es bei Männern, die täglich zwei oder mehr Gläser Milch tranken, fast doppelt so wahrscheinlich, dass sie einen fortgeschrittenen oder metastasierenden Prostatakrebs ausbildeten.

Wie hängt das miteinander zusammen? Durch das Milchtrinken erhöht sich im Blut die Konzentration des Insulinähnlichen Wachstumsfaktors 1, und der ist mit einem höheren Risiko für Prostatakrebs in Verbindung gebracht worden. Es ist unter anderem dieser Wachstumsfaktor, der bei Kindern und Jugendlichen bewirkt, dass sie größer werden. Auch später im Leben lässt er die Zellvermehrung noch auf Hochtouren laufen. Aber er stimuliert eben auch das Wachstum von Krebszellen. Es ist möglich, dass auch Calcium zum höheren Prostatakrebsrisiko beiträgt. In der oben erwähnten Studie gab es bei Männern, die täglich mehr als 2000 Milligramm Calcium aus Lebensmitteln und Supplementen zu sich nahmen, eine fast dreimal größere Wahrscheinlichkeit, fortgeschrittenen Prostatakrebs, und eine mehr als viermal größere Wahrscheinlichkeit, metastasierenden Prostatakrebs zu entwickeln, als bei Männern, die weniger als 500 Milligramm pro Tag aufnahmen. In der Prostata (und anderswo im Körper) könnte die aktive Form des Vitamins D wie eine Bremse für das Wachstum und die Teilung von Krebszellen wirken. Zu viel Calcium aber verlangsamt oder stoppt die Umwandlung von inaktivem Vitamin D in seine biologisch aktive Form. So könnte es im Körper einen natürlichen krebshemmenden Mechanismus blockieren.

Gebärmutterkrebs

Das Endometriumkarzinom ist eine die Drüsen betreffende Krebsform, welche die Gebärmutter befällt. Es wird stark begünstigt durch einen höheren Östrogenspiegel, egal ob dieser natürlich erzeugt oder durch Medikation ausgelöst wird. Da es Befürchtungen wegen des in Milch auf natürliche Weise auftretenden Hormonpegels gab, untersuchten wir in der *Nurses' Health Study* auch eine mögliche Verbindung zwischen Milchkonsum und dem Risiko, an dieser Krebsform zu erkranken. Insgesamt gab es bei reichlicherem Milchkonsum nur ein leicht steigendes Risiko. Aber unter Frauen nach der Menopause, die keine Hormon-Präparate einnahmen, lag das Risiko um 60 % höher, wenn sie täglich drei oder mehr

Portionen Milchprodukte verzehrten.[227] Dieses Forschungsergebnis ist ein weiteres Anzeichen dafür, dass die Hormonkonzentration in Milch hoch genug ist, um biologisch wirksam zu sein.

Andere Arten von Krebs

Allgemein besteht kaum ein Zusammenhang zwischen Brustkrebs und dem Milchkonsum in mittleren Lebensjahren oder später.[228] Doch hat man den Milchverzehr in jenem Lebensalter mit einem geringeren Risiko für Dickdarmkrebs in Beziehung gesetzt. Das liegt mit ziemlicher Sicherheit am Calciumgehalt dieses Getränks, und doch ist es vermutlich besser, wenn man sein Calcium aus anderen Quellen bezieht, bei denen man keine zusätzlichen Kalorien und keine gesättigten Fettsäuren mit aufnimmt.

Anders kann es sich verhalten, wenn man in der Kindheit und Jugend Milch konsumiert. Kinder und Jugendliche, die viel Milch trinken, werden tendenziell größer, und ein höherer Körperwuchs ist mit einem gesteigerten Risiko für Brustkrebs, Darmkrebs und andere Krebsarten in Verbindung gebracht worden.[229] Bislang verfügen wir nur über ein beschränktes Datenmaterial, das einen Zusammenhang zwischen Milchkonsum in der Kindheit und Jugend und dem Krebsrisiko im Erwachsenenalter herstellt, aber aufgrund des Potenzials für ein erhöhtes Risiko sollte man es mit dem Verzehr von Milch und Milchprodukten in den Wachstumsjahren vielleicht nicht übertreiben.

Knochenbrüche

Wie in Kapitel 10 vermerkt, galt es lange Zeit als paradox, dass ausgerechnet in den Ländern mit dem höchsten Milchkonsum die meisten Hüftfrakturen auftreten. Wegen des überraschenden Forschungsergebnisses, dass hoher Körperwuchs mit einem gesteigerten Risiko für viele Krebsarten verbunden ist, haben wir die Studie *Growing Up Today* noch einmal zur Hand genommen, um unser Datenmaterial zur Ernährungsweise von Jugendlichen zu untersuchen. Wir wollten herausfinden, aus welchen Bestandteilen der Nahrung sich das jeweilige Wachstum und die letztlich erreichte Körpergröße am besten voraussagen ließen. Die Antwort war klar und einfach: Milch.[230] Selbst wenn man die gleiche Menge von Proteinen aus rotem Fleisch aufnahm, hatte das keine solchen Auswirkungen aufs Wachstum. Das sollte auch kein großes Erstaunen auslösen, denn Milch ist geradezu wunderbar dafür geschaffen, das Wachstum junger Säugetiere zu fördern – Menschenkinder inbegriffen. Aber wir sind die einzigen Säugetiere, die nach der Entwöhnung von der Muttermilch weiterhin Milch trinken.

In den 1990er-Jahren veröffentlichte mein Forscherteam einen Aufsatz, in dem wir zeigten, dass höherer Körperwuchs ein starker Risikofaktor für Hüftfrakturen ist – vermutlich nach den simplen Gesetzen der Physik: Ein langer Stock lässt sich leichter zerbrechen als ein kürzerer.[231] Ich stellte die Hypothese auf, dass ein beträchtlicher Milchkonsum in der Jugend in Wahrheit das Risiko für Knochenbrüche im Erwachsenenalter sogar erhöhen könnte – einfach, weil er einen höheren Körperwuchs fördert. Zum Glück besaßen wir genügend Daten, um das zu überprüfen, denn wir hatten die Teilnehmer unserer Kohortenstudien unter Erwachsenen auch nach ihrem Milchkonsum als Oberschüler befragt. Wie erwartet, gab es eine Korrelation zwischen ihrem Milchverzehr im High-School-Alter und ihrer Körpergröße als Erwachsene, und zumindest bei Männern ließ sich aus hohem Milchkonsum auch ein größeres Risiko für Hüftfrakturen im späteren Leben voraussagen. Mit jedem zusätzlichen Glas Milch pro Tag stieg das Risiko um neun Prozent.[232] Bei Frauen sahen wir keine Zunahme oder Abnahme von Hüftfrakturen in Verbindung mit dem Milchkonsum; möglicherweise ist die endgültige Körpergröße bei Mädchen früher festgelegt als bei Jungen. Während diese Zusammenhänge noch genauerer Untersuchung bedürfen, ist die internationale Korrelation zwischen Milchkonsum und Frakturgefahr inzwischen ein bisschen weniger paradox, als es zunächst scheint.

Umweltprobleme

Für die Milcherzeugung wird eine Menge Wasser und Energie verbraucht. Milchviehhaltung und Milchproduktion haben einen erheblichen Anteil an der Gesamtmenge der Treibhausgase, die wir jedes Jahr hervorbringen.[233] Der Durchschnittsamerikaner konsumiert pro Tag etwa anderthalb Gläser Milch oder ihr Äquivalent an anderen Milchprodukten. Wollten wir uns auf drei Gläser täglich steigern, würde das die heute schon beträchtlichen Auswirkungen von Milchviehhaltung und Milchherstellung auf die Umwelt noch einmal merklich verschlimmern – angefangen von Wasserverbrauch und Wasserverschmutzung bis hin zur Freisetzung von Treibhausgasen.

Kaffee

Hier ist etwas, das Sie in einem Buch über Ernährung und Gesundheit vielleicht nicht erwartet hätten: Kaffee ist ein bemerkenswert ungefährliches und gesundes Getränk. Sein zweifelhafter Ruf, der mehrere Jahrhunderte zurückreicht, ist eher zurechtkonstruiert als wohlbegründet.

Im Laufe der Jahre sind Hunderte von Studien über die gesundheitlichen Wirkungen des Kaffeetrinkens durchgeführt worden. Einige Studien aus der Anfangszeit brachten das bittere Getränk mit Brustkrebs, Bauchspeicheldrüsenkrebs und Herzleiden in Verbindung. Viele dieser Studien hatten einen schweren Makel: Sie versäumten es, eine entscheidende Gewohnheit zu berücksichtigen, die früher Hand in Hand mit dem Kaffeegenuss einherging – das Zigarettenrauchen nämlich. Sorgfältiger kontrollierte Studien ergaben schließlich, dass nicht das Kaffeetrinken, sondern das Rauchen für die gesundheitlichen Probleme verantwortlich war.

Inzwischen zeigen immer mehr Forschungsergebnisse: Gegen manche Dinge, die uns plagen, kann Kaffee sogar gut sein.

Ich möchte damit nicht sagen, dass Kaffee so unverfänglich wie Wasser wäre. Das ist er wirklich nicht. Das Koffein im Kaffee (genauso wie in Tee, vielen Softdrinks und Schokolade) hat eindeutig eine drogenähnliche Wirkung. Der Schwung und die leichte Euphorie, die uns das Koffein bringen, sind vermutlich bei den meisten Leuten der Grund dafür, dass sie Kaffee und andere koffeinhaltige Getränke zu sich nehmen. Aber wie jede Droge hat auch Koffein seine Schattenseite. Zu viel davon kann einen zittrig, nervös oder reizbar machen und vom Schlafen abhalten. Viele Menschen bringen ihre Schlafstörungen gar nicht mit dem Kaffeekonsum in Verbindung; bei manch einem kann es bereits Probleme geben, wenn er nach dem Mittagessen noch in irgendeiner Form Koffein zu sich nimmt. Diese Substanz kann auch leicht abhängig machen. Regelmäßige Koffeinkonsumenten neigen zu üblen Kopfschmerzen, wenn sie ihre morgendliche Dosis nicht bekommen. Und wenn man Espresso trinkt, Kaffee aus der Stempelkanne oder irgendwelchen anderen Kaffee, der nicht durch einen Papierfilter getropft ist, kann das die Cholesterinwerte ein wenig erhöhen. Doch wenn man ihn in Maßen trinkt, steht Kaffee in der Hierarchie der Gesundheitsgefährder ziemlich weit unten.

Nicht nur, dass er ein sanfter Muntermacher ist – er besitzt noch eine Reihe von anderen Vorzügen, zum Beispiel diese hier:

Kaffeetrinker laufen weniger Gefahr, Nierensteine auszubilden. Nur wenige Leiden sind so schmerzhaft wie Nierensteine. Diese Klumpen aus Calcium, Oxalat und Phosphat plagen allein in den USA jedes Jahr hunderttausende Erwachsene. Nierensteine bilden sich aus verschiedenen Gründen: wenn man zu wenig Wasser trinkt, bei chronischen Infektionen der Harnwege, durch Krankheiten wie Gicht und auch als Nebenwirkung mancher Medikamente. Unter den Männern und Frauen aus der *Health Professionals Follow-Up Study* und der *Nurses' Health Study* bekamen die Kaffeetrinker seltener solche Steine.[234] Zwar können wir nicht mit Sicherheit sagen, weshalb das so ist, aber Koffein wirkt als Diuretikum – es stimuliert den Körper zu stärkerer Wasserausscheidung. Das könnte helfen, die »Rohre frei zu spülen« und einen Urin zu erzeugen, der zu verdünnt ist, um Nierensteine hervorzubringen.

Kaffeetrinker haben auch ein geringeres Risiko für Gallensteine. Jedes Jahr werden bei etwa einer Million Amerikanern Gallensteine diagnostiziert. Diese verfestigten Bröckchen aus Cholesterin oder Gallensalzen können so klein wie ein Sandkorn oder so groß wie ein Golfball sein. Wer Kaffee trinkt, ist für Gallensteine nicht so anfällig wie jemand, der die Bohne links liegen lässt. Wie Kaffee das bewirken kann, ist nicht ganz klar. Er stimuliert die Gallenblase zu regelmäßigen Kontraktionen, und diese kräftige Bewegung wirbelt die Dinge vielleicht schon genug auf, um der Bildung von Steinen vorzubeugen. Koffein beeinträchtigt auch die Kristallisation von Cholesterin, die ein entscheidender Schritt bei der Entstehung von Gallensteinen ist. Das geringere Risiko mag zum Teil auf dieselben positiven Stoffwechselwirkungen von Kaffee zurückzuführen sein, die auch mit einem niedrigeren Diabetesrisiko verknüpft sind; es ist schon lange bekannt, dass die Ausbildung von Gallensteinen ein Bestandteil jener Stoffwechselstörung ist, die auch Diabetes Typ 2 mit einschließt.

Das Risiko von Diabetes Typ 2 ist geringer. Kaffeekonsum ist bemerkenswert oft mit einem geringeren Risiko für Typ-2-Diabetes in Verbindung gebracht worden. Eine Metaanalyse von 28 Studien, bei denen insgesamt mehr als eine Million Frauen und Männer durchschnittlich elf Jahre lang wissenschaftlich begleitet wurden, zeigte eine deutliche Beziehung zwischen Kaffeetrinken und Diabetes – je mehr Kaffee, desto besser![235] Im Vergleich zu Kaffeemuffeln hatten diejenigen, die eine Tasse pro Tag tranken, ein um acht Prozent niedrigeres Risiko, an Diabetes Typ 2 zu erkranken, und bei sechs Tassen täglich reduzierte sich das Risiko sogar um 33 Prozent. Koffeinhaltiger und entkoffeinierter Kaffee unterschieden sich dabei kaum in ihren günstigen Wirkungen. Es ist möglich, dass die vielen starken Antioxidantien in der Kaffeebohne dafür verantwortlich sind.

Die Selbstmordgefahr sinkt. Kaffee und andere koffeinhaltige Getränke wirken als milde Antidepressiva. Die Untersuchungsergebnisse aus der *Nurses' Health Study*, der *Health Professionals Follow-Up Study* und anderen Kohortenstudien haben gezeigt, dass die Selbstmordrate unter Kaffeetrinkern um satte 50 Prozent niedriger liegt.[236]

Es kommt seltener zu Parkinson-Erkrankungen. Schon vor mindestens 50 Jahren wurde erstmals angedeutet, dass es Beziehungen zwischen Kaffeekonsum und der Parkinson-Krankheit, einer sehr belastenden neurodegenerativen Störung, geben könnte. Laut einer der neuesten Analysen laufen Kaffeetrinker etwa 25 Prozent weniger Gefahr, an Parkinson zu erkranken.[237] Der größte Nutzeffekt stellte sich bei ungefähr drei Tassen pro Tag ein.

Das Leberkrebsrisiko ist geringer. Ein höherer Kaffeekonsum wurde immer wieder mit einem geringeren Leberkrebsrisiko in Verbindung gebracht. Sowohl in Asien als auch in Europa und den USA ist ein substanziell niedrigeres Risiko verzeichnet worden.[238] In den Vereinigten Staaten ist diese Krebsart zwar relativ selten, aber in anderen Teilen der Welt tritt sie häufiger auf.

Insgesamt niedrigere Sterberate. Rechnet man all diese Vorzüge zusammen und fügt man noch ein leicht vermindertes Risiko für Herzerkrankungen hinzu, so ist insgesamt die Gefahr, vorzeitig zu sterben, bei Menschen, die drei bis vier Tassen Kaffee pro Tag trinken (egal ob mit Koffein oder entkoffeiniert), offenbar etwas geringer als bei denen, die kaum Kaffee zu sich nehmen.[239]

Fazit zum Kaffee

Angesichts der riesigen Menge von Forschungsergebnissen zum Thema Kaffee kann man mit einiger Sicherheit sagen, dass in den dunklen Tiefen Ihrer Tasse keine größeren Gesundheitsgefahren lauern. In Maßen genossen, ist Kaffee keine Bedrohung für Ihre Gesundheit, und er hat sogar einige wichtige Nutzeffekte. Manche davon sind dem Koffein geschuldet, aber auch entkoffeinierter Kaffee scheint zu einem niedrigeren Typ-2-Diabetes-Risiko beizutragen.

Versteckte Kalorien in Kaffeegetränken

Kaffee selbst ist sehr kalorienarm: Eine 300-ml-Tasse enthält gerade mal zwei Kilokalorien. Gibt man einen Löffel Zucker und einen Schuss Sahne hinzu, ist man schon bei 50 Kilokalorien. Konsumiert man das dreimal täglich, ist es so, als würde man eine zuckerhaltige Limonade zu sich nehmen. Wenn man diese Kalorien nicht anderswo einspart, könnte das, übers Jahr gerechnet, zu gut 13 Extrapfunden führen. Die wahren Kaloriengefahren lauern jedoch in Kaffeespezialitäten wie Mokka, Latte macchiato und Kaffeemischgetränken. Sie sind häufig überdimensioniert und können 500 Kilokalorien oder mehr enthalten. Wenn Sie solche Getränke auf Kaffeebasis mögen, genießen Sie sie als Leckerei oder Dessert und halten Sie sich im Alltag an gewöhnlichen, nur ganz schwach gesüßten Kaffee.

Tee

Der chinesischen Mythologie zufolge war es Kaiser Shen Nung, der im Jahre 2737 v. Chr. entdeckte, wie man Tee macht. Er nutzte dazu die Blätter einer Pflanze, die heute unter dem Namen *Camellia sinensis* bekannt ist. Fast 5000 Jahre später ist Tee gleich neben Kaffee das am meisten konsumierte Getränk der Welt – von Wasser einmal abgesehen. Den gesundheitsfördernden Eigenschaften, die man dem Tee schon lange zuschrieb, wird erst jetzt die verdiente wissenschaftliche Überprüfung zuteil.

Manche Vorzüge von Kaffee lassen sich auch auf den Tee übertragen, so seine Wirkung als sanfter Muntermacher für Körper und Geist und die Verringerung des Risikos, Nieren- oder Gallensteine zu entwickeln. Einige Studien legten nahe, dass Teetrinken gegen bestimmte Krebsformen schützen könnte, aber eine umfangreiche Durchsicht der Forschungsliteratur fand keine klaren Belege für ein selteneres Auftreten verbreiteter Karzinome.[240] Bestimmte Substanzen im Tee, die man Flavonoide nennt, könnten die Gefahr von Herz-Kreislauf-Erkrankungen reduzieren. In Laboruntersuchungen verbessern Tee und/oder Flavonoide den Cholesterinspiegel und die Arterienfunktion, aber im wirklichen Leben ist die Beweislage dafür durchwachsen und oftmals widersprüchlich.

Flavonoide treten nicht nur in Tee auf. Weitere gute Quellen sind Beeren, Äpfel, Tomaten, Brokkoli, Möhren und Zwiebeln. Vielleicht sollte man all das, was sie einbringen, einmal simultan betrachten, um zu entscheiden, ob die gegenwärtige Begeisterung für Flavonoide berechtigt ist.

Fazit zum Tee

Bauen Sie bis auf Weiteres nicht darauf, dass Tee irgendwelche speziellen gesundheitlichen Vorteile bringt, außer dass er das Risiko für Nierensteine senkt und ein angenehmes Getränk ist, um den Tag zu beginnen, zu genießen oder abzuschließen.

Alkohol

Gesundheitskampagnen halten die Menschen schon lange dazu an, ihren Alkoholkonsum einzuschränken oder Alkohol ganz zu meiden. Befürchtungen in puncto Alkohol sind definitiv gerechtfertigt. Alkohol spielt bei etwa jedem dritten tödlichen Verkehrsunfall eine Rolle. Starker Alkoholkonsum ist in den USA eine wichtige Ursache für vermeidbare Todesfälle. Er trägt zu Lebererkrankungen bei, zu verschiedenen Arten von Krebs, hohem Blutdruck, Hirnhautblutungen und einer fortschreitenden Schwächung des Herzens und anderer Muskeln. Zu viel Alkohol kann die besten Absichten durchkreuzen und die engsten Bindungen auflösen.

In Maßen genossen, kann Alkohol aber sogar nützliche Seiten haben. Ein Drink vor einer Mahlzeit kann die Verdauung verbessern, und am Ende eines anstrengenden Tages besänftigt und entspannt er uns. Ein gelegentliches Glas mit Freunden kann als soziales Stärkungsmittel wirken. Diese physischen und psychischen Effekte können die Gesundheit und das Wohlbefinden verbessern. Gut belegt sind die Vorteile für die meisten Erwachsenen in mittlerem oder fortgeschrittenem Alter.

Der Genuss von Alkohol hilft den HDL-Spiegel zu erhöhen (HDL ist die uns schützende

Form von Cholesterin) und hemmt die Bildung von Blutgerinnseln, die im Herzen, Hals und Gehirn Arterien verstopfen und letztlich zu Herzinfarkten und der häufigsten Form von Schlaganfällen führen können. Es gibt gute wissenschaftliche Belege dafür, dass diese und andere Wirkungen eines moderaten Alkoholkonsums Schutz gegen Herzerkrankungen und ischämische Schlaganfälle bieten. Vieles deutet auch darauf hin, dass man sich damit vor Diabetes und Gallensteinen schützen kann. Beachten Sie aber, dass diese Vorzüge fast ausschließlich für reife Erwachsene gelten und dass Alkohol jüngeren Menschen größtenteils schadet.

Was bedeutet nun aber »moderater Alkoholkonsum«? Das ist eine knifflige Frage und ein Thema, zu dem intensiv geforscht wird. Eine Studie nach der anderen hat gezeigt, dass Männer, die ein bis zwei alkoholische Getränke pro Tag zu sich nehmen, mit 30 bis 40 Prozent geringerer Wahrscheinlichkeit einen Herzinfarkt bekommen als Männer, die überhaupt keinen Alkohol trinken. Das ist ungefähr die gleiche Risikominderung wie bei der Einnahme von Statinen, den sehr wirkungsvollen cholesterinsenkenden Medikamenten. Für Männer mit Diabetes, die eine sehr hohe Anfälligkeit für Herzerkrankungen aufweisen, haben ein oder zwei Drinks pro Tag eine ähnlich günstige Wirkung. Mehr als zwei alkoholische Getränke täglich steigern den Schutz vor Herzkrankheiten und Schlaganfällen noch, erhöhen aber auch die Wahrscheinlichkeit, dass die dunkle Seite des Alkohols hervortritt (siehe Abbildung auf Seite 208).

Bei Frauen ist es ein wenig schwieriger, »moderat« zu definieren. Auch sie profitieren von der Fähigkeit des Alkohols, den HDL-Cholesterinspiegel zu erhöhen und der Entstehung von Blutgerinnseln vorzubeugen. Aber die *Nurses' Health Study* und andere Untersuchungen haben gezeigt, dass zwei Drinks pro Tag die Wahrscheinlichkeit, Brustkrebs zu bekommen, um 20 bis 25 Prozent erhöhen. Das bedeutet aber nicht, dass 20 bis 25 Prozent der Frauen, die täglich zwei alkoholische Getränke zu sich nehmen, an Brustkrebs erkranken werden. Tatsächlich ist es der Unterschied zwischen ca. 12 von 100 Frauen, die irgendwann in ihrem Leben Brustkrebs bekommen werden – aktuell die durchschnittliche Wahrscheinlichkeit in den USA – und 14 bis 15 von 100 Frauen. Das ist keine so enge Beziehung wie die zwischen Rauchen und Lungenkrebs, und doch ist der Unterschied groß genug, um besorgniserregend zu sein.

Wie sehr sich das Brustkrebsrisiko erhöht, ist direkt abhängig von der Menge des konsumierten Alkohols. Bei längerer Nachverfolgung im Rahmen der *Nurses' Health Study* konnten wir auch dann schon einen leichten Anstieg der Brustkrebsfälle verzeichnen, wenn die Frau jeden zweiten Tag ein alkoholisches Getränk zu sich nahm.[241] Dabei ist es unerheblich, ob der Alkohol aus Bier, Wein, Whisky oder anderen Getränken stammt.

Wie uneinheitliche Ergebnisse von großen prospektiven Studien zeigen, tritt das mit Alkoholgenuss verbundene höhere Brustkrebsrisiko vor allem bei solchen Frauen auf, die nicht genügend Folsäure (ein Vitamin aus dem B-Komplex) aufnehmen. Das gleiche trifft auf Darmkrebs zu: Ein erhöhtes Risiko findet man überwiegend unter Personen mit geringer Folsäureaufnahme. Wenn Sie Alkohol trinken, ist es für Sie also besonders wichtig, ein folsäurehaltiges Multivitamin-Präparat zu nehmen. In Kapitel 11 werde ich das noch genauer ausführen.

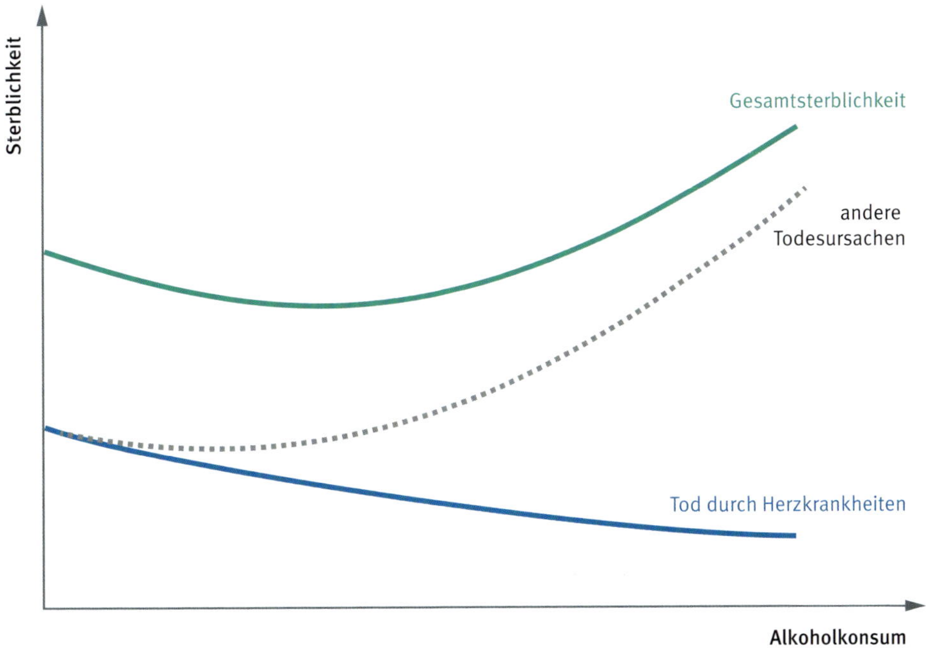

Alkohol und Todesfälle: Alkohol hat unterschiedliche Auswirkungen auf die einzelnen Todesursachen. Mit steigender Alkoholaufnahme gehen die Todesfälle durch Herzerkrankungen zurück, während das Sterberisiko durch Unfälle, Leberkrankheiten und andere Ursachen anwächst – zunächst langsam, aber bei hohem Alkoholkonsum immens. Das Ergebnis ist eine J-Kurve, bei der die geringste Sterblichkeit mit maßvollem Alkoholkonsum verbunden ist, während die Sterblichkeit sowohl bei Alkoholabstinenz als auch bei exzessivem Trinken höher liegt. Die optimale Spanne für ein Individuum ist abhängig von Alter, Geschlecht, Folsäureaufnahme und anderen Faktoren, aber man nimmt allgemein an, dass sie bei täglich einem bis zwei Drinks für Männer und nicht mehr als einem Drink für Frauen liegt.

Sowohl für Männer als auch für Frauen birgt selbst moderater Alkoholkonsum einige Gefahren. Alkohol kann den Schlaf stören. Seine Fähigkeit, das Urteilsvermögen zu beeinträchtigen, ist allgemein bekannt. Besonders in größeren Mengen interagiert Alkohol auf potenziell gefährliche Weise mit einer ganzen Reihe von Medikamenten, darunter Paracetamol, Antidepressiva, Antiepileptika, Schmerz- und Beruhigungsmitteln. Alkohol macht auch abhängig, was in besonderem Maße für Menschen gilt, die Fälle von Alkoholismus in ihrer familiären Vorgeschichte haben.

Wer also könnte Nutzen daraus ziehen, pro Tag ein alkoholisches Getränk zu konsumieren? Wenig Nutzen und viele potenzielle Gefahren beschert Alkohol schwangeren Frauen und ihren ungeborenen Kindern, aber auch Alkoholikern nach der Entwöhnung, Personen mit Leberkrankheiten und Menschen, die eines oder mehrere Medikamente einnehmen, welche mit Alkohol in Wechselwirkung stehen. Auch jüngeren Männern und Frauen bringt er keine Vorteile, denn bei ihnen ist das Risiko, eine Herzkrankheit zu bekommen, ohnehin gering, und wer heute trinkt, kann seine Pluspunkte nicht für spätere Zeiten speichern. Aber für einen sechzigjährigen Mann mit hohen Cholesterinwerten, dessen Vater mit 61 an einem Herzinfarkt gestorben ist, könnte bei einem Drink pro Tag der Schutz vor Herzerkrankungen schwerer wiegen als der mögliche Schaden (immer unter der Voraussetzung, dass er nicht anfällig für Alkoholismus ist).

Ein bisschen schwieriger ist die Risiko-Nutzen-Analyse für eine sechzigjährige Frau, deren Schwester Brustkrebs hat. Jedes Jahr sterben mehr als zehnmal so viele Frauen an Herzkrankheiten wie an Brustkrebs – so fallen in den USA jährlich rund 400 000 Frauen einer Herz-Kreislauf-Erkrankung zum Opfer und etwa 40 000 einem Mammakarzinom. Wie Studien zeigen, fürchten sich Frauen dennoch viel mehr davor, Brustkrebs zu bekommen, als herzkrank zu werden. Das muss in die Berechnung mit einbezogen werden. Natürlich sind diese Befürchtungen nicht aus der Luft gegriffen, denn zu Todesfällen aufgrund von Brustkrebs kommt es tendenziell in jüngerem Lebensalter, und überhaupt wissen wir darüber, wie man Herzerkrankungen vorbeugen kann, besser Bescheid als über die Verhütung von Brustkrebs.

Das sogenannte »französische Paradoxon« – die unerwartet niedrige Rate von Herzerkrankungen trotz einer meist fettreichen Ernährungsweise – tauchte erstmals in frühen Studien auf, die darauf hindeuteten, dass moderater Alkoholkonsum Herzinfarkten und anderen Herzkrankheiten vorbeugen könnte. Für einige Forscher lag die Antwort im Rotwein, was die Weinwirtschaft natürlich nur zu gern aufgriff. Aber Rotwein war nicht der einzige Grund für die niedrigere Rate an Herzkrankheiten in Frankreich. Die gesamte Ernährungsweise und der allgemeine Lebensstil in manchen Teilen des Landes, besonders im Süden, haben viel gemeinsam mit anderen mediterranen Regionen, und das bedingt sicher teilweise den Schutz gegen Herzkrankheiten. Neuere Studien zeigen, dass jedes alkoholhaltige Getränk diesen Vorteil bietet. Roter oder weißer Wein, Bier, Liköre oder Spirituosen wie Gin und Whisky haben in Sachen Herz-Kreislauf-Erkrankungen offenbar die gleiche Wirkung. Behauptungen, wonach die kleinen Mengen an Resveratrol und anderen Antioxidantien, die sich in Rotwein und Grapefruitsaft finden, Herzkrankheiten vorbeugen, müssen erst noch bewiesen werden. Wenn sie wirklich einen Extranutzen bieten, ist der vermutlich nicht groß.

Wichtiger als das spezielle alkoholische Getränk scheinen die persönlichen Trinkgewohnheiten zu sein. Meine Kollegen und ich schauten uns die Trinkgewohnheiten von beinahe 40 000 Männern an, deren Gesundheit und Lebensstil wir über zwölf Jahre hinweg verfolgten. Wer mindestens an drei Tagen pro Woche Alkohol trank, hatte ein um 30 Prozent geringeres Herzinfarktrisiko als jemand, der weniger als einmal wöchentlich Alkohol konsumierte. Die Art des alkoholischen Getränks und die Frage, ob es zu Mahlzeiten oder außerhalb davon konsumiert wurde, hatten kaum Auswirkungen auf diesen Zusammenhang.[242]

Als die Beziehung zwischen Alkohol und Herzkrankheiten noch Neuland war, griffen die meisten von uns in wissenschaftlichen Aufsätzen, Interviews und öffentlichen Auftritten zu einer warnenden Standardformel: Niemand sollte nur deshalb mit dem Alkoholtrinken beginnen, weil es gut fürs Herz ist.

Inzwischen ist der Nutzen hinreichend bewiesen, weshalb ich diese konkreteren Richtlinien vorschlage:

- Wenn Sie keinen Alkohol trinken, sollten Sie sich nicht dazu gezwungen fühlen, damit anzufangen. Einen ähnlichen Nutzeffekt erzielen Sie, wenn Sie mit sportlicher Betätigung beginnen (sofern Sie das nicht ohnehin schon tun) oder die Intensität und Dauer Ihrer körperlichen Aktivität steigern.

- Wenn Sie Alkohol trinken, dann immer in Maßen.
- Je ein Glas Alkohol an drei oder mehr Tagen pro Woche ist viel, viel besser für Sie, als es drei oder mehr Gläser einmal wöchentlich wären.
- Wenn Sie ein Mann sind und keine Vorgeschichte in Sachen Alkoholismus, aber ein mittleres bis hohes Risiko für Herzkrankheiten haben, kann ein Glas Alkohol pro Tag dabei hilfreich sein, dieses Risiko zu verringern.
- Wenn Sie eine Frau sind und keine Vorgeschichte in Sachen Alkoholismus haben, kann der Nutzen von einem Glas Alkohol pro Tag durch eine leichte Erhöhung des Brustkrebsrisikos zunichte gemacht werden. Indem Sie genügend Folsäure aufnehmen (mindestens 400 Milligramm pro Tag), können Sie das Anwachsen des Risikos vermindern (vgl. Kapitel 11).
- Alkohol kann besonders nutzbringend sein, wenn Sie einen niedrigen Spiegel des schutzbringenden HDL-Cholesterins haben und dieser auch durch gesunde Ernährungsweise und viel Bewegung einfach nicht steigen will.
- Sprechen Sie mit Ihrem Arzt über dieses Thema. Er kann Ihnen dabei helfen, Ihre Entscheidungen richtig abzuwägen.

Von der Theorie zur Praxis

Was Sie im Laufe eines Tages und im Laufe Ihres Lebens trinken, kann Ihre Gesundheit ebenso stark beeinflussen wie das, was Sie essen. Von rein physiologischer Warte aus betrachtet, müssen Sie Getränke zu sich nehmen, um das Wasser, das Sie verlieren, zu ersetzen. Wenn man die Wahl hat, ist es am sinnvollsten, Wasser zu trinken. Aber auch andere Getränke sind völlig in Ordnung, solange sie Ihrem Speisezettel nicht zu viele Kalorien hinzufügen.

- Flüssigkeitszufuhr ist ein Prozess, der sich über den ganzen Tag erstreckt. Trinken Sie zu jeder Mahlzeit mindestens ein Glas des Getränks Ihrer Wahl – und zwischen den Mahlzeiten ein weiteres Glas oder mehrere. Erhöhen Sie Ihre Flüssigkeitszufuhr, wenn Sie körperlich aktiv sind oder merken, dass Sie nur selten urinieren.
- Trinken Sie zuckergesüßte Getränke wie Limonaden, Fruchtsaftgetränke und Sportdrinks nur gelegentlich, wenn überhaupt. Die flüssigen Kalorien können dazu beitragen, dass Sie sich unbeabsichtigt ein paar Extrapfunde auf die Hüften packen. Bei reinen Fruchtsäften sollten Sie sich auf ein Glas pro Tag beschränken oder lieber gleich die ganze Frucht verzehren, statt ihren Saft zu trinken.
- Erwachsene brauchen keine Milch zu trinken. Verstehen Sie Milch als fakultativen Bestandteil Ihrer Ernährung und nicht als etwas, das Sie zwei- bis dreimal täglich trinken müssen.
- Kaffee und Tee sind gesunde Getränke. Überladen Sie sie nur nicht mit Zucker, Schlagsahne und anderen kalorienreichen Beigaben.
- Trinken Sie Alkohol nur in Maßen. Wenn Sie beschlossen haben, Alkohol zu trinken, dann halten Sie Maß – nicht mehr als ein Glas täglich für Frauen, nicht mehr als zwei für Männer.

Kapitel 10

Der Mineralstoff Calcium

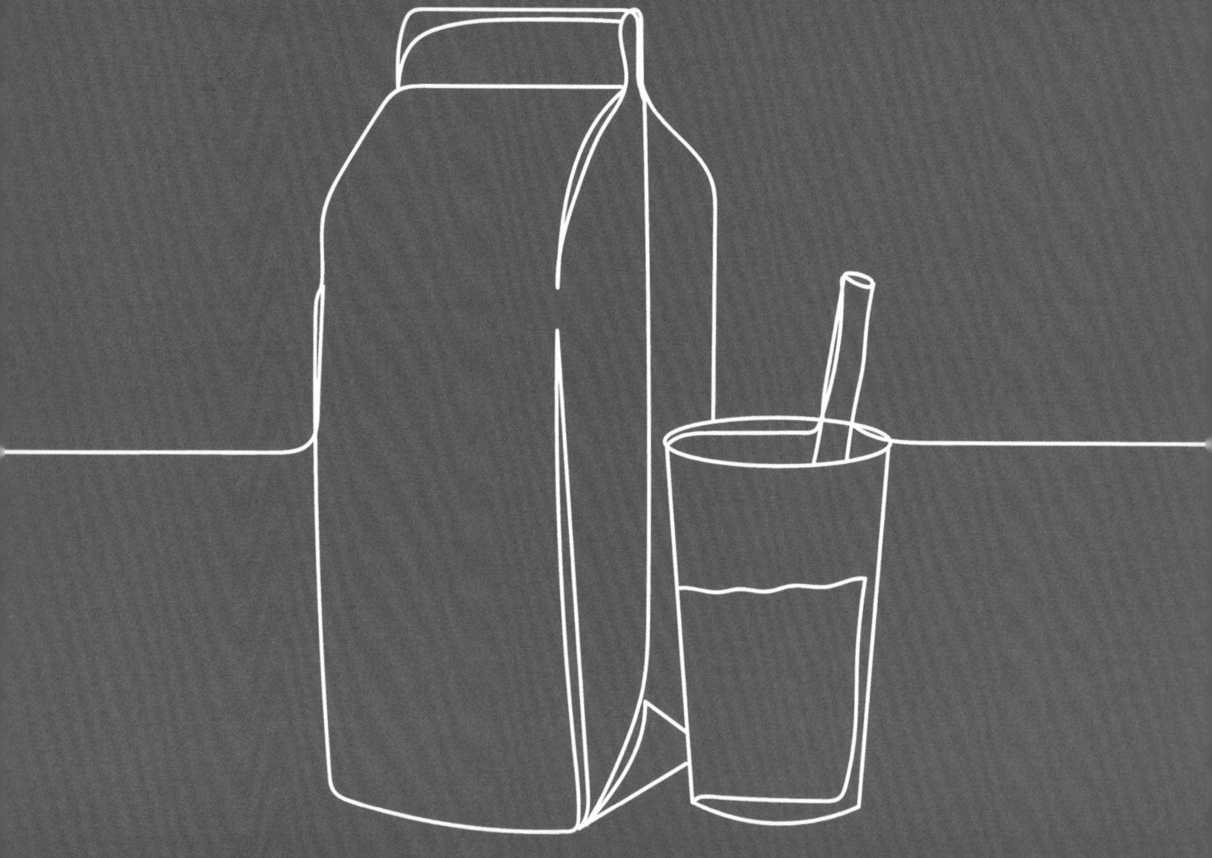

Eine Extraladung Calcium – nicht so dringlich

Über 20 Jahre hinweg hat uns die Werbekampagne *Got milk?* (›Heute schon Milch gehabt?‹) dazu angehalten, täglich drei Gläser Milch zu trinken. Bekannte Persönlichkeiten – angefangen von den Popstars Taylor Swift und Britney Spears über die Olympiasiegerin Kristi Yamaguchi, das Model Christie Brinkley und den Filmregisseur Spike Lee bis hin zu den Simpsons, ja sogar Superman und Batman – haben weiße Milchbärte zur Schau gestellt, um uns auf die Gefahren des Calciummangels aufmerksam zu machen und gleichzeitig einen Weg zu weisen, wie wir den »Calciumnotstand« in unserem Land bekämpfen können.

Diese clevere und höchst erfolgreiche Kampagne wurde vom Nationalen Milchrat der USA gesponsert. Bloß schade, dass ihre Botschaft falsch war und den Regeln für eine gesunde Lebensführung zuwiderlief. Zunächst einmal gibt es in den Vereinigten Staaten gar keinen Calciumnotstand. In Wahrheit stehen die Amerikaner, was die durchschnittliche Calciumaufnahme pro Tag angeht, nämlich weltweit fast auf dem Spitzenplatz.

Es ist unbestritten, dass Calcium einen wichtigen Bestandteil einer gesunden Ernährung bildet. Allerdings sind Milch und Molkereiprodukte nicht unbedingt die beste Quelle dafür. Mehr noch: Wenn man zu viel Calcium aufnimmt, kann das auf lange Sicht gesundheitsschädlich sein, jedenfalls bei den meisten Erwachsenen.

Den Ernährungsexperten liegt das Calcium so am Herzen, weil sie sich Sorgen wegen

Tägliche Calciumaufnahme: Zu viel des Guten?

Dies ist die in den Vereinigten Staaten gegenwärtig empfohlene Tagesdosis für Calcium (je nach Alter):

- 1–3 Jahre: 700 Milligramm pro Tag
- 4–8 Jahre: 1000 Milligramm pro Tag
- 9–18 Jahre: 1300 Milligramm pro Tag
- 19–50 Jahre: 1000 Milligramm pro Tag
- 51–70 Jahre (Männer): 1000 Milligramm pro Tag
- 51–70 Jahre (Frauen): 1200 Milligramm pro Tag
- über 70 Jahre: 1200 Milligramm pro Tag

Quelle: Food and Nutrition Board, Institute of Medicine. *Dietary Reference Intakes for Calcium and Vitamin D* (30. November 2010)

Die meisten Erwachsenen brauchen nicht so viel Calcium, schon gar nicht aus Milch und Milchprodukten, die auch unnötige und oftmals ungesunde gesättigte Fettsäuren und Kalorien liefern.

Osteoporose machen. Das ist jener allmähliche und heimtückische Knochenabbau, der oftmals mit dem Altern einhergeht. In den Vereinigten Staaten sind zehn Millionen Frauen und Männer von Osteoporose betroffen. Jedes Jahr führt sie zu mehr als zwei Millionen Knochenbrüchen, darunter mehr als 250 000 Hüftfrakturen. Wenn man sich in fortgeschrittenem Lebensalter die Hüfte bricht, kann einen das hilflos machen und sogar zum Tode führen: Jeder vierte ältere Mensch, der sich die Hüfte bricht, stirbt in den darauffolgenden zwölf Monaten, oftmals an Komplikationen aufgrund dieser Verletzung.

Calcium ist ein Schlüsselelement beim Aufbau und der Kräftigung von Knochen. Aber es gibt kaum Belege dafür, dass es Knochenbrüche verhindert, wenn man seine Calciumaufnahme in jene Höhen schraubt, die gegenwärtig empfohlen werden. Und all die besondere Aufmerksamkeit, welche dem Calcium zuteilwird, lenkt uns von Strategien ab, die wirklich funktionieren – körperliche Betätigung, ausreichend Vitamin D und Vitamin K, nicht zu viel Vitamin A und die Einnahme bestimmter Arzneimittel.

Auf den nächsten Seiten werde ich ausführen, dass Milch und Milchprodukte keinen herausgehobenen Platz auf Ihrem Speisezettel einzunehmen brauchen. Auch sollten sie nicht das Kernstück der nationalen Strategie zur Prävention von Osteoporose sein. Wissenschaftliche Beweise zeigen stattdessen, dass Calcium in Ihrer Ernährung aus ganz verschiedenen Quellen kommen sollte. Und wenn Sie tatsächlich mehr Calcium brauchen, dann holen Sie es sich am besten aus preiswerten, kalorienfreien und leicht einzunehmenden Nahrungsergänzungsmitteln ohne gesättigte Fettsäuren. Dann können Sie Milch und Molkereiprodukte immer noch als optionale Bestandteile einer gesunden Ernährung betrachten und in Maßen konsumieren – wenn überhaupt.

Weshalb Sie Calcium brauchen

Ihr Körper enthält ungefähr ein Kilogramm Calcium, von dem etwa 99 Prozent in den Knochen eingeschlossen sind. Stellen Sie sich dieses Calcium als Mörtel vor: Es verbindet und festigt jene Komponenten, die dem Knochen seine Substanz und Stärke verleihen. Der Rest Ihres Calciums ist im Blut aufgelöst und in der Flüssigkeit innerhalb und außerhalb der Zellen. Das gelöste Calcium hilft dabei, Nervenimpulse weiterzuleiten, es reguliert Ihren Herzschlag und steuert weitere Zellfunktionen.

Wie ein besessener Neumodellierer ist Ihr Körper ständig damit beschäftigt, Knochenmaterial aufzubauen und einzureißen. In den ersten Lebensphasen dominiert das Aufbauen. Im mittleren Alter halten die beiden Prozesse einander meist die Waage. Später aber kann der Abbruch schneller verlaufen als der Neuaufbau, und das führt zu schwachen oder gebrochenen Knochen.

Viele Faktoren beeinflussen den Knochenumbau. Wird ein Knochen wiederholt beansprucht – indem er etwa ein Gewicht heben oder beim Dauerlauf einen Körper tragen muss –, löst das ein Wachstum aus. Ein Fehlen von Belastung (wenn man beispielsweise den ganzen Tag nur sitzt) führt hingegen zu Degeneration. Sexualhormone wie Östrogen und Testosteron stimulieren die Knochenaufbauaktivität. Der chaotische Ansturm dieser Hormone in der

Nahrungsmittel	Menge	Milligramm	% des Tagesbedarfs*
Getreideprodukte allgemein	1 Tasse**	1000	83
Milch, entrahmt	1 Tasse	299	25
Orangensaft, mit Calcium angereichert	180 ml	274	23
Tofu	½ Tasse	253	21
Griechischer Joghurt	1 Becher	187	16
Englische Muffins mit Weizenvollkornmehl	1	176	15
Blattkohl, gekocht	½ Tasse	134	11
Sojabohnen, gekocht	½ Tasse	130	11
Spinat, gekocht	½ Tasse	122	10
Mandeln	45 g	114	10
Weizenvollkornbrot	2 Scheiben	104	9
Sareptasenf	½ Tasse	63	5
Feigen, getrocknet	4	56	5
Orangen	1 mittelgroße	60	5
Mangold, gekocht	½ Tasse	51	4
Grünkohl, gekocht	½ Tasse	47	4
Süßkartoffel, gebacken	1 mittelgroße	43	4
Butternut-Kürbis, gebacken	½ Tasse	42	4
Kichererbsen, gekocht	½ Tasse	40	3
Rosinen	½ Tasse	41	3
Brokkoli, gekocht	½ Tasse	31	3
Erdnüsse	45 g	39	3
Schwarze Bohnen, gekocht	½ Tasse	23	2
Grüne Bohnen, gekocht	½ Tasse	28	2
Rosenkohl, gekocht	½ Tasse	28	2
Weißbrot	2 Scheiben	26	2
Schokoriegel	45 g	10	1
Bulgur, gekocht	½ Tasse	9	1

* Der Tagesbedarf wird hier mit 1200 mg für Frauen und Männer über 50 angesetzt. Das liegt aber deutlich über dem, was die WHO für angemessen erachtet.

** 1 Tasse à 240 ml

Quelle: USDA National Nutrient Database for Standard Reference, 2016, Ausgabe 28; ndb.nal.usda.gov/ndb/foods.

Pubertät bringt einen jugendlichen Wachstumsschub hervor. Wenn diese Hormone später im Leben schwinden – bei Männern ist es ein allmähliches Abebben, bei Frauen ein abrupteres Ende –, verschiebt sich das Gleichgewicht in Richtung Knochenverlust, ein Umschwung, der bei Frauen bisweilen plötzlich und dramatisch sein kann. Auch die Calciummenge, über welche die knochenaufbauenden Zellen, die sogenannten Osteoblasten, verfügen können, hat einen Einfluss auf den Knochenumbau. Gleiches gilt für die Vitamine A, D und K. Aber wie ich gleich erläutern werde, ist die Frage, wie viel Calcium Sie jeden Tag brauchen, gar nicht so einfach zu beantworten.

Wie viel Calcium benötigen wir?

Wir wissen nicht wirklich, welches die gesündeste und sicherste Menge von Calcium aus der Nahrung ist. Unterschiedliche wissenschaftliche Herangehensweisen ergeben unterschiedliche Einschätzungen, und so ist es wichtig, alle Anhaltspunkte zu berücksichtigen.

Der tägliche Calciumbedarf wird traditionell mithilfe von Studien zum chemischen Gleichgewicht berechnet. Das sind ziemlich geradlinige Tests: Man versammelt eine Gruppe von Freiwilligen, setzt sie für einige Tage oder Wochen auf eine Diät mit ganz bestimmten Calciummengen (bzw. verabreicht ihnen Supplemente), und dann misst man die Calciummenge, die sie in ihrem Urin und Stuhl ausscheiden. Der Gleichgewichtspunkt ist jener Pegel, auf dem Calcium-Input und Calcium-Output gleich sind. Gleichgewichtsstudien zeigen, dass etwa 550 Milligramm Calcium täglich die optimale Menge für den legendären »Durchschnittserwachsenen« sind.

Eine andere Vorgehensweise, mit der man den täglichen Calciumbedarf abschätzen kann, untersucht die maximale Aufnahmefähigkeit. Auch solche Studien dauern meist nur wenige Wochen. Die freiwilligen Testpersonen nehmen Calcium in unterschiedlicher Dosierung ein, und dann versuchen die Forscher zu bestimmen, welche Calciummenge der Körper (vor allem das Knochengerüst) aufnehmen und festhalten kann.

Weitere Belege stammen aus Messungen der Knochendichte mit speziellen Röntgenapparaten. Man misst dabei die Werte vor der Calciumzufuhr und ungefähr ein Jahr danach. Diese Studien zeigen eine ermutigende Erhöhung der Knochendichte um ein bis zwei Prozent. Wenn man das über fünf oder zehn Jahre durchhalten könnte, würde es sicher dabei helfen, das Skelett gegen künftige Schädigungen zu wappnen.

Aber mit diesen Studien gibt es auch Probleme. Eines hat mit der Natur der Knochen zu tun. Der kleine Teil eines Knochens, der am meisten zu Wachstum und Veränderung fähig ist – man nennt ihn die Umbauzone –, enthält wenig Calcium. Wenn Sie Ihre Calciumzufuhr für etwa ein Jahr stark erhöhen würden, indem Sie zum Beispiel täglich mehrere Gläser Milch trinken oder Calcium-Präparate einnehmen, würde diese Zone eine Extraladung Calcium aufsaugen. Der Calciumgehalt Ihrer Knochen würde sich geringfügig erhöhen (um etwa ein bis zwei Prozent), aber auch nur zeitweilig. Nach einem Jahr würde die aufgetankte Umbauzone kein zusätzliches Calcium mehr halten können, und eine fortgesetzte Calciumzufuhr durch Nahrungsergänzungsmittel oder eine calciumreiche Ernährung hätte nur noch schwache Auswirkungen auf die Knochendichte. Allerdings könnte sie andere Teile des Körpers schädigen. Und mehr noch: Alles, was man an Knochenmasse gewonnen hat, würde wieder verloren gehen, wenn die höhere Calciumzufuhr endet. Dieses Phänomen – eine geringe und kurzzeitige Erhöhung des Calciumgehalts in den Knochen, die sich nach etwa einem Jahr nicht mehr weiter ausbauen lässt – wurde 2015 in einer Metaanalyse von 59 klinischen Versuchen mit Calciumeinnahme aus der Nahrung oder Nahrungsergänzungsmitteln bestätigt. Die Autoren kamen zu dem Schluss, dass die sehr geringen Steigerungen der Knochendichte nicht zu nennenswert weniger Wirbelsäulen- oder Hüftfrakturen führen würden.[243]

Ein Grundproblem ist, dass Studien, die nur wenige Wochen oder allerhöchstens ein, zwei Jahre dauern, nur das beobachten, was sich in der Umbauzone abspielt, aber nicht, wie sich die Knochenstärke insgesamt entwickelt.

Was diese Kurzzeitstudien nicht erfassen können, ist die bemerkenswerte Anpassungsfähigkeit des Körpers. Eine einzigartige Studie an skandinavischen Gefängnisinsassen (ausschließlich Männern) zeigt, dass ihre Körper sich selbst nach mehreren Jahren mit geringer Calciumzufuhr (500 Milligramm pro Tag) weiterhin anpassten – vor allem, indem sie weniger Calcium ausschieden und den Mineralstoff effizienter verwerteten. In einer anderen Studie, die man vor mehr als 60 Jahren in Peru durchführte, hatten Gefangene, die man über viele Jahre hinweg so ernährt hatte, dass sie weniger als 500 Milligramm Calcium pro Tag erhielten, ein belastbares Calciumgleichgewicht entwickelt.

Es war also nicht überraschend, dass meine Kollegen und ich bei der Auswertung von Daten aus einer großen landesweiten Studie unter vielen tausend Frauen und Männern keinen Zusammenhang zwischen der gewohnten Calciumaufnahme und dem Calciumgehalt der Knochen erkannten.[244] Auch von Kindern ist berichtet worden, dass bei ihnen keine solche Beziehung vorliegt.

Osteoporose beim Mann

Osteoporose wird häufig als Frauenkrankheit dargestellt, aber auch Männer sind davon betroffen. Sie machen rund 20 Prozent der zehn Millionen Amerikaner mit Osteoporose aus. Männer gehen mit stärkeren, dichteren Knochen ins Erwachsenenalter als Frauen, und sie werden nie mit dem plötzlichen knochenaustrocknenden Östrogenverlust konfrontiert, der mit der Menopause auftritt. Das verleiht Männern eine fünf bis zehn Jahre länger währende Absicherung gegen Osteoporose, aber keinen lebenslangen Schutz.

Ein genauerer Blick auf Knochenbrüche

Wenn man den wünschenswerten Calcium-Pegel bestimmen will, sind Knochenbrüche im wirklichen Leben ein besserer Indikator als der kurzzeitige Zustrom oder Abfluss von Calcium oder Messungen der Knochendichte.

Hier ist ein schon lange bekanntes Paradoxon: Die prozentuale Häufigkeit von Hüftfrakturen – der schwerwiegendsten Form eines Knochenbruches – ist in Ländern mit hoher Calciumaufnahme durch die Nahrung tendenziell hoch und in Ländern mit niedrigem Calciumkonsum eher niedrig.[245]

Mit solchen ländervergleichenden Studien kann man zwar nicht beweisen, was Ursache ist und was Wirkung, aber zumindest werfen sie Fragen auf, was den Schutzeffekt durch hohe Calciumaufnahme angeht. Sie zeigen auch deutlich, dass eine geringe Calciumzufuhr uns nicht automatisch zu einer gebrochenen Hüfte verdammt.

Einige prospektive Kohortenstudien zeigen, dass zusätzliche Calciumzufuhr gegen Knochenbrüche schützt, andere zeigen keinen Nutzen durch Calcium-Extraportionen – und wieder andere zeigen bei mehr Calcium sogar einen Anstieg des Frakturrisikos. Kombiniert man die Ergebnisse von sieben prospektiven Langzeitstudien aus den USA, England und Schweden, bei denen große Personengruppen über einen langen Zeitraum hinweg beobachtet wurden, so erkennt man keine auffällige Verringerung des Knochenbruchrisikos mit steigender Calciumeinnahme.[246]

Die Ergebnisse von randomisierten Studien sind verworren, was teilweise daran liegt, dass bei den einen nicht nur die Wirkung von Calcium, sondern auch die von Vitamin D getestet wurde, bei den anderen aber nicht. Eine Metaanalyse von zumeist kleinen Studien, in denen man Calcium-Präparate ohne Vitamin D mit einem Placebo verglich, zeigte keinen nennenswerten Effekt von zusätzlichem Calcium auf das allgemeine Knochenbruchrisiko. Das Risiko von Hüftfrakturen lag bei denen, die Calcium-Präparate einnahmen, sogar höher. In den wenigen kleinen Studien, die auf eine günstige Wirkung von Calcium-Supplementen aufs Knochenbruchrisiko hindeuteten, nahmen die Versuchsteilnehmer außerdem auch Vitamin D ein, wodurch man unmöglich feststellen kann, ob die geringere Knochenbruchgefahr dem Vitamin D geschuldet war, dem Calcium, der Kombination aus beiden oder vielleicht einfach nur dem Zufall.

Die größte randomisierte Studie, mit der die Wirkung von Calcium-Supplementen auf die Knochengesundheit beurteilt werden sollte, wurde von der US-amerikanischen Gesundheitsbehörde *National Institutes of Health* durchgeführt. In dem Versuch zu Calcium und Vitamin D, der Bestandteil einer großen Initiative zur Frauengesundheit war, nahmen mehr als 35 000 Frauen im Alter von 50 bis 79 Jahren über durchschnittlich sieben Jahre hinweg täglich Nahrungsergänzungsmittel ein, die entweder ein Placebo oder 1000 Milligramm Calcium plus 400 I.E. Vitamin D enthielten. Am Ende des Versuchszeitraums hatten die Frauen, die das Extra-Calcium und das Vitamin D eingenommen hatten, eine etwas bessere Hüftknochendichte. Aber sie hatten deshalb nicht weniger Hüftfrakturen – und es bildeten sich bei ihnen häufiger Nierensteine.[247]

Die *U.S. Preventive Services Task Force* ist eine unabhängige Expertengruppe, welche die Notwendigkeit von Screenings und Präventionsmaßnahmen bewertet. Sie spricht sich gegen den Einsatz von Calcium-Präparaten als Schutzmaßnahme gegen Knochenbrüche bei Frauen nach der Menopause aus. Ihrer Ansicht nach ist die Faktenlage nicht eindeutig genug, um das Nutzen-Schaden-Verhältnis zusätzlicher Calcium- und

Vitamin-D-Gaben bei Männern sowie bei Frauen vor der Menopause abschätzen zu können.[248]

Ein Blick über die Knochen hinweg

Obwohl Calcium aus der Nahrung hauptsächlich mit der Knochenstärke in Verbindung gebracht wird, trägt es auch noch auf andere Weise zur Aufrechterhaltung eines guten Gesundheitszustands bei.

- Darmkrebs: In den letzten 20 Jahren haben Studien verschiedener Art und Größe darauf hingedeutet, dass eine höhere Calciumaufnahme über Milch oder Nahrungsergänzungsmittel einen leichten Schutz vor Dickdarmkrebs bietet. Dafür sind keine riesigen Mengen notwendig:

Calcium-Empfehlungen weltweit

Basierend auf dem ungefähr gleichen Daten- und Faktenmaterial haben verschiedene Länder unterschiedliche Empfehlungen für die tägliche Calciumaufnahme aufgestellt. Die Weltgesundheitsorganisation (WHO) sagt, dass 400 bis 500 Milligramm Calcium pro Tag nötig seien, um Osteoporose und Knochenbrüche zu verhindern. Großbritannien setzte den täglichen Richtwert für alle, die älter als 19 sind, mit 700 Milligramm an. Richtlinien in Kanada und den USA empfehlen, dass Erwachsene abhängig von Alter und Geschlecht täglich zwischen 1000 und 1200 Milligramm bekommen sollten.

Der größte Nutzen stellt sich bei etwa 700 bis 800 Milligramm Calcium pro Tag ein – einer Dosis, die man bei vernünftiger, ausgewogener Ernährung ohnehin erreicht.
- Blutdruck: Eine calciumreiche Ernährung oder die Einnahme von Calcium-Präparaten könnten den Blutdruck ein wenig senken. Allerdings ist die Faktenlage hierzu uneinheitlich, und vermutlich profitieren von den Nahrungsergänzungsmitteln hauptsächlich Personen, die relativ wenig Calcium aus der Nahrung beziehen.
- Gewichtsverlust: Früher hat man das Milchtrinken als eine Möglichkeit angepriesen, Körperfett zu verlieren und dabei die Muskelmasse zu behalten. Das ist aber irreführend. Wissenschaftliche Studien an Ratten und Menschen bringen den Konsum von Milchprodukten tatsächlich mit Gewichtsverlust zusammen – aber nur, wenn auch die Kalorienzufuhr herabgesetzt wird. Ausschlaggebend ist nicht das Calcium, sondern dass man weniger isst. Da überrascht es nicht, dass Nahrungsergänzungsmittel mit Calcium das Gewicht nicht beeinflussen.[249]

Die Schattenseite von Calcium

Wie ich bereits in Kapitel 9 beschrieben habe, hat es auch Nachteile, wenn man eine Menge Milch trinkt: Man nimmt eine Extraportion an gesättigten Fettsäuren, Kalorien und nicht notwendigen Hormonen auf. Wenn man in der Kindheit und Jugend viel Milch trinkt, erhöht man damit vermutlich das Risiko, später im Leben Knochenbrüche zu erleiden. Eine erhöhte Prostatakrebsgefahr ist wahrscheinlich, und möglicherweise steigt auch das Risiko für Gebärmutterkrebs. Dazu kommen Umweltprobleme. Manche dieser Forschungsergebnisse sind vermutlich nicht dem Calcium geschuldet, sondern anderen Bestandteilen der Milch, aber das ist schwer zu bestimmen, denn Milch ist für Menschen in den westlichen Ländern nun einmal die Hauptquelle für Calcium.

Es kommt darauf an, wie viel Calcium Sie zu sich nehmen. In einer Metaanalyse aus dem Jahre 2013 wurde eine höhere Calciumaufnahme beispielsweise mit einem geringeren Risiko für Schlaganfälle in Verbindung gebracht, und zwar besonders unter Bevölkerungen in Asien, wo der Konsum von Milchprodukten gering ist. Aber in Bevölkerungen mit einer täglichen Calciumaufnahme von mehr als 700 Milligramm pro Tag war eine weitere Steigerung des Calciumkonsums sogar mit einem etwas höheren Risiko für Knochenbrüche verknüpft.[250] In Schweden, wo der Verzehr von Milch und Molkereiprodukten beträchtlich ist, lag das Risiko eines vorzeitigen Todes bei Frauen, die mehr als 1400 Milligramm Calcium pro Tag und auch Calcium-Präparate zu sich nahmen, mehr als doppelt so hoch wie bei anderen Frauen.[251]

Calcium ist für viele biologische Funktionen unverzichtbar. Der Mensch hat sich darauf eingestellt, eine große Spannbreite an Dosierungen aufnehmen und seinen Calciumpegel trotzdem regulieren zu können. Ist die Calciumaufnahme gering, absorbieren wir das meiste davon und scheiden kaum etwas über den Urin aus. Ist die Calciumzufuhr hoch, lassen wir das meiste davon unseren Darm passieren und verlieren auch mehr über den Urin. 600 bis 1000 Milligramm täglich (also etwas weniger als die offizielle Empfehlung in den USA) sind ein guter Zielwert für die allgemeine Gesundheit. Wenn man mehr Calcium aufnimmt, scheint das nur geringen oder gar keinen Nutzen zu haben, und es könnte sogar schädlich sein. Ich rate Ihnen nicht dazu, Ihre Milligramm Calcium jeden Tag mit religiösem Eifer zu zählen, sondern werde gleich noch ausführen, wie man ohne Herumrechnerei in der sicheren Zone landet.

Wenn nicht Calcium, was dann?

Komplexe Prozesse wie die Gesunderhaltung der Knochen werden von vielen unterschiedlichen Faktoren beeinflusst. Zweifellos brauchen wir etwas Calcium, damit die Knochen gut in Form bleiben. Darüber hinaus wird die Knochengesundheit von körperlicher Betätigung, Sexualhormonen und Nährstoffen wie Vitamin A, Vitamin D und Vitamin K beeinflusst.

Körperliche Betätigung

Ein Knochen biegt sich, wenn eine Kraft auf ihn einwirkt. Ist die Kraft sehr groß, wird aus dem Biegen ein Brechen. Ist die Kraft gering, biegt sich der Knochen nur ganz wenig, aber auch das ist physiologisch von Bedeutung, besonders wenn es wieder und wieder erfolgt. Das passiert, wenn Sie wandern oder anderweitig körperlich aktiv sind. Die Zellen innerhalb des Knochens spüren die physische Belastung oder Anspannung und organisieren im Stillen ein Ensemble von Aktivitäten, die den Knochen neu modellieren, um ihn dichter und stärker zu machen. Bei Kindern und jungen Erwachsenen schafft dynamische körperliche Aktivität die Grundlagen für ein kräftiges und gesundes Skelett. Je mehr Aktivität und gesunde Belastung für die Knochen, desto mehr Knochenmaterial wird aufgebaut. Im Erwachsenenalter hilft körperliche Betätigung dabei, das Gleichgewicht zwischen knochenaufbauenden und knochenabbauenden Prozessen aufrechtzuerhalten. Im Alter verringern solche Übungen den Knochenverlust.

Vergessen Sie dabei nicht, dass körperliche Betätigung nicht alle Knochen aufbaut oder stärkt, sondern nur die, die belastet werden. Sie brauchen also eine ganze Reihe von Übungen oder Aktivitäten, damit all Ihre Knochen gesund bleiben.

Es ist unbestritten, dass körperliche Betätigung die Knochen stärkt und das Risiko für Frakturen senkt. Das haben alle Untersuchungen übereinstimmend gezeigt. Allerdings wissen wir noch nicht genau, welches die beste Kombination von Übungen ist, wenn man starke Knochen behalten will. Ein gewisser Mix aus Belastungsübungen (z. B. zügiges Gehen) und muskelstärkenden Übungen (z. B. Gewichtheben) dürfte mit großer Wahrscheinlichkeit die besten Resultate bringen. Eine solche Kombination würde nicht nur das Knochenwachstum fortwährend anregen – sie würde auch die Muskulatur kräftigen und das Gleichgewicht verbessern, was wiederum dazu beiträgt, aus Stürzen resultierende Knochenbrüche zu verhüten.

Hormone

Östrogen und Testosteron wirken sich auf die Knochengesundheit aus. Östrogen wird manchmal als »weibliches« Sexualhormon bezeichnet und Testosteron als »männliches«, aber Frauen wie Männer erzeugen beide Hormone. Zahlreiche Studien haben gezeigt, dass diese Stoffe wichtig sind, damit man im frühen Lebensalter Knochen aufbauen und sie in den rund siebzig nächsten Lebensjahren stark erhalten kann. Das ist manchmal ein Problem, denn die Produktion von Sexualhormonen bricht bei Frauen nach der Menopause geradezu ein und geht auch bei Männern zurück, wenn auch eher allmählich.

Bei älteren Frauen war eine Hormontherapie – meist mit Östrogen plus einem Progestin – lange Zeit das Mittel erster Wahl, um Osteoporose und Herzkrankheiten vorzubeugen. Das endete, nachdem die staatlich finanzierte *Women's Health Initiative* bei Frauen nach der Menopause, die über längere Zeiträume hinweg mit Östrogen und Progestin behandelt wurden, einen deutlichen Anstieg bei Brustkrebs aufgezeigt hatte, aber auch eine wachsende Zahl von Schlaganfällen und eine vorübergehende Zunahme von Herzerkrankungen. Hilfreich ist eine Hormontherapie noch immer, um auf kurze Sicht die Symptome der Menopause zu behandeln – wenn möglich, ohne das Progestin. Die negativen Wirkungen traten nämlich nicht auf, wenn nur Östrogen zum Einsatz kam, und Östrogen für sich bremst auch die Entwicklung von Osteoporose.

Bei Männern schwindet die Produktion von Sexualhormonen nicht so abrupt und so vorhersagbar wie bei Frauen. Wenn es Warnsignale für Osteoporose gibt, etwa einen unerwarteten Knochenbruch, ist ein Testosterontest bei Männern über 65 keine schlechte Idee. Liegt der Pegel dieses Hormons im niedrigen Bereich, kann man ihn durch tägliche Anwendung von Testosteron-Gels oder -Pflastern beziehungsweise durch regelmäßige Testosteron-Spritzen wieder anheben.

Für den Einsatz von Hormonen sollten Sie sich aber erst entscheiden, nachdem Sie Nutzen und Risiken sorgfältig gegeneinander abgewogen und sich alle Optionen angeschaut haben. Dies sollten Sie am besten gemeinsam mit dem Arzt Ihres Vertrauens tun.

Medikamente

Zur Stärkung der Knochen sind eine Reihe von Medikamenten entwickelt worden. Sie enthalten Wirkstoffe wie Biophosphonate (Alendronat, Etidronat, Ibandronat, Risedronat und Zoledronsäure), selektive Östrogenrezeptor-Modulatoren (etwa Raloxifen), Calcitonin, den monoklonalen Antikörper Denosumab sowie Teriparatid, eine synthetische Form des Parathyroidhormons. Keines davon kann Wunder wirken und uns gesunde, jugendliche Knochen wiederbringen, und sie alle haben ihre eigenen Nebenwirkungen. Sprechen Sie mit Ihrem Arzt, bevor Sie sich entscheiden, ein knochenaufbauendes Medikament einzunehmen.

Vitamin A

Man braucht eine gewisse Menge Vitamin A für eine gute Sehkraft, besonders bei Nacht. Am besten verschafft man es sich aus der Nahrung und nicht aus Nahrungsergänzungsmitteln.

Wie ich in Kapitel 11 beschreiben werde, stimulieren hohe Dosierungen von Vitamin A, wie sie in vielen Nahrungsergänzungsmitteln enthalten sind, die Aktivität jener Zellen, welche die Knochen abbauen. Mehrere Studien haben gezeigt, dass eine Aufnahme von mehr als 5000 Internationalen Einheiten (I.E.) von vorgeformtem Vitamin A (das entspricht 1500 Mikrogramm) die Wahrscheinlichkeit erhöht, dass man an Knochendichte verliert. Es erhöht das Risiko für Hüftfrakturen oder andere Brüche und auch die Krebsgefahr. Aktuelle Richtlinien empfehlen eine tägliche Dosis von 3000 I.E. Vitamin A für Männer und von 2333 I.E. für Frauen.

Vitamin D

Die am besten bekannte Funktion dieses fettlöslichen Vitamins liegt darin, dass es das Verdauungssystem dabei unterstützt, Calcium und Phosphor effizient zu absorbieren. Auch auf andere Weise hilft Vitamin D dabei, gesunde Knochen aufzubauen und zu erhalten.

Mehrere Studien haben aufgezeigt, dass Vitamin-D-Mangel häufiger bei älteren Menschen mit Knochenbrüchen auftritt. In der *Nurses' Health Study* gab es bei älteren Frauen, die täglich mindestens 500 I.E. Vitamin D bekamen, ein um ein Drittel geringeres Risiko für Hüftfrakturen als bei Frauen, die unter 200 I.E. pro Tag aufnahmen.[252] Die Ergebnisse randomisierter Studien zu Vitamin D und Knochenbrüchen sind uneinheitlich, aber Versuche, in denen 700 I.E. pro Tag oder mehr eingesetzt wurden, zeigten einen Nutzeffekt, während bei niedrigeren täglichen Dosen kein solcher zu erkennen war.[253]

Aktuell liegt die offizielle Zielvorgabe für die Vitamin-D-Aufnahme von 19- bis 70-jährigen Menschen bei 600 I.E. (15 Mikrogramm), während ältere 800 I.E. (20 Mikrogramm) aufnehmen sollten.

Nur wenige Nahrungsmittel enthalten natürliches Vitamin D. Deshalb müssen Sie sich das meiste über die Sonne oder aus Nahrungsergänzungsmitteln beschaffen. Ein Teelöffel Lebertran versorgt uns mit mehr als 1200 I.E. Vitamin D, und viele Multivitamin-Präparate enthalten 1000 I.E. Einige Calcium-Präparate kommen kombiniert mit zugesetztem Vitamin D daher, und das ist eine gute Sache, denn gegenwärtig ist der Nutzen von Vitamin-D-Supplementen besser belegt als der von Calcium.

Kann eine Extraportion Vitamin D Knochenbrüchen vorbeugen, die mit Osteoporose in Zusammenhang stehen? Obgleich die Faktenlage nicht ganz widerspruchsfrei ist, könnte zusätzliches Vitamin D ein wirkungsvolles Mittel zur Verhütung von Knochenabbau sein. Auf jeden Fall stimme ich einem Leitartikel im *New England Journal of Medicine* zu, dessen Schlussfolgerung kurz und bündig lautet: »Eine umfassende Steigerung der Vitamin-D-Aufnahme hat wahrscheinlich größere Auswirkungen auf Osteoporose und Brüche als viele andere Maßnahmen.«[254] Die meisten Menschen können dies am einfachsten über ein Vitamin-D-haltiges Nahrungsergänzungsmittel erreichen (mehr dazu in Kapitel 11).

Vitamin K

Von diesem Vitamin nahm man lange Zeit an, es würde nur für die Bildung von Proteinen benötigt, welche die Blutgerinnung regulieren. Wie sich jedoch herausgestellt hat, spielt Vitamin K auch eine oder gleich mehrere Rollen bei der Calciumregulierung sowie der Bildung und Stabilisierung von Knochenmaterial.[255] Man findet es hauptsächlich in grünem Gemüse wie dunkelgrünem Salat, Brokkoli, Spinat, Rosenkohl und Grünkohl.

Wie Ergebnisse aus der *Nurses' Health Study* belegen, kann eine Unterversorgung mit Vitamin K dazu beitragen, Osteoporose den Weg zu bereiten. Frauen, die etwas mehr als die gegenwärtig empfohlene tägliche Vitamin-K-Dosis zu sich nahmen, hatten ein um 30 Prozent geringeres Risiko, sich die Hüfte zu brechen, als Frauen, die weniger als die empfohlene Menge aufnahmen.[256]

Aktuell empfiehlt man eine tägliche Vitamin-K-Aufnahme von 90 Mikrogramm für Frauen und 120 Mikrogramm für Männer. Wenn Sie jeden Tag eine oder mehrere Portionen Vitamin-K-reicher Kost essen, sollten Sie eine ausreichende Menge von diesem Vitamin bekommen. Falls Sie Warfarin oder einen anderen Wirkstoff zur Verhütung von Blutgerinnseln einnehmen, sollten Sie erst einmal mit Ihrem Arzt sprechen, ehe Sie Ihre tägliche Vitamin-K-Dosis in die Höhe schrauben.

Von der Theorie zur Praxis

Die ideale Präventionsstrategie sieht so aus: Man verhindert, dass etwas Schlechtes geschieht, bewirkt damit aber auch nicht, dass stattdessen andere schlechte Dinge geschehen. Ein hoher Konsum von Calcium, vor allem aus Milch und Milchprodukten, ist lange als Königsweg zur Vermeidung von Osteoporose und Knochenbrüchen dargestellt worden. Nicht nur, dass dies keine probate Präventionsstrategie ist – es kommt einer solchen nicht einmal nahe! Die Gesamtheit der wissenschaftlichen Belege stützt nämlich keinesfalls die Behauptung, dass die Aufnahme von mehr Calcium auf lange Sicht Knochenbrüchen vorbeugen könnte, und es gibt eine Menge Indizien dafür, dass zwei oder drei Glas Milch pro Tag wenig Einfluss auf das Knochenbruchrisiko haben. Mehr noch: Milchprodukte sind mit einigen nachgewiesenen oder potenziellen Problemen verbunden. Sollten Sie sich also wegen Osteoporose Sorgen machen, sind andere Präventionsstrategien sinnvoller als die, mehr Milch zu trinken.

Es ist nicht genau ausgemacht, wie viel Calcium wir für einen optimalen Gesundheitszustand brauchen. Aber wie ich schon ausgeführt habe, ist der Bereich von 600 bis 1000 Milligramm pro Tag ein guter Richtwert. Gesunde Menschen, die sich körperlich betätigen, genügend Vitamin D bekommen und insgesamt eine gesunde Ernährungsweise haben, brauchen weniger Calcium als jemand am anderen Ende des Spektrums.

Wie können Sie nun in diesen gesunden Calciumbereich gelangen, ohne jedes Milligramm peinlich genau zählen zu müssen? Zunächst einmal enthält fast alles, was Sie essen, ein wenig Calcium (vgl. die Tabelle »Calcium in Nahrungsmitteln«, Seite 213). Manche Lebensmittel, wie zum Beispiel Blattgemüse und Vollkornprodukte, besitzen natürlich mehr Calcium als andere. Eine vernünftige Ernährung ohne Milch oder andere Molkereiprodukte kann Ihnen pro Tag etwa 300 Milligramm Calcium liefern, ohne dass Sie groß darüber nachdenken müssen. Und wenn Sie dann noch bewusst einige calciumreiche Nahrungsmittel auf Ihren Speiseplan setzen, kann Sie das in den grünen Bereich bringen. (Mal ganz abgesehen vom Calciumgehalt haben diese Nahrungsmittel noch viele andere Vorteile.)

Milchprodukte spielen in einer eigenen Liga – schon ein Glas Milch oder die entsprechende Menge Käse oder Joghurt enthalten rund 300 Milligramm Calcium. Wenn Sie Ihrem Speiseplan täglich eine Portion Milch, Joghurt oder ein anderes Molkereiprodukt hinzufügen, wird das Ihren Calciumbedarf mit größter Wahrscheinlichkeit decken. Zwei Portionen pro Tag werden Sie ans obere Ende des Soll-Bereichs bringen, und mit drei Portionen täglich werden Sie schon deutlich oberhalb des grünen Bereichs landen. Das ist – neben der zusätzlichen Kalorienaufnahme – ein Grund dafür, dass ich nicht dazu rate, so viel Milch zu trinken.

Wenn Sie weder Milch trinken noch Milchprodukte verzehren – was völlig in Ordnung ist – und sich deshalb Sorgen machen, eventuell nicht genügend Calcium aus der Nahrung zu bekommen, schlage ich Ihnen vor, täglich ein Nahrungsergänzungsmittel mit 500 Milligramm Calcium einzunehmen. Mehr brauchen Sie nicht. Beachten Sie dabei, dass heutzutage viele Nahrungsmittel mit Calcium angereichert sind, darunter Getreideflocken, Orangensaft oder Sojadrink. Dadurch kann Ihre tägliche Calciumaufnahme schnell bis auf mehr als 2000 Milligramm angehoben werden. Das ist nicht gut: Die *National Academy of Medicine* hat diese Menge als oberen Grenzwert für alle Menschen über 50 Jahre festgesetzt.

Und außerdem können fast alle von uns vier Dinge tun, um die Wahrscheinlichkeit für Osteoporose und Knochenbrüche zu verringern:

- Seien Sie körperlich so aktiv wie möglich. Gehen Sie einer Vielzahl von Aktivitäten nach, damit Ihre Knochen gesund und Ihre Muskeln stark bleiben.
- Nehmen Sie täglich 800 bis 1000 I.E. Vitamin D zu sich. Viele Multivitamin-Präparate enthalten diese Menge.
- Beschaffen Sie sich genügend Vitamin K. Sie können das erreichen, indem Sie täglich mindestens eine Portion grünes Blattgemüse essen.
- Nehmen Sie nicht zu viel vorgeformtes Vitamin A (Retinol) zu sich, es sei denn, Ihr Arzt hat es Ihnen verschrieben. Halten Sie Ihre tägliche Dosis aus Nahrungsergänzungsmitteln bei unter 2000 I.E.

Kapitel 11
Nahrungsergänzungsmittel

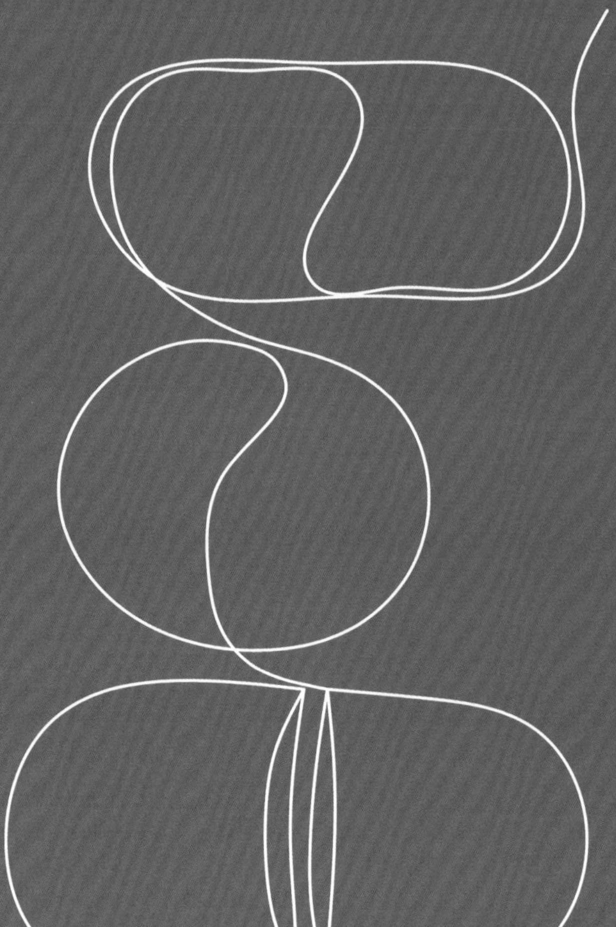

Nehmen Sie sicherheitshalber Multivitamin-Tabletten

Einst hielt man Vitamine für Nährstoffe, die wir in kleinen Mengen brauchen, um Krankheiten mit exotisch klingenden Namen vorzubeugen – Beriberi, Pellagra, Skorbut oder Rachitis. Frühe Ernährungsrichtlinien zum Thema Vitamine konzentrierten sich auf die Menge, die notwendig war, um solchen Krankheiten zu entgehen. Als diese im 20. Jahrhundert immer seltener wurden, sah es so aus, als würde die große Mehrheit aller Amerikaner genügend Vitamine bekommen. Und wenn man mehr davon zu sich nahm, als nötig war, um diese sogenannten Mangelerkrankungen zu verhindern, dann war das – glaubte man damals – einfach Verschwendung. Oder, wie ein Kollege von mir einmal schrieb: Vitamin-Präparate hätten vielleicht kaum eine andere Wirkung, als den Amerikanern »den reichhaltigsten Urin der Welt«[257] zu bescheren.

Durch innovatives Denken und die wunderbare, von Logik geprägte Diskussion innerhalb der Wissenschaft hat sich unser Verständnis von Vitaminen, Mineralstoffen und anderen Spurenelementen gewandelt. Zu den größten Veränderungen kam es durch die Erkenntnis, dass viele chronische Krankheiten, etwa Herzerkrankungen und manche Arten von Krebs, zum Teil auf Ernährungsdefizite zurückzuführen sein könnten – nicht viel anders als Beriberi oder Skorbut. Neue Forschungsergebnisse deuten darauf hin, dass manche Menschen (vermutlich sogar viele) von diesen lebenswichtigen Mikronährstoffen keine ausreichenden Mengen bekommen. Indem wir die Aufnahme steigern – vor allem über das Essen, aber vielleicht auch über Vitamin-Präparate –, können wir unsere Gesundheit auf lange Sicht substanziell stärken.

Ans Tageslicht kam die alte Verbindung zwischen Vitaminmangel und Krankheiten, als man entdeckte, dass es einen direkten Zusammenhang zwischen einer unzureichenden Aufnahme des B-Vitamins Folat (auch Folsäure genannt) und bestimmten Fehlbildungen wie Spina bifida oder Anenzephalie gibt. Diese sogenannten Neuralrohrdefekte treten auf, wenn die Gewebe, aus denen einmal das Rückenmark, die knöcherne Röhre, die es schützt, sowie das Gehirn werden sollen, sich in den ersten 28 Schwangerschaftstagen nicht ordnungsgemäß entwickeln. Spina bifida kann Lähmungen und andere Behinderungen verursachen. Kindern mit Anenzephalie fehlt bei der Geburt der größte Teil des Gehirns und des Rückenmarks; sie kommen entweder tot zur Welt oder bleiben nur kurze Zeit am Leben. Weltweit werden jedes Jahr etwa 300 000 Babys mit Neuralrohrdefekten geboren.

Solche Neuralrohrdefekte waren in armen Bevölkerungsgruppen mit mangelhafter Ernährung am weitesten verbreitet. Dieser Zusammenhang löste eine Suche danach aus, ob es Ursachen in der Ernährung geben könnte. Im Jahre 1976 fand ein britisches Forscherteam heraus, dass Mütter von Kindern mit Neuralrohrdefekten relativ wenig Mikronährstoffe im Blut hatten.[258] Andere Teams entdeckten, dass bestimmte Arzneimittel und Drogen, die in Wechselwirkung mit Folsäure stehen, ebenfalls das Risiko für die Geburt eines Kindes mit Neuralrohrdefekt erhöhen. Es folgte der nicht unübliche wissenschaftliche Schaukelkurs: Manche Studien brachten den Mangel an Folsäure mit diesen Fehlbildungen in Zusammenhang, andere nicht. Einige kleine Versuche zeigten an, dass zusätzliche Folsäure-Präparate einen Nutzen brachten, andere hingegen nicht. Am Ende erbrachten zwei große Testreihen ausreichend Beweise dafür, dass Frauen, die nicht genügend Folsäure aufnahmen, mit viel größerer Wahrscheinlichkeit ein Kind mit Spina bifida oder Anenzephalie bekamen und dass die Einnahme von Folsäure-Präparaten rund 70 Prozent dieser Fehlbildungen verhüten konnte.[259] Für eine schlichte und preiswerte Vitamin-Tablette war das wirklich eine bemerkenswerte Leistung.

Zunächst waren die Empfehlungen in Bezug auf Folsäure vorsichtig. Die ursprünglichen Richtlinien der US-amerikanischen Behörde *Centers for Disease Control* (CDC) aus dem Jahre 1991 richteten sich nur an Frauen, die bereits ein Kind mit Neuralrohrdefekt hatten. Ein Jahr später weiteten die CDC ihre Aussagen aus und empfahlen nunmehr, dass alle Frauen, die schwanger werden könnten, 400 Mikrogramm Folsäure pro Tag aufnehmen sollten – mehr als das Doppelte der anfangs empfohlenen Menge. Da sich viele Frauen nicht an diesen Ratschlag hielten, ergriff die *U.S. Food and Drug Administration* außergewöhnliche Maßnahmen: Sie forderte, dass den meisten bereits seit Jahren mit anderen B-Vitaminen und Eisen angereicherten Brotsorten, Mehlen, Maisgrießen, Nudeln, Reissorten und anderen Getreideprodukten nun auch Folsäure hinzugefügt werden musste. Das hat die durchschnittliche Zufuhr von Folsäure um rund 100 Mikrogramm pro Tag erhöht.

Diese zusätzliche Folsäure hilft jährlich etwa 1300 Neuralrohrdefekte zu verhüten.[260] Inzwischen gibt es auch eine solide Beweislage dafür, dass der Folsäurezusatz unbeabsichtigte, aber höchst willkommene Nebenwirkungen hat: Er führt zu weniger Herz-Kreislauf-Erkrankungen und Krebsfällen. Wie später noch beschrieben wird, ist ein niedriger Folsäurespiegel mit diesen beiden Krankheitsgruppen in Verbindung gebracht worden.

Dieses Kapitel wird nicht sämtliche Vitamine und Mineralstoffe behandeln, sondern vor allem über jene sprechen, bei denen es neu erkannte oder vermutete Funktionen jenseits der klassischen Mangelerkrankungen gibt. Nebenbei wird es aufzeigen, wie Sie in Ihrer Ernährung zu mehr Vitaminen und Mineralstoffen kommen können und welche Sie aus zusätzlichen Präparaten gewinnen könnten oder sollten. Die Tabelle in diesem Kapitel listet die gegenwärtig empfohlenen durchschnittlichen Tagesmengen für Vitamine und Mineralstoffe auf.

(Anm. d. Red.: Die hier bei jedem Vitamin und Mineralstoff genannte empfohlene Tagesdosis bezieht sich immer auf gesunde Erwachsene. Die empfohlenen Mengen können für Kinder, Schwangere, Stillende, chronisch Kranke oder auch für Senioren entsprechend abweichen. Neben den amerikanischen Empfehlungen laut Originalbuch wurden für diese deutsche Ausgabe die deutschen Empfehlungen jeweils in Klammern ergänzt.)

Was sind Vitamine? Die klassische Definition für ein Vitamin lautet so: Kohlenstoffhaltige Verbindung, die in kleinen Mengen unabdingbar für ein normales Funktionieren des Körpers ist. Einfacher gesagt: Vitamine sind eine Art von Nährstoffen, die Ihr Körper nicht selbst herstellen kann, sondern aus der Nahrung aufnehmen muss. Gewöhnlich unterteilt man Vitamine in fettlösliche und wasserlösliche. Fettlösliche wie das Vitamin A neigen dazu, sich im Körper anzureichern, während wasserlösliche wie das Vitamin C es nicht tun.

Vitamin A

Fast überall wird im Biologieunterricht die Rolle des Vitamins A für den Sehvorgang behandelt. Es hilft dabei, das auf die Netzhaut des Auges treffende Licht in elektrische Impulse umzuwandeln, die das Gehirn als Bilder interpretiert. Das ist zweifellos ein wichtiger Bestandteil der Aktivitäten dieses Vitamins, und doch sind weniger als ein Prozent des Vitamins A in Ihrem Körper daran beteiligt. Unter seinen weiteren lebenswichtigen Funktionen wären etwa folgende zu nennen: Es hilft, die Zellen zu bewahren, mit denen die inneren Oberflächen des Körpers ausgekleidet sind, steigert die Produktion und Aktivität weißer Blutkörperchen und steuert den Knochenumbau. Vitamin A unterstützt auch die Prozesse, bei welchen sich Zellen teilen und spezialisieren. Das deutet darauf hin, dass der Körper Vitamin A dazu einsetzt, normale Zellen vor einer Umwandlung in Krebszellen zu bewahren, und dass es Krebszellen davon abhalten kann, sich zu teilen und zu verbreiten.

Es gibt zwei Hauptquellen für Vitamin A. Vorgeformtes Vitamin A, das auch unter dem Namen Retinol bekannt ist, findet sich vor allem in Leber, Fischtran, Fleisch, Eiern und manchen Vitamin-Präparaten. Die andere Quelle bilden Obst- und Gemüsearten, die reich an Alpha-Carotin, Beta-Carotin und anderen sogenannten Provitaminen sind, die Ihr Körper in Vitamin A umwandelt.

Vorstudien legen nahe, dass es zu einem leichten Anstieg des Krebsrisikos führen kann, wenn man zu wenig Vitamin A bekommt. Sie zeigen auch, dass es, sobald Sie einen bestimmten Schwellenwert an Vitamin A in Ihrem Organismus erreicht haben, nichts mehr bringt, wenn Sie immer noch mehr aufnehmen. Dieser Schwellenwert liegt innerhalb des Bereichs, der gegenwärtig als tägliche Dosis empfohlen wird (siehe unten).

Wie ich in Kapitel 10 bereits erwähnte, kann es Ihre Knochen schädigen, wenn Sie zu viel vorgeformtes Vitamin A aufnehmen. Eine hohe Zufuhr von Retinol, der aktiven Form des Vitamins A, stimuliert die Osteoklasten – Zellen, die Knochensubstanz abbauen. Mehrere Studien haben Folgendes ergeben: Wenn jemand täglich mehr als 1500 Mikrogramm (5000 Internationale Einheiten, I.E.) vorgeformtes Vitamin A (Retinol) aufnimmt, erhöht er damit das Risiko, dass seine Knochen dünner werden, dass er sich die Hüfte oder etwas anderes bricht oder dass er Krebs bekommt.[261] Woran genau liegt es aber, dass eine Überdosis an vorgeformtem Vitamin A problematisch ist? Der Grund ist, dass Vitamin A in großen Mengen die Wirkungen von Vitamin D blockieren kann. Dieses ist gut für Knochen und Muskeln und hemmt die Aktivität von Krebszellen.

Es kann schnell passieren, dass man aus Vitamin-Präparaten zu viel Vitamin A bekommt. Ich empfehle, Vitamin-A-Präparate zu meiden, sofern Sie nicht einen besonderen medizinischen Grund haben, welche einzunehmen. Wenn Sie Multivitamin-Tabletten kaufen, sollten Sie nach solchen Ausschau halten, deren Vitamin-A-Aktivität vollständig oder überwiegend auf Beta-Carotin zurückzuführen ist. Versuchen Sie, Ihre tägliche Aufnahme von vorgeformtem Vitamin A (Retinol) aus Vitamin-Präparaten unter 2000 I.E. zu halten.

Empfohlene Tagesdosis: 3000 I.E. für Männer (900 Mikrogramm Retinoläquivalente) und 2333 I.E. für Frauen (700 Mikrogramm Retinoläquivalente). (Anm. d. Red.: Die deutschen Empfehlungen laut »DACH-Referenzwerten für die Nährstoffzufuhr« lauten 800–850 Mikrogramm für Männer und 700 Mikrogramm für Frauen.)

Gute Bezugsquellen aus der Nahrung: Ihre Nahrung liefert Ihnen entweder vorgeformtes, verbrauchsfertiges Vitamin A oder aber Provitamin A, das Ihr Körper leicht in aktives Vitamin A umwandeln kann. Nahrungsmittel, die reich an vorgeformtem Vitamin A sind – Leber, Lebertran, Eier und Milchprodukte –, stellen Ihnen oft auch Dinge bereit, die Sie eigentlich gar nicht brauchen, etwa zusätzliche Kalorien und gesättigte Fettsäuren. Provitamin A stammt aus verschiedenen Carotinoiden, darunter Alpha-Carotin, Beta-Carotin und Beta-Cryptoxanthin. Gute Carotin-Quellen bei Obst und Gemüse sind Möhren, gelbe Sommerkürbisse, rote und grüne Paprika, Spinat, Grünkohl und anderes grünes Blattgemüse. Der Körper kann Carotinoide am besten absorbieren, wenn man carotinreiche Nahrung zusammen mit etwas Fett verzehrt, etwa Blattgemüse oder Paprika kurz in Olivenöl anbrät.

Für Ihre Sicherheit: Vorgeformtes Vitamin A kann schon in Dosierungen, die nur leicht über den Empfehlungswerten liegen, die Knochen schädigen, und noch etwas höhere Mengen könnten das Risiko für bestimmte Arten von Fehlbildungen erhöhen. Eine deutlich höhere Aufnahme hat weitere ernstzunehmende Folgen. Provitamin A (aus Carotinoiden in der Nahrung) ist hingegen sehr sicher. Wenn Sie zu viele Carotinoide zu sich nehmen, kann Ihre Haut orange werden, was sich gewöhnlich zuerst an den Handflächen zeigt, aber das hat offensichtlich keine ernsten oder langanhaltenden Folgen.

Die drei B-s: B_6, B_{12} und B_9 (Folat)

Gegenwärtig unterscheidet man acht B-Vitamine. Jedes von ihnen wird auf Müslipackungen oder Multivitamin-Präparaten extra aufgeführt: Thiamin, Niacin, Riboflavin, Pantothensäure, Biotin, B_6, B_{12} und Folat (B_9). Alle unterstützen eine ganze Reihe von Enzymen bei der Arbeit, und diese Arbeit reicht von der Freisetzung von Energie aus Kohlenhydraten und Fetten bis hin zum Abbau von Aminosäuren und dem Transport von Sauerstoff und energiehaltigen Nährstoffen durch den ganzen Körper. Ich werde mich hier nur auf drei dieser Vitamine konzentrieren – B_6, B_{12} und Folat –, denn es gibt gesicherte Erkenntnisse, dass sie eine

Schlüsselrolle bei der Verhütung von Herzkrankheiten und Krebs spielen können.

Vitamin B_6

Bei diesem Vitamin handelt es sich eigentlich um sechs miteinander verwandte chemische Verbindungen. Sie kommen vor allem dort zum Einsatz, wo das Eiweiß aus der Nahrung in Aminosäuren aufgespalten wird – die Bausteine für die Konstruktion neuer Eiweiße. Eine zu geringe Aufnahme von Vitamin B_6 führt zu einer Erkrankung namens Pellagra. Zu ihren Symptomen zählen Dermatitis (Entzündung der Haut), Anämie, Depressionen, Verwirrtheit und Krämpfe. Ein Mangel an Vitamin B_6 kann auch den Homocystein-Spiegel im Blut heraufsetzen. Homocystein ist eine Aminosäure, die das Risiko von Herzerkrankungen erhöhen könnte (vgl. Box »Homocystein und das Herz« auf Seite 232).

Viele Menschen nehmen zusätzliches Vitamin B_6 zu sich, um damit eine Reihe von Krankheiten zu behandeln. Bisweilen wird das durch wissenschaftliche Erkenntnisse kaum gestützt. Das Vitamin wird in Dosierungen, die weit über der empfohlenen Tagesmenge liegen, als Heilmittel gegen das prämenstruelle Syndrom angepriesen. Eine Durchsicht der Forschungsergebnisse legt nahe, dass 50 bis 100 Milligramm B_6 pro Tag die körperlichen Symptome und die Niedergeschlagenheit, die Bestandteil des prämenstruellen Syndroms sind, verringern könnten, aber die Beweislage dafür ist schwach, und es gibt keine Rechtfertigung für höhere Dosierungen.[262] Vitamin B_6 ist hin und wieder auch zur Behandlung des Karpaltunnelsyndroms eingesetzt worden. Obwohl es kaum wissenschaftliche Beweise dafür gibt, dass dies funktioniert, scheinen Dosierungen von 100 bis 200 Milligramm bei manchen Menschen eine lindernde Wirkung zu haben.

Eine Form des Vitamins B_6 hilft dabei, die Aminosäure Tryptophan in Serotonin umzuwandeln, einen wichtigen chemischen Botenstoff, der in Gehirn und Nervensystem zum Einsatz kommt. Aufgrund dieses Zusammenhangs wurde Vitamin B_6 versuchsweise zur Behandlung von Depressionen, Aufmerksamkeitsdefizitstörungen und anderen serotoninbezogenen Problemen verwendet. Doch auch hier gibt es kein belastbares Datenmaterial, das zeigen würde, ob das Vitamin bei diesen Krankheiten wirkt oder nicht.

Empfohlene Tagesdosis: Je nach Alter und Geschlecht sollte man täglich zwischen 1,3 und 1,7 Milligramm Vitamin B_6 aufnehmen – so die Empfehlungen in den USA. (Anm. d. Red.: Die deutschen Empfehlungen laut »DACH-Referenzwerten für die Nährstoffzufuhr« lauten 1,6 Milligramm für Männer und 1,4 Milligramm für Frauen.)

Gute Bezugsquellen aus der Nahrung: Der Durchschnittsamerikaner bezieht einen großen Teil seiner täglichen Vitamin B_6-Ration aus angereicherten Frühstücksflocken. Weitere gute natürliche Quellen sind Fleisch, Nüsse und Bohnen.

Für Ihre Sicherheit: Eine exzessive Einnahme von Vitamin B_6, wie sie nur durch hochdosierte Vitamin-Präparate möglich ist (etwa 250 Milligramm pro Tag), kann zu Nervenschädigungen führen. Das *Institute of Medicine* (heute *National Academy of Medicine*) hat den oberen Grenzwert für die B_6-Aufnahme aus Vitamin-Präparaten bei 100 Milligramm pro Tag festgesetzt.

Vitamin B_{12}

Im frühen 20. Jahrhundert war die perniziöse Anämie eine gruselige Erkrankung, die unweigerlich zum Tode führte. Sie begann bisweilen mit Blässe und Müdigkeit, zu denen sich allmählich Kribbeln und Taubheit in Armen und Beinen, Gedächtnisverlust, Desorientiertheit und sogar Halluzinationen gesellten. In manchen Fällen waren Gedächtnisverlust, Orientierungslosigkeit und Halluzinationen die einzigen Symptome. 1934 wurde drei US-amerikanischen Forschern der Nobelpreis für Medizin verliehen, weil sie entdeckt hatten, dass man die perniziöse Anämie mit Injektionen von Leberextrakt wirkungsvoll behandeln kann. Diese Extrakte brachten etwas, weil Leber große Mengen von Vitamin B_{12} enthält, das eine entscheidende Zutat für die Bildung roter Blutkörperchen ist.

Heute tritt eine ausgewachsene perniziöse Anämie nur noch selten auf. Aber wenn man zu wenig Vitamin B_{12} bekommt, kann das immer noch eine Reihe von Problemen auslösen, etwa Gedächtnisverlust und Demenz, Muskelschwäche, Appetitlosigkeit und ein Prickeln in Armen und Beinen. Es kann auch zu einer Anhäufung von Homocystein führen, denn Vitamin B_{12} ist daran beteiligt, dieses Homocystein in die Aminosäure Methionin umzuwandeln.

Da man Vitamin B_{12} nur in Fleisch und anderen tierischen Nahrungsmitteln findet, stellen sich Mangelerscheinungen vor allem bei Veganern und strengen Vegetariern ein. Außerdem hat jeder sechste ältere US-Amerikaner einen zu niedrigen B_{12}-Pegel im Blut. Bei vielen von ihnen liegt das Problem gar nicht darin, dass ihre Ernährung zu B_{12}-arm ist. Sie können dieses Vitamin nur nicht aus der Nahrung absorbieren. (Das Vitamin B_{12}, das in angereicherten Lebensmitteln oder Multivitamin-Präparaten steckt, kann selbst dann absorbiert werden, wenn es mit dem aus der Nahrung nicht klappt.) Bis zum 50. Lebensjahr haben die meisten von uns genügend Vitamin B_{12} angesammelt und in der Leber gespeichert, um damit jahrelang über die Runden zu kommen, auch wenn die Fähigkeit, es aus der Nahrung zu extrahieren, schwindet.

Menschen mit chronisch-entzündlichen Darmerkrankungen oder AIDS können ebenfalls Probleme mit der Absorption von Vitamin B_{12} aus der Nahrung haben. Wenn man zu viel Alkohol trinkt, kann das zu Wechselwirkungen mit diesem Vitamin führen. Ähnlich ist es bei einer Reihe von Arzneimitteln, darunter einigen säureneutralisierenden Medikamenten zur Therapie von inneren Geschwüren, bei Colchicin, das zur Gichtbehandlung eingesetzt wird, und bei Phenytoin, mit dem man Krampfanfälle behandelt.

Empfohlene Tagesdosis: Gegenwärtig rät man (laut offiziellen Empfehlungen in den USA) zu einer täglichen Vitamin-B_{12}-Aufnahme von 2,4 Mikrogramm. (Anm. d. Red.: Die deutschen Empfehlungen laut »DACH-Referenzwerten für die Nährstoffzufuhr« liegen bei 4 Mikrogramm.)

Gute Bezugsquellen aus der Nahrung: Leber ist eindeutig die beste Quelle für Vitamin B_{12} aus Nahrungsmitteln; sie liefert uns um die 70 Mikrogramm pro 100 Gramm. Andere gute Quellen sind etwa Thunfisch, Joghurt, körniger Frischkäse und Eier.

Für Ihre Sicherheit: Obgleich der Körper mit hohen Dosen von Vitamin B_{12} ganz gut umgehen kann – das *Institute of Medicine* (jetzt

National Academy of Medicine) hat keinen oberen Grenzwert festgelegt – sollte man es am besten nicht übertreiben.

Folat (Folsäure)

Folat ist die natürliche Form von Vitamin B_9. Es findet sich in Obst, Gemüse und anderen Nahrungsmitteln (siehe nachfolgende Tabelle). Folsäure ist die synthetische Form, mit der man Nahrungsmittel wie Brot oder Getreideflocken anreichert und die auch in Vitamin-Präparaten Verwendung findet.

Wie oben bereits beschrieben, hilft Folat dabei mit, die Entwicklung des Rückenmarks beim ungeborenen Kind zu steuern. Schwangere Frauen, die zu wenig Folsäure bekommen, haben ein höheres Risiko, Babys mit Spina bifida oder Anenzephalie zur Welt zu bringen. Bei zu wenig Folsäure steigt auch die Wahrscheinlichkeit für Empfängnisstörungen.[263]

Zusammen mit den Vitaminen B_6 und B_{12} trägt Folat auch dazu bei, dass der Körper Homocystein aufspalten kann, und könnte damit beim Schutz gegen Herzkrankheiten helfen, die mit Homocystein in Zusammenhang stehen. Eine Studie des *Jean Mayer USDA Human Nutrition Research Center on Aging* an der *Tufts University* in Boston hat Folgendes gezeigt: Seit der landesweiten Anordnung, dass ab 1998 alle Getreideprodukte mit Folsäure angereichert werden müssen, hat sich der durchschnittliche Folatspiegel unter den Teilnehmern der *Framingham Offspring Study* (bei welcher die Nachkommen der Probanden aus der berühmten *Framingham-Herzstudie* untersucht wurden) mehr als verdoppelt, während der durchschnittliche Homocystein-Pegel um sieben Prozent sank.[264] Folsäuremangel – soweit man ihn über den Blutspiegel definiert – ist in den Vereinigten Staaten heute beinahe verschwunden.

Eine Metaanalyse von 30 randomisierten kontrollierten Studien mit insgesamt 82 000 Teilnehmern ergab, dass die Verabreichung zusätzlicher Folsäure aus Vitamin-Präparaten das Schlaganfallrisiko um zehn Prozent verringerte und das Risiko, irgendeine Herz-Kreislauf-Erkrankung zu bekommen, um vier Prozent. Am größten war der Effekt bei Studienteilnehmern, die anfangs einen niedrigen Folatspiegel gehabt hatten.[265]

Die Schlüsselfunktion, die Folat beim Aufbau der DNA innehat, zeigt uns, dass es eine Rolle bei der Zellteilung spielt und so vielleicht auch bei der Krebsverhütung hilfreich sein kann. Wenn man genügend Folsäure aufnimmt, senkt das offenbar das Risiko für Darmkrebs und möglicherweise auch für Brustkrebs. Eines der interessanten Ergebnisse der *Nurses' Health Study* – das auch andere Forscher in anderen Versuchsgruppen aufgefunden haben – ist, dass Folsäure bei Frauen, die im Durchschnitt mehr als ein alkoholisches Getränk pro Tag zu sich nehmen, das Wachstum von Brustkrebs dämpfen kann.[266] Das Gleiche gilt für Darmkrebs, eine Krankheit, die bei Alkoholkonsumenten häufiger auftritt als bei Menschen, die keinen Alkohol trinken. Wer aber Alkohol trinkt und täglich mindestens 600 Mikrogramm Folsäure aufnimmt, hat kein gesteigertes Darmkrebsrisiko mehr.[267] Das lässt sich gut nachvollziehen, denn Alkohol blockiert die Absorption von Folsäure und macht auch zirkulierende Folsäure inaktiv.

Empfohlene Tagesdosis: Erwachsene Frauen und Männer sollten mindestens 400

Gute Quellen von Folsäure

Nahrungsmittel	Portion	Nahrungsfolat-Äquivalente*	% des empfohlenen Tageswertes **
Frühstücksflocken (Marke TOTAL)	¾ Tasse***	676	169
Hühnerleber, gebraten	85 g	476	119
Multivitamin-Tabletten (Marke CENTRUM)	1	400	100
Frühstücksflocken (Marke CHEERIOS)	1 Tasse	336	84
Linsen, gekocht	½ Tasse	179	45
Spaghetti, gekocht	1 Tasse	148	37
Kichererbsen, gekocht	½ Tasse	141	35
Schwarze Bohnen, gekocht	½ Tasse	128	32
Sonnenblumenkerne, geröstet	42 g	101	25
Brokkoli, gekocht	½ Tasse	84	21
Limabohnen, gekocht	½ Tasse	78	20
Weißer Reis, gekocht	½ Tasse	77	19
Rote Rüben, gekocht	½ Tasse	68	17
Romanasalat	1 Tasse	64	16
Spinat, roh	1 Tasse	58	15
Orangen	1 große	55	14
Weizenkeime	2 Esslöffel	53	13
Gemüsesaft	1 Tasse	53	13
Orangensaft	1 Tasse	47	12
Tiefkühlerbsen, gekocht	½ Tasse	47	12
Baked Beans (Gebackene Bohnen)	½ Tasse	46	12
Kartoffeln, Sorte RUSSET, mit Schale gebacken	1 mittelgroße	45	11
Erdnüsse, geröstet	½ Tasse	37	9
Tofu, schnittfest	½ Tasse	37	9

* Nahrungsfolat-Äquivalente berücksichtigen, dass die Folsäure, mit der man Nahrungsmittel anreichert, eine größere Bioverfügbarkeit hat als natürliches Folat.
** Grundlage ist ein Tageswert von 400 Mikrogramm Folsäure bei einer täglichen Aufnahme von 2000 Kilokalorien.
*** Tasse à 240 ml

Quelle: USDA National Nutrient Database for Standard Reference, Ausgabe 28, 2016, ndb.nal.usda.gov/ndb/foods.

Mikrogramm Folat bzw. Folsäure pro Tag aufnehmen, am besten aus der Nahrung. (Anm. d. Red.: Die deutschen Empfehlungen laut »DACH-Referenzwerten für die Nährstoffzufuhr« liegen bei 300 Mikrogramm Folat-Äquivalent.)

Gute Bezugsquellen aus der Nahrung: Es gibt viele vorzügliche Quellen für Folat und Folsäure (siehe Tabelle »Gute Quellen von Folsäure«). Heute sind die meisten Frühstücksflocken in den USA mit Folsäure angereichert; meist enthalten sie 100 Mikrogramm pro Portion, aber manchmal sind es sogar 400 Mikrogramm – der komplette Tagesbedarf. Grünes Blattgemüse ist ebenfalls eine exzellente Folatquelle. Bohnen, Linsen, Kichererbsen und schwarze Bohnen liefern uns 20 bis 50 Mikrogramm pro Portion. Orangen und Orangensaft sind weitere gute Lieferanten. Auch Vollkornprodukte sind gut, aber verarbeitetes Getreide ist es nicht – das Folat geht verloren, wenn die Körner raffiniert werden. Wie schon erwähnt, steuert raffiniertes Mehl etwa 100 Mikrogramm Folat zur Ernährung eines Durchschnittsamerikaners bei, aber es gibt dabei große Schwankungen, je nachdem, wie viel raffiniertes Mehl ein Individuum konsumiert.

Für Ihre Sicherheit: In Tierversuchen erhöht ein Mangel an Folsäure das Krebsrisiko. Aber zu viel Folsäure hat dieselbe Wirkung. Diese Studien an Tieren stellen so etwas wie eine Warnflagge dar, denn es kann sein, dass ähnliche Wirkungen auch beim Menschen auftreten. Das hat die Anreicherung von Mehl mit Folsäure in vielen Ländern verzögert. Nachdem die Folsäureanreicherung in den USA 1998 obligatorisch wurde, kam es zu einem leichten Anstieg bei den Darmkrebsfällen. Allerdings fiel das zeitlich damit zusammen, dass man nun viel häufiger Darmspiegelungen machte, was einen künstlichen Anstieg der Darmkrebsdiagnosen herbeiführte – man entdeckte einfach viel mehr schlummernde Tumoren.

Homocystein und das Herz

Homocystein ist ein Nebenprodukt bei der Eiweißverdauung. Ein hoher Spiegel dieser Substanz im Blutkreislauf ist mit Herzkrankheiten in Verbindung gebracht worden. Drei B-Vitamine – B_6, B_{12} und Folat bzw. Folsäure – helfen dabei mit, das Homocystein in die harmlosen, eiweißaufbauenden Aminosäuren Methionin und Cystathionin zu recyceln. Ein Speisezettel, der arm an einem oder mehreren dieser Vitamine ist, führt zu einem höheren Homocysteinpegel und damit möglicherweise zu einem erhöhten Risiko für Herzkrankheiten und Schlaganfälle. Genügend Folat/Folsäure, Vitamin B_6 und Vitamin B_{12} aufzunehmen, kann also eine von mehreren Ernährungsstrategien sein, wenn man sich vor Herzkrankheiten, Schlaganfällen und anderen Herz-Kreislauf-Erkrankungen schützen möchte.

Auch wenn das Homocystein keine direkte Ursache für Herz-Kreislauf-Erkrankungen ist, gibt es doch deutliche Hinweise darauf, dass eine ausreichende Versorgung mit Folsäure und möglicherweise auch mit anderen B-Vitaminen die Gefahr vermindert, eine dieser allzu verbreiteten Krankheiten zu bekommen.

Zum Glück ist die Zahl der Todesfälle durch Darmkrebs nicht gestiegen. Sie ging stattdessen stetig zurück, was vermutlich sowohl den Darmspiegelungen als auch der erhöhten Einnahme von Folsäure zu verdanken ist. Die noch akzeptable Obergrenze für Folsäure aus Vitamin-Präparaten liegt bei 1000 Mikrogramm pro Tag.

Carotinoide: Beta-Carotin, Lycopin und andere

Pflanzen bilden hunderte verschiedene Pigmente aus. Manche fangen das Sonnenlicht ein und wandeln es in chemische Energie um; andere hindern die Sonnenstrahlen daran, die Pflanze zu schädigen. Manche dieser Farbstoffe zeigen Tieren an, dass die Früchte reif sind, damit sie die Samen der Pflanze verbreiten können; andere warnen hungrige kleine Viecher, indem sie signalisieren: Diese Pflanze enthält widerliche oder giftige Chemikalien.

Eine große Gruppe von Pflanzenpigmenten sind die Carotinoide. Einige Carotinoide kennen Sie zwar vielleicht nicht dem Namen nach, aber ganz sicher vom Sehen. Beta-Carotin ist das Pigment, das Möhren und

Homocystein und die drei B-s: Drei B-Vitamine – B_6, Vitamin B_{12} und Folsäure – helfen dem Körper, das Eiweißabbauprodukt Homocystein in weniger schädliche Stoffe umzuwandeln. Eine Anhäufung von Homocystein könnte einen Anteil an der Entstehung von Arteriosklerose haben – jenem Prozess, bei dem die Arterien allmählich verstopfen.

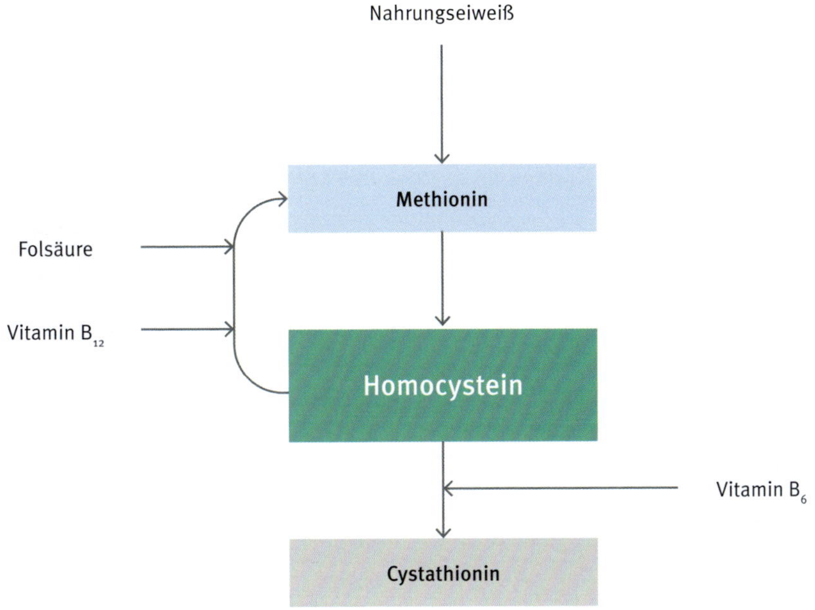

Basiert auf *Nutritional Epidemiology* von Walter Willett, S. 451

Süßkartoffeln ihre charakteristische orange Färbung verleiht. Lycopin ist für das verlockende Rot einer saftigen Tomate oder einer erfrischenden Wassermelone verantwortlich. Andere gut erforschte Carotinoide sind etwa Lutein und Zeaxanthin (die einzigen Carotinoide, die man in der menschlichen Netzhaut finden kann), Alpha-Carotin und Beta-Cryptoxanthin. Diese sechs sind aber nur ein paar Tropfen im Eimer der etwa 500 bekannten Carotinoide. Beta-Carotin und Alpha-Carotin sind Formen des Vitamins A, die meisten anderen werden nicht als Vitamine betrachtet.

Der menschliche Körper nutzt Carotinoide hauptsächlich auf zweierlei Weise: Manche werden in Vitamin A umgewandelt, während andere als wirkungsvolle und anpassungsfähige Antioxidantien agieren. Weitere wichtige Funktionen harren noch ihrer Entdeckung.

Es gibt die weit verbreitete Vorstellung, dass Carotinoide im Allgemeinen und bestimmte Carotinoide im Speziellen eine Reihe von chronischen Krankheiten verhüten können. Dutzende Beobachtungsstudien zeigen: Menschen, die sich dafür entschieden haben, mehr carotinoidreiches Obst und Gemüse zu essen, leiden seltener an Herzkrankheiten, an Prostata-, Lungen-, Magen-, Darm-, Brust-, Gebärmutterhals- und Bauchspeicheldrüsenkrebs, an Gedächtnisschwund, Multipler Sklerose, grauem Star und Makula-Degeneration. Allerdings zeigten randomisierte Studien, in welchen die Testpersonen spezielle Antioxidantien zu sich nahmen, (bisher) leider kein nennenswertes Absinken des Krebsrisikos oder der Gefahr, eine Herz-Kreislauf-Erkrankung zu bekommen.

Dieser scheinbare Widerspruch könnte das Ergebnis unzulänglicher Studien sein, die falsche Hoffnungen wecken. Es könnte bedeuten, dass wir das ganze komplexe Netzwerk von Antioxidantien brauchen, das uns Obst und Gemüse liefern, und nicht bloß ein oder zwei spezielle. Es könnte aber auch bedeuten, dass wir das richtige Carotinoid oder die richtige Carotinoid-Kombination einfach noch nicht lange genug getestet haben. Und schließlich könnte es bedeuten, dass viele Versuchsteilnehmer ohnehin schon angemessene Mengen an Carotinoiden konsumiert hatten.

Nach jahrzehntelangen Forschungen spricht vieles für einen wirklichen Nutzen bestimmter Carotinoide. Es gibt gute Belege dafür, dass Lutein und Zeaxanthin eine wichtige Rolle bei der Verhütung von Makula-Degeneration und grauem Star spielen. Und ein überzeugender Bericht aus der von Harvard-Medizinern geleiteten *Physicians' Health Study* führt zu einem wiedererwachenden Interesse an Beta-Carotin als Nahrungsergänzungsmittel, das helfen kann, das Gedächtnis und die Denkfähigkeit bis ins hohe Alter intakt zu erhalten (vgl. Box »Neue Hoffnung für Multivitamin-Präparate« auf Seite 259).

Vitamin C

Greifen Sie bei den ersten Anzeichen einer Erkältung nach einer Orange, einem Glas Orangensaft oder einer Vitamin-C-Tablette? Wenn ja, stehen Sie damit nicht allein da. Es ist ein Impuls, der von dem 1970 entstandenen Buch *Vitamin C and the Common Cold* (deutscher Titel ›Vitamin C und der Schnupfen‹, 1972) ausgelöst wurde. Sein Autor, Linus Pauling, war zweifacher Nobelpreisträger und selbsternannter Kämpfer für das Vitamin C. Pauling glaubte inbrünstig daran, dass Megadosen dieses Vitamins – zwischen 1000 und 2000 Milligramm täglich (also die Menge, die in 12 bis 24 Orangen steckt) – Erkältungen verhüten oder im Anfangsstadium bekämpfen können. Auch bei Krebs sollten sie das bewirken können.

Zweifellos spielt Vitamin C eine Rolle beim Kampf des Körpers gegen Infektionen. Es unterstützt ihn bei der Bildung von Kollagen – einer Substanz, die wir für gesunde Knochen, Bänder, Zähne und Blutgefäße sowie für ein gesundes Zahnfleisch brauchen. Es hilft auch bei der Erzeugung verschiedener Hormone und chemischer Botenstoffe, die in Gehirn und Nerven Verwendung finden. Darüber hinaus ist es ein wirkungsvolles Antioxidans, das die auf den Körper einstürmenden und das Gewebe schädigenden freien Radikale neutralisieren kann.

Wir wissen seit beinahe zweihundert Jahren, dass Zitrusfrüchte vorbeugend gegen Skorbut wirken, eine einstmals gefürchtete Krankheit, die in den Jahren zwischen 1500 und 1800 schätzungsweise zwei Millionen Seeleute das Leben kostete. Doch erst im Jahre 1932 entdeckte man die Substanz Vitamin C und fand heraus, dass es in Zitrusfrüchten der aktive Wirkstoff ist, durch den sich Skorbut bekämpfen lässt.

Können hohe Dosierungen von Vitamin C auch andere Krankheiten bekämpfen? Eine gewöhnliche Erkältung jedenfalls nicht: Eine Studie nach der anderen ist daran gescheitert, Paulings These zu beweisen.[268] Es gibt vereinzelte Anhaltspunkte dafür, dass ein bisschen zusätzliches Vitamin C – ungefähr die Menge, die man in einer typischen Multivitamin-Tablette findet – ganz zu Beginn einer Erkältung manche Symptome lindern könnte, aber für ultrahohe Dosierungen findet sich keine wissenschaftliche Stütze. Und wie sieht es mit der Verhütung von Krebs und Herzkrankheiten aus? Die Faktenlage ist dünn, und die meisten Studien sprechen nicht dafür. Es ist möglich, dass ein wenig zusätzliches Vitamin C der Entstehung von grauem Star vorbeugen könnte, aber auch hier sind weitere Forschungsarbeiten vonnöten.

Empfohlene Tagesdosis: Gegenwärtig rät man in den USA zu einer Tagesdosis von 75 Milligramm Vitamin C für Frauen und 90 Milligramm für Männer; Raucher sollten pro Tag 35 Milligramm zusätzlich zu sich nehmen. (Anm. d. Red.: Die deutschen Empfehlungen laut »DACH-Referenzwerten für die Nährstoffzufuhr« liegen bei 95 Milligramm für Frauen und 110 Milligramm für Männer.) Da die wissenschaftliche Faktenlage sich immer noch fortentwickelt, empfehle ich 200 bis 300 Milligramm Vitamin C pro Tag. Das ist mit einer guten Ernährung und einer Standard-Multivitamin-Tablette leicht zu erreichen.

Gute Bezugsquellen aus der Nahrung: Gute Vitamin-C-Quellen sind Zitrusfrüchte und daraus hergestellte Säfte, Beeren, grüne und rote Paprika, Tomaten, Brokkoli und Spinat. In den USA sind auch viele Frühstücksflocken mit Vitamin C angereichert.

Für Ihre Sicherheit: Wenn man mehr Vitamin C zu sich nimmt, scheint das keinen Schaden anzurichten. Allerdings warnt der neueste Bericht zum Thema »Richtwerte für Vitamin-C-Aufnahme aus der Nahrung« davor, übergroße Dosen (mehr als 2000 Milligramm pro Tag) einzunehmen. Aber es ist wirklich nicht nötig, es mit Vitamin C zu übertreiben. Unser Körper kann nicht viel davon speichern (nur immer jeweils etwa 1500 bis 3000 Milligramm) und schwemmt den Überschuss mit dem Urin wieder aus. Außerdem gibt es keine Belege dafür, dass große tägliche Dosen etwas bringen. In hoher Konzentration kann Vitamin C in eine andere Rolle schlüpfen und selbst als freies Radikal agieren, statt Antioxidans (also »Radikal-Bekämpfer«) zu sein. Dann könnte es theoretisch genau die Dinge auslösen, die Sie mit ihm eigentlich verhüten wollen.

Vitamin D

Wir beginnen erst zu verstehen, welche breitgefächerte Bedeutung das Vitamin D hat. Einst war es nur dafür bekannt, dem Körper bei der Aufnahme und Speicherung von Calcium und Phosphor zu helfen, aber nun stellt sich heraus, dass es weitaus vielseitiger und wichtiger ist.

Vitamin D ist nicht wirklich ein Vitamin, sondern im Grunde ein Hormon, das von einer ziemlich ungewöhnlichen Drüse produziert wird – nämlich von der Haut. Wenn Sonnenlicht auf die Haut trifft, wandelt es einen Verwandten des Cholesterins in Prävitamin D um. Dieses wird zunächst von der Leber verarbeitet und dann von den Nieren beziehungsweise von Zellen im Herzen, im Immunsystem, der Brust oder der Prostata aktiviert.

Obwohl gewöhnlich das Calcium alle Lorbeeren für Knochenaufbau und Frakturprävention alleine einheimst, sollte Vitamin D auf einer Stufe damit genannt werden. Es ist auf verschiedenen Ebenen hilfreich. Vitamin D stellt sicher, dass Calcium und Phosphor (denn auch dieses ist ein integraler Bestandteil der Knochen) absorbiert werden, wenn sie das Verdauungssystem durchlaufen. Es signalisiert den Nieren, dass sie diese Mineralstoffe festhalten sollen, sodass sie nicht mit dem Urin verlorengehen. Und schließlich hemmt es den Knochenabbau und kurbelt die Knochenaufbauaktivität an.

In Kapitel 10 habe ich bereits erwähnt, dass viele Frauen, die einen Hüftbruch erleiden, einen unvermuteten Vitamin-D-Mangel aufweisen. Immer mehr Forschungsergebnisse deuten darauf hin, dass viele Amerikaner ihren Verlust an Knochenmasse verringern könnten, indem sie zusätzlich Vitamin D einnehmen. Damit kann man die Zahl von Hüft- und Handgelenkbrüchen bei älteren Frauen und Männern nämlich wirkungsvoller reduzieren als durch eine starke Steigerung der Calcium-Aufnahme.

Neben der Knochenkräftigung sprechen noch weitere Gründe dafür, mehr Vitamin D aufzunehmen. Hier sind ein paar: weniger Stürze, vermutlich weniger Krebserkrankungen, möglicherweise bessere Blutdruckwerte, ein stärkeres Herz, weniger schwere Infektionen, ein geringeres Asthmarisiko und ein Schutz vor Multipler Sklerose.

- Stärkere Muskeln und weniger Stürze: Vitamin D gibt Muskelzellen das Signal, neues Protein zu bilden. Das kann die Muskeln stärken und die Stabilität verbessern, besonders bei älteren Menschen. Eine gepoolte Analyse von zehn randomisierten Studien mit Vitamin-D-Extragaben (200 bis 1000 I.E.) hat gezeigt, dass diese zu 14 Prozent weniger Stürzen führten, als wenn nur Calcium oder aber ein Placebo verabreicht wurden.[269] Zu viel Vitamin D kann das Pendel allerdings in die andere Richtung ausschlagen lassen. In einer randomisierten klinischen Studie, deren Ergebnisse im Jahr 2016 veröffentlicht wurden, stürzten Versuchspersonen, denen man jeden Monat 60 000 I.E. Vitamin D in einer einzigen Dosis gab, häufiger als solche, die pro Monat 24 000 I.E. bekamen.[270] Stürze sind bei älteren Menschen die häufigste Ursache für Verletzungen. Sie können zu dauerhafter Behinderung, zum Verlust der Selbständigkeit und sogar zum Tode führen. Es ist also wichtig, die richtige Dosis Vitamin D zu bestimmen.

- Krebs: In Reagenzgläsern hemmt Vitamin D sehr stark das Wachstum und die Vermehrung unterschiedlicher Krebszellen, darunter solchen aus der Brust, den Eierstöcken, dem Dickdarm, der Prostata und dem Gehirn. Das bedeutet, dass Vitamin D neue Krebszellen ersticken kann – nicht viel anders als eine Decke, die man auf ein kleines Feuer wirft. Es hindert sie daran, sich zu lebensbedrohlichen Tumoren auszuwachsen. Besonders solide Belege gibt es dafür bei kolorektalen Tumoren. Mit bemerkenswerter Konsistenz zeigt sich hier, dass Männer und Frauen mit einem höheren Vitamin-D-Spiegel im Blut ein geringeres Risiko haben, später einmal an dieser gefährlichen Krebsform zu erkranken.[271]
- Herzkrankheiten: Mehrere kleine Studien deuten darauf hin, dass es zur Senkung des Blutdrucks beiträgt, wenn man mehr Vitamin D bekommt, vor allem aus dem Sonnenlicht. Wie einige kleine, über kurze Zeiträume laufende Versuche nahelegen, haben Vitamin-D-Präparate möglicherweise einen gewissen Nutzen für die Verhütung von Herzversagen (also der Unfähigkeit des Herzens, den Bedarf des Körpers an Blut und Sauerstoff zu decken). Herzinfarkten oder Schlaganfällen beugen sie aber nicht vor.[272]
- Multiple Sklerose: Zu dieser Krankheit kommt es, wenn das Immunsystem irrtümlicherweise die Schutzhülle der Nerven angreift. Sie tritt in Ländern, die weiter vom Äquator entfernt liegen, also geringere Sonneneinstrahlung haben, und in denen die Menschen einen niedrigeren Vitamin-D-Spiegel aufweisen, häufiger auf. Bei Mäusen kann Vitamin D die Entstehung einer experimentell herbeigeführten Multiplen Sklerose verhindern oder zumindest ihren Verlauf verlangsamen; beim Menschen läuft es vermutlich genauso. Eine Studie arbeitete mit Blutproben, die sieben Millionen Männer und Frauen bei ihrem Eintritt in die US-Armee abgegeben hatten. Die Personen mit den höchsten Vitamin-D-Werten im Blut hatten ein um 60 Prozent geringeres Risiko, später an Multipler Sklerose zu erkranken.[273] In der *Nurses' Health Study* hatten Frauen, die Vitamin-D-Präparate einnahmen, ein beinahe um die Hälfte reduziertes Risiko, eine Multiple Sklerose auszubilden.[274] Auch Veränderungen in der DNA, die auf niedrige Vitamin-D-Werte zurückzuführen sind, lassen eine größere Anfälligkeit für diese Krankheit voraussagen.[275] All diese verschiedenen Untersuchungsstränge liefern überzeugende Argumente dafür, dass eine angemessene Vitamin-D-Aufnahme das Risiko für Multiple Sklerose reduziert.

Der Einfluss des Sonnenlichts

Menschen, die rund ums Jahr fast jeden Tag ein paar Minuten in Sonnenlicht baden können, bilden viel Vitamin D. Das schließt alle aus, die nördlich von San Francisco, Philadelphia, Rom und Istanbul leben. Während der Wintermonate ist die Menge an ultraviolettem Licht, das auf jene nördlichen Weltgegenden (ungefähr jenseits des 40. Breitengrades) trifft, einfach nicht stark genug, um Vitamin D zu generieren. Es schließt ebenso alle Leute aus, die den ganzen Tag über drinnen arbeiten und keinen fünfzehnminütigen Spaziergang machen wollen oder können, wenn die Sonne hoch am Himmel steht. Es schließt alle aus, deren Fähigkeit, nach draußen zu gehen, durch Arthritis oder andere chronische Erkrankungen eingeschränkt ist, und alle, die in Seniorenheimen leben. Mit anderen Worten: Millionen Menschen. Zwei von drei Amerikanern im Alter zwischen 51 und 70 Jahren erreichen den für optimal angesehenen Vitamin-D-Pegel nicht; bei älteren Leuten sieht es sogar noch schlimmer aus, denn da haben neun von zehn einen niedrigeren Pegel.

Je dunkler Ihre Hautfarbe ist, desto weniger effizient setzt Ihr Körper Sonnenlicht in Vitamin D um. In einer landesweiten Untersuchung hatten schwarze US-Amerikanerinnen und -Amerikaner nur etwa halb so viel Vitamin D im Blut wie ihre weißen Mitbürger.

Als sich die Menschen aus der sogenannten »Wiege der Menschheit« in Afrika in Richtung Norden ausbreiteten, war der allmähliche Verlust an Hautpigmenten vermutlich eine evolutionäre Anpassung, durch die man aus weniger Sonnenlicht mehr Vitamin D einfangen konnte. Doch selbst der beinahe vollständige Melanin-Verlust in der Haut sehr blonder Skandinavier kann das Fehlen starker Sonneneinstrahlung nicht ausgleichen, und so haben viele von ihnen einen niedrigen Vitamin-D-Pegel. Die Bevölkerungen nördlicher Länder haben das kompensiert, indem sie eine Menge fettreichen Fisch essen (einschließlich der Vitamin-D-reichen Leber) oder Lebertran zu sich nehmen. Der Verlust solcher Traditionen könnte beträchtliche Folgen für die Gesundheit haben.

Zusammenfassung zu Vitamin D

Wenn Sie nicht gerade im Süden der Vereinigten Staaten leben und an den meisten Wochentagen nach draußen gehen oder wenn Sie nicht gerade große Mengen Fisch essen, ist der Griff zur Vitamin-Tablette die einzige Möglichkeit, um die empfohlene Vitamin-D-Dosis zuverlässig zu erreichen. Viele Multivitamin-Präparate enthalten lediglich 400 I.E. Nehmen Sie aber trotzdem nicht zwei Tabletten pro Tag, denn das zusätzliche vorgeformte Vitamin A könnte dann gegen das Vitamin D arbeiten. Manche Calcium-Präparate enthalten 220 I.E. Vitamin D und 500 Milligramm Calcium. So wäre es für Frauen eine Option, eine Standard-Multivitamin-Tablette plus zwei dieser Calcium-Tabletten zu nehmen, aber das ist mehr Calcium, als die meisten Frauen benötigen. Männern empfehle ich das ohnehin nicht, denn es gibt womöglich eine Verbindung zwischen hoher Calciumaufnahme und tödlichem Prostatakrebs. Eine normale Multivitamin-Tablette plus ein spezielles Vitamin-D-Supplement wäre eine andere Option. Am besten fahren Sie mit einem Multivitamin-Präparat, das Ihnen 800 bis 1000 I.E. Vitamin D liefert. Solche sind zum Teil schon auf dem Markt, und ich hoffe, dass weitere folgen werden.

Empfohlene Tagesdosis: Männern ab dem 20. Lebensjahr empfiehlt man gegenwärtig eine Tagesdosis von 600 I.E. Vitamin D (14 Mikrogramm). Für Frauen gilt das gleiche, außer dass sie täglich 800 I.E. (20 Mikrogramm) aufnehmen sollten, wenn sie älter als 70 Jahre sind. (Anm. d. Red.: Die deutschen Empfehlungen laut »DACH-Referenzwerten für die Nährstoffzufuhr« liegen bei 20 Mikrogramm für Frauen und Männer gleichermaßen.) Die optimale Vitamin-D-Dosis ist weiterhin ein Gegenstand von Debatten. Ich glaube, die Forschungsergebnisse zeigen deutlich, dass die meisten Menschen täglich mindestens 800 bis 1000 I.E. Vitamin D brauchen, ja möglicherweise sogar 2000 bis 3000 I.E., damit die positiven Wirkungen dieses Vitamins voll zum Tragen kommen. Wer eine dunklere Haut hat oder wenig Zeit im Freien verbringt, braucht womöglich sogar noch mehr. In einer Studie aus dem Jahre 2014 wurden in Boston lebende Afroamerikaner untersucht. Wenn man bei ihnen die tägliche Vitamin-D-Aufnahme bis auf 4000 I.E. steigerte, war das vorteilhaft für den Stoffwechsel. Das Risiko für reale Erkrankungen untersuchte die Studie allerdings nicht.[276] Ich bin sicher, dass laufende Forschungsprojekte in präzisere Empfehlungen für die beste tägliche Vitamin-D-Dosis münden werden.

Gute Bezugsquellen aus der Nahrung: Nur sehr wenige Nahrungsmittel enthalten von Natur aus Vitamin D. Kaltwasserfische – etwa Makrelen, Lachse, Sardinen und Blaufische – enthalten dieses fettlösliche Vitamin in passablen Mengen; in ihrer Leber kommt es sogar in hoher Konzentration vor. Das meiste Vitamin D, das wir mit der Nahrung aufnehmen, stammt aus Milchprodukten (die in den USA kraft Gesetzes mit Vitamin D angereichert werden müssen), aus mit Vitamin D versetzten Frühstücksflocken und aus Eiern von Hühnern, denen man Vitamin D ins Futter gemischt hat.

Für Ihre Sicherheit: Von der Sonne können Sie keine Überdosis Vitamin D bekommen, wohl aber aus Nahrungsergänzungsmitteln. Die *National Academy of Medicine* gibt an, dass eine tägliche Aufnahme von bis zu 4000 I.E. Vitamin D sicher ist. Als fettlösliches Vitamin kann Vitamin D im Körper gespeichert werden und dort sehr hohe Werte erreichen. Zu viel Vitamin D kann unspezifische Symptome wie Anorexie und Gewichtsverlust hervorrufen. Es kann auch den Calciumpegel im Blut erhöhen, was auf lange Sicht das Herz, die Blutgefäße und die Nieren schädigen kann. In der *Women's Health Initiative* erhöhte der Einsatz von Nahrungsergänzungsmitteln mit Calcium und Vitamin D das Nierensteinrisiko um 17 Prozent. Das war aber höchstwahrscheinlich dem Calcium geschuldet, denn die Vitamin-D-Menge im besagten Supplement war relativ gering.[277]

Vitamin E

Die Geschichte des Vitamins E ähnelt der des Beta-Carotins: frühe Neugier, faszinierende Laborergebnisse und vielversprechende Beobachtungsstudien, die einen Zusammenhang zwischen Vitamin E und einem reduzierten Risiko für Herzerkrankungen dokumentierten. Dann folgten enttäuschende klinische Tests, bei denen große Gruppen freiwillig teilnehmender Versuchspersonen – meistens Leute, bei denen schon eine Herzkrankheit diagnostiziert worden war – nach dem Zufallsprinzip entweder Vitamin E oder Placebos bekamen. Trotzdem gibt es zwischen beiden Geschichten ein paar wichtige Unterschiede. Die meisten Menschen nehmen pro Tag zwischen 5 und 15 I.E. Vitamin E auf. Um aber die Oxidation von LDL-Cholesterin signifikant zu hemmen, braucht man mehrere hundert Internationale Einheiten pro Tag, und die wirkungsvollste Hemmung tritt bei etwa 800 I.E. ein.

Ob Vitamin-E-Supplemente etwas gegen Herzkrankheiten ausrichten können, wurde in mehreren randomisierten Studien untersucht, etwa in der *Cambridge Heart Antioxidant Study* (CHAOS), der *Gruppo Italiano per lo Studio della Sopravvivenza nell'Infarto Miocardio* (bekannt unter dem Namen GISSI-Präventionsstudie) oder der *Heart Outcomes Prevention Evaluation* (HOPE). Die ersten Ergebnisse deuteten darauf hin, dass es von Nutzen für das Herz-Kreislauf-System sei, wenn man Vitamin-E-Präparate einnimmt. Die meisten der späteren, breiter angelegten Studien bestätigten das aber nicht. In der *Women's Health Study*, an der relativ gesunde Frauen mittleren Alters teilnahmen, gab es beispielsweise unter den Beteiligten, die Vitamin E einnahmen, keinen Rückgang von Herzinfarkten oder Krebserkrankungen. Immerhin verzeichnete man eine signifikant geringere Gesamtsterblichkeit an Herz-Kreislauf-Krankheiten.[278]

Ein großer Teil der Forschungen zu Vitamin E hat sich auf dessen Wirkung als Antioxidans konzentriert. Es hilft aber auch, die Neigung zur Bildung von Blutgerinnseln zu reduzieren. Solche Gerinnsel können einen Herzinfarkt oder einen Schlaganfall auslösen. In der *Women's Health Study* bildeten Frauen, die Vitamin E einnahmen, seltener bedrohliche Gerinnsel in Beinen und Lungen aus. Diese Tendenz zeigte sich besonders bei den Frauen, die unwissentlich eine genetische Veranlagung zur Bildung von Gerinnseln mitbrachten.[279]

Es lässt sich schwer sagen, weshalb die Resultate der randomisierten Studien und die aus den Beobachtungsstudien nicht miteinander übereinstimmen. Es gibt zahlreiche mögliche Erklärungen dafür, und künftigen Forschungsarbeiten wird es reichlich Stoff bieten. Anhand der Informationen, über die wir heute bereits verfügen, kann man eines sagen: Bauen Sie lieber nicht darauf, dass hohe Dosen Vitamin E Sie vor einem Herzinfarkt, einem Schlaganfall oder vor Krebs schützen.

Ein anderer möglicher Nutzen von Vitamin E ist der Schutz vor Altersdemenz. Einige frühe Studien deuteten darauf hin, dass Menschen, die Vitamin-E-Präparate einnahmen, weniger Gefahr liefen, diese verbreitete und beunruhigende Krankheit zu entwickeln, aber in weiteren Untersuchungen konnten diese Befunde nicht aufrechterhalten werden.[280] Eine andere möglicherweise vielversprechende Forschungslinie befasst sich mit Vitamin E und der Amyotrophen Lateralsklerose (ALS). Diese schnell voranschreitende und stets tödliche Krankheit greift die Nervenzellen an, die für die Kontrolle der Arme und Beine sowie der sogenannten willkürlichen Muskulatur verantwortlich sind. In einer kombinierten Analyse von großen prospektiven Studien zeigte sich, dass Frauen und Männer, die über mehr als fünf Jahre hinweg Vitamin-E-Supplemente verwendeten, ein um rund ein Drittel geringeres Risiko hatten, diese Krankheit zu bekommen, als Studienteilnehmer, die kein zusätzliches Vitamin E einnahmen.[281]

Empfohlene Tagesdosis: Gegenwärtig wird empfohlen, pro Tag 15 Milligramm Vitamin E aus der Nahrung aufzunehmen. Das entspricht 22 I.E. Vitamin E aus natürlichen Quellen bzw. 33 I.E. der synthetischen Form. Es gibt klare Belege dafür, dass eine darüber hinausgehende Aufnahme über Nahrungsergänzungsmittel Menschen mit Herzerkrankungen nicht hilft. Ob es anderweitig gesunden Personen etwas bringt, ist noch völlig ungewiss. (Anm. d. Red.: Die deutschen Empfehlungen laut »DACH-Referenzwerten für die Nährstoffzufuhr« liegen zwischen 11 und 15 Milligramm – je nach Alter und Geschlecht.)

Gute Bezugsquellen aus der Nahrung: Zu den besten natürlichen Vitamin-E-Quellen zählen Nüsse, Samen und pflanzliche Öle wie Soja-, Raps- oder Maiskeimöl. Auch grünes Blattgemüse und angereicherte Frühstücksflocken sind bedeutsame Quellen.

Für Ihre Sicherheit: Eine Metaanalyse von Vitamin-E-Studien hat gezeigt, dass die Anwendung von hochdosiertem Vitamin E (mehr als 400 I.E. pro Tag) die Todesraten leicht erhöhen könnte.[282] Die Schlagzeilen tönten: »Lebensgefahr durch Vitamin E«, aber ich glaube nicht daran. Die meisten der analysierten Studien wurden nur an Testpersonen mit Herzkrankheiten durchgeführt. Nach einer umfassenden Prüfung kam das *Institute of Medicine* zu dem Schluss, dass Vitamin E bis zu einer Dosis von 1000 Milligramm pro Tag (1500 I.E. aus natürlichen Quellen) sicher ist.[283] Der einzige dokumentierte schädliche Effekt zu großer Vitamin-E-Mengen liegt darin, dass sie ein seltenes Augenproblem verschlimmern, das man »Retinitis pigmentosa« nennt. Eins ist allerdings zu beachten: Wenn Sie einen Blutverdünner einnehmen, sollten Sie zunächst mit Ihrem Arzt sprechen, bevor Sie mit der Zufuhr von zusätzlichem Vitamin E beginnen. Es kann nämlich die Gerinnungsfähigkeit des Blutes einschränken.

Vitamin K

Dieses fettlösliche Vitamin wirkt dabei mit, sechs der 13 Proteine zu bilden, die für die Blutgerinnung benötigt werden. Neuere Forschungen zeigen, dass einige dieser Proteine auch eine Rolle beim Knochenaufbau spielen. Das deutet auf eine weitere mögliche Funktion hin – die Aufrechterhaltung der Knochengesundheit. Niedrige Pegel an zirkulierendem Vitamin K sind mit geringer Knochendichte in Verbindung gebracht worden. Ein Bericht aus der *Nurses' Health Study* legt nahe, dass Frauen, die nicht viel Vitamin K bekommen, mit doppelt so hoher Wahrscheinlichkeit einen Hüftbruch erleiden. Wir haben geschätzt, dass jemand, der täglich eine Portion Kopfsalat oder anderes grünes Blattgemüse verzehrt, nur noch ein halb so hohes Risiko für Hüftfrakturen hat wie jemand, der davon nur eine Portion pro Woche isst.

Die gängige Meinung ist, dass die meisten Erwachsenen genügend Vitamin K aufnehmen, weil es in so vielen Nahrungsmitteln vorkommt, speziell in grünem Blattgemüse und üblicherweise verwendeten Speiseölen. Aber diese Ansicht wurde von einer Studie, welche die Bedeutung von Vitamin K in der Ernährung der US-Amerikaner untersuchte, nicht hundertprozentig gestützt. Diese Studie zeigte vielmehr, dass die durchschnittliche Aufnahme von Vitamin K leicht unter der empfohlenen Tagesdosis liegt.[284] Außerdem brachte sie ans Tageslicht, dass eine beträchtliche Zahl von Amerikanern – besonders junge Leute – nicht so viel Vitamin K bekommen, wie sie benötigen würden, was hauptsächlich darauf zurückzuführen ist, dass sie nicht genug grünes Blattgemüse essen.

Empfohlene Tagesdosis: Die empfohlene Dosis für Vitamin K aus der Nahrung liegt bei 90 Mikrogramm pro Tag für erwachsene Frauen und bei 120 Mikrogramm für erwachsene Männer. (Anm. d. Red.: Die deutschen Empfehlungen laut »DACH-Referenzwerten für die Nährstoffzufuhr« liegen zwischen 60 und 80 Mikrogramm für Erwachsene – je nach Alter und Geschlecht.)

Gute Bezugsquellen aus der Nahrung: In den Vereinigten Staaten sind die gebräuchlichsten Quellen für Vitamin K grünes Blattgemüse (etwa Spinat, Brokkoli, Kopfsalat, Grünkohl, Blattkohl und Rübengrün) sowie pflanzliche Öle. Auch Natto, ein traditionelles japanisches Gericht aus fermentierten Sojabohnen, ist reich an Vitamin K.

Für Ihre Sicherheit: Vitamin K aus der Nahrung ist gesundheitlich unbedenklich. Das *Institute of Medicine* hat keine tolerierbare Obergrenze angegeben, weil die Gefahr von Vergiftungen gering ist. Allerdings müssen Menschen, die Warfarin (Coumadin) einnehmen, um der Bildung von Blutgerinnseln vorzubeugen, bei der Vitamin-K-Aufnahme vorsichtig sein, denn das Vitamin macht die Wirkung des Warfarins zunichte. Das bedeutet aber nicht, dass Sie nun grünes Blattgemüse von Ihrem Speiseplan streichen sollten. Versuchen Sie stattdessen, weiter täglich die übliche Menge davon zu essen.

Antioxidantien: Mehr Rauch als Feuer?

Würde man für die letzten Jahrzehnte eine Liste der Modewörter in Sachen Ernährung erstellen, landete »Antioxidantien« ganz weit oben.

Vor 1990 war dieses Bündel aus chemischen Verbindungen, die Elektronen abgeben, hauptsächlich für Chemiker und Lebensmittelforscher von Interesse. Heute werden Antioxidantien in Büchern wie *Das Antioxidantien-Wunder* oder *Smoothies mit Antioxidantien* angepriesen. In naturheilkundlichen Apotheken und Mainstream-Magazinen bewirbt man sie als Wundersubstanzen, die Krebs, Herzerkrankungen, Gedächtnisschwund und grauem Star vorbeugen, ja sogar den Alterungsprozess umkehren können.

Der Begriff »Antioxidantien« bezieht sich auf folgende Nährstoffe: Vitamin C, Vitamin E, Beta-Carotin und ähnliche Carotinoide, Selen und Mangan, Glutathion, das Coenzym Q10, Liponsäure, Flavonoide, Phenole, Polyphenole, Phytoöstrogene und einige weitere. In Wahrheit enthält unsere Nahrung vermutlich hunderte Antioxidantien.

Antioxidantien wirken gegen freie Radikale

Diese Substanzen schützen uns gegen den unablässigen Ansturm freier Radikale – hoch reaktiver Stoffe, die ständig bei Sauerstoff verbrauchenden Reaktionen entstehen, etwa beim Verbrennen von Fetten und Kohlenhydraten. Freie Radikale gibt es in der Luft, die Sie einatmen, der Nahrung, die Sie aufnehmen, und im Wasser, das Sie trinken. Reichlich vorhanden sind sie in Zigarettenrauch, egal ob Sie ihn selber produzieren oder den von anderen Rauchern einatmen. Auch das Sonnenlicht erzeugt freie Radikale, wenn es auf Ihre Haut trifft oder Ihnen in die Augen strahlt.

Den freien Radikalen fehlen von Natur aus ein oder mehrere Elektronen, und so suchen sie sich diese in nahegelegener DNA, in wichtigen strukturellen oder funktionellen Eiweißen, LDL-Cholesterinpartikeln oder sogar Zellmembranen. Das kann die Funktion dieser Substanzen oder Zellbestandteile auf schleichende Weise ändern oder sie sogar beschädigen. Mit der Zeit summieren sich diese Schäden: Man nimmt an, dass freie Radikale eine Rolle bei Krebs, Herzerkrankungen, Arthritis, grauem Star, Gedächtnisschwund und Altern spielen, um nur einige Gesundheitsprobleme aufzuführen.

Bruce Ames, ein renommierter Molekularbiologe an der *University of California* in Berkeley hat die Schätzung abgegeben, dass das genetische Material in jeder Zelle des menschlichen Körpers pro Tag etwa 10 000 »oxidative Treffer« abbekommt.[285] Wenn Sie das mit den mehreren Milliarden Zellen in Ihrem Körper multiplizieren und dazu noch die anderen Zellbestandteile, die von freien Radikalen und oxidierenden Stoffen geschädigt werden können, mit einbeziehen, dann bekommen Sie eine Vorstellung von der Größenordnung dieser Attacken.

Antioxidantien stehen allezeit bereit, freie Radikale zu neutralisieren. Sie sind strategisch auf alle Zellen und Gewebe verteilt und geben großzügig, ja sogar aggressiv, Elektronen an die freien Radikale ab, ohne dadurch selbst zu elektronenplündernden Substanzen zu werden.

Kein einzelnes Antioxidans kann die Arbeit der gesamten Truppe erledigen. Wenn man hochdosiertes Beta-Carotin oder reichlich Vitamin-E-Tabletten einnimmt, ist das so, als würde man einer einzelnen Violine dabei zuhören, wie sie eine Mozartsinfonie spielt: Man bekommt einen gewissen Eindruck, aber es ist nicht die ganze, großartige Wirkung. Womöglich gibt es für das Ungleichgewicht aus der übertrieben hohen Einnahme eines einzelnen Antioxidans auch noch einen anderen passenden Vergleich: Es ist, als würde man einem Orchester lauschen, bei dem eine Instrumentengruppe mit ohrenbetäubender Lautstärke spielt.

Wirkung auf Hirn und Augen

Während einige Studien aus der Anfangszeit im Großen und Ganzen optimistisch waren, was den Nutzen der Antioxidantien beim Kampf gegen Herzkrankheiten und Krebs betrifft, so hat man in den meisten großen randomisierten kontrollierten Studien zu hochdosierten Supplement-Gaben von Antioxidantien wenig oder gar keine Nutzeffekte erkennen können – in manchen Studien sogar schädliche Folgen.

James Watson, der einen Nobelpreis verliehen bekam, weil er bei der Aufdeckung der DNA-Struktur mitgewirkt hatte, hat sogar angedeutet, dass die Einnahme von großen Mengen Antioxidantien aus Nahrungsergänzungsmitteln in Wahrheit zur Entstehung von Krebs beitragen könnte. Freie Radikale helfen bei der Zerstörung von Krebszellen. Wenn man nun aber übertrieben viele Antioxidantien aus künstlichen Kapseln zu sich nimmt, so sein Argument, zerstöre das diese natürliche Antikrebs-Wirkung. Es könne auch Krebsmedikamente daran hindern, Krebszellen zu vernichten.[286]

Zwei Lichtblicke gibt es beim Einsatz von antioxidativen Vitamin-Präparaten dennoch, und zwar auf den Gebieten Augengesundheit und Hirngesundheit.

Grauer Star bildet sich aus, wenn sich die klaren Proteine, aus denen die Linse des Auges besteht, aufgrund von Schädigungen durch das Sonnenlicht und durch freie Radikale eintrüben. Das läuft ganz ähnlich wie beim Kochen oder Braten von Eiern – auch hier lässt die Hitze die klaren Proteine im Eiweiß undurchsichtig werden. Unter älteren Menschen ist grauer Star die Hauptursache für Sehprobleme. Mehr als 20 Millionen US-Amerikaner über 40 sind davon betroffen, und in der Altersgruppe 80+ hat sogar mehr als jeder Zweite grauen Star. Jedes Jahr werden in den USA mindestens eine Million Staroperationen ausgeführt, was Kosten von mehr als drei Milliarden US-Dollar verursacht.

In der über sechs Jahre laufenden Studie zu Augenkrankheiten im Alter (AREDS) bot eine Kombination aus Vitamin C, Vitamin E, Beta-Carotin und Zink bei Menschen, die ein hohes Risiko für diese Krankheiten mitbrachten, einen gewissen Schutz vor einer fortgeschrittenen Makula-Degeneration im höheren Lebensalter, aber keinen Schutz vor grauem Star.[287] Lutein, ein in der Natur vorkommendes Carotinoid, das man in grünem Blattgemüse wie Spinat oder Grünkohl findet, und andere Phytonährstoffe könnten ebenfalls die Sehfähigkeit schützen. Eine neue Testreihe innerhalb der *AREDS-Studie* fügte Lutein und das nahe verwandte Carotinoid Zeaxanthin zu den Ergänzungsstoffen hinzu.[288] Global betrachtet, reduzierten Lutein und Zeaxanthin das Risiko für eine fortgeschrittene Makula-Degeneration ein wenig. Eine deutliche Risikominderung war allerdings bei den Testpersonen zu erkennen, die zu Beginn der Studie einen niedrigen Lutein- und Zeaxanthinspiegel im Blut hatten. Nimmt man die Ergebnisse aus Langzeit-Kohortenstudien[289] hinzu, so gibt es gute Argumente dafür, auf eine angemessene Versorgung mit Lutein aus der Nahrung zu achten. Ohne Zusatz-Präparate kann das aber nur erreicht werden, wenn man täglich grünes Blattgemüse verzehrt.

Die Ergebnisse der randomisierten Versuchsreihe aus der *Physicians' Health Study II* haben gezeigt, dass ein Beta-Carotin-Supplement, das über mehr als zehn Jahre hinweg eingenommen wurde, dazu beitrug, das Gedächtnis und die Denkfähigkeit intakt zu erhalten.[290]

Auf den Punkt gebracht

Eine Ernährung, die reich an natürlichen Antioxidantien ist – also ein Speisezettel mit viel unverarbeitetem Gemüse, mit Obst, Körnern, Nüssen und anderen Lebensmitteln auf pflanzlicher Basis –, leistet einen Beitrag dazu, Sie vor Herzkrankheiten, Krebs, Demenz, Augenkrankheiten und anderen chronischen Leiden zu schützen. Das ist gegenwärtig der zuverlässigste Weg, um an Antioxidantien zu gelangen – gar nicht erst zu reden von den anderen nutzbringenden Komponenten, die in solchen Nahrungsmitteln stecken. Wenn Sie auf Tabletten aus einem Röhrchen vertrauen, laufen Sie Gefahr, dass Ihnen einige wichtige Nährstoffe entgehen. Abgesehen davon bin ich der Meinung, dass wir auch aufgeschlossen gegenüber anderen Carotinoiden bleiben sollten. Nahrungsergänzungsmittel könnten für viele Menschen (besonders solche, die nicht so viel Obst und Gemüse essen) ein verlässlicherer Weg sein, um gesunde Mengen von Carotinoiden aufzunehmen. Bleiben Sie dran an der Diskussion!

Mineralstoffe

Die folgenden Seiten beleuchten die wichtigsten Mineralstoffe – dabei werden die Funktion, die Zufuhr-Empfehlungen sowie die natürlichen Quellen dargestellt.

Calcium

Die Rolle des Calciums und die Mengen, die Sie von diesem Element benötigen, werden in Kapitel 10 eingehend behandelt. Kurz zusammengefasst: Calcium ist für die Gesundheit unverzichtbar, aber die hohen Dosierungen, die von den *Dietary Guidelines for Americans* und der *Nationalen Akademie für Medizin* empfohlen werden, sind für kräftige Knochen oder einen guten allgemeinen Gesundheitszustand gar nicht notwendig.

Empfohlene Tagesdosis: Gegenwärtig wird Frauen im Alter bis 50 Jahre dazu geraten, täglich 1000 Milligramm aufzunehmen, und bei Frauen ab 50 sind es 1200 Milligramm. Für Männer im Alter unter 70 Jahren liegt die empfohlene Tagesdosis bei 1000 Milligramm, für ältere Männer bei 1200. Angesichts der widersprüchlichen und teilweise irreführenden Hinweise zum Thema »Calcium und Knochengesundheit« ist das vermutlich mehr als genug. Sicher benötigen Sie jeden Tag ein wenig Calcium – es ist eine gute Idee, wenigstens 500 Milligramm aufzunehmen –, aber 1200 Milligramm sind wahrscheinlich mehr, als Sie brauchen, vor allem wenn Sie ein Mann sind. (Anm. d. Red.: Die deutschen Empfehlungen laut »DACH-Referenzwerten für die Nährstoffzufuhr« lauten 1000 Milligramm.)

Gute Bezugsquellen aus der Nahrung: Anders als es die einprägsame Milchbart-Werbekampagne vermuten lässt, sind Milchprodukte nicht die einzige, ja nicht einmal die beste Möglichkeit, um an Calcium zu gelangen. Andere gute Calciumquellen sind Sardinen, Tofu, Lachskonserven, Rübengrün und Grünkohl sowie angereicherter Sojadrink und Orangensaft. Wenn Sie den Eindruck haben, mit der Nahrung nicht genügend Calcium zu bekommen, können Sie es auch mit einem Calcium-Präparat versuchen. Solche Nahrungsergänzungsmittel enthalten weder Kalorien noch gesättigte Fettsäuren und sind viel billiger als die tägliche Portion Milchprodukte. Magensäureblocker auf Calciumbasis (z. B. als Kautabletten) sind eine preiswerte und effiziente Möglichkeit der Calciumzufuhr. Ein Calcium-Supplement, das auch Vitamin D enthält, ist noch besser.

Für Ihre Sicherheit: Die Probleme, welche ein hoher Calciumspiegel im Blut (Hyperkalzämie) verursachen kann, reichen von Nierensteinen bis hin zu Arterienverhärtung. Obwohl das tatsächlich eine Folge sehr hoher Calciumzufuhr sein kann, wird es doch meistens durch eine Überaktivität der Nebenschilddrüsen oder durch Krebs verursacht. Ein Überkonsum von Calcium kann zu Verstopfung führen und sich störend auf die Absorption von Eisen und Zink auswirken. Wie ich in Kapitel 10 beschreibe, bringen aktuelle Forschungsergebnisse eine höhere Calciumaufnahme über Nahrungsergänzungsmittel mit einem gesteigerten Risiko für Nierensteine und Prostatakrebs in Verbindung. Calcium direkt aus der Nahrung kann hingegen das Nierensteinrisiko vermindern, denn es bindet Oxalat, eine chemische Verbindung, die sich in Rhabarber, Roter Bete, Spinat, Nüssen, Tee und einer Reihe von Schokoladen- und Sojaerzeugnissen findet. Dieses Oxalat soll nämlich die Bildung von Nierensteinen begünstigen.

Eisen

Hauptsächlich brauchen wir Eisen, weil es unseren roten Blutkörperchen dabei hilft, Sauerstoff aus unserer Lunge in jegliche Gewebe des Körpers zu transportieren. Eisenarmes Blut kann einen Menschen blass, müde und unkonzentriert machen. Eisenmangel hemmt bei Kindern das Wachstum und die Entwicklung und kann auf lange Sicht die Denkfähigkeit beeinträchtigen. In den Vereinigten Staaten ist Eisenmangel kein großes Problem. Anderswo schon: Die Hälfte der Erdbevölkerung erhält nicht genug Eisen mit der Nahrung.

Die meisten Amerikaner nehmen eine Menge Eisen auf, indem sie Fleisch sowie mit Eisen angereicherte Getreide- und andere Produkte essen. Dennoch bekommen kleine Kinder und Frauen im gebärfähigen Alter oftmals nicht ausreichend Eisen. Deshalb wird der Babynahrung extra Eisen zugesetzt, und schwangeren Frauen rät man dazu, ein Multivitamin-Präparat mit zusätzlichem Eisen zu nehmen. Aus dem gleichen Grund rät man Frauen auch dringend dazu, während der Menstruation genügend Eisen über die Nahrung oder über Nahrungsergänzungsmittel aufzunehmen.

In Lebensmitteln gibt es zwei Arten von Eisen. Hämeisen, das in dem sauerstofftragenden Protein Hämoglobin durch den ganzen Blutkreislauf wandert, stammt aus rotem Fleisch, Geflügel und Fisch. Nicht-Hämeisen kommt aus Obst, Gemüse, Körnern, Nüssen und anderen pflanzlichen Lebensmitteln. Der Körper kann Hämeisen leichter absorbieren als Nicht-Hämeisen, und er macht es selbst dann, wenn wir eigentlich schon genug Eisen in uns haben.

Menschen, die zusätzliches Eisen benötigen, bekommen oft die Empfehlung, mageres rotes Fleisch zu essen. Sicher ist Fleisch eine gute Quelle für diesen Mineralstoff, aber es ist eben auch reich an Kalorien, gesättigten Fettsäuren und Cholesterin. Ein weiterer Nachteil liegt darin, dass unser Körper die Aufnahme von Eisen aus Fleisch nicht so sorgfältig reguliert wie die aus Getreide, Obst, Gemüse und Präparaten. Wenn unser Vorratsspeicher gut gefüllt ist, wird das Eisen aus Pflanzen und Nahrungsergänzungsmitteln vom Körper wieder ausgeschieden. Aber das Eisen im Fleisch rutscht unter dem Mineralstoffradar hindurch und vergrößert den Lagerbestand, auch wenn der Körper schon eine Menge Eisen enthält.

Das könnte zum Problem werden, wenn Eisen, wie einige Forschungsergebnisse gezeigt haben, als starker Erzeuger von schädlichen freien Radikalen wirkt. Eine heiß diskutierte »Eisenhypothese« im Zusammenhang mit Herzerkrankungen wurde zuerst 1981 in Umlauf gebracht. Sie behauptete, dass das Risiko einer Herzkrankheit steige, je mehr Eisen man speichert.

Allerdings waren die Indizien für diese Idee von Anfang an schwach, und mit weiteren Studien sind sie noch schwächer geworden. Eine ähnliche Hypothese ist für Krebs vorgebracht worden, und auch hier ist das letzte Wort noch nicht gesprochen.

Empfohlene Tagesdosis: In den USA liegt der Zielwert für Männer bei 8 Milligramm pro Tag, während er für Frauen bis zur Menopause 18 Milligramm beträgt und danach auf 8 Milligramm absinkt. Bei gesunden Männern und bei Frauen nach der Menopause tritt Eisenmangel selten auf. Niedrige Eisenwerte sind in diesen Gruppen gewöhnlich ein Hinweis auf innere Blutungen. (Anm. d. Red.: Die deutschen Empfehlungen laut »DACH-Referenzwerten für die Nährstoffzufuhr« liegen zwischen 10 und 15 Milligramm – je nach Alter und Geschlecht.)

Gute Bezugsquellen aus der Nahrung: Gute Quellen für Hämeisen sind unter anderem rotes Fleisch, Geflügel, Fisch und Meeresfrüchte. Nüsse, Bohnen, anderes Gemüse und angereicherte Getreideprodukte wie Frühstücksflocken und Brot liefern uns pflanzliches Nicht-Hämeisen.

Für Ihre Sicherheit: Wenn Ihr Darm normal funktioniert, werden Sie kaum einmal zu viel Eisen aus der Nahrung absorbieren. Trotzdem kann die Aufnahme hoher Dosen aus Nahrungsergänzungsmitteln den Magen reizen und Verstopfung, Bauchschmerzen, Übelkeit und Erbrechen hervorrufen. Eine große Überdosis kann zu Organversagen, Koma und sogar zum Tod führen. Ich rate Frauen nach der Menopause und Männern dazu, ein Nahrungsergänzungsmittel zu wählen, in dem überhaupt kein Eisen steckt. Frauen im gebärfähigen Alter sollten einen Arzt konsultieren, bevor sie ein Nahrungsergänzungsmittel einnehmen, das mehr als die empfohlene Eisenmenge enthält.

Magnesium

Dieses verbreitete chemische Element ist für hunderte biologische Prozesse unverzichtbar – vom Aufbau solcher Substanzen wie der DNA oder Proteinen aus Grundbausteinen bis hin zur Muskelkontraktion, der Freisetzung von Energie aus Nahrung oder dem Senden von Signalen entlang der Nervenbahnen. Die Zellen des Herzens, der Muskeln, Nerven, Knochen etc. sind allesamt auf ausreichend Magnesium angewiesen.

In den USA haben relativ wenige Menschen ein echtes Magnesiumdefizit. Gleichwohl bekommen die Amerikaner heute weniger Magnesium als noch vor einem Jahrhundert. Ein Grund dafür ist, dass heutzutage weniger Obst und Gemüse auf dem Speisezettel stehen, ein anderer, dass wir weniger Vollkornprodukte essen. Weißbrot und weißer Reis enthalten beispielsweise viermal weniger Magnesium als Weizenvollkornbrot oder brauner Naturreis. Die meisten Erwachsenen erreichen die empfohlene Tagesdosis für Magnesium nicht – bei weißen US-Amerikanern liegt die durchschnittliche Aufnahme etwa 100 Milligramm darunter, bei Schwarzen und Hispanics sogar noch mehr. Ein ungesund niedriger Magnesiumspiegel ist unter älteren Menschen verbreitet. Sie nehmen vielleicht nicht genug mit der Nahrung auf oder haben Schwierigkeiten, das aufgenommene Magnesium zu absorbieren. Magnesiummangel kann auch bei starken Trinkern ein Problem sein und bei Menschen, die Diuretika einnehmen (eine Gruppe von Medikamenten gegen hohen Blutdruck). Diabetes beschleunigt den

Magnesiumverlust, und auch Alkohol und koffeinhaltige Getränke haben diesen Effekt. Koffeinhaltige Limonaden sind gleich doppelt problematisch, denn die Phosphate in kohlensäurehaltigen Getränken schwemmen ebenfalls Magnesium aus dem Organismus.

Ein Mangel an Magnesium kann bewirken, dass der Körper selbst für Aktivitäten von niedriger Intensität härter arbeiten muss. Er kann auch einen unnatürlichen Herzrhythmus auslösen. Einige Studien zeigen, dass Leute, die weniger Magnesium aufnehmen oder einen niedrigen Magnesiumspiegel im Blut haben, mit größerer Wahrscheinlichkeit Typ-2-Diabetes oder Herzkrankheiten bekommen. Andere Studien zeigen jedoch keine Verbindung zwischen niedrigen Magnesiumwerten und diesen chronischen Krankheiten.

Empfohlene Tagesdosis: Aktuelle Richtlinien der USA empfehlen Männern eine Tagesdosis von 420 Milligramm Magnesium und Frauen 320 Milligramm (Anm. d. Red.: Die deutschen Empfehlungen laut »DACH-Referenzwerten für die Nährstoffzufuhr« liegen bei 300–400 Milligramm – je nach Alter und Geschlecht.)

Gute Bezugsquellen aus der Nahrung: Es ist ziemlich leicht, den Magnesiumbedarf allein aus der Nahrung zu decken, wenn man eine Menge Obst, Gemüse und Vollkornprodukte isst. Frühstücksflocken und Müslis, die in den USA häufig mit Magnesium angereichert sind, stellen ebenfalls eine gute Quelle dar. Kalt verzehrte Getreideprodukte, die größtenteils aus Vollkorn bestehen, sind sogar noch besser. Multivitamin-/Multimineralstoff-Tabletten enthalten gewöhnlich um die 100 Milligramm Magnesium, was Defizite teilweise auffüllen kann.

Für Ihre Sicherheit: Gesunden Menschen wird es kaum passieren, dass sie zu viel Magnesium aus der Nahrung bekommen, denn die Nieren führen den Überschuss mit dem Urin ab. Hohe Magnesiumdosen aus Supplementen oder Medikamenten können Durchfall, Übelkeit und Bauchkrämpfe hervorrufen. Sehr hohe Mengen – gewöhnlich aus Abführmitteln und Magensäureblockern – können zu gefährlich niedrigem Blutdruck, Herzrhythmus-Störungen und Herzstillstand führen. Es gibt keine allgemein empfohlene Obergrenze für die Magnesiumaufnahme aus der Nahrung. Für Magnesium aus Präparaten liegt sie bei 350 Milligramm pro Tag für Erwachsene.

Kalium

Kalium ist das am häufigsten vorkommende positiv geladene Teilchen in unseren Zellen. Unser Körper reguliert den Kaliumspiegel im Blutkreislauf sehr sorgfältig, denn sowohl ein Überschuss als auch ein Mangel können zu Problemen führen. Bei einem Einbrechen der Kaliumwerte können wir uns schwach und müde fühlen; zusätzliche Herzschläge (sogenannte Extrasystolen) werden ausgelöst (besonders bei Menschen, die schon herzkrank sind), und es treten Muskelkrämpfe oder Schmerzen auf. Zu wenig Kalium kann in Verbindung mit zu viel Natrium einen hohen Blutdruck bewirken – ein Leiden, das mehr als 50 Millionen US-Amerikaner betrifft.

Die meisten Amerikaner wären in Sachen Kalium besser dran, wenn sie täglich fünf Portionen Obst und Gemüse essen würden. Allerdings müssen sie den von der Nationalen Akademie für Medizin empfohlenen Richtwert von 4700 Milligramm pro

Tag vielleicht nicht ganz erreichen. Diese Zielmarke basiert auf sehr dünnem Zahlenmaterial. Niedrige Kaliumwerte sind ein spezielles Problem für Menschen, die zur Regulierung von Bluthochdruck Diuretika (entwässernde Medikamente) nehmen, und für alle, die viel Kaffee oder andere koffeinhaltige Getränke trinken, denn durch Diuretika und Koffein geht mehr Kalium über den Urin verloren.

Wenn man zusätzliches Kalium einnimmt – sei es mit der Nahrung, in Form von Kalisalz oder aus Nahrungsergänzungsmitteln –, kann das hohen Blutdruck senken oder den Blutdruck insgesamt unter Kontrolle halten. Dadurch reduziert es die Wahrscheinlichkeit, dass man einen jener Schlaganfälle erleidet, bei denen der Blutfluss zum Gehirn blockiert wird. Trotzdem ist die beste Methode, eine angemessene Kaliumaufnahme zu erreichen, viel Obst und Gemüse zu essen. Kaliumhaltige Salz-Ersatzstoffe können für Menschen hilfreich sein, die Bluthochdruck haben, Diuretika einnehmen oder sehr viel Kaffee trinken. Greifen Sie erst zu Kalium-Präparaten, nachdem Sie mit Ihrem Arzt darüber gesprochen haben, denn wenn Ihre Nieren nicht richtig arbeiten, können solche Substanzen tödlich sein.

Empfohlene Tagesdosis: Erwachsenen wird eine tägliche Dosis von 4700 Milligramm Kalium empfohlen. (Anm. d. Red.: Die deutschen Empfehlungen laut »DACH-Referenzwerten für die Nährstoffzufuhr« lauten 4000 Milligramm.)

Gute Bezugsquellen aus der Nahrung: Bananen sind berühmt für ihren Kaliumgehalt, aber auch viele andere Obst- und Gemüsearten sind gute Quellen – etwa Aprikosen, Datteln, Kidneybohnen, Orangen, Spinat, Nüsse, Samen und Vollkorn (siehe Tabelle auf Seite 251).

Für Ihre Sicherheit: Das *Food and Nutrition Board*, eine Organisation für Nahrungsmittel und Ernährung innerhalb der US-amerikanischen Nationalen Akademie der Wissenschaften, Ingenieurwissenschaften und Medizin, hat für Kalium keine Obergrenze festgelegt. Wenn Ihre Nieren in Ordnung sind, ist es beinahe unmöglich, dass Sie aus natürlichen Quellen eine Überdosis bekommen. Sind Ihre Nieren nicht in Ordnung, müssen Sie Ihre Kaliumaufnahme im Auge behalten und den Kaliumspiegel im Blut regelmäßig kontrollieren lassen. Zu viel Kalium im Blutkreislauf kann nämlich tödliche Herzrhythmus-Störungen verursachen.

Kaliumgehalt ausgewählter Nahrungsmittel

Nahrungsmittel	Portionsgröße	Kaliumgehalt in mg	% der empfohlenen Tagesdosis*
Rote-Bete-Blätter, gekocht	½ Tasse**	654	14
Tomatensaft	1 Tasse	527	11
Baked beans (Gebackene Bohnen)	1 Tasse	509	11
Avocados	½ mittelgroße	487	10
Limabohnen	½ Tasse	484	10
Cantaloupe-Melonen	1 Tasse	473	10
Winterkürbisse	½ Tasse	448	10
Pastasauce, zubereitet	½ Tasse	422	9
Bananen	1 mittelgroße	422	9
Spinat, gekocht	½ Tasse	419	9
Orangensaft	1 Tasse	378	8
Milch, 1 % Fett	1 Tasse	366	8
Feigen, getrocknet	1 große	333	7
Backpflaumen	¼ Tasse	318	7
Mandeln	42 g	312	7
Rosinen	¼ Tasse	309	7
Schwarze Bohnen, gekocht	½ Tasse	306	7
Kartoffeln, mit Schale gebacken	1 mittelgroße	299	6
Joghurt	198 g	282	6
Erdnüsse, geröstet	42 g	270	6
Rote Bete, gekocht	½ Tasse	259	6
Putenbrust, gebacken	85 g	252	5
Kürbiskerne, geröstet	¼ Tasse	232	5
Brokkoli, gekocht	½ Tasse	229	5
Blattkohl, gekocht	½ Tasse	214	5
Haferkleieflocken	¾ Tasse	160	3
Weizenkeime	2 Esslöffel	150	3
Tomaten, roh	½ mittelgroße	146	3
Kaffee	1 Tasse	116	2

* Auf der Grundlage einer täglichen empfohlenen Kaliumdosis von 4700 Milligramm bei einer Energieaufnahme von 2000 Kilokalorien.

** Berechnungsgrundlage ist eine Tasse mit einem Fassungsvermögen von 240 Millilitern.

Quelle: USDA National Nutrient Database for Standard Reference, Ausgabe 28, 2016, ndb.nal.usda.gov/ndb/foods

Natrium

Dem Mineralstoff Natrium ist mehr Aufmerksamkeit zuteilgeworden als fast allen anderen Mikronährstoffen. Natrium ist ein wesentlicher Bestandteil unserer Nahrung, aber die meisten Amerikaner bekommen davon mehr, als sie brauchen. Es geschieht fast von selbst. Fertiggerichte sind oft überfrachtet mit Speisesalz, und das besteht zu einem Drittel aus Natrium. Eine Tasse Makkaroni mit Käse aus der Schachtel oder eine Portion gesalzene Pommes frites aus dem Fast-Food-Restaurant können uns mehr als 1000 Milligramm Natrium liefern – den Großteil einer gesunden Tagesration. Häufig findet es sich auch dort, wo man es am wenigsten vermuten würde: Eine Tasse Nudelsauce kann fast die Hälfte einer angemessenen Tagesdosis Salz enthalten (siehe Tabelle »Verstecktes Salz in der Nahrung«).

Obgleich auf Lebensmittelverpackungen ein Natrium-Tagesrichtwert von 2300 Milligramm angegeben ist, braucht eine Durchschnittsperson tatsächlich nicht einmal 1000 Milligramm pro Tag. Das ist weniger als ein halber Teelöffel Salz. Und doch nimmt der durchschnittliche US-Amerikaner mehr als das Dreifache davon auf, nämlich ungefähr 3500 Milligramm Natrium. Der Überschuss wird ausgeschieden, aber manchmal erst, nachdem er schon einigen Schaden angerichtet hat. Überschüssiges Natrium entzieht den Zellen Wasser und erhöht damit den Blutdruck, besonders bei Menschen, die genetisch bedingt salzempfindlicher sind.

Verstecktes Salz in der Nahrung

Nahrungsmittel	**Portionsgröße**	**Natriumgehalt in mg**	**% der empfohlenen täglichen Obergrenze***
Krakauer Würstchen	1 Stück	3870	168
Arroz con gandules (Puerto Ricos Nationalgericht aus Reis, Erbsen und Schweinefleisch, Anm. d. Red.)	1 Portion (Restaurant)	3807	166
Orangenhähnchen	1 Portion (Restaurant)	3583	156
Frittierte Zwiebelringe von APPLEBEE'S	1 Portion	2916	127
Vegetarisches Chow Mein (Asia-Gericht Gebratene Nudeln; Anm. d. Red.)	1 Portion (Restaurant)	2673	116
Kung-Pao-Huhn mit Reis (chinesisches Gericht, Anm. d. Red.)	2 Tassen**	2610	113
Schinkensandwich mit Mayonnaise und Tomate	15 cm	2130	93
Whopper mit Käse von Burger King	1	1431	62

Nahrungsmittel	Portionsgröße	Natriumgehalt in mg	% der empfohlenen täglichen Obergrenze*
Chicken Pot Pie (Hähnchen-Ragout mit Brotkruste, Anm. d. Red.)	1 kleine Portion	1187	52
Sauerkraut, Konserve	1 Tasse	939	41
Baked Beans (gebackene Bohnen), Konserve	1 Tasse	871	38
Essiggurken	1 (85 g)	833	36
Hühner-Nudel-Suppe, Konserve	1 Tasse	831	36
Rinderbrust, gegart	85 g	827	36
Thunfischsalat-Sandwich	15 cm	780	34
Käse-Salami-Pizza	1 Stück	773	34
Makkaroni mit Käse, Konserve	1 Tasse	737	32
Lasagne, tiefgefroren	1 Portion	639	28
Pastasauce, zubereitet	½ Tasse	577	25
Buttermilch-Frühstücksgebäck (KFC)	1	540	23
Amerikanischer Käse	1 Scheibe	468	20
Grüne Bohnen, Konserve	1 Tasse	461	20
Hüttenkäse	½ Tasse	459	20
Gemüsesaft-Cocktail	1 Tasse	428	19
Thunfisch, Konserve	85 g	337	15
Pommes frites von McDonald's	1 große Portion	290	13
Waffeln, tiefgefroren	1	223	10
Cornflakes, Müsli »Raisin Bran«	1 Tasse	210	9
Erbsen, tiefgefroren	½ Tasse	58	3

* Auf der Grundlage einer täglichen empfohlenen Natriumdosis von 2300 Milligramm bei einer Energieaufnahme von 2000 Kilokalorien.
** Tasse à 240 Milliliter

Quelle: USDA National Nutrient Database for Standard Reference, Ausgabe 28, 2016, ndb.nal.usda.gov/ndb/foods

Die Wissenschaftler sind sich darüber einig, dass ein zu hoher Natriumkonsum Bluthochdruck begünstigt. Ob nun eine verringerte Natriumaufnahme auch die Gefahr einer Herz-Kreislauf-Erkrankung verringert, ist umstritten, aber insgesamt spricht das Zahlenmaterial sehr dafür, dass es einen Nutzen hat, weniger Natrium aufzunehmen. Dabei ist noch nicht klar, wo der optimale Zielwert liegt. Die Natriumzufuhr zu beschränken, ist häufig einer der ersten Ratschläge, die ein Arzt erteilt, wenn bei einem Patienten Bluthochdruck (Hypertonie) diagnostiziert wurde. (Außerdem wird er ihm raten, mit dem Rauchen aufzuhören und sich mehr zu bewegen.) Über viele Jahre hinweg waren die Ergebnisse der Studien zur Salzreduktion widersprüchlich und umstritten. Dann jedoch zeigte die Studie *Dietary Approaches to Stop Hypertension (DASH) II*, bei welcher der Salzgehalt in der Nahrung der Versuchsteilnehmer sorgfältig kontrolliert wurde, dass eine konsequente Beschränkung der Salzaufnahme bedeutende Auswirkungen auf den Blutdruck hat.[291] Das ist inzwischen von weiteren gründlich kontrollierten Studien untermauert worden. Wie bereits in Kapitel 8 beschrieben, hat die erste DASH-Versuchsreihe auch klar gezeigt, dass es den Blutdruck deutlich senken kann, wenn man mehr Obst und Gemüse isst.

Es lässt sich schwer feststellen, welches die »beste« Natriumaufnahmemenge ist. Das liegt zum Teil daran, dass man schlecht messen kann, wie viel Salz eine Person tatsächlich konsumiert, ist es doch in so vielen verarbeiteten Lebensmitteln versteckt. Außerdem sind Langzeitstudien zur Salzaufnahme nicht gerade leicht durchzuführen: Man kann die Leute nur mit Mühe bei natriumarmer Kost halten, denn wir leben nun mal in einer Zeit, in der natriumreiche Nahrungsmittel und solche mit verborgenem Natrium überall präsent sind.

Die effizienteste Methode, den Blutdruck niedrig zu halten, kombiniert Gewichtsreduktion (sofern nötig), den Konsum von viel kaliumreichem Obst und Gemüse und den Verzicht auf salzreiche Nahrungsmittel.

Zusammenfassend kann man sagen, dass Ihnen eine salzreiche Ernährung nichts Gutes bringt und sogar Schaden anrichten kann. Es ist also sinnvoll, auf unnötiges Salz zu verzichten.

Empfohlene Tagesdosis: Die Nationale Akademie für Medizin und die *Dietary Guidelines for Americans 2015–2020* empfehlen, nicht mehr als 2300 Milligramm Natrium pro Tag aufzunehmen. Die Amerikanische Herzgesellschaft hingegen rät zu maximal 1500 Milligramm pro Tag. Der niedrigere Richtwert wird damit begründet, dass eine weitere Absenkung der Natriumaufnahme auf das genannte Niveau dabei helfen kann, auch den Blutdruck – also einen starken Risikofaktor für Herz-Kreislauf-Erkrankungen – weiter zu senken. (Anm. d. Red.: Die deutschen Empfehlungen laut »DACH-Referenzwerten für die Nährstoffzufuhr« liegen bei 1500 Milligramm.)

Gute Bezugsquellen aus der Nahrung: Natrium ist kein Nährstoff, nach dem Sie suchen müssen – er findet Sie von ganz allein.
Die meisten Menschen sollten nicht nach Lebensmitteln Ausschau halten, die gute Natriumquellen sind, sondern lieber nach solchen, die natriumarm sind. Fast jedes unverarbeitete, natürliche Nahrungsmittel enthält nur wenig Natrium (Gemüse, Obst, Körner, Nüsse, Fleisch, Milchprodukte etc.).

Für Ihre Sicherheit: Das *Food and Nutrition Board* hat eine Obergrenze von 2300 Milligramm Natrium pro Tag festgesetzt. Wenn man sie überschreitet, richtet das nicht sofort Schäden an, aber es kann uns in Richtung Bluthochdruck führen, und davon sind 90 % aller US-Amerikaner im Laufe ihres Lebens betroffen.

Selen

Das Spurenelement Selen ist ein wirkungsvolles Antioxidans, obgleich es vermutlich nicht auf diese Weise zu unserer Gesunderhaltung beiträgt. Vielmehr unterstützt es diverse Enzyme beim Abbau von Peroxiden – stark oxidativ wirkenden Substanzen, die überall im Körper entstehen und DNA sowie Gewebe schädigen können.

Bisher gibt es keine überzeugenden Belege dafür, dass ein Zuwenig an Selen in den USA das Risiko für Krebs oder andere chronische Krankheiten erhöhen würde oder dass man diesen Leiden vorbeugen könnte, indem man Selen-Präparate nimmt. In den 1980er-Jahren setzte man in Finnland den Düngemitteln Selen zu, wenn in einer Gegend der Selengehalt des Bodens gering war (und damit auch die Selenaufnahme der dort lebenden Menschen). Obwohl der Selenspiegel im Blut deutlich anstieg, änderte sich die Krebsrate nicht. Die Studie *Nutritional Prevention of Cancer* (»Krebsverhütung durch gesunde Ernährung«) hat gezeigt, dass es einen gewissen Schutz vor Hautkrebs bieten könnte, wenn man jeden Tag 200 Mikrogramm zusätzliches Selen einnimmt.[292] Die Versuchsreihe *SELECT* (Studie zur Rolle von Selen und Vitamin E bei der Krebsverhütung), die ihren Blick auf Prostatakrebs richtete, konnte die Erkenntnisse zum Thema Hautkrebs hingegen nicht in ihren Bereich übertragen. Sie vermochte die Frage nach einem Zusammenhang zwischen Selen und Prostatakrebs nicht zu beantworten, weil es im Versuchszeitraum nur einen einzigen Todesfall durch Prostatakrebs gab.[293]

In manchen Regionen Chinas und anderer Weltteile, wo der Boden sehr wenig Selen enthält, hat die geringe Selenzufuhr über die Nahrung zu einer ganz speziellen Herzkrankheit geführt.

Empfohlene Tagesdosis: In den USA wird Erwachsenen dazu geraten, täglich 55 Mikrogramm Selen aufzunehmen. (Anm. d. Red.: Die deutschen Empfehlungen laut »DACH-Referenzwerten für die Nährstoffzufuhr« liegen bei 60–70 Mikrogramm.)

Gute Bezugsquellen aus der Nahrung: Selen ist in vielen Nahrungsmitteln enthalten. Paranüsse, Meeresfrüchte, Rindfleisch, Eier und Spinat sind gute Quellen, aber ihr Selengehalt hängt davon ab, wie viel von diesem chemischen Element in den Ackerböden bzw. im Tierfutter enthalten war.

Für Ihre Sicherheit: Selen ist in hohen Dosierungen giftig, wobei die Obergrenze für Erwachsene bei einer Aufnahme von 400 Mikrogramm pro Tag liegt. Wie bei anderen Mikronährstoffen ist es auch bei Selen schwierig, solche Mengen allein aus der Nahrung zu beziehen. Wenn man zu viel Selen aus Nahrungsergänzungsmitteln aufnimmt, kann das zu spröden Haaren und brüchigen Nägeln, zu gereiztem Magen, Hautausschlag, Mundgeruch und extremer Erschöpfung führen. Manche Arten von Paranüssen liefern eine Menge Selen, weil die Böden, auf denen die Bäume kultiviert werden, sehr selenreich sind. Falls Sie häufig Paranüsse essen, sollten Sie es künftig lieber mit einem Mix aus verschiedenen Nussarten versuchen, um nicht zu viel Selen zu bekommen.

Zink

Vielleicht ist Ihnen in Ihrer Apotheke, in Ihrem Drogeriemarkt oder Ihrem Lebensmittelladen nahe der Kasse schon einmal der »Erkältungskiller Zink-Pastillen« aufgefallen. Diese Tabletten waren Gegenstand vieler Versuche, in denen man herausfinden wollte, ob sie die Dauer von Erkältungen wirklich verkürzen können. Mehr als ein Dutzend Studien wurden mit Menschen durchgeführt, bei denen gerade eine Erkältung im Anflug war; manche von ihnen nahmen Zink ein, andere nicht. Die Ergebnisse waren uneinheitlich. Dennoch haben zwei aktuelle Meta-Analysen herausgestellt, dass Erkältete, die die unangenehm schmeckenden Zinkpastillen einwarfen, im Durchschnitt ein bis zwei Tage früher keine Symptome mehr zeigten als Testpersonen, die Placebo-Pastillen schluckten.[294]

Zweifellos spielt Zink eine Schlüsselrolle bei der Gesunderhaltung des Immunsystems. Es wirkt als Antioxidans, man braucht es, um richtig sehen zu können, es ist an Blutgerinnung und Wundheilung beteiligt, und es sorgt mit dafür, dass sich Spermazellen normal entwickeln. Sollten Sie deshalb zu einem Zink-Präparat greifen? Nein. Obwohl die meisten Amerikaner heute weniger als die empfohlene Tagesmenge Zink bekommen, gibt es kaum Belege dafür, dass eine solch geringe Aufnahme gesundheitliche Probleme verursacht. Studien, die sich mit Darmkrebs, Prostatakrebs, Prostataentzündung (Prostatitis) und Makula-Degeneration beschäftigten, haben keinen klaren Zusammenhang mit der Zinkaufnahme herstellen können.

Manche Menschen brauchen zusätzliches Zink. Kinder müssen für ihr Wachstum und ihre Entwicklung ausreichende Mengen von diesem Element aufnehmen. Zu wenig Zink könnte ein Grund dafür sein, dass Unterernährung die Entwicklung des Gehirns und der motorischen Fähigkeiten verlangsamt; es könnte zu Hyperaktivität beitragen und Aufmerksamkeitsstörungen hervorrufen. Ältere Menschen könnten aus verschiedenen Gründen zusätzliches Zink benötigen. Sie nehmen tendenziell weniger von diesem Mineralstoff auf als jüngere Leute. Oft fällt es ihnen schwer, das Zink aus der Nahrung zu absorbieren. Bestimmte Medikamente, die sie schlucken – vor allem Diuretika gegen Bluthochdruck –, können die Ausscheidung von Zink erhöhen. Und die Extraportionen an Faserstoffen und Calcium, die sie vielleicht zu sich nehmen, können das Zink binden, sodass es dem Verdauungssystem nicht mehr zur Verfügung steht. Auch schwere Trinker, Menschen mit Verdauungsproblemen (z. B. Morbus Crohn oder Colitis ulcerosa) und solche mit chronischen Infektionen brauchen zusätzliches Zink.

Empfohlene Tagesdosis: Frauen wird eine tägliche Zinkmenge von 8 Milligramm empfohlen, während es bei Männern 11 Milligramm sind. Schwangere oder stillende Frauen brauchen ein wenig mehr (12 statt 8 Milligramm pro Tag) für sich selbst und für das Kind, das sie erwarten oder stillen. (Anm. d. Red.: Die deutschen Empfehlungen laut »DACH-Referenzwerten für die Nährstoffzufuhr« liegen bei 7–10 Milligramm für Frauen, bei 11–14 Milligramm für Schwangere/Stillende und bei 11–16 Milligramm bei Männern.)

Bezugsquellen aus der Nahrung: Wenn Sie Austern mögen, hätten Sie schon ein solches Nahrungsmittel. Sie enthalten nämlich pro Portion mehr Zink als jede andere Speise. Geflügel, Krabben und Hummer, Bohnen, Nüsse, Vollkornprodukte, angereicherte Frühstücksflocken und Molkereiprodukte wie Milch und Joghurt sind ebenfalls gute Zinkquellen.

Für Ihre Sicherheit: In zu hoher Dosierung kann Zink die Funktionsfähigkeit des Immunsystems herabsetzen, Probleme mit dem Geruchs- und Geschmackssinn auslösen und zu Haarausfall und Hautproblemen führen. Eine hohe Zinkzufuhr könnte auch die Entstehung oder das Wachstum von Prostatakrebs begünstigen. Wer das Zink aus der Nahrung und nicht aus Lutschtabletten oder ähnlichen Nahrungsergänzungsmitteln bezieht, hat den Vorteil, dass er nur schwer eine zu hohe Dosis aufnehmen kann. Täglich mehr als 15 Milligramm Zink aus Supplementen zu beziehen, ist keine gute Idee, es sei denn, bestimmte Krankheiten sollen damit bekämpft werden.

Von der Theorie zur Praxis

Sie geben jede Menge Geld aus, um Ihr Haus und Ihr Auto zu versichern. Vielleicht haben Sie sogar eine jener Lebensversicherungen, von der Sie sich wünschen, dass Ihre Angehörigen sie hoffentlich nicht in Anspruch nehmen. Eine viel preiswertere und persönlich befriedigendere Variante der Lebensversicherung ist die tägliche Multivitamin-Tablette mit beigefügten Mineralstoffen.

Die Forschung kommt immer stärker zu dem Schluss, dass verschiedene Zutaten einer Standard-Multivitamin-Tablette (vor allem Vitamin B_6, Vitamin B_{12}, Folsäure, Vitamin D und Beta-Carotin) entscheidende Mitspieler bei der Verhütung von Herzerkrankungen, Krebs, Osteoporose, Gedächtnisschwund und anderen chronischen Krankheiten sind. Ein Jahresvorrat kostet weniger als 40 Dollar, was ungefähr zehn Cent pro Tag entspricht. Das ist in Sachen Ernährung ein exzellentes Preis-Leistungs-Verhältnis.

Den Begriff »Versicherung« verwende ich hier aus gutem Grund. Eine Multivitamin-Tablette kann natürlich keinesfalls eine ausgewogene und abwechslungsreiche Ernährung ersetzen. Sie gibt uns kaum ein Krümelchen von all den gesunden Nährstoffen, die sich in Lebensmitteln finden. Auch Faserstoffe kann sie uns nicht liefern, von Wohlgeschmack und Genuss gar nicht erst zu reden. Das einzige, was sie uns zu bieten hat, ist eine zusätzliche Stütze. Sie kann in der Ernährung die Löcher auffüllen, die sich manchmal selbst bei den bewusstesten Essern auftun. Es ist zum Beispiel großartig, wenn wir viel Obst und Gemüse verzehren, aber es wird uns wenig Vitamin D einbringen. Wunderbar ist es auch, mehr Vollkornprodukte auf den Speiseplan zu setzen, aber viel Vitamin B_6 wird das nicht abwerfen. Ältere Menschen und solche mit Verdauungsproblemen schaffen es vielleicht nicht, genügend Vitamin B_{12} aus der Nahrung zu absorbieren. Und wer regelmäßig Alkohol trinkt, könnte zusätzliche Folsäure brauchen, um die folatreduzierenden Wirkungen des Alkohols auszugleichen. Jeden Tag eine Multivitamin-Tablette zu schlucken, ist also ein sicherer, vernünftiger Plan, der eine gute Ernährung ergänzen, sie aber niemals ersetzen kann.

Hier sind acht Vitamine und Mineralstoffe, die viele Menschen nicht in ausreichendem Maße mit der Nahrung aufnehmen, was es sinnvoll macht, sie über eine Standard-Multivitamin-Multimineralstoff-Tablette zu beziehen:

- Beta-Carotin
- Folsäure

- Vitamin B_6
- Vitamin B_{12}
- Vitamin D
- Vitamin E
- Eisen
- Zink

Jeden Tag eine Multivitamin-Multimineralstoff-Tablette einzunehmen, ist eine vernünftige Option, die uns in Sachen Ernährung ein engmaschigeres Sicherheitsnetz verschafft. Bei Frauen während der Menstruation – vor allem jenen, die wenig oder kein rotes Fleisch essen – würde ein Multivitamin-Multimineralstoff-Präparat den zusätzlichen Bedarf an Eisen decken. Außerdem entspricht die Folsäure in dieser Tablette der Empfehlung der *Centres for Disease Control* (Zentren für Krankheitskontrolle), wonach alle Frauen, die schwanger werden könnten, zusätzlich Folsäure zu sich nehmen sollten, um die Gefahr von Neuralrohrdefekten zu minimieren.

Sie brauchen kein Designer-Vitamin-Präparat, keines mit einem prestigeträchtigen Markennamen und auch keine »100% Bio«-Rezeptur. Standard-Multivitamin-Tabletten von großen Handelsunternehmen sind, wenn sie sich nach den offiziell empfohlenen Aufnahmemengen richten, völlig ausreichend. Lassen Sie sich in der Apotheke beraten oder prüfen Sie kritisch die Verpackung. (Schauen Sie auf der Kennzeichnung danach, ob das Produkt den Normen der *United States Pharmacopeia* (USP) entspricht. Diese Organisation gibt bestimmte Herstellungsstandards für Medikamente und Nahrungsergänzungsmittel vor, die in den USA verkauft werden.)

Je weniger vorgeformtes Vitamin A (Retinol) und je mehr Beta-Carotin in dem Präparat enthalten ist, desto besser. Wählen Sie ein Präparat, das nicht mehr als 2000 I.E. vorgeformtes Vitamin A enthält.

Für die meisten Männer und Frauen ist ein zusätzliches Vitamin-E-Supplement in Ordnung. Selbst wenn in der Vitamin-E-Geschichte der letzte Satz noch nicht geschrieben ist, könnten zur Aufrechterhaltung eines optimalen Gesundheitszustands 400 Milligramm pro Tag vonnöten sein, möglicherweise sogar mehr. Die gebräuchlichen Multivitamin-Tabletten enthalten aber nur 30 I.E.

Zusätzliches Vitamin D ist ganz sicher erstrebenswert. Standard-Multivitamin-Präparate haben 400 bis 600 I.E. zu bieten – die Hälfte dessen, was man offensichtlich für einen optimalen Gesundheitszustand braucht.

Manche Firmen stellen Ergänzungsmittel her, bei denen ein Großteil des vorgeformten Vitamins A durch Beta-Carotin ersetzt ist und die auch adäquate Mengen an Vitamin D enthalten. Ich rate dazu, nach einem solchen Präparat Ausschau zu halten, denn sonst bekommt man allzu leicht zu viel vorgeformtes Vitamin A. Ein Beispiel dafür sind die »Basic-One«-Multivitamin-Tabletten, deren Rezeptur von Dr. Kenneth Cooper, dem Gründer der Cooper Clinic in Dallas, entwickelt wurde. Sie enthalten eine Menge Vitamin A (2000 I.E.), und zwar alles in Form von Beta-Carotin, aber auch 2000 I.E. Vitamin D und 200 I.E. Vitamin E. Frauen während der Menstruation sollten zu der Version mit Eisen greifen, während Frauen nach der Menopause und Männer diese nicht brauchen.

Neue Hoffnung für Multivitamin-Präparate

Die meisten Vitaminstudien untersuchten einzelne Vitamine (zum Beispiel die Folsäure oder das Vitamin E) oder Kombinationen von Antioxidantien, jeweils mit Mineralstoffen oder ohne. Die *Physicians' Health Study II* schlug einen anderen Weg ein: Sie nahm die gesundheitlichen Auswirkungen eines frei verkäuflichen Standard-Multivitamin-Multimineralstoff-Präparats mit dem Namen »Centrum Silver« unter die Lupe. Die Ergebnisse waren vielversprechend.

Die Forscher gewannen 14 000 ältere männliche Ärzte als Testpersonen. Die Hälfte von ihnen nahm bis zu 14 Jahre lang das besagte Präparat ein, während die übrigen ein genauso aussehendes Placebo schluckten. Zu Versuchsende verzeichnete man in der Multivitamin-Gruppe ein um acht Prozent geringeres Risiko, irgendeine Form von Krebs zu entwickeln.[295] Vieles davon war der Senkung des Darmkrebsrisikos geschuldet, die von früheren prospektiven Kohortenstudien bereits vorausgesagt worden war.

Hingegen schien das Multivitamin-Multimineralstoff-Präparat nichts zur Vorbeugung von Herz-Kreislauf-Erkrankungen beizutragen und half auch nicht, das Gedächtnis oder die Denkfähigkeit zu schützen.[296]

Zwei Dinge machen diesen Versuch so bemerkenswert: Wenn die Studie nicht länger als zehn Jahre gedauert hätte (also länger als die meisten Vitaminstudien), hätte sie niemals eine Verbindung zwischen Darmkrebs und der Nutzung von Multivitamin-Präparaten aufdecken können. Außerdem waren die Teilnehmer vermutlich die am besten ernährte Gruppe von Männern, die man jemals untersucht hatte, doch selbst hier zeigte sich der Nutzen einer täglichen Multivitamin-Tablette. In einer Gruppe von Versuchsteilnehmern, die sich weniger gut ernährten, wäre der Nutzeffekt noch größer gewesen.

Bisher gibt es, was die ideale Vitaminzufuhr betrifft, keinen Konsens, denn die wissenschaftlichen Erkenntnisse zu diesem Thema entwickeln sich immer noch weiter. Wir sollten unbedingt mit mehr wissenschaftlichen Belegen zu den wahren Vorteilen der häufig eingesetzten Vitamine arbeiten. Bis dahin wird vermutlich niemand zu Schaden kommen, wenn er diese Vitamine in vernünftigen Dosierungen einnimmt, und die Kosten sind minimal. Unter diesen Umständen ist es vielleicht ein bisschen albern zu verlangen, dass alle Beweise und Indizien schon bis aufs letzte i-Tüpfelchen vorliegen müssen, ehe man aktiv wird.

Empfohlene tägliche Aufnahmemengen für Vitamine (erarbeitet vom Institute of Medicine; berechnet für Erwachsene)

Vitamin (geläufige Bezeichnungen)	**Empfohlene Aufnahmemenge aus der Nahrung (RDA) bzw. Angemessene tägliche Aufnahmemenge (AI, mit * gekennzeichnet)**		**Obergrenze**
	Frauen	Männer	
Vitamin A (vorgeformt: Retinol; Beta-Carotin kann in Vitamin A umgewandelt werden)	700 Mikrogramm (2333 I.E.)	900 Mikrogramm (3000 I.E.)	3000 Mikrogramm (etwa 10 000 I.E.)
Thiamin (Vitamin B_1)	1,1 Milligramm	1,2 Milligramm	Nicht bekannt
Riboflavin (Vitamin B_2)	1,1 Milligramm	1,3 Milligramm	Nicht bekannt
Niacin (Vitamin B_3, Nicotinsäure)	14 Milligramm	16 Milligramm	35 Milligramm
Pantothensäure (Vitamin B_5)	5 Milligramm*	5 Milligramm*	Nicht bekannt
Vitamin B_6 (Pyridoxal, Pyridoxin, Pyridoxamin)	19–50 Jahre: 1,3 Milligramm ab 51 Jahren: 1,5 Milligramm	19–50 Jahre: 1,3 Milligramm ab 51 Jahren: 1,7 Milligramm	100 Milligramm
Vitamin B_{12} (Cobalamin)	2,4 Mikrogramm	2,4 Mikrogramm	Nicht bekannt
Biotin	30 Mikrogramm*	30 Mikrogramm*	Nicht bekannt
Vitamin C (Ascorbinsäure)	75 Milligramm* (Raucherinnen: 35 Milligramm extra)	90 Milligramm* (Raucher: 35 Milligramm extra)	2000 Milligramm
Cholin	425 Milligramm*	550 Milligramm*	3500 Milligramm
Vitamin D (Calciferol)	19–50 Jahre: 5 Mikrogramm (200 I.E.) 51–70 Jahre: 10 Mikrogramm (400 I.E.) ab 71 Jahren: 15 Mikrogramm (600 I.E.)	19–50 Jahre: 5 Mikrogramm (200 I.E.) 51–70 Jahre: 10 Mikrogramm (400 I.E.) ab 71 Jahren: 15 Mikrogramm (600 I.E.)	100 Mikrogramm (4000 I.E.)
Vitamin E (α-Tocopherol)	15 Milligramm (entspricht etwa 22 I.E. aus natürlichen Vitamin-E-Quellen und 33 I.E. aus synthetischen)	15 Milligramm	1000 Milligramm (fast 1500 I.E. natürliches Vitamin E bzw. 2200 I.E. synthetisches)
Folsäure (Folat, Folacin)	400 Mikrogramm	400 Mikrogramm	1000 Mikrogramm
Vitamin K (Phyllochinon, Menadion)	90 Mikrogramm*	120 Mikrogramm*	Nicht bekannt

RDA (»Recommended Dietary Allowance«): Die durchschnittliche tägliche Aufnahmemenge aus Nahrungsmitteln, die genügt, um – je nach Alter und Geschlecht – den Nährstoffbedarf von 97 bis 98 Prozent gesunder Personen in einer bestimmten Gruppe zu decken.
AI (»Daily Adequate Intake«): Empfohlene Aufnahmemenge, wenn ein RDA-Wert nicht bestimmt werden kann. Wo in der Tabelle AI-Werte angegeben werden, ist das mit einem Sternchen gekennzeichnet.

Empfohlene tägliche Aufnahmemengen für Mineralstoffe (erarbeitet vom Institute of Medicine; berechnet für Erwachsene)

Mineralstoff	Empfohlene Tagesmenge (RDA oder – mit Sternchen gekennzeichnet – AI)		Obergrenze
	Frauen	Männer	
Calcium	31–50 Jahre: 1000 Milligramm ab 51 Jahren: 1200 Milligramm	31–70 Jahre: 1000 Milligramm ab 71 Jahren: 1200 Milligramm	2500 Milligramm
Chlorid	19–50 Jahre: 2,3 Gramm* 51–70 Jahre: 2,0 Gramm* ab 71 Jahren: 1,8 Gramm*	19–50 Jahre: 2,3 Gramm* 51–70 Jahre: 2,0 Gramm* ab 71 Jahren: 1,8 Gramm*	Nicht bekannt
Chrom	31–50 Jahre: 25 Mikrogramm* ab 51 Jahren: 20 Mikrogramm*	31–50 Jahre: 35 Mikrogramm* ab 51 Jahren: 30 Mikrogramm*	Nicht bekannt
Eisen	31–50 Jahre: 18 Milligramm ab 51 Jahren: 8 Milligramm	31–50 Jahre: 8 Milligramm ab 51 Jahren: 8 Milligramm	45 Milligramm
Fluorid	3 Milligramm	4 Milligramm	10 Milligramm
Jod	150 Mikrogramm	150 Mikrogramm	1100 Mikrogramm
Kalium	4700 Milligramm*	4700 Milligramm*	Nicht bekannt
Kupfer	900 Mikrogramm	900 Mikrogramm	10 000 Mikro-gramm
Magnesium	19–30 Jahre: 310 Milligramm ab 31 Jahren: 320 Milligramm	19–30 Jahre: 400 Milligramm ab 31 Jahren: 420 Milligramm	350 Milligramm aus Nahrungser-gänzungsmitteln
Mangan	1,8 Milligramm*	2,3 Milligramm*	11 Milligramm
Molybdän	45 Mikrogramm	45 Mikrogramm	2000 Mikrogramm
Natrium	19–50 Jahre: 1500 Milligramm* 51–70 Jahre: 1300 Milligramm* ab 71 Jahren: 1200 Milligramm*	19–50 Jahre: 1500 Milligramm* 51–70 Jahre: 1300 Milligramm* ab 71 Jahren: 1200 Milligramm*	Nicht festgelegt
Phosphor	700 Milligramm	700 Milligramm	31–70 Jahre: 4000 Milligramm ab 71 Jahren: 3000 Milligramm
Selen	55 Mikrogramm	55 Mikrogramm	400 Mikrogramm
Zink	8 Milligramm	11 Milligramm	40 Milligramm

RDA (»Recommended Dietary Allowance«): Die durchschnittliche tägliche Aufnahmemenge aus Nahrungsmitteln, die genügt, um – je nach Alter und Geschlecht – den Nährstoffbedarf von 97 bis 98 Prozent gesunder Personen in einer bestimmten Gruppe zu decken.
AI (»Daily Adequate Intake«): Empfohlene Aufnahmemenge, wenn ein RDA-Wert nicht bestimmt werden kann. Wo in der Tabelle AI-Werte angegeben werden, ist das mit einem Sternchen gekennzeichnet.

Kapitel 12

Auch die Gesundheit unseres Planeten zählt

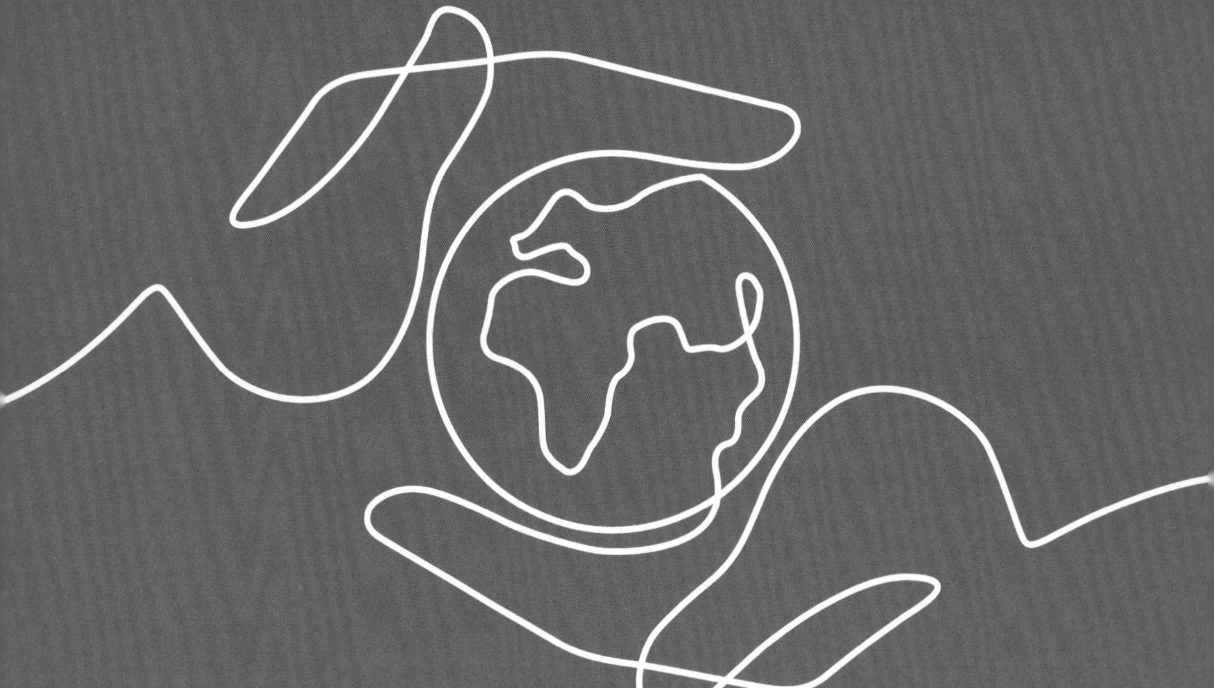

Vom Einfluss der Ernährung auf Umwelt und Klima

Was Sie oder ich essen, beeinflusst fraglos unsere individuelle Gesundheit. Was wir als Bevölkerung insgesamt essen, beeinflusst die Gesundheit unseres Planeten und damit auch die Gesundheit unserer Kinder, Enkel und künftiger Generationen.

In der ersten Auflage dieses Buches, die im Jahr 2001 erschien, wurde der Klimawandel gerade zu einem Gegenstand weltweiter Sorge. Ich nahm in mein Manuskript ein paar Abschnitte darüber auf, wie sich unterschiedliche Ernährungsweisen auf die Erzeugung von Treibhausgasen und andere Umweltaspekte auswirken. Seitdem haben wir so viel erfahren und dazugelernt, dass der Klimawandel zu einem außerordentlich wichtigen und dringenden Thema geworden ist. Wir brauchen keine ausgeklügelten Messungen oder statistischen Modelle, um zu wissen, dass er stattfindet; er vollzieht sich direkt vor unseren Augen.

Als ich in den 1960er-Jahren als Medizinstudent erstmals in Tansania arbeitete, war der Kilimandscharo ganzjährig von Schnee bedeckt. Heute ist der Schnee beinahe verschwunden, und bald wird er ganz fehlen. Die Eisberge schmelzen und schwinden weltweit. Das Nordpolarmeer ist ganzjährig schiffbar geworden. Tödliche Stürme, Dürren, Überschwemmungen und andere extreme Wetterereignisse treten regelmäßig und in immer schnellerem Rhythmus auf.

Warum erwähne ich das in einem Buch über gesundes Essen? Weil das Klima die Nahrungsmittelproduktion direkt beeinflusst und umgekehrt die Nahrungsmittelproduktion auch Folgen für Klima und Umwelt haben kann.

Drei Kernprobleme

Wenn Sie in einem per Hand gepflegten Garten Ihre eigene Nahrung anbauen, hat das minimale Auswirkungen auf die Umwelt, vor allem, wenn Sie nicht mehr als die gerade notwendige Menge Naturdünger einsetzen, für die Unkraut- und Schädlingskontrolle auf natürliche Strategien bauen und nur so viel anpflanzen, wie Sie benötigen. Aber nur wenige von uns sind in der Lage, den Großteil ihrer Nahrung auf diese Weise zu erzeugen. Wenn wir begreifen, wie Nahrungsmittel produziert werden, und dann kleine Veränderungen bei Kauf und Verzehr vornehmen, können wir unseren Kohlenstoff-Fußabdruck auf der Erde schon ein wenig verringern.

Landwirtschaft und Lebensmittelproduktion können die Umwelt auf vielerlei Weise schädigen. Im Folgenden gehe ich auf drei der größten Probleme ein.

Klimawandel

Fossile Brennstoffe werden verbraucht, um Düngemittel und Pestizide herzustellen, Wasser für die Berieselung der Felder heranzupumpen, die Äcker zu pflügen, die Ernten einzubringen, die Nahrungsmittel zu verarbeiten und sie zu transportieren – manchmal über tausende Kilometer hinweg. Das Verbrennen fossiler Energieträger erzeugt Kohlendioxid (CO_2), das wichtigste Treibhausgas, durch das Wärme in der Atmosphäre festgehalten wird. Dazu kommt noch, dass Rinder, Schafe und andere zu Nahrungszwecken gehaltene Wiederkäuer Methan erzeugen und freisetzen. Das ist ein Teil ihres natürlichen Verdauungsprozesses. Dieses Gas ist sogar noch eine 25 Mal stärkere Wärmefalle als Kohlendioxid.

Verfüttert man Getreide, das durch industrielle Landwirtschaft produziert wurde, an Rinder, die es dann in Fleisch oder Milch verwandeln, ist das weit weniger energieeffizient, als wenn man als Mensch dieses Getreide direkt essen würde. Es erzeugt auch mehr Treibhausgase. In amerikanischen Mastanlagen werden 15 bis 20 Kilogramm Getreide benötigt, um ein Kilogramm Rindfleisch zu erzeugen.

Wenngleich die Zahlen je nach Berechnungsweise der Emissionen schwanken, schätzt die Umweltschutzbehörde *U.S. Environmental Protection Agency*, dass die Landwirtschaft im Jahre 2015 für 7,9 bis 9 Prozent des landesweiten Ausstoßes von Kohlendioxid und Methan, den beiden wichtigsten Treibhausgasen, verantwortlich war.[297] 80 bis 90 Prozent davon stammen aus der Nahrungsmittelproduktion, der Rest kommt durch Verpackung, Tiefkühlung und Transport zustande. Nachdem ihr ursprünglicher Bericht von industriegelenkten Kongressabgeordneten zensiert worden war, veröffentlichten die Mitglieder des wissenschaftlichen Beraterkomitees für die *Ernährungsrichtlinien 2015–2020* unabhängig davon einen aktualisierten Bericht über die Umwelteffekte verschiedener Ernährungsweisen.[298]

Verunreinigung und übermäßiger Verbrauch von Wasser

Die amerikanische Landwirtschaft führt auch zu Wasserverschmutzung. Düngemittel, Herbizide und Pestizide werden von den Feldern in Flüsse und Seen geschwemmt und gelangen schließlich in die Ozeane. Der Mist aus den Mastanlagen und die Ausscheidungen der Fische aus Fischfarmen nehmen denselben Weg. Der Zufluss von Nährstoffen bewirkt oft eine massenhafte Vermehrung von Algen. Das kann Giftstoffe erzeugen, die anderen wasserlebenden Organismen schaden, aber auch dem Vieh, den Haustieren und sogar uns Menschen. Bei der Zersetzung sterbender oder toter Algen wird ein Großteil des Sauerstoffs im Wasser verbraucht, manchmal sogar der gesamte. Das führt zum Tod von Fischen und anderen Meerestieren. Der Golf von Mexiko ist nur ein Beispiel dafür. Auf seinem Weg von Minnesota nach Louisiana nimmt der Mississippi nährstoffreiches Abflusswasser aus vielen landwirtschaftlich geprägten US-Bundesstaaten auf und leitet es in den Golf von Mexiko.
Im Sommer 2016 schufen die Algenblüte und das nachfolgende Massensterben eine »Todeszone« entlang des Festlandsockels. Sie erstreckte sich nahe den Küsten von Louisiana und Ost-Texas über beinahe 18 000 Qua-

dratkilometer, was ungefähr der Größe des Bundesstaates Connecticut oder der halben Schweiz entspricht.

In manchen Gegenden der Welt bezieht man das Wasser zur Bewässerung der Feldkulturen aus Aquiferen oder Grundwasserleitern (unterirdischen Gesteinsschichten, die Wasser halten können). Das Problem dabei ist, dass man mehr Wasser entnimmt, als durch Regen und Versickerung ersetzt werden können. In Teilen von Kalifornien und des Mittleren Westens der USA zwingt das die Farmer dazu, immer tiefere Brunnen zu bohren. In Indien erschöpft die starke Nachfrage nach diesem unterirdischen Wasser bereits die Aquifere. Das treibt die Bauern in den Ruin und macht es manchen Dörfern schwer, an Trinkwasser zu gelangen.

Aussterben von Tier- und Pflanzenarten

Die industrielle Landwirtschaft trägt auch zum dramatischen Artensterben rund um den Erdball bei. Ein Teil davon ist dem Einsatz von Pestiziden und Herbiziden geschuldet. Außerdem verwandelt eine solche Produktionsweise vielgestaltige Landschaften in Monokulturen. Wenn meine Frau Gail und ich eine Wiese in der Nähe unserer Sommerhütte in New Hampshire besuchten, konnten wir immer sicher sein, unseren Kindern dort unzählige Monarchfalter zeigen zu können – jedenfalls bis vor einigen Jahren. Obwohl es immer noch eine Menge Seidenpflanzen gibt, die Lieblingsspeise dieser hübschen Geschöpfe, ist die Zahl der Schmetterlinge stark geschrumpft: Vor zwei Jahren fanden wir nur noch drei oder vier Monarchfalter vor und im letzten Jahr überhaupt keinen mehr. Wenn man an einem sonnigen Tag von der Ostküste Richtung Westen fliegt, kann man das Problem selbst in Augenschein nehmen: riesige Ackerflächen zulasten der natürlichen Lebensräume, welche die Monarchfalter brauchen, um ihre alljährlichen Wanderungen zu vollenden. Ich sah das auch, als ich die Farm der Familie Willett in Michigan besuchte: Wo es früher kleine Felder gegeben hatte und Hecken, in denen es von unterschiedlichen Arten nur so wimmelte, breiteten sich jetzt riesige Monokulturen von Mais und Soja aus.

Monarchfalter sind nur eine besonders sichtbare gefährdete Art, und sie können noch gerettet werden. Wissenschaftler haben jedoch belegt, dass wir uns im Zeitalter eines beispiellosen Massenaussterbens von Arten befinden. Jedes Jahr verschwinden zwischen 200 und 2000 Arten. Das ist ein Indiz dafür, wie sehr unsere industrielle Landwirtschaft die Umwelt belastet. Die Einengung der biologischen Diversität wird die Widerstandsfähigkeit der Ökosysteme verringern.

Nachhaltige Nahrungsmittelerzeugung

Der Klimawandel ist kein Phänomen, das die Lebensweise der Menschen irgendwann in ferner Zukunft theoretisch beeinflussen könnte. Die Veränderungen treten in einem viel höheren Tempo ein, als man das noch vor wenigen Jahren erwartet hatte, und schon heute wirken sie sich auf das Leben vieler Menschen aus. Von ein paar Ausrutschern abgesehen, markiert fast jedes Jahr weltweit neue Temperaturrekorde. Wenn wir auf dieser Bahn so weiterrasen, wird im Jahre 2100 – also innerhalb der Lebensspanne der nächsten Generation – die globale Erwärmung das Gesicht der Erde und die

Überlebensfähigkeit vieler Bevölkerungen verändert haben.

Laut einem neueren Modell werden die gegenwärtigen Trends beim Temperaturanstieg dazu führen, dass der Meeresspiegel um 1,80 Meter steigt, und zwar möglicherweise schon bis 2100. Das würde etwa ein Drittel von Boston regelmäßig unter Wasser setzen.[299] Selbst wenn der Anstieg nur halb so groß ausfiele, hätte das schon weitreichende Konsequenzen. In Boston können wir Deiche bauen, aber tiefliegende Gebiete wie Florida, Malaysia, Bangladesch, Senegal und andere Küstenregionen der Erde sind dazu aus geologischen oder finanziellen Gründen nicht in der Lage.

Der Klimawandel hat den Anstieg der Nahrungsmittelproduktion bereits verlangsamt – ein besorgniserregender Trend, der sich noch verschärfen wird. Das anhaltende Wachstum der Weltbevölkerung bringt mit sich, dass es immer mehr Menschen zu ernähren gilt. Das wird die Nahrungsmittelerzeugung und die Umwelt zusätzlich belasten. Weil die Geburtenraten nicht so stark zurückgehen wie vorausgesagt, rechnet die UNO inzwischen damit, dass die Weltbevölkerung bis 2050 auf 9,7 Milliarden Menschen anwachsen wird.[300]

Diese Trends sind eine dreifache Herausforderung: Man muss mehr Menschen auf nachhaltige Weise mit gesunder Nahrung versorgen. Das ist ein schwieriger Auftrag, zumal eine Milliarde Menschen weltweit nicht genug zu essen haben und die Ernährungsweise von Milliarden anderen in den entwickelten Ländern nicht den nationalen Richtlinien entspricht. Und wenn man mit den gegenwärtigen landwirtschaftlichen Praktiken noch mehr Nahrung produziert, wird es die Wasser- und Bodenqualität noch schlechter machen und sogar noch mehr Treibhausgase freisetzen als jetzt.

Obwohl die Herausforderungen, vor denen wir stehen, geradezu einschüchternd sind, haben die kürzlich von der UNO veröffentlichten »Ziele für nachhaltige Entwicklung« (»Sustainable Development Goals«) einen gangbaren Weg beschrieben. Ich arbeitete in einem der zwölf Komitees mit, die zur Formulierung dieser Ziele beitrugen, und konzentrierte mich dort mit meinen Kollegen auf Gesundheitsfragen. Einer der drängendsten Punkte auf dieser Agenda ist die Entwicklung nachhaltiger Ernährungssysteme, die zusätzliche Milliarden Menschen versorgen können. Obgleich für solche Ernährungssysteme bisher noch keine Details vorgeschlagen wurden, lässt sich doch bereits eines sagen: Ein nachhaltiges Ernährungssystem muss so beschaffen sein, dass es den Körper gesund erhalten kann, ohne die Boden- und Wasserressourcen zu zerstören, und dass es die Produktion von Treibhausgasen reduziert oder ganz vermeidet.

Das Pariser Klimaabkommen[301] von 2015, das den Schwerpunkt auf den Klimawandel legte, lieferte einige genauere Angaben zum Thema nachhaltige Nahrungsmittelproduktion. Um eine Katastrophe zu verhindern, sollten die Nahrungssysteme bis 2050 einen Nettoeffekt von nahezu Null auf die Erzeugung von Treibhausgasen haben. Die Treibhausgasproduktion der Landwirtschaft lässt sich nicht mit einer einzelnen Maßnahme drosseln. Ein Schritt wird darin bestehen, den Verbrauch von rotem Fleisch, Geflügel, Fisch und anderen tierischen Nahrungsmitteln zu begrenzen, erzeugt er doch viel mehr Treibhausgase als der Konsum pflanzlicher

Nahrung. Ein anderer Schritt liegt darin, die Nutzung fossiler Brennstoffe bei der Nahrungsmittelproduktion einzuschränken. Auch die Stärkung der lokalen Produktion von saisonalem Obst und Gemüse wird eine Rolle spielen.

Das ist weit entfernt vom heutigen Trend einer immer noch wachsenden Erzeugung von Treibhausgasen durch die Nahrungsmittelproduktion, und die Ziele werden schwer zu erreichen sein, da aufstrebende Länder wie China ihren Fleischverbrauch steigern.

Heute habe ich den Mit-Vorsitz in der *EAT-Lancet Commission*[302] inne, die geschaffen wurde, um Verbindungen zwischen Ernährungsweise, menschlicher Gesundheit und der Gesundheit des Planeten zu erforschen. Wir erhielten die Aufgabe, detaillierte Auskünfte darüber zu liefern, wie die Welt ihre wachsende Bevölkerung nachhaltig ernähren kann. Viele der Lösungen beruhen auf den Prinzipien gesunder Ernährung, von denen ich in diesem Buch spreche. Eines ist uns bereits klar geworden: Wir werden die »Ziele für nachhaltige Entwicklung« nicht erreichen können, wenn nicht alle Länder der Welt massiv in Bildung, medizinische Grundversorgung, saubere Energie und Landwirtschaft investieren und wenn es nicht gleichzeitig Milliarden kleiner, individueller Investitionen gibt – in eine Reduzierung des Fleischkonsums und den Verzehr von nachhaltiger produziertem Getreide, Obst und Gemüse.

Beteiligen Sie sich an den Anstrengungen

Obwohl uns diese drängenden weltweiten Probleme unbezwingbar vorkommen mögen, können wir gemeinsam etwas bewirken. Unsere täglichen Entscheidungen in Sachen Ernährung haben, wenn man sie zusammennimmt, einen Einfluss auf die Umwelt. Solche persönlichen Veränderungen stehen im Zentrum dieses Kapitels. Zum Glück dienen die Entscheidungen, die der planetaren Gesundheit zugutekommen, auch der individuellen Gesundheit und dem persönlichen Wohlbefinden.

Weniger rotes Fleisch und weniger Milchprodukte essen

Das ist der allerwichtigste Schritt, den Sie gehen können, um Ihren CO_2-Fußabdruck zu verringern: Essen Sie weniger Molkereiprodukte und rotes Fleisch.

Wenn man das Getreide nicht selbst isst, sondern es an Rinder verfüttert, um Steaks und Hamburger zu erzeugen, ist das eine enorme Energieverschwendung. Diese mangelnde Effizienz fällt nicht ganz so heftig aus, wenn sich die Rinder auf Weideland, das sonst nicht groß zu gebrauchen ist, von Pflanzen ernähren, die ganz von selbst dort wachsen. (Trotzdem erzeugen diese Rinder an jedem Tag und in jeder Stunde ihres Lebens dann immer noch Methan.) Allerdings essen wir immer häufiger Rinder, Schweine, Hähnchen und Fische, die extra für uns aufgezogen wurden. Sie wurden mit Mais und anderem Getreide gefüttert, die man speziell für diesen Zweck ausgesät und geerntet hat. Damit sie ihre Erträge bringen, sind immer größere Mengen von Erdöl, Düngemitteln, Herbiziden und Schädlingsbekämpfungsmitteln vonnöten. Auch die konzentrierten Abfallstoffe aus den Mastanlagen sind für die Umwelt ein echtes Problem. Die Antibiotika, die den Tieren routinemäßig verabreicht werden, stellen ein Gesundheitsproblem eigener Art dar (siehe Box »Antibiotikaresistenz: Eine neue Gefahr«, Seite 158).

Obgleich Rindfleisch nur vier Prozent des Nahrungsangebots im US-Einzelhandel ausmacht, gehen 36 Prozent aller ernährungsbezogenen Treibhausgas-Emissionen auf seine Kosten.[303] Für ein Pfund Lammfleisch werden fünfmal so viele Treibhausgase freigesetzt wie für ein Pfund Hähnchenfleisch und 30 Mal so viele wie für ein Pfund Linsen.[304]

Eine sehr anschauliche und überzeugende Zahl ist die der gesamten Umweltkosten bei der Proteinproduktion. Die *Union of Concerned Scientists* (›Vereinigung besorgter Wissenschaftler‹) hat errechnet, dass ein Pfund Rindfleisch das Wasser 17 Mal stärker verschmutzt und die natürlichen Lebensräume 20 Mal stärker verändert als ein Pfund Nudeln.[305]

Manch einer behauptet, dass man die Umweltfolgen des Rindfleischkonsums reduzieren könne, wenn man statt Fleisch aus Mastanlagen Weideland-Rindfleisch verzehrt. So einfach ist das aber nicht (siehe Box »Weideland-Rindfleisch oder ›normales‹?« auf Seite 272). Wenn wir alle damit aufhören würden, Getreide an Rinder zu verfüttern, würde das zu einer wesentlich geringeren Rindfleischproduktion führen, zu viel geringerem Landverbrauch für die Getreideerzeugung, zu weniger Verbrauch und Verunreinigung von Wasser und zu weniger Antibiotikaresistenzen. Das ist in vielerlei Hinsicht eine Win-Win-Situation.

Der individuellen Gesundheit und der Gesundheit unseres Planeten zuliebe sollten wir die Rolle von Rindfleisch auf unserem Speisezettel grundlegend überdenken. Wenn Sie gern Rindfleisch essen, verstehen Sie es künftig als gelegentlichen Leckerbissen statt als tägliche Nahrung – etwa so, wie die meisten von uns über den Genuss von Hummer denken. Aus Sorge um die eigene Gesundheit, um die Umwelt oder beides streichen viele Menschen Fleisch häufiger von ihrem Speiseplan, auch wenn sie nicht gleich zu Vegetariern werden. Seit fast einem halben Jahrhundert geht der Rindfleischkonsum nun schon zurück, und ein Bericht des US-Landwirtschaftsministeriums aus dem Jahre 2017 zeigt an, dass die US-Amerikaner heute etwa zwölf Prozent weniger Rind essen als noch 2002.[306] Selbst ich, der ich im Mittleren Westen aufwuchs und zweimal täglich Rindfleisch aß, habe diesen Wandel mitgemacht. Mein Speiseplan ist heute viel abwechslungsreicher – und genussreicher – als damals.

Auch Milchprodukte haben einen großen ökologischen Fußabdruck, wenn auch keinen ganz so großen wie Rindfleisch. Bei Schweinefleisch ist er kleiner und bei Geflügel noch einmal geringer, aber trotzdem nicht so klein wie bei den meisten pflanzlichen Eiweißquellen (Sojabohnen, Linsen etc.).

Fisch, Shrimps und Austern können ihre Nahrung extrem effizient in Masse umsetzen, was teilweise daran liegt, dass sie wechselwarm sind und keine Kalorien verbrennen müssen, um ihre Körpertemperatur zu halten. Wie andere Formen der Landwirtschaft kann auch die Fischzucht mit Augenmaß und minimalen Auswirkungen auf die Umwelt betrieben werden – oder aber auf üble Weise, mit Getreide aus industrieller Landwirtschaft, der Freisetzung von hochgradig verschmutzenden Fischabfällen in die Umwelt und dem Einsatz großer

Die Ernährungsrichtlinien haben es wieder mal verbockt

Das wissenschaftliche Gremium, welches die US-Regierung beraten sollte, als die Aktualisierung der *Dietary Guidelines for Americans* für die Jahre 2015 bis 2020 anstand, empfahl eine Ernährungsweise, die weniger Ressourcen bei der Lebensmittelproduktion erfordert. Ganz konkret wurde empfohlen, die Amerikaner sollten dem Planeten und der eigenen Gesundheit zuliebe weniger rotes Fleisch essen, also genau das, wozu ich auch in diesem Buch rate.[307] Diese Aussage wurde vom Nordamerikanischen Fleischinstitut und weiteren Organisationen umgehend kritisiert. Sie behaupteten, das Beraterkomitee hätte »seine Befugnisse und seinen Kompetenzrahmen« überschritten, und das, obwohl der Kommission und ihrem Beraterkreis Experten zum Thema »Ernährungsmuster und deren Auswirkungen auf die Umwelt« angehörten. Die einflussreichen Lobbyisten der Fleischindustrie bewogen den Kongress dazu, in die Endfassung des Haushaltsgesetzes von 2015 einen Passus aufzunehmen, der es für »ungesetzlich« erklärte, in den nationalen Ernährungsrichtlinien die Umweltfolgen verschiedener Ernährungsweisen zu erwähnen. Damit zensierte man nicht nur die Beraterkommission für die Ernährungsrichtlinien, sondern hinderte auch die US-Bevölkerung daran, die bestmöglichen Ratschläge für ihre Ernährung zu bekommen.

Da ihnen durch die Formulierung im Haushaltsgesetz die Hände gebunden waren, verkündeten die Leiter des US-Landwirtschaftsministeriums USDA und des US-Gesundheitsministeriums, also jener beiden Einrichtungen, die für die Schlussversion der Ernährungsrichtlinien zuständig sind, dass »wir nicht glauben, dass die Ernährungsrichtlinien von 2015 das geeignete Instrument für diese wichtige politische Debatte über Nachhaltigkeit sind«.[308] Leider schlugen sie kein anderes Instrument vor, mit dem diese notwendige Diskussion geführt werden könnte.

Als die Ernährungsrichtlinien 2015–2020 schließlich veröffentlicht wurden, war in ihnen nicht mehr die Rede davon, dass man weniger rotes Fleisch essen solle – im Gegenteil, sie ermunterten zu seinem Verzehr, solange es denn mager ist.[309]

Wenn Sie sich für unzensierte Wissenschaft interessieren, lesen Sie nicht die Endfassung der *Dietary Guidelines*, sondern lieber den Bericht der Beraterkommission. Er kommt den Empfehlungen in diesem Buch ziemlich nahe. Am Ende wurde auch noch ein aktualisierter Überblick über die Umweltfolgen verschiedener Ernährungsweisen veröffentlicht – verfasst von Mitgliedern der Beraterkommission, als sie ihre offizielle Funktion abgelegt hatten.

Das ist nur ein Beispiel dafür, dass die Ernährungsrichtlinien nicht im Einklang mit der Wissenschaft und den Grundsätzen einer gesunden Ernährung stehen (vgl. auch Kapitel 2).

Mengen von Antibiotika. Die Fischzucht verdient Investitionen und wissenschaftliche Begleitung, damit die Produktionsmethoden optimiert werden können. Zukünftig kann sie nämlich eine wichtige nachhaltige Proteinquelle sein. Das Aquarium von Monterey Bay hilft Verbrauchern und Firmen, sich für solche Fische und Meeresfrüchte zu entscheiden, die auf umweltschonende Weise gefischt oder gezüchtet wurden.

Eine vegetarische oder vegane Ernährungsweise wird im Allgemeinen weniger Auswirkungen auf die Umwelt haben, wenngleich das auch davon abhängt, wie die Nahrungsmittel angebaut, transportiert und verarbeitet wurden. Wenn man Obst und Gemüse isst, das gerade keine Saisonware ist und quer durchs Land oder aus Übersee herbeigeschafft werden muss, hat das erheblich größere Umweltfolgen, als wenn man in der Region produziertes Obst und Gemüse verzehrt, das jetzt gerade reif ist. Momentan wird überall im Land daran geforscht, wie man Obst und Gemüse in regionalem Rahmen das ganze Jahr über produzieren kann.

Urbane und lokale Landwirtschaft

Bauernhöfe sind nicht die einzigen Orte, an denen Nahrung angebaut wird. Mehr und mehr Großstadtbewohner und Vorstädter ziehen heute Gemüse, Obst, Bohnen und andere Lebensmittel selbst heran – in Hinterhöfen, auf Balkonen und Hausdächern, in Gemeinschaftsgärten und anderen öffentlichen Räumen.

Einige Unternehmer sehen städtische Farmen (»urban farms«) als Geschäftsmodell an. Mit Hydrokultur und anderen Technologien, die Temperatur, Licht, Feuchtigkeit und Düngung optimieren, produzieren solche »Farmen« sehr effizient Nahrungsmittel. Eine Firma namens »Gotham Greens« erbaut und betreibt in New York und Chicago Gewächshäuser auf Dächern. Sie nutzen Bewässerungskreisläufe, um das ganze Jahr über Blattgemüse für örtliche Restaurants und Lebensmittelgeschäfte anzubauen. »Freight Farms«, eine Firma mit Sitz in Boston, recycelt Kühlcontainer zu High-Tech-Behältern für den Nahrungsmittelanbau, die so gut wie überall aufgestellt werden können. Nach Angaben des Unternehmens kann man in einer durchschnittlichen Freight-Farms-Box fast 50 000 kleine Salatköpfe pro Jahr produzieren. Dafür würde man sonst 8000 Quadratmeter Ackerfläche brauchen. Manche dieser Boxen stehen nur ein paar Schritte hinter dem Restaurant, das sie erworben oder gemietet hat. Das garantiert sehr kurze Wege vom Gemüsebeet bis auf den Teller!

Dieses Konzept ist nicht wirklich neu. Im 19. Jahrhundert gab es in Boston bereits ein System, bei dem Pferdeäpfel, ein Abfallprodukt des Transportwesens, auf den Straßen gesammelt und außerhalb der Stadt in besonnte Frühbeete eingebracht wurden. Dort dienten sie dazu, in den kalten Monaten Salat und anderes Blattgemüse zu düngen. Das war der Ursprung der Kopfsalatsorte ›Boston Bibb‹.

Regional, saisonal und bio kaufen

Es ist sinnvoll, Nahrungsmittel zu kaufen, bei denen die Wege vom Erzeuger bis auf den Teller möglichst kurz sind. Verarbeitung, Verpackung und Transport vergrößern nämlich ihren CO_2-Fußabdruck. Trotzdem gibt es dabei viele Ausnahmen. Wie Ihre Ernährungsweise die Umwelt beeinflusst, wird gewöhnlich eher von den Nahrungsmitteln, für die Sie sich entscheiden, bestimmt (etwa Rindfleisch versus Geflügel oder Soja) als von dem, was Verarbeitung und Transport ausmachen. So können die Treibhausgas-Emissionen pro Nahrungseinheit geringer ausfallen, wenn man Zug-Waggons voller Obst von Florida nach Boston rollen lässt, als wenn eine kleine Menge auf einem Pritschenwagen zu einem Erzeugermarkt innerhalb eines Bundesstaates transportiert wird. Die Zahl der Transportkilometer (»food miles«) ist für sich allein kein verlässlicher Indikator für die Umweltfolgen. Eine simple, immer sofort anlegbare Messlatte gibt es einfach nicht.

Hilfreich könnte es sein, das Konzept des Regionalen mit dem des Saisonalen zu verknüpfen. Verderbliche Früchte quer über den Kontinent zu fliegen, damit wir sie das ganze Jahr über essen können, ist nicht gerade sinnvoll. Natürlich gibt es noch andere Wertmaßstäbe, die unsere Kaufentscheidungen beeinflussen, und zwar zu Recht – etwa die Qualität der Nahrungsmittel und das Bestreben, örtliche Gemeinschaften und Bauern zu unterstützen. Wenn Sie beispielsweise Ihren Tomatenkonsum auf die Jahreszeit beschränken, in der dieses Gemüse in Ihrer Nähe – und mit mehr Aroma – produziert werden kann, wird das Ihren Essgenuss erhöhen und zugleich der Umwelt nützen.

Auf Abfälle achten

Von den Nahrungsmitteln, die sie gekauft haben, werfen die US-Amerikaner satte 25 Prozent weg.[310] Das ist nicht nur eine Menge verschwendetes Geld und ein Berg von Abfall, der auf Deponien landet, die tonnenweise Methan in die Atmosphäre ablassen. Es ist auch eine riesengroße Vergeudung von Wasser, fossilen Brennstoffen, Pestiziden und Herbiziden, Verpackungsmaterial und Transportkapazitäten.

Von der Theorie zur Praxis

Eine zum großen Teil auf Pflanzen beruhende Ernährungsweise wird die Erderwärmung nicht stoppen. Sie könnte aber bis auf Weiteres helfen, die Welt zu ernähren, während wir nach neuen und besseren Methoden suchen, Nahrungsmittel zu produzieren und die Gesundheit unseres Planeten zu stärken.

Weideland-Rindfleisch oder »normales«?

Vor dem Aufkommen der industriellen Landwirtschaft hielten sich bäuerliche Familienbetriebe oft nur ein paar Kühe. Die Tiere weideten, wo immer sie konnten, und bekamen bei Bedarf etwas Heu und Hafer als Zufütterung. Heute kommt die große Mehrheit aller Rindfleischprodukte von Tieren, die in Mastanlagen gehalten werden und dort Mais, Soja oder speziell für sie angebautes Getreide fressen. Ist das sogenannte »Weideland-Rindfleisch« für Sie und für den Planeten besser als das aus Mastbetrieben? Um diese Frage kreisen heiße Debatten. Wo es um die menschliche Gesundheit geht, gibt es keine Belege dafür oder dagegen. Keine Studie hat die Auswirkungen des Verzehrs von Weideland-Fleisch und Mastanlagen-Fleisch auf Herzkrankheiten, Diabetes, Krebs und andere Leiden direkt miteinander verglichen. Manche Verfechter der Weidehaltung sagen, dass das Fleisch von grasfressenden Kühen magerer und gesünder ist, denn es enthalte größere Mengen an Omega-3-Fettsäuren. Aber Rindfleisch hat generell wenig Omega-3-Fettsäuren – besonders im Vergleich zu Fisch –, und sie kommen in Begleitung von gesättigten Fettsäuren, Cholesterin und anderen Stoffen daher, die zu einem höheren Herzinfarktrisiko beitragen. Außerdem ist noch nicht bekannt, ob die Fette im Rindfleisch voll verantwortlich sind für das mit dem Verzehr von rotem Fleisch gekoppelte erhöhte Risiko, Diabetes oder eine Herzkrankheit zu bekommen. Meine Schlussfolgerung daraus lautet, dass Weideland-Rindfleisch und Mastanlagen-Rindfleisch für Ihre persönliche Gesundheit vermutlich keinen so großen Unterschied machen. Und obwohl die Idee der Weidehaltung viel umweltfreundlicher klingt, besonders im Hinblick auf die Erzeugung von Treibhausgasen, ist sie es nicht wirklich. Die Umweltbelastung aus der täglichen Fütterung einer Kuh oder eines Bullen mit Getreide fällt bei Mastanlagen eindeutig stärker ins Gewicht als bei Weidehaltung. Aber in der Mastanlage braucht eine Kuh nur etwa zwei Jahre bis zur Schlachtreife, während die Tiere aus der Weidehaltung erst nach rund vier Jahren auf den Markt kommen. An jedem Tag ihres Lebens bringen diese Tiere große Mengen von Methan und Kohlendioxid hervor. So kommt es, dass eine Kuh von der Weide in ihrer Lebensspanne insgesamt etwa genauso viele Treibhausgase produziert wie eine aus dem Mastbetrieb. Und so sind, Pfund für Pfund, die Folgen für die Treibhausgasproduktion bei beiden Haltungsformen ungefähr dieselben. Abgesehen davon ist die Verfütterung von Getreide an Rinder ohnehin eine total ineffiziente Methode, Nahrungsmittel zu produzieren. Sie hat auch weitreichende Folgen für die Umwelt. Diese Praktiken zu stoppen, ist eine der wichtigsten Maßnahmen, die wir ergreifen können, um die Auswirkungen unserer Ernährungsweise auf die Umwelt zu verringern. Es würde vermutlich auch zu weniger Antibiotikaresistenzen (siehe Seite 159) führen, denn diese Medikamente werden in großen Mengen eingesetzt, um mit den unhygienischen Bedingungen in den Mastanlagen fertigzuwerden. Weniger Rind und anderes rotes Fleisch essen und dafür mehr Geflügel, Fisch und pflanzliche Proteinquellen – das würde zu gesünderen Menschen und einem gesünderen Planeten führen.

Kapitel 13
Die Puzzleteile zusammenfügen

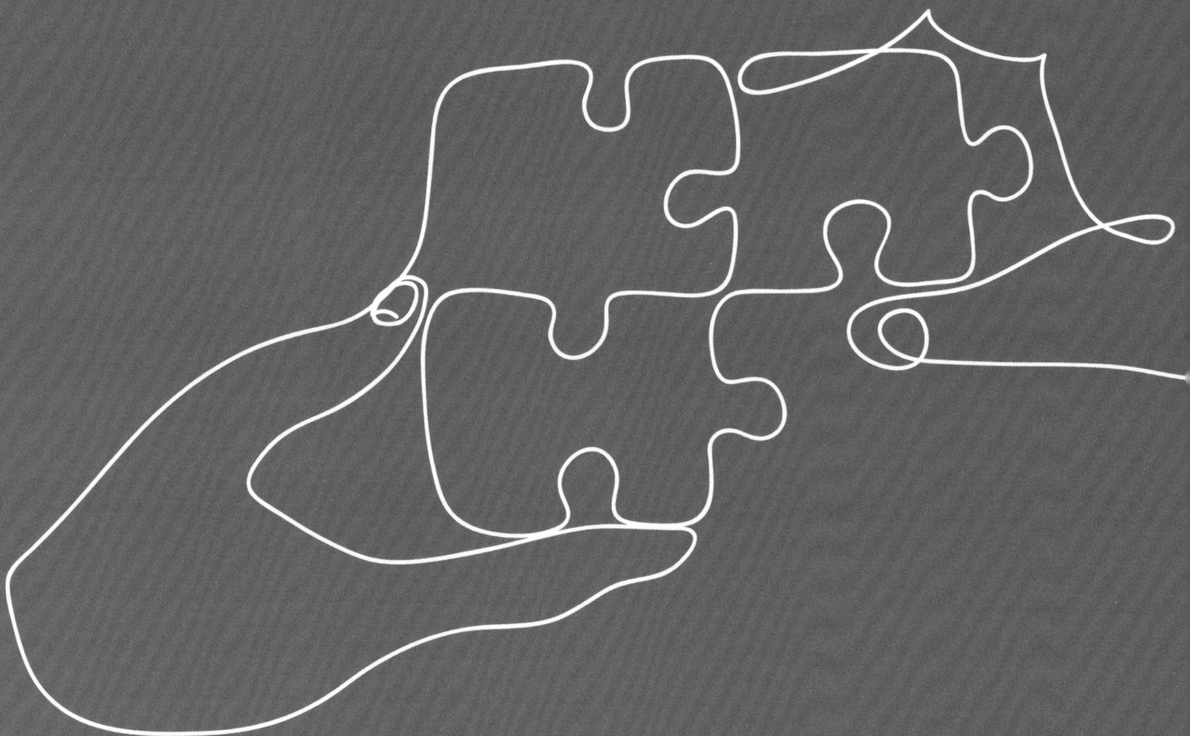

Wie gesunde und genussvolle Ernährung funktioniert

Wie ich in den vorangegangenen Kapiteln ausgeführt habe, lenken uns viele landläufige Ernährungstipps in die falsche Richtung. Die fettarme, kohlenhydratreiche Ernährung, die über Jahre hinweg angepriesen wurde, hat sich als nationales Desaster erwiesen. Die fettreiche, kohlenhydratarme Ernährungsweise, die früher auch »Atkins-Diät« genannt wurde, beruht auf der richtigen Erkenntnis, dass ein hoher Konsum verarbeiteter Kohlenhydrate ein Problem ist. Trotzdem ist es alles andere als gesund, rotes Fleisch und Fett aus Milchprodukten in sich hineinzuschaufeln. Der aktuelle »Glutenfrei-Wahn« hat keinen wissenschaftlichen Rückhalt und führte schon viele Menschen dazu, sich auf unausgewogene Art zu ernähren.

Der Weg zu einer guten Gesundheit führt nicht über Fadheit und Entbehrungen. Er ist vielmehr gepflastert mit knackigen und schmackhaften Nahrungsmitteln, die man gern und genussvoll isst. Die *Harvard Healthy Eating Pyramide* und der *»Gesunde Teller« (»Healthy Eating Plate«)* basieren beide auf den besten derzeit verfügbaren Erkenntnissen der Ernährungswissenschaft und können Ihnen den Weg zu besserer Gesundheit und Erfüllung beim Essen weisen.

Sie empfehlen:

- ein stabiles Gewicht zu halten, das sich im gesunden Bereich bewegt,
- eine Menge Obst und Gemüse zu essen,
- mehr ungesättigte Fettsäuren aufzunehmen, aber weniger gesättigte und überhaupt keine Transfette,
- Vollkornprodukte anstelle von stark verarbeitetem Getreide zu verzehren,
- gesündere Proteinquellen zu wählen, indem man statt rotem Fleisch eher Nüsse, Bohnen, Hähnchen und Fisch isst,
- anstelle von Säften und zuckergesüßten Limonaden lieber Wasser, Tee oder Kaffee zu trinken und, wenn man Alkohol trinkt, dabei Maß zu halten (nicht mehr als zwei Gläser pro Tag für Männer und eines für Frauen),
- zur Sicherheit täglich eine Multivitamin-Tablette zu nehmen.

Auf den ersten Blick mag es so aussehen, als würde ich einer traditionellen mediterranen Ernährungsweise das Wort reden. Doch obwohl die Mittelmeer-Ernährung tatsächlich diese Kriterien erfüllt und ein sehr guter Ausgangspunkt ist, beschränken sich meine Empfehlungen doch nicht auf die kulinarischen Erfahrungen einer bestimmten Region oder Epoche. Vielmehr ist meine Strategie ein auf wissenschaftlichen Erkenntnissen

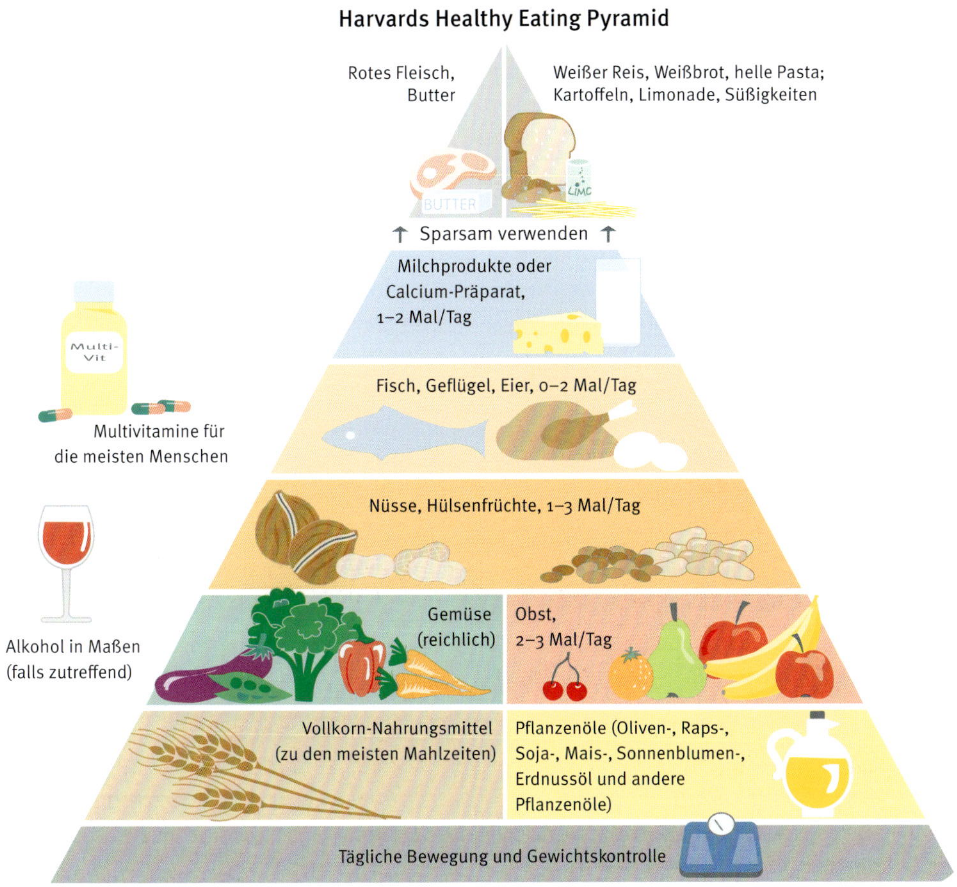

Die sogenannte Healthy Eating Pyramid nach Harvard. Diese auf handfester Wissenschaft basierende Pyramide bietet eine bessere Anleitung für eine gesunde Ernährung als der Rat des USDA.

beruhender, multikultureller Ansatz für eine gute Ernährung.

Vom Nutzen dieser Ernährungsstrategie

Einen Teil des Gewinns aus dieser gesunden Essstrategie können Sie sofort einstreichen: Indem sich Ihnen eine neue Welt von Nahrungsmitteln, Aromen und Strukturen auftut, wird das Essen zum Genuss. Das kann Ihnen helfen, aus dem oftmals unbefriedigenden und auch nicht gerade gesunden Trott zu gelangen, in den Sie manchmal verfallen, wenn Sie eine Low-Fat- oder Low-Carb-Diät machen. In dem Maße, wie Sie die Kontrolle über Ihren Appetit und Ihre Essgewohnheiten erlangen, aber auch über Ihr Gewicht, Ihren Cholesterinspiegel und vielleicht sogar Ihren Blutdruck, werden Sie ein Gefühl von Erfüllung und Stolz verspüren, das vielleicht auch andere Bereiche Ihres Lebens beeinflussen kann. Sie werden auch mehr Energie haben und sich so gut fühlen wie schon seit Jahren nicht mehr.

Der andere Teil des Gewinns – der Schutz gegen chronische Krankheiten – kommt später. Eine gesunde Essstrategie wie die von mir empfohlene kann dabei helfen, Sie vor einer langen Liste weit verbreiteter Krankheiten zu schützen. Dazu gehören Herzerkrankungen, Schlaganfälle, Typ-2-Diabetes, mehrere häufige Krebsarten, grauer Star, Osteoporose, Demenz und andere Krankheiten, die in höherem Alter auftreten. Auch bei der Vorbeugung bestimmter Fehlbildungen kann diese Strategie helfen. Wenn man sie mit dem Verzicht aufs Rauchen und mit regelmäßiger körperlicher Betätigung verbindet, kann diese Art von gesunder Ernährung Herzkrankheiten um 80 Prozent reduzieren, Typ-2-Diabetes um 90 Prozent und Schlaganfälle sowie einige Krebserkrankungen um 70 Prozent – immer im Vergleich zu deren Durchschnittsraten in den USA.[311]

Um einen Ausdruck aus der Finanzwelt zu gebrauchen: Diese Investitionen bringen hohe Rendite – vor allem wenn die Investition darin besteht, künftig genussreicher und weniger restriktiv zu essen, als Sie es heute vielleicht tun.

Der *Gesunde Teller* nach Harvard wurde entwickelt, um Mängel in der *MyPlate*-Grafik des USDA zu thematisieren. Er bietet eine einfache, aber detaillierte Anleitung, um Menschen zu helfen, in Ernährungsfragen die besten Entscheidungen zu treffen.

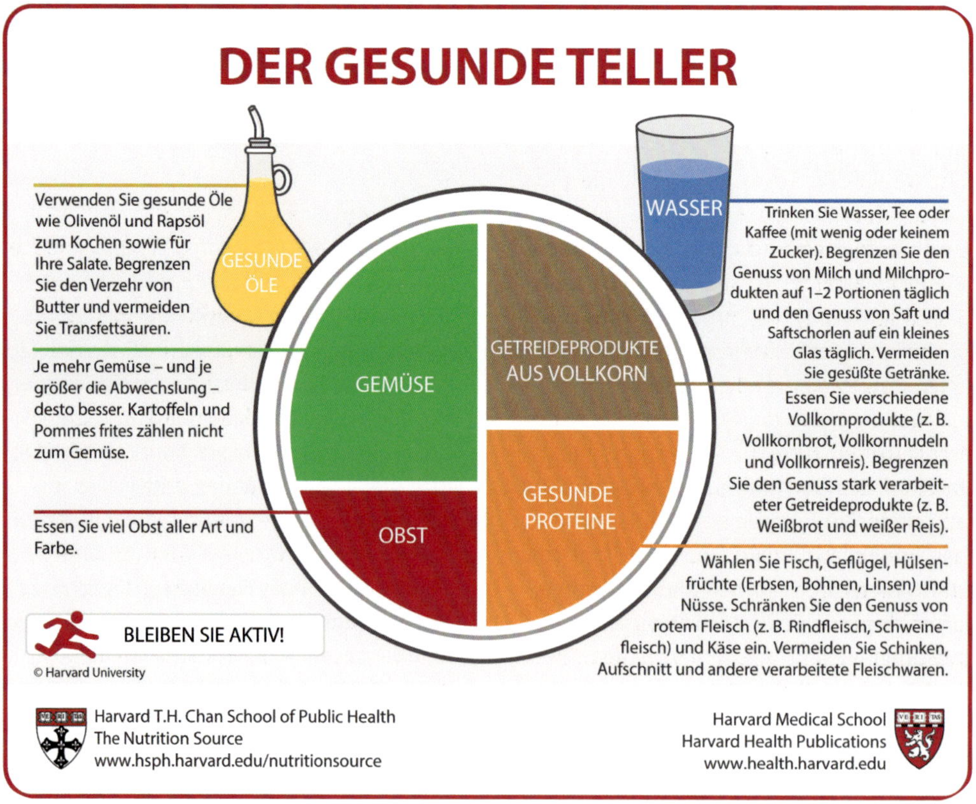

Schein und Sein traditioneller Ernährungsweisen

Der Begriff »traditionelle Ernährung« stand einst für eine schlichte, nicht allzu abwechslungsreiche regionale Küche, für die übliche Kost der Bauern und Arbeiter. Heute beschwört der Begriff Bilder von herzgesunden, krebsfreien, langlebigen Menschen herauf, die ihr Land verstehen und wunderbare Speisen essen, welche von Düften und Aromen nur so überquellen – Menschen, die tanzen, lachen und lieben. Stellen Sie sich eine Mischung aus Alexis Sorbas und Sarah Wiener vor.

Eine Menge populärer Artikel und Bücher tun so, als wären die Nahrungsmittel, die in der traditionellen Küche Verwendung finden, über viele Jahre hinweg sorgfältig ausgesucht worden, um die Gesundheit zu fördern. Dem ist nicht so. Die Leute aßen, was sie anbauen, sammeln, schießen oder kaufen konnten, und ihr Speisezettel wurde vom Wetter diktiert, von der Geologie, der Wirtschaft und sogar der Politik. Angesichts dieser Zwänge haben verschiedene Kulturen zahlreiche Kombinationen von gesunden (oder manchmal auch nicht so gesunden) Nahrungsmitteln entwickelt. Bedenken Sie dabei, dass diese Entscheidungen im Hinblick auf die Gesunderhaltung im Hier und Jetzt getroffen wurden, aber nicht darauf abzielten, das Leben bis ins hohe Alter zu verlängern. Und vergessen Sie auch nicht, dass eine Ernährungsweise, die sich offenbar gut für Menschen eignet, deren Alltag von harter körperlicher Arbeit geprägt ist, nicht unbedingt auch für Menschen gut sein muss, die den ganzen Tag am Schreibtisch sitzen.

In Nordeuropa macht es die kurze Wachstumssaison beispielsweise schwierig, das ganze Jahr über Obst und Gemüse zu essen. Gut geeignet ist das Klima hingegen für die Viehhaltung. Fleisch und Milchprodukte passten gut zu den Energiebedürfnissen von Menschen, die lange, kalte Winter überstehen mussten. In der kleinen Inselnation Japan sind die Hauptbestandteile der Nahrung Fisch (was auch sonst) und Reis, eine Pflanze, die schon auf kleinen Feldern große Mengen von Getreidekörnern hervorbringen kann. In beiden Fällen erhielt die traditionelle Küche die Leute so lange gesund, dass sie sich fortpflanzen, ihre Kinder großziehen und sogar komplexe Gesellschaften ausbilden konnten. Und doch bedeutet der Erfolg dieser beiden Ernährungsweisen nicht, dass sie den Menschen von heute, die den größten Teil des Tages sitzen, die bestmögliche Gesundheit bescheren würden.

Hin zur Mittelmeer-Ernährung – und noch weiter!

In den 1950er- und 1960er-Jahren schauten sich Ancel Keys, ein Pionier auf dem Gebiet der Ernährungsforschung, und seine Kollegen Essmuster von 16 verschiedenen Bevölkerungsgruppen in sieben Staaten an: Griechenland, Finnland, Italien, den Niederlanden, Jugoslawien, Japan und den USA. Diese bahnbrechende Arbeit, die heute als *Seven Countries Study* (*»Sieben-Länder-Studie«*) bekannt ist, war die erste große Untersuchung der Zusammenhänge zwischen Ernährung und Herzkrankheiten. Eines der verblüffendsten Forschungsergebnisse war, dass Menschen, die auf Kreta, in anderen Teilen Griechenlands und im südlichen Italien lebten, eine sehr hohe Lebenserwartung hatten (die Zahl der Lebensjahre, die sich ein durchschnittlicher Fünfundvierzigjähriger erhoffen darf). Gleichzeitig gab es bei ihnen eine sehr niedrige Rate von Herzerkrankungen und bestimmten Krebsarten, und das, obwohl die medizinische Versorgung relativ begrenzt war (siehe nachfolgende Tabellen zur *Sieben-Länder-Studie*).[312]

Damals beruhte die traditionelle Ernährung in diesen Mittelmeerländern hauptsächlich auf pflanzlicher Kost: Obst, Gemüse, Brot, eine Vielzahl von grob gemahlenen Körnern, Bohnen, Nüsse und Saaten. Olivenöl war die Hauptquelle von Fett in der Nahrung. Die Menschen aßen regelmäßig Milchprodukte – vor allem Käse und Joghurt –, aber nicht in großen Mengen. Fisch, Geflügel und rotes Fleisch kamen zu besonderen Anlässen auf den Tisch, waren aber kein Bestandteil der Alltagskost. Die Leute (hauptsächlich die Männer) tranken Wein, aber meist zu den Mahlzeiten.

Keys kam zu dem Schluss, dass diese Mittelmeer-Ernährung ein wichtiger Grund für die geringe Zahl von Herzerkrankungen in der Region war. Alarmiert vom massenhaften Auftreten von Herzkrankheiten in den USA (der Gipfelpunkt wurde in den 1960er-Jahren erreicht), begannen Keys und seine Frau Margaret, die mediterrane Ernährungsweise in einer Reihe von Bestsellern zu popularisieren.[313]

Die *Sieben-Länder-Studie* warf die Frage danach auf, ob die mediterrane Ernährung eine Ursache für gute Gesundheit und langes Leben sein könnte. Sie konnte diesen Effekt aber nicht beweisen. Auch andere Aspekte – etwa der in der ganzen Region übliche körperlich aktive Lebensstil, die relativ niedrige Rate von Übergewichtigen und Fettleibigen und die bis Ende der 1960er-Jahre geringe Zahl von Rauchern – hätten zu den Ursachen zählen können. Außerdem war es möglich, dass die Menschen im Mittelmeerraum irgendein gemeinsames genetisches Merkmal aufwiesen, das ihnen Schutz vor Herzkrankheiten und Krebs gewährte. Allerdings wurde diese Erklärung von anderen Studien widerlegt, denn sie zeigten, dass die Leute ihren Schutz verloren, wenn sie ein Land mit wenig Herzkrankheiten, Krebs und Diabetes verließen und in eines einwanderten, in dem diese Leiden verbreitet sind.

Die in den letzten 50 Jahren zusammengetragenen Forschungsergebnisse zeigen, dass Keys und seine Kollegen auf der richtigen Fährte waren. So konnte meine Forschungsgruppe belegen, dass die Hauptbestandteile der mediterranen Lebensweise mit einem niedrigeren Risiko für viele Krankheiten verknüpft sind. Das funktioniert sogar bei Menschen, die weit vom Mittelmeer entfernt leben. Die Resultate der *Nurses' Health Study* dokumentieren, dass die Zahl der Herzerkrankungen in den USA um mindestens 80 Prozent verringert werden könnte, wenn die Menschen maßvolle Veränderungen in ihrer Ernährung und Veränderungen in ihrer Lebensweise vornehmen würden.[314] Die in Kapitel 5 beschriebene *Lyoner Herzstudie* hat gezeigt, dass nach dem Zufallsprinzip ausgewählte Überlebende eines Herzinfarkts, denen man eine mediterrane Ernährungsweise verschrieb, in den nächsten zwei Jahren mit einer um 70 Prozent größeren Wahrscheinlichkeit am Leben blieben als die Personen, die eine fettarme Ernährung befolgen sollten, wie sie von der Amerikanischen Herzgesellschaft empfohlen wird.[315] In neuerer Zeit haben unsere Kollegen in Spanien in einer randomisierten Studie gezeigt, dass eine mediterrane Ernährungsweise mit zusätzlichem Verzehr von Nüssen oder Olivenöl das Risiko einer Herz-Kreislauf-Erkrankung im Vergleich zu einer fettarmen Diät um 30

Die Sieben-Länder-Studie: Typische Merkmale der Ernährungsweisen dreier Länder in den 1960er-Jahren

Ernährungsweise*	USA	Griechenland	Japan
Fette insgesamt (in % der Energiezufuhr)	39	37	11
Gesättigte Fettsäuren (in % der Energiezufuhr)	18	8	3
Obst und Gemüse (Gramm pro Tag)	504	654	232
Hülsenfrüchte (Gramm pro Tag)	1	30	91
Brot und Brotgetreide (Gramm pro Tag)	123	453	481
Fleisch und Geflügel (Gramm pro Tag)	273	35	8
Fisch (Gramm pro Tag)	3	39	150
Eier (Gramm pro Tag)	40	15	29
Alkohol (Gramm pro Tag)	6	23	22

* Seit den 1960er-Jahren ist der Konsum von rotem Fleisch und tierischen Fetten in Japan und Griechenland stark gestiegen.

Die Sieben-Länder-Studie: Vergleich der Lebenserwartung und der Häufigkeit bestimmter Krankheiten in drei Ländern in den 1960er-Jahren*

Lebenserwartung und Häufigkeit von Krankheiten	Geschlecht	USA	Griechenland	Japan
Lebenserwartung von 45-Jährigen	männlich	72	76	72
	weiblich	78	79	77
Herzkrankheiten (pro 100 000 Personen)	männlich	189	33	34
	weiblich	54	14	21
Schlaganfälle (pro 100 000 Personen)	männlich	30	26	102
	weiblich	24	23	57
Darmkrebs (pro 100 000 Personen)	männlich	11	3	5
	weiblich	10	3	5
Alle Krebsarten (pro 100 000 Personen)	männlich	102	83	98
	weiblich	87	61	77
Brustkrebs	weiblich	22	8	4

* Seit den 1960er-Jahren sind die Schlaganfall- und Magenkrebsraten in Japan zurückgegangen. Die Lebenserwartung der 45-Jährigen ist in Japan inzwischen am höchsten (Frauen 87,7 Jahre, Männer 81,8 Jahre), gefolgt von Griechenland (Frauen 84,6 Jahre, Männer 80,1 Jahre) und den USA (Frauen 83,3 Jahre, Männer 79,6 Jahre).

Quelle: Walter C. Willett, »Diet and Health: What Should We Eat?« In: *Science*, 264, Nr. 5158 (22. April 1994), S. 532–537.

Prozent reduzierte.[316] Heute preist man die mediterrane Ernährungsweise oft als bestes Beispiel für gesundes Essen, und man möchte, dass jeder sie übernimmt. Selbst in den *Dietary Guidelines for Americans 2015–2020* wurde sie als Beispiel für ein wünschenswertes Ernährungsmuster anerkannt![317]

Aber die Mittelmeer-Ernährungsweise ist nicht unbedingt perfekt. Sie entwickelte sich aus landwirtschaftlichen Zwängen, die ein warmes und halbtrockenes Klima den Menschen auferlegte. Dieses Klima begünstigte zufällig das Wachstum von Olivenbäumen. Und es ist nicht die einzige gesunde Ernährungsweise, die auf einer bestimmten Kultur basiert. Eine traditionelle japanische Ernährung kann ebenfalls ziemlich gesund sein. Traditionelle lateinamerikanische Ernährungsweisen, bei denen Mais, Bohnen und Gemüse eine große Rolle spielen, können uns ein weiteres Beispiel für gesundes Essen liefern. Aber denken Sie daran, dass der Mais, den wir heute essen, nicht der gleiche ist wie vor 100 Jahren und dass für Personen, die körperlich eher inaktiv sind, große Mengen Mais nicht gesund sein könnten.

Gemeinsam mit Kollegen aus unterschiedlichen Wissensgebieten half ich dem *Oldways Preservation and Exchange Trust*[318], eine Reihe von Ernährungspyramiden zu schaffen, welche die traditionelle gesunde Ernährungsweise jener Regionen zu erfassen versuchen.

Während die Forscher weiter daran arbeiten, die gesundheitsfördernden Elemente der mediterranen Ernährungsweise genauer zu definieren, wissen wir zumindest schon mit Gewissheit, dass es eine sichere Ernährungsweise ist. Die niedrigen Herzinfarkt- und Krebsraten unter den Menschen, die sich seit Tausenden von Jahren auf diese Art ernähren, sind ein handfester Beweis dafür. Die hohe Zahl der Schlaganfälle in Japan deutet hingegen darauf hin, dass irgendein Aspekt jener traditionellen Kost nicht so sicher sein könnte – womöglich die hohe Kohlenhydrat- und Salz-Aufnahme im Zusammenspiel mit dem geringen Konsum von gesunden Fetten, Protein, Obst und Gemüse.

Traditionelle Ernährungsweisen lassen sich gut verpflanzen

Traditionelle Ernährungsweisen können einen gesundheitlichen Nutzen für die Kulturen haben, in denen sie einst entstanden sind. Die große Frage ist aber, ob sie ähnlichen Nutzen bringen, wenn sie in eine andere Umgebung verpflanzt werden, zum Beispiel in eine moderne Gesellschaft, in der ein relativ geringes Maß an körperlicher Aktivität vorherrscht. Wenn traditionelle Ernährungsweisen wie Unkräuter sind, die überall wachsen, sollte ein Buchhalter aus Iowa aus ihnen den gleichen Nutzen ziehen wie ein griechischer Landwirt. Ähneln sie jedoch eher mühevoll herangezüchteten Orchideen, die nur in einem sorgfältig kontrollierten Umfeld gedeihen, dann würde es die Häufigkeit von Herzkrankheiten, Krebs und anderen chronischen Leiden nicht unbedingt senken, wenn man sich auf eine solche Ernährungsweise umstellt, ohne auch die anderen Aspekte ihrer Herkunftskultur zu übernehmen.

Zum Glück haben verschiedene Arten von Studien in mehreren Ländern Beweise dafür erbracht, dass die Bestandteile einer mediterranen Ernährungsweise auch für

Menschen, die einen modernen, »westlichen« Lebensstil pflegen, sehr nutzbringend sind.[319] Bleibt natürlich die Frage, ob ein entspanntes Abendessen mit Blick aufs Ägäische Meer oder eine Siesta nach dem Mittagessen das Wohlbefinden nicht noch steigern könnten.

Wissenschaftler, Ernährungsexperten und Schriftsteller haben oft versucht, die Vorzüge einer Mittelmeer-Diät oder anderer traditioneller Ernährungsweisen auf ein oder zwei Schlüsselelemente zu komprimieren, etwa Olivenöl, Faserstoffe oder Antioxidantien. Das ist ein gefährliches Unterfangen. Wir wissen zwar, dass die Mittelmeer-Ernährung bei der Vorbeugung von chronischen Krankheiten hilft und dass Olivenöl einer der Gründe dafür ist, aber man kann eine umfassende gesunde Essstrategie nicht dadurch ersetzen, dass man sich mit Olivenöl volllaufen lässt oder hochdosierte Nahrungsergänzungsmittel mit Antioxidantien schluckt.

Am wichtigsten ist aber: Wenn wir von der mediterranen Ernährungsweise Gebrauch machen möchten, läuft es nicht nach dem Prinzip »Ganz oder gar nicht«. Wir wissen über diese Ernährung genug, um sicher sein zu dürfen, dass es gefahrlos und fruchtbringend sein kann, sie in andere gesunde Essstrategien zu integrieren.

Was gesundes Essen kostet

Kostet es mehr, wenn man gesundheitsfördernde Nahrungsmittel isst? Viele Menschen glauben, dass nahrhafte und gesunde Lebensmittel teurer sind als die weniger gesunden Alternativen. Damit haben sie teilweise recht. Fette, Zucker und verarbeitete Kohlenhydrate liefern uns mehr Kalorien pro Dollar als Fisch oder frisches Gemüse.[320] Betrachtet man die Ernährung jedoch insgesamt, so muss der Preis kein Hindernis für gesundes Essen sein. Und vergessen Sie nicht, dass die traditionelle mediterrane Ernährungsweise ursprünglich eine der ärmeren Leute war, nicht der Wohlhabenden.

Ein gesundes Essmuster einzuhalten, ist immer eine Frage der Wahl: Man sucht sich die guten Fette und macht einen Bogen um die schlechten, man fügt seinem Essen mehr gute Kohlenhydratquellen hinzu und reduziert die schlechten, man entscheidet sich für gesündere Proteinverpackungen, wählt statt der XXL-Portionen lieber kleinere usw. Die Kosten sind – neben Geschmack und praktischen Erwägungen – ein wichtiger Faktor bei solchen Entscheidungen.

Nahrungsmittel, die sättigend und kalorienreich sind und dabei auch noch Essgenuss bereiten, sind oft am preiswertesten. Beim Essen und Einkaufen im Alltag bedeutet das, dass ein Hamburger und eine Portion Pommes frites, die man mit einem großen Glas Limonade hinunterspült, und ein großer Becher Softeis obendrauf ein relativ preiswerter Weg sind, um an Kalorien zu kommen. Nahrungsmittel mit einer geballten Kalorienladung pro 100 Gramm – also solche mit der höchsten Energiedichte – kosten pro Kalorie oftmals am wenigsten. Dazu gehören Öl, Margarine, Süßigkeiten und Softdrinks. Gesündere Optionen wie Vollkornprodukte, frisches Obst und Gemüse oder Fisch kosten pro Kalorie eindeutig mehr.

Für Menschen mit niedrigem Einkommen scheinen sich die Kräfte des Marktes gegen eine gesunde Ernährung verschworen zu haben. Wenn Sie jedoch am anderen Ende der

Einkommensspanne stehen, können Sie für Obst und Gemüse egal zu welcher Jahreszeit, für verzehrfertige Salatmischungen, Edelfisch und Brotspezialitäten eine Menge Geld ausgeben. Zwischen diesen beiden Extremen liegt ein breiter Mittelweg, den die meisten von uns einzuschlagen versuchen, wenn sie durch den Supermarkt streifen oder über den Wochenmarkt schlendern.

Hier sind ein paar Empfehlungen für alle, die eine gesunde Wahl treffen wollen, ohne sich dabei finanziell zu ruinieren.

Fette: »Natives Olivenöl extra« ist zweifellos teurer als Raps- oder Sojaöl. Trotzdem können Sie schmackhafte Sorten schon für 10 bis 12 Euro pro Liter finden. Zwei Esslöffel pro Tag schlagen da mit weniger als 50 Cent zu Buche. Was die gesundheitlichen Wirkungen betrifft, können wir nicht sagen, dass Olivenöl dem aus Raps oder Soja überlegen wäre. Gesunde Fette sind sie alle, aber mit Olivenöl haben wir schon länger Erfahrung. Verwenden Sie Olivenöl, wo es auf sein Aroma ankommt, etwa in Salatdressings oder auf Gemüse geträufelt. Wenn es aber auf den Geschmack nicht so ankommt (etwa beim Anbraten), können Sie gern Rapsöl oder andere Pflanzenöle nehmen.

Kohlenhydrate: Weißer Reis, Nudeln und Kartoffeln gehören zu den preiswertesten Quellen für Kohlenhydrate. Vollkornerzeugnisse wie Naturreis, Bulgur, Weizenkörner oder Hafergrütze kosten mehr – obwohl das eigentlich nicht der Fall sein sollte, müssen sie doch weniger verarbeitet werden. Wenn Sie den Preis pro Portion berechnen, dürfte der Verzehr von Vollkornprodukten Ihr Budget kaum stärker belasten. Frühstücksflocken auf Vollkornbasis, besonders Haferbrei und andere gekochte Vollkornprodukte, sind eine vortreffliche Wahl, solange man sich von den Sorten fernhält, denen eine Menge Zucker beigemischt wurde.

Eiweiße: Wenn die Amerikaner an Protein denken, haben sie meist Fleisch vor Augen. Sicher ist Rindfleisch eine wichtige Eiweißquelle. Pute und Hähnchen haben allerdings eine gesündere Proteinverpackung und sind meist auch billiger. Wenn man ein ganzes Hähnchen brät, ergibt das ein preiswertes Hauptgericht, und auch die Reste lassen sich noch vielfältig verwerten. Fisch ist als Proteinquelle sogar noch gesünder. Manche Arten, etwa Schwertfisch und Seezunge, sprengen schnell das Budget und sind Leckerbissen, die man sich nur selten einmal leistet. Andere haben vernünftigere Preise und sind häufig auch im Angebot. Dazu gehören Buntbarsch, Wels, Seelachs und viele Arten von Gefrierfisch. Thunfisch, Lachs oder Makrele aus Konserven sind auf einem Sandwich, im Salat oder als Zutat in einem Auflauf eine preiswerte Möglichkeit, Fisch auf den Teller zu bekommen. Lachs aus der Konservendose liefert die meisten Omega-3-Fettsäuren pro Dollar und ist auch sehr quecksilberarm, was für schwangere oder stillende Frauen von Bedeutung ist. Für Ihren Geldbeutel und Ihre Gesundheit ist es gewöhnlich am besten, wenn Sie Dinge essen, die noch weiter unten in der Nahrungskette stehen. Machen Sie Nüsse, Erdnüsse, Erdnussbutter, Bohnen, Tofu, andere pflanzliche Proteinquellen und Eier zum Kernstück Ihrer Mahlzeiten, statt sie einfach nur als Beilage oder Garnitur zu verwenden! Für Ihr Budget wird das ein Segen sein. Lassen Sie sich von den Preisen für Nüsse nicht abschrecken. Denken Sie daran, dass Fleisch zu zwei Dritteln aus Wasser besteht. Nüsse, die 15 Euro pro Kilogramm kosten, sind preislich also durchaus vergleichbar mit Rindfleisch, welches für 10 Euro pro Kilogramm verkauft wird. Wenn Sie so an die Sache herangehen, sind Erdnüsse ein wahres Schnäppchen.

Obst und Gemüse: Auch wenn Obst und Gemüse nicht so einen billigen Kalorienschub liefern wie Fette und Zucker, können sie ein gutes Geschäft sein. Achten Sie beim Einkaufen darauf, was gerade Saison hat; das ist für den Preis und für die Qualität wichtig. Das US-Landwirtschaftsministerium hat ausgerechnet, dass ein cleverer Einkäufer weniger als 3 Dollar pro Tag ausgeben muss, um dem nachzukommen, was die *Dietary Guidelines for Americans* in puncto Obst und Gemüse empfehlen.[321] Meine Familie hat herausgefunden, dass es sogar noch wesentlich billiger geht. Zu den Gemüsearten, die pro Portion wirklich preiswert sind, zählen Kohl, Winterkürbisse und Möhren; richtig gewürzt und mit Öl angerichtet, können sie köstlich sein. Obst und Gemüse aus der Tiefkühltruhe sind genauso nährstoffreich wie Frischware und kosten oftmals weniger. Außerhalb der Saison können auch Trockenfrüchte eine gute Option sein.

Was Sie nicht kaufen: Gesundheitsbewusste Kaufentscheidungen beinhalten gewöhnlich, dass man bei bestimmten Nahrungsmitteln Abstriche macht oder ganz auf sie verzichtet: Steaks, Kartoffelchips, Eiscreme, Gebäck oder zuckerhaltige Limonaden. Das dadurch eingesparte Geld könnte sogar die Mehrkosten für Fisch, Vollkornprodukte und frisches Obst und Gemüse wieder ausgleichen. Viele Leute geben überraschend hohe Summen für stark verarbeitetes Junkfood aus.

Betrachtung der Kosten

Falls Sie nun immer noch denken, dass gesundes Essen ein teurer Spaß ist, sollten Sie die Alternative betrachten. Herzerkrankungen, Schlaganfälle, Diabetes, manche Krebsarten und andere chronische Krankheiten kosten auf lange Sicht wesentlich mehr als eine gute Ernährung. Der Ökonomische Forschungsdienst des US-Landwirtschaftsministeriums schätzt, dass die Amerikaner durch gesundes Essen jedes Jahr mehr als 70 Milliarden Dollar an Behandlungskosten und verlorener Produktivität einsparen könnten.[322] Das ist nicht nur »unsichtbares Geld«, das von den Krankenversicherungen an Ärzte und Kliniken überwiesen wird. Viele Menschen müssen die Kosten für die Behandlung dieser Leiden teilweise oder vollständig aus eigener Tasche bezahlen. Übergewichtige haben im Durchschnitt elf Prozent mehr medizinische Kosten zu tragen als Menschen mit einem gesunden Gewicht, und bei adipösen Personen sind es sogar 26 Prozent.

Fazit: Wenn man ein paar kluge Entscheidungen trifft, muss gesundes Essen nicht kostspieliger sein als die Ernährungsweise eines Durchschnittsamerikaners, und auf lange Sicht ist es sogar gut angelegtes Geld.

Gesundes Essen global

Wir haben das Glück, in einer Zeit zu leben, die uns eine scheinbar grenzenlose Auswahl an Nahrungsmitteln bietet. Neben dem verblüffend breiten Spektrum an Junkfood haben Supermärkte und Lebensmittelläden in ihren Regalen auch immer Obst und Gemüse, das sie aus vielen Ländern herbeischaffen. »Neue« Getreidearten sind inzwischen leichter zu finden, und die Restaurants haben eine immer buntere Mischung aus den Küchen der Welt auf ihren Speisekarten. Vor 30 Jahren beispielsweise war Mittelmeerküche in Boston meist gleichbedeutend mit Spaghetti und Fleischbällchen. Heute bringen viele lokale Restaurants eine Vielzahl von wesentlich interessanteren und gesünderen traditionellen Speisen auf den Tisch – Gerichte aus dem Mittelmeerraum und aus anderen Weltgegenden.

Angesichts solcher Auswahlmöglichkeiten plädiere ich nicht dafür, zu einer einzigen schlichten Ernährungsweise zurückzukehren oder zu einer ganz bestimmten traditionellen Ernährungsweise überzuwechseln. Stattdessen lege ich Ihnen eine flexible Essstrategie nahe, die auf einer komplett erneuerten Ernährungspyramide beruht. Diese Pyramide integriert Elemente gesunder Essmuster aus der ganzen Welt und lässt jede Menge Freiraum für Kreativität und Innovationen. Die mediterrane Ernährungsweise liefert für den Anfang ein gutes Grundgerüst. Aber es gibt noch jede Menge Gelegenheit zu Feinabstimmungen, und auch andere Kulturen haben gesunde Essstrategien zu bieten. Aus Japan können wir die Tradition mit einbeziehen, kleine Portionen schmackhafter, interessanter Nahrung zu servieren, statt Riesenteller voll relativ fader Nahrung aufzutischen, wie es in den USA und Nordeuropa üblich ist. Eine solche Herangehensweise kann uns helfen, den Gesamtverzehr in Grenzen zu halten, ohne dass wir dabei das Gefühl von Entbehrung haben, wie es bei Diäten zum Abnehmen und zur Gewichtskontrolle häufig der Fall ist. Aus Lateinamerika, der Region, die uns Mais und Tomaten geschenkt hat, kommen interessante und gesunde Körner wie Quinoa. Vielen Nordamerikanern sind sie noch unbekannt, doch verdienen sie einen Platz auf unseren Tischen. Selbst aus Finnland, das in der *Sieben-Länder-Studie* das Land mit der tödlichsten Ernährungsweise war, kommt ein tolles Roggenvollkornbrot, das viel gesünder und schmackhafter ist als das schwammige Weißbrot, das viele Amerikaner essen. Und mehr noch, wir lernen gerade, die verschiedensten Zutaten auf verblüffende und appetitanregende Weise zu kombinieren und zu würzen.

Eine wirklich gesunde Ernährungsweise für moderne Zeiten ist von Essstrategien aus der ganzen Welt abgeleitet, die ihren Nutzen bei verschiedenen Bevölkerungen unter Beweis gestellt haben, darunter auch bei Amerikanern aller Gesellschaftsschichten. Die wissenschaftlichen Aspekte sind in den vorangegangenen Kapiteln beschrieben worden. Bei den Zutaten, die wir auf den letzten Seiten behandeln werden, ist der globale Einfluss unverkennbar.

Schlussbemerkung

Ich hoffe, dass die Harvard-Ernährungspyramide und der »Gesunde Teller« Ihnen zusammen mit den im Buch beschriebenen Essstrategien helfen werden, Entscheidungen für gesunde und köstliche Nahrungsmittel zu treffen. Solche Speisen können Ihr Leben schöner machen und es verlängern. Und wenn Sie den ökologischen Fußabdruck Ihrer Ernährungsweise reduzieren, können diese Entscheidungen auch künftigen Generationen einen Nutzen bringen.

Kapitel 14

Gesunde Ernährung in besonderen Lebenslagen

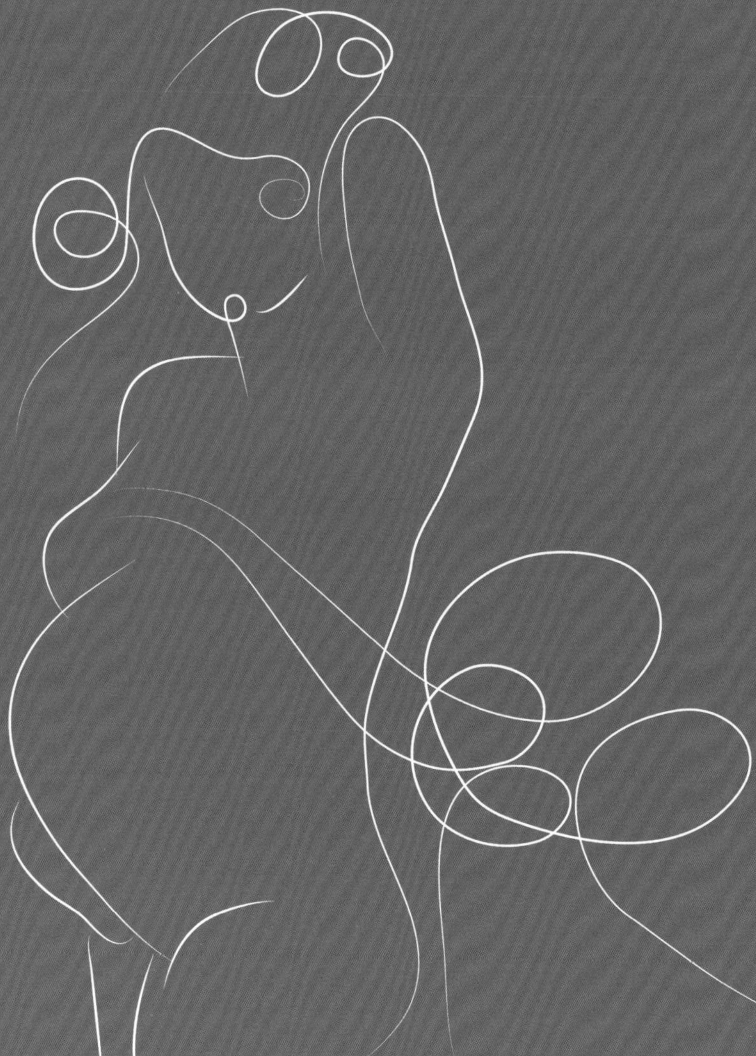

Spezielle Situationen erfordern eine spezielle Ernährung

Gut und richtig zu essen, kann Ihnen dabei helfen, gesund zu bleiben. Das ist auch wichtig – vielleicht sogar noch wichtiger als sonst –, wenn Sie gerade eine Lebensphase durchlaufen, die vom Gewohnten bzw. vom »Normalzustand« abweicht, etwa wenn Sie schwanger sind oder eine Herzerkrankung, Diabetes, Krebs, Zöliakie oder andere Krankheiten haben.

Jeder von uns reagiert auf gesundheitliche Belastungen anders. Die folgenden Empfehlungen sind allgemein gehalten. Besprechen Sie sie mit Ihrem Arzt, Diätassistenten, Ernährungsberater oder mit einem anderen Angehörigen der Gesundheitsberufe, bevor Sie Ihre Ernährungsweise grundlegend ändern.

Schwangerschaft

In der Schwangerschaft benötigt eine Frau zusätzliche Nährstoffe für sich selbst und für ihr Baby. Das bedeutet nicht, dass sie nun das Doppelte zu sich nehmen müsste (viele sagen, sie »isst ja jetzt für zwei«). Es bedeutet aber, dass sie vielleicht ein paar mehr Kalorien aufnehmen sollte, eine Extradosis von manchen Vitaminen und Mineralstoffen und von allem übrigen zumindest genug. Eine gesunde Ernährungsweise kann fast alles davon bereitstellen – eventuell mit Ausnahme von Folat (Folsäure) und Eisen.

Eine spezielle Schwangerenernährung ist gar nicht notwendig. Das allgemeine gesunde Ernährungsmuster, das ich beschrieben habe, wird Sie und Ihr Baby gesund erhalten. Das bedeutet, echte, natürliche Nahrungsmittel zu essen: Obst, Gemüse, Vollkornprodukte, ungesättigte Fettsäuren und Protein aus gesunden Quellen. Sie liefern die Energie, die Rohstoffe sowie die Vitamine und Mineralien, die Sie und Ihr Baby brauchen. Die Schwangerschaft bringt eine Art »Stresstest für den Stoffwechsel« mit sich. Schwangerschaftsbezogener Bluthochdruck und Schwangerschaftsdiabetes sind Anzeichen für potenzielle Probleme. Wenn Sie die in diesem Buch beschriebenen allgemeinen Regeln für eine gesunde Ernährung auch in der Schwangerschaft – und idealerweise danach – anwenden, kann das helfen, die Gefahr von schwangerschaftsbezogenem Bluthochdruck und Gestationsdiabetes zu verringern.

Schwangerschaft und Gewicht

Das werdende Baby, die Plazenta, die es nähren hilft, das zusätzliche Blut, das nötig ist, um den Embryo mit Sauerstoff zu versorgen, und andere körperliche Veränderungen erhöhen das Körpergewicht einer Schwangeren. Außerdem muss sie zusätzliche Nahrungsmittel und Nährstoffe für ihr Baby zu sich nehmen. Die Ansichten darüber, wie viel man während der Schwangerschaft an Gewicht zulegen sollte, haben sich in den letzten 50 Jahren extrem geändert.

Ein bei der Nationalen Akademie der Wissenschaften angesiedeltes Beraterkomitee zur Ernährung von Müttern kam in den 1970er-Jahren zu dem Schluss, dass »die erwünschte durchschnittliche Gewichtszunahme bei elf Kilogramm liegt und die mögliche Spanne zwischen 9 und 11,5 Kilogramm«. Das sollte für alle schwangeren Frauen gelten, egal welchen Body-Mass-Index oder welches Gewicht vor der Schwangerschaft sie hatten.[323] Heute hängt die empfohlene Gewichtszunahme vom Ausgangsgewicht der Frau ab. Für eine Frau, deren Gewicht sich im gesunden Bereich bewegt und die nicht gerade Zwillinge erwartet, empfiehlt das *American College of Obstetricians and Gynecologists*, eine Fachgesellschaft für Gynäkologie und Geburtshilfe, während der Schwangerschaft eine Gewichtszunahme von 11,5 bis 16 Kilogramm. Bei übergewichtigen Frauen sind es 7 bis 11,5 Kilogramm, und bei adipösen Schwangeren ist es sogar noch weniger: 5 bis 9 Kilogramm.[324]

Sprechen Sie mit Ihrem Frauenarzt oder Ihrer Hebamme darüber, was für Sie das beste Gewicht ist.

Eins zum andern fügen

Die beste Methode, auch während der Schwangerschaft alle benötigten Vitamine und Mineralstoffe zu bekommen, besteht in einer gesunden Ernährung und in der Einnahme einer handelsüblichen Multivitamin-Tablette, welche die empfohlenen Tagesdosen liefert. So kann man einen möglichen Mangel am einen oder anderen Vitamin oder Mineralstoff in der Nahrung ausgleichen. Es gibt spezielle Nahrungsergänzungsmittel für Schwangere, aber die können kostspielig sein, und viele enthalten auch nur das, was in einer Standard-Multivitamin-Tablette steckt. Setzen Sie nicht auf Multivitamin-Multimineralstoff-Präparate als Ersatz für eine gute Ernährung, denn sie enthalten nur einen Bruchteil der Nährstoffe, die man für eine gesunde Schwangerschaft benötigt.

Besonders wichtig ist es, zusätzliches Folat (auch als Folsäure bekannt) zu bekommen. Dieses B-Vitamin trägt dazu bei, dass sich Gehirn und Rückenmark des Babys richtig entwickeln. Es ist so wichtig, dass alle Frauen im gebärfähigen Alter – auch wenn sie gar keine Schwangerschaft planen – unbedingt 400 Mikrogramm Folsäure pro Tag einnehmen sollten, entweder aus der Nahrung oder aus Nahrungsergänzungsmitteln.[325] Der Grund dafür ist, dass Folsäure am meisten während der ersten 30 Tage nach der Empfängnis gebraucht wird, also in einer Zeit, in der viele Frauen noch gar nicht wissen, dass sie schwanger sind.

Manchen Frauen fällt es schwer, in der Schwangerschaft die bisweilen nötigen Extravitamine oder die zusätzlichen Eisen-Präparate einzunehmen, denn sie können die morgendliche Übelkeit verschlimmern. Dennoch sollte man die Vitamine oder das Eisen-Präparat nicht absetzen, denn das werdende Baby braucht diese Stoffe. Es könnte schon helfen, diese Supplemente später am Tag oder nach dem Essen einzunehmen.

Ein werdendes Baby benötigt eine solide Versorgung mit Omega-3-Fettsäuren, damit sich sein Gehirn, sein Nervensystem, die Augen und andere Gewebe richtig entwickeln. Am besten kommen schwangere Frauen an ausreichend Omega-3-Fettsäuren, wenn sie zwei- oder dreimal pro Woche Fisch oder Meeresfrüchte essen. Wählen Sie dabei quecksilberarme Arten wie Kabeljau, Lachs, Sardinen und Buntbarsch (siehe dazu auch »Fisch, Quecksilber und Fischöl«, Seite 164).

Wenn Sie nach Ratschlägen für eine gesunde Ernährung in der Schwangerschaft suchen, lesen Sie *The Pregnancy Food Guide* (›Ernährungsleitfaden für Schwangere‹), einen Ratgeber, der von meiner Kollegin Kathy McManus, dem Ernährungsteam am Brigham and Women's Hospital, mir selbst und anderen Experten entwickelt wurde.[326]

Hoher Blutdruck

Das Wort »Blutdruck« hat einen schlechten Ruf. Dabei braucht es natürlich einen gewissen Druck, um Blut vom Herzen zum Gehirn hinauf und zu den Zehen hinab zu befördern und wieder zurück. Aber zu viel Druck ist gefährlich. Er schädigt die Arterienwände, was zu einem Herzinfarkt oder einem Schlaganfall führen kann. Bluthochdruck kann mit der Zeit den Herzmuskel schwächen und auch andere Organe schädigen, so die Nieren und die Augen.

Etwa 90 Prozent aller US-Amerikaner entwickeln irgendwann in ihrem Leben Bluthochdruck. Die meisten können den Blutdruck in gesunden Grenzen halten, indem sie schlank und körperlich aktiv bleiben, täglich fünf oder mehr Portionen Obst und Gemüse essen und die Salzzufuhr niedrig halten. Falls bei Ihnen Bluthochdruck (Hypertonie) diagnostiziert wurde, können Sie mehrere Dinge tun, um Ihren Blutdruck wieder unter Kontrolle zu bekommen, ohne Medikamente nehmen zu müssen. Und selbst wenn Sie Medikamente benötigen, können Ihnen diese Strategien dabei helfen, die Zahl der Arzneimittel zu minimieren, was wiederum die Nebenwirkungen reduziert und die Behandlungskosten verringert.

Wenn Sie Hypertonie und Übergewicht haben, kann schon eine Reduzierung Ihres Ausgangsgewichts um fünf bis zehn Prozent helfen, den Blutdruck zu senken und Ihrer generellen Gesundheit eine Menge Gutes zu tun. Wenn Sie mehr Obst und Gemüse essen, führt das Ihrem Körper zusätzlich Kalium zu, was es leichter macht, den Blutdruck unter Kontrolle zu halten. Peilen Sie mindestens fünf Portionen pro Tag an – und vergessen Sie nicht: Kartoffeln und Mais zählen nicht als Gemüse.

Auch eine Einschränkung der Natriumzufuhr (Natrium ist ein Hauptbestandteil von Tafelsalz) wird Ihnen helfen, den Blutdruck in den Griff zu bekommen. Versuchen Sie, die Natriumaufnahme bei unter 1500 Milligramm zu halten. Das ist die in einem Dreiviertel Teelöffel Salz enthaltene Menge. Sie müssen nicht bei jeder Mahlzeit die Milligramm zählen, aber es ist gut zu wissen, woraus Sie das meiste Salz beziehen – vor allem, weil viel davon in verarbeiteten Nahrungsmitteln und Fertigprodukten verborgen ist (vgl. Tabelle »Verstecktes Salz in der Nahrung« auf Seite 252).

Wenn Sie die Salzmengen plötzlich stark reduzieren, kommt Ihnen das Essen vielleicht fade vor. Aber wenn Sie allmählich sparsamer salzen, werden Sie gar nicht merken, dass Sie weniger Salz aufnehmen. Die meisten Nahrungsmittel aus der Natur enthalten nur wenig Natrium. Wenn Sie also weniger verarbeitete Nahrung verzehren und beim Kochen den Salzstreuer nicht zu heftig schwingen, wird Ihre Natriumzufuhr gering sein, ohne dass Sie groß darüber nachdenken müssen.

Den Blutdruck unter Kontrolle zu halten – egal ob durch die Ernährung oder durch Medikamente –, ist ein wichtiger Schritt bei der Verhütung von Herzinfarkten oder Schlaganfällen.

Diabetes

Fast 30 Millionen US-Amerikaner haben Diabetes, meist Diabetes Typ 2, was nicht sofort den Einsatz von Insulin erfordert. Weitere 86 Millionen haben eine Vorstufe davon, den sogenannten Prädiabetes.

Viele Menschen haben schon jahrelang Diabetes, ohne es zu wissen. In der Frühphase ruft die Krankheit wenige Symptome hervor, bisweilen gar keine. Aber ein andauernd hoher Blutzuckerspiegel über Jahre hinweg kann schließlich Probleme verursachen. In den Vereinigten Staaten ist Diabetes die Hauptursache für Sehverlust und Erblindung in fortgeschrittenem Alter. Die Krankheit ist auch der Grund dafür, dass jährlich mehr als 70 000 Amerikanern ein Fuß oder ein Teil des Beines amputiert werden müssen. Sie trägt zu Herzinfarkten bei und schädigt die Nerven in Händen und Füßen.

Durch richtige Ernährung und körperliche Betätigung ein gesundes Gewicht zu halten, ist der wichtigste Weg zur Verhütung von Diabetes sowie zur Behandlung der Krankheit, wenn sie denn einmal aufgetreten ist. Manche Menschen mit Typ-2-Diabetes bekommen ihren Blutzuckerspiegel in den Griff, indem sie abnehmen, körperlich aktiv werden und eine Ernährungsweise befolgen, die auf Gemüse, Obst, ungesättigten Fettsäuren, Vollkornprodukten und gesunden Proteinquellen wie Fisch, Geflügel und Nüssen beruht. Sie versuchen dann, keine Nahrungsmittel mit schnell verdaulichen Kohlenhydraten oder Zuckerzusatz zu essen.

Die Ernährungsratschläge für Diabetespatienten haben sich in den letzten Jahren weiterentwickelt. Einst konzentrierten sie sich darauf, dass man so wenig Kohlenhydrate wie möglich essen solle, dann schwenkten sie in die Richtung des unvernünftigen Ernährungsmusters »Wenig Fett, viele Kohlenhydrate« um. Mehrere aktuelle Studien haben gezeigt, dass man Typ-2-Diabetes besser unter Kontrolle bekommen kann, wenn man sich bei bestimmten kohlenhydratreichen Speisen einschränkt, besonders bei schnell verdaulichen Kohlenhydraten, und stattdessen Nahrungsmittel wählt, die dem Körper ungesättigte Fettsäuren liefern.

Auch wenn man Nahrungsmittel isst, die einen hohen Anteil an Ballaststoffen und einen niedrigen Glykämischen Index haben, beispielsweise Vollkornprodukte und Bohnen, kann das dabei helfen, den Diabetes in den Griff zu bekommen (siehe auch »Der Glykämische Index«, Seite 128). Und weil Menschen mit Diabetes auch ein hohes Risiko für Herzinfarkte oder Schlaganfälle haben, ist es für sie besonders wichtig, weniger gesättigte und mehr ungesättigte Fettsäuren aufzunehmen. Mit anderen Worten: Die gesunden Ernährungsmuster, die ich in diesem Buch dargelegt habe, sind für Personen mit Diabetes besonders wertvoll.

Auf die Gesamtkalorienzufuhr zu achten – man soll nur so viel essen, wie man verbrennen kann, damit man nicht zunimmt –, ist für Diabetiker noch wichtiger als für andere Menschen. Wie in Kapitel 4 beschrieben, wird durch die von mir aufgezeigten gesunden Ernährungsmuster die Gewichtskontrolle leichter, als wenn man sich nur auf Kalorien konzentrieren würde.

Da jeder ein bisschen anders ist, empfiehlt es sich, dass Sie mit Ihrem Arzt sprechen, bevor Sie sich für die Ernährungsweise entscheiden, die für Sie richtig ist.

Hohe Cholesterinwerte

Ein hoher Blutspiegel des schädlichen LDL-Cholesterins ist einer von mehreren Faktoren, die zu Herzinfarkten, Schlaganfällen und vorzeitigem Tod führen können. (Das Gesamtcholesterin, früher als Schlüsselwert betrachtet, kann in die Irre führen und spielt heute keine allzu große Rolle mehr. Bei manchen Menschen ist der hohe Cholesterin-Gesamtwert nämlich einem Übermaß an schützendem HDL-Cholesterin geschuldet.) Hohe LDL-Cholesterinwerte sind weitgehend auf die Ernährung zurückzuführen, und nur wenige Menschen besitzen eine genetische Prädisposition dafür. Eine gesunde Ernährung kann dabei helfen, hohen LDL-Cholesterinwerten vorzubeugen oder sie, wenn sie einmal da sind, wieder auf ein vernünftiges Maß zu drücken.

Jahrelang haben die Amerikanische Herzgesellschaft und andere Institutionen Leuten mit hohen Cholesterinwerten erzählt, sie sollten ihre Fettaufnahme, besonders die von gesättigten Fettsäuren, reduzieren. Aber dies hat nur geringe Auswirkungen auf den Cholesterinspiegel. Allzu oft wird die Diät dann für gescheitert erklärt, und man setzt die Patienten auf Medikamente, gewöhnlich auf cholesterinsenkende Statine.

Im vorliegenden Buch habe ich den Wert einer umfassenden Herangehensweise unterstrichen, bei der man gesättigte Fettsäuren und Transfette durch einfach und mehrfach ungesättigte Fettsäuren ersetzt, Vollkornprodukte anstelle von hochglykämischen Kohlenhydraten und Zuckern isst, sein Gewicht kontrolliert und regelmäßig körperlich aktiv ist. Diese Strategie kann Ihnen dabei helfen, die Cholesterinwerte in den Griff zu bekommen und Ihr Risiko für Herzerkrankungen deutlich zu reduzieren, auch wenn Sie schon Medikamente einnehmen.

Statine haben einen fantastischen Ruf erlangt: Sie seien die Arzneimittel, mit denen man Herzkrankheiten heilen könne. Das stimmt nur zum Teil. Zweifellos können sie die Menge des schädlichen LDL im Blutkreislauf dramatisch senken. Sie verringern das Herzinfarktrisiko um etwa ein Drittel. Aber das heißt auch, dass die meisten Menschen immer noch gefährdet sind. Verstehen Sie Statine also bitte nicht als Wunderwaffen gegen Herzkrankheiten. Außerdem erhöhen hochdosierte Statine das Diabetesrisiko und können noch andere schwere Nebenwirkungen haben. Bei der Vorbeugung von Herzinfarkten, Schlaganfällen und anderen chronischen Krankheiten können Sie mehr erreichen, wenn Sie sich die im vorliegenden Buch beschriebenen gesundheitsförderlichen Essstrategien voll zunutze machen. Das wird nicht nur Ihren Cholesterinspiegel senken, sondern Ihre Gesundheit in vielerlei Hinsicht schützen.

Herzinfarkte und Schlaganfälle

Von Herzinfarkten, Angina pectoris, Schlaganfällen und anderen Herz-Kreislauf-Erkrankungen sind Millionen US-Amerikaner betroffen, auch wenn diese Probleme heute eher in späteren Lebensjahren auftreten als noch in den 1950ern und 1960ern. Wie ich in diesem Buch aufgezeigt habe, könnten die meisten dieser Fälle durch eine gesunde Ernährungs- und Lebensweise verhindert werden.

Selbst nach einem Herzinfarkt oder Schlaganfall lohnt es sich, die Prinzipien des »Gesunden Tellers« und der Harvard-Ernährungspyramide zu beachten. So werden Sie das Risiko, noch einmal so eine Krise zu erleiden, enorm senken. Sie müssen die Schäden, die in Ihren Blutgefäßen angerichtet worden sind, gar nicht komplett rückgängig machen; es reicht schon, wenn Sie sie nicht schlimmer werden lassen.

Die Vorteile einer besseren Ernährungsweise wurden in der *Lyoner Herzstudie* auf spektakuläre Weise demonstriert. Sie war unter Männern und Frauen durchgeführt worden, die bereits einen Herzinfarkt erlitten hatten. Wie ich im Unterkapitel »Klinische Studien: Gesättigte durch ungesättigte Fette zu ersetzen rettet Leben« (siehe Seite 105) beschrieben habe, wurde einem nach dem Zufallsprinzip ausgewählten Teil der Studienteilnehmer eine mediterrane Ernährung verordnet, die auch die Aufnahme von mehr Omega-3-Fettsäuren aus pflanzlichen Ölen beinhaltete. Diese Versuchspersonen hatten eine um 70 Prozent geringere Wahrscheinlichkeit, erneut einen Herzinfarkt zu erleiden oder gar an einem solchen zu sterben. Das ist wirklich bemerkenswert, denn Statine, diese sehr wirksamen Cholesterinsenker, reduzieren diese Rate nur um etwa 30 Prozent.

Das bedeutet aber nicht, dass wir keine Statine mehr einnehmen sollten, sondern nur, dass es ein schwerer und oftmals tödlicher Fehler ist, auf sie allein zu bauen und nicht von den Vorteilen einer gesunden Ernährungs- und Lebensweise zu profitieren.

Krebs

Eine einigermaßen schockierende wissenschaftliche Entdeckung aus den letzten zehn Jahren ist, dass es sich bei Krebs nicht um eine einzige Krankheit handelt. Es sind Hunderte von Krankheiten, jede mit ihren eigenen Auslösern und Therapien. Das bedeutet auch, dass es nicht die eine »Antikrebs-Ernährung« gibt.

Die Strategie Nummer eins zur Krebsverhütung ist, nicht zu rauchen und Tabak auch nicht in anderer Form zu verwenden. Gleich danach folgt die Strategie, ein gesundes Gewicht zu halten. Übergewicht oder Fettleibigkeit erhöhen das Risiko für viele Krebsarten, darunter Brustkrebs, Darmkrebs, Gebärmutterkörperkrebs und Bauchspeicheldrüsenkrebs. Weil das Rauchen im Rückgang begriffen ist, aber Übergewicht und Fettleibigkeit häufiger werden, verursachen überschüssige Pfunde in den USA inzwischen beinahe so viele Krebstodesfälle wie das Rauchen.

Über viele Jahre hinweg empfahl man eine fettarme Kost als bestes Mittel zur Krebsvorbeugung. Aber dieser Ratschlag konnte durch großangelegte Kohortenstudien und randomisierte Versuchsreihen nicht gestützt werden. Stattdessen verringert sich das Risiko für manche Krebsarten, wenn man mehr Obst und Gemüse und weniger rotes Fleisch isst. Auch Einschränkungen beim Alkoholkonsum tragen dazu bei, wenn man denn überhaupt Alkohol trinkt (vgl. Kapitel 9).

Bei der Frage, welche Strategien in puncto Lebensweise die besten sind, um den Krebs in Schach zu halten, wenn er erst einmal da ist, lernen wir immer noch dazu. Regelmäßige körperliche Aktivität und das Halten eines konstanten Körpergewichts scheinen die Chancen zu verbessern, dass man Brust- und Darmkrebs besiegt. Wenn es um die Ernährung geht, sind bisher allerdings nur wenige konkrete Strategien ermittelt worden.

Heutzutage führen zeitigere Diagnosen und eine bessere Behandlung dazu, dass die meisten Menschen nicht mehr an ihren Krebserkrankungen sterben. Allerdings erliegen sie dann häufig einer Herzkrankheit, einem Schlaganfall oder anderen Komplikationen. Deshalb sind die in unserem Buch beschriebenen Essstrategien bei Menschen mit Krebs mit einer besseren Gesamt-Überlebenschance in Verbindung gebracht worden.

Zöliakie

Wenn Sie an Zöliakie leiden, kennen Sie die Probleme, die schon ein paar Krümel Brot auslösen können: Gase, Blähungen, Bauchkrämpfe, Durchfall und mehr. Die Ursache dafür ist Gluten, eine Proteinmischung, die sich hauptsächlich in Weizen, Roggen und Gerste findet. Personen mit Zöliakie können kein Gluten tolerieren. Aus irgendeinem Grund betrachtet ihr Immunsystem das Gluten als feindlichen Eindringling. Mit der Zeit schädigen die Angriffe aufs Gluten die Dünndarmschleimhaut, was zu Gewichtsverlust, Hautausschlag, Osteoporose, Unfruchtbarkeit, Nervenschädigungen, Krampfanfällen und anderen Leiden führt.

Menschen mit Zöliakie müssen alles daran setzen, glutenhaltige Nahrung zu vermeiden. Zu den gebräuchlichsten glutenhaltigen Nahrungsmitteln gehören herkömmliches Brot und Gebäck, das aus Weizen oder Roggen hergestellt ist, aber auch Nudeln, Cracker und andere Backwaren, viele Frühstücksflocken und Müslis, Weizenmehltortillas und Bier, um nur einige zu nennen.

Die schnelle Verbreitung glutenfreier Nahrungsmittel macht es heute einfacher, Gluten zu meiden. Trotzdem kann es ganz unerwartet in einigen Produkten lauern, etwa in Sojasauce, Pommes frites, verarbeitetem Fleisch, Fertigsuppen und -saucen sowie Kräuterzusätzen.

Wie ich bereits im Exkurs »Gluten in Getreide: Für manche eine Gefahr« (siehe Seite 142) ausgeführt habe, kann eine ähnliche Krankheit, die man »Gluten-Sensitivität« oder »Nicht-Zöliakie-Glutenunverträglichkeit« nennt, vergleichbare Symptome auslösen, aber wenigstens schädigt sie nicht den Darm.

Wenn Sie glutenfrei leben müssen oder wollen, versuchen Sie bitte, andere Wege zu finden, um an Folsäure, weitere B-Vitamine und Faserstoffe zu kommen, denn Ihr Darm braucht diese Substanzen, um richtig arbeiten zu können. Sie können dies erreichen, indem Sie Obst, Gemüse, Bohnen und glutenfreie Getreide und Samen wie Naturreis oder Quinoa essen.

Depressionen

Viele Menschen werden an irgendeinem Punkt ihres Lebens von einer Depression heimgesucht. Weltweit ist sie einer der häufigsten Gründe für Arbeitsunfähigkeit. Depressionen können leicht und vorübergehend oder schwer und langanhaltend sein. Ärztliche oder psychologische Hilfe zu suchen, ist in jedem Fall wichtig.

Wenn man durch richtige Ernährung und regelmäßige körperliche Betätigung ein gutes Allgemeinbefinden aufrechterhält, kann das auch zur mentalen Gesundheit beitragen. Ein spezieller Ernährungsaspekt, der mit der mentalen Gesundheit in Verbindung gebracht wird, ist der Konsum von koffeinhaltigem Kaffee, denn er ist stark gekoppelt mit einem niedrigeren Risiko für Depressionen und Suizide.[327] Sowohl in der *Nurses' Health Study* als auch in der *Health Professionals Follow-Up Study* hatten Frauen und Männer, die täglich drei und mehr Tassen Kaffee tranken, ein nur etwa halb so hohes Selbstmordrisiko wie Personen, die keinen Kaffee konsumierten. Das ist auch nicht überraschend, denn man weiß schon lange um die leicht stimmungshebende Wirkung von Kaffee. Wir haben auch herausgefunden, dass der Verzehr von flavonoidhaltigem Obst und Gemüse, speziell von Zitrusfrüchten und -fruchtsäften, mit einem niedrigeren Depressionsrisiko verknüpft ist.[328]

Wenngleich die Frage, ob eine höhere Zufuhr von Omega-3-Fettsäuren einer Depression vorbeugen könnte, die Wissenschaft sehr interessiert, sind die Indizien dafür schwach. Einige Forscher haben die Hypothese vorgebracht, dass eine höhere Aufnahme von Omega-6-Fettsäuren über die Nahrung (man findet diese Stoffe in vielen pflanzlichen Ölen, so in Soja- und Maisöl) das Depressionsrisiko erhöhen könnte, da sie im ganzen Körper Entzündungen verstärken. Aber in Wahrheit könnte eine höhere Zufuhr von Omega-6-Fettsäuren Entzündungen sogar reduzieren.[329] Bei unserer Untersuchung des Selbstmordrisikos fanden wir keine Belege dafür, dass es bei einer höheren Aufnahme von Omega-3-Fettsäuren oder einer niedrigeren Aufnahme von Omega-6-Fettsäuren zu weniger Suiziden kommt.[330]

Gedächtnisschwund

Da der Durchschnittsamerikaner heute länger lebt – hauptsächlich durch niedrigere Raucherzahlen, Verbesserungen bei der Ernährung sowie frühere Diagnosen und bessere Therapien von Krankheiten –, ist der Gedächtnisverlust im Alter (Demenz) eine wachsende Bürde für die Betroffenen selbst wie für ihre Angehörigen. Dennoch stimmt ein Trend, den man seit ein paar Jahrzehnten erkennen kann, hoffnungsvoll. Wenn man Personen ähnlichen Alters vergleicht, ist die Häufigkeit von Demenz seit den späten 1970er-Jahren um mehr als 40 Prozent zurückgegangen.[331] Weil aber unsere Bevölkerung insgesamt altert, steigen die tatsächlichen Zahlen von Menschen mit Demenz, und bisher gibt es keine zufriedenstellende Behandlung dieser Krankheit. Es gibt spannende Belege dafür, dass ein mediterranes Ernährungsmuster das Risiko für Gedächtnisschwund verringern und den Verlauf dieses Prozesses verlangsamen kann. Das ist auch nicht ganz verwunderlich, denn zu den Faktoren, die zu Gedächtnisverlust und Demenz führen, gehören eine gestörte Blutversorgung des Gehirns und das Auftreten zahlreicher kleiner Schlaganfälle. Eine schlechte Ernährungsweise kann im

Gehirn auch Prozesse begünstigen, die mit der Alzheimer-Erkrankung verbunden sind, also einer verbreiteten Form von Demenz. Sowohl Herz-Kreislauf-Erkrankungen als auch Alzheimer entwickeln sich langsam und über mehrere Jahrzehnte hinweg, was gute Möglichkeiten für eine Prävention durch eine bestimmte Ernährung bietet. Ein mediterranes Ernährungsmuster kann diese und andere Formen von Herz-Kreislauf-Erkrankungen nachweislich reduzieren. Und auch wenn der Gedächtnisschwund bereits begonnen hat, kann es immer noch viel wert sein, sein Fortschreiten durch eine bestimmte Ernährungsweise zu verlangsamen.

Viele Typen von Studien, darunter epidemiologische Langzeitstudien, haben die Verbindungen zwischen Ernährungsweise, Gedächtnisschwund und Demenz untersucht. Diese Studien wurden kürzlich von meiner Kollegin Martha Clare Morris und ihrem Team noch einmal gesichtet. Dabei identifizierten sie eine Reihe von Nahrungsmitteln, die mit einer besseren Denkfähigkeit gekoppelt waren: Gemüse (vor allem grünes Blattgemüse), Beeren, Nüsse, Olivenöl, Vollkorn, Fisch, Geflügel und Wein (in Maßen genossen). Nahrungsmittel, die in Zusammenhang mit einer schlechteren Denkfähigkeit standen, waren etwa rotes Fleisch, kurzgebratene Speisen, Gebäck und Süßigkeiten. Klingt Ihnen das vertraut?

Morris entwickelte auf Grundlage dieser Nahrungsmittel eine Punktewertung, die sie *MIND diet score* nannte, und testete sie in einer Gruppe von fast 1000 älteren Frauen und Männern, die sich am *Memory and Aging Project* (»Projekt Gedächtnis und Älterwerden«) am *Rush University Medical Center* in Chicago beteiligten. Über fünf Jahre hinweg betrachtet, waren höhere MIND-Punktzahlen – was gleichbedeutend mit einer gesünderen Ernährung ist – mit besseren Werten bei Denkaufgaben und Gedächtnistests verbunden.[332] Wie schon bei den Herz-Kreislauf-Erkrankungen, rührt der starke Nutzeffekt des MIND-Ernährungsmusters vermutlich nicht von einem einzigen Nährstoff her, sondern von vielen verschiedenen Nahrungsmitteln. Trotzdem wissen wir, dass Beta-Carotin zu den Substanzen gehört, die zu einem gesünderen Gehirn beitragen. Als es nämlich in der *Physicians' Health Study* als Nahrungsergänzungsmittel verabreicht wurde, hatte es eine förderliche Wirkung auf die kognitive Funktion (vgl. »Neue Hoffnung für Multivitamin-Präparate«, Seite 259). Weitere Belege für die Verbindung zwischen gesundem Essen und bis ins Alter bewahrter Erinnerungs- und Denkfähigkeit kommen aus der *PREDIMED-Studie*, in der Teilnehmer mit einer mediterranen Ernährung bessere kognitive Funktionen aufwiesen als die Personen aus der Kontrollgruppe.[333]

Es ist leicht nachvollziehbar, dass eine Ernährungsweise, die für viele andere Organe gut ist, auch dem Gehirn zugutekommt. Während die laufenden Forschungen darauf abzielen, die Auswirkungen bestimmter Ernährungsfaktoren auf das Gehirn noch besser zu verstehen, können Sie durchaus schon eine mediterran geprägte Ernährungsweise mit einer Vielzahl carotinoidreicher Lebensmittel annehmen. Das wird Sie auf den richtigen Weg hin zu einer langfristig besseren kognitiven Funktion bringen. Es ist am besten, diesen Weg so früh wie möglich einzuschlagen, aber wie wir bei anderen Forschungsergebnissen gesehen haben, können Sie die Früchte einer gesunden Ernährung auch dann noch ernten, wenn sich gewisse Symptome bereits entwickelt haben.

Kapitel 15
Verzeichnis der Körner und Saaten

Intakte Körner und Saaten versus Vollkorn

Seit jeher ernähren sich die Menschen von Körnern und Saaten. Doch irgendwann im Laufe dieser Beziehung haben wir den Bezug zu ihren wertvollen Inhaltsstoffen verloren. Hier ist ein kurzer Überblick über bestimmte Vollkornarten und bestimmte Arten von intakten Körnern und Saaten, eine Liste mit allem, was Sie über ihre Handhabung beim Kochen, über ihre Aufbewahrung und ihren Geschmack wissen müssen. Vergessen Sie nicht: Vollkörner sind nicht raffiniert, können aber auch als Mehl vorkommen; intakte (ganze) Körner und Saaten sind genau das und nichts anderes.

Körner und Saaten sind die Samen von Pflanzen, die größtenteils zur Familie der Gräser gehören. Jedes intakte Korn besteht aus drei Teilen: der Kleie, dem Keim und dem Endosperm (Mehlkörper).

Die Kleie umschließt das Korn. Sie bietet Schutz, damit der Samen unwirtliche Bedingungen überdauern und viele Monate oder Jahre später trotzdem noch keimen kann. Und obwohl die Kleie hauptsächlich aus unverdaulichen Ballaststoffen besteht, hängen daran unmittelbar viele Mineralstoffe und Vitamine.

Der Keim ist der Pflanzenembryo, der sprießen und wachsen wird, wenn die Bedingungen in Bezug auf Temperatur und Feuchtigkeit stimmen. Das empfindliche lebendige Gewebe im Inneren des Keims ist umgeben von ungesättigtem Öl, das außerdem eine große Menge an fettlöslichen Antioxidantien wie Vitamin E enthält, um das Öl vor dem Oxidieren (Ranzigwerden) zu bewahren.

Das Endosperm versorgt den keimenden Samen mit Energie, bis er dazu in der Lage ist, seine eigene Nahrung durch Photosynthese herzustellen. Es besteht hauptsächlich aus Stärke. Im Laufe der Jahre hat man Körner und Saaten durch Zucht dazu gebracht, immer größere Mehlkörper und damit immer mehr Stärke zu entwickeln. Zwar enthält das Endosperm auch andere Nährstoffe, deren Menge ist im Vergleich zu der aus Stärke stammenden Kalorienmenge aber gering.

Intakte Körner und Saaten sind solche, die minimal verarbeitet wurden, um sie vom Fruchtstand zu lösen sowie Streusand und andere Verunreinigungen zu entfernen.
Sie wurden weder gequetscht, pulverisiert oder gedämpft, noch irgendeinem anderen Verarbeitungsschritt unterzogen. Beispiele für intakte Körner und Saaten sind unter anderem Weizenkörner, Naturreis, Hirse, Hafergrütze und Quinoa.

Vollkörner und Nahrungsmittel, die aus ihnen hergestellt werden, sind intakte Körner und Saaten, die auf die eine oder andere Art und Weise (oft durch Mahlen) verarbeitet wurden. Vollkörner enthalten noch immer Kleie, Keim und Endosperm.

Demgegenüber wurden bei raffinierten Körnern und Saaten (wie Weizenmehl, aber nicht Weizenvollkornmehl) die Kleie und der Keim entfernt. Häufig werden diesem verarmten Mehl Vitamine und Mineralstoffe hinzugefügt und dann als »angereichertes« Mehl verkauft. Das mag vielleicht gesund klingen, stellt aber lediglich einen Bruchteil der vielen Nährstoffe und sekundären Pflanzenstoffe dar, die das ursprüngliche Korn enthalten hat.

Vollkörner sind wesentlich besser für Sie als raffinierte Körner und Saaten, weil sie alle Nährstoffe liefern, die in intakten Körnern und Saaten enthalten waren. Sie sind aber nicht so gut wie diese intakten Varianten. Ein Grund dafür ist, dass das Mahlen die Körner zerhackt und die Kleieschicht zerreißt, sodass diese das Endosperm nicht länger bedeckt und einem schnelleren Angriff durch stärke-verdauende Enzyme aussetzt. Das beschleunigt die Umwandlung von Stärke in Blutzucker. Zudem erleichtert das Zermahlen des Endosperms zu feinen Partikeln stärke-verdauenden Enzymen die Arbeit. Das Resultat ist, dass intakte Körner und Saaten einen niedrigeren Glykämischen Index (siehe Seite 128) haben, welcher einen langsameren und geringeren Anstieg des Blutzuckerspiegels, eine geringere Insulinnachfrage und ein geringeres Risiko für einen Typ-2-Diabetes zur Folge hat. Der niedrigere Glykämische Index intakter Körner und Saaten trägt dazu bei, dass man sich nach einer Mahlzeit oder einem Snack länger satt fühlt.

Amaranth

Dieser goldgelbe, ursprünglich von den Azteken kultivierte Samen hat eine knackige Konsistenz, die beim Kochen nur etwas weicher wird. Tatsächlich ähnelt seine knusprig-cremige Textur so sehr der Konsistenz von heißem Frühstücksbrei, dass er hauptsächlich auf diese Art verzehrt wird. Für die Waghalsigeren unter Ihnen lässt sich Amaranth in Backwaren einarbeiten oder mit anderen Körnern und Saaten zu einem Pilaw [orientalisches Reisgericht, Anm. d. Übers.] oder einem Eintopf verarbeiten. Probieren Sie einmal, die Samen in einer trockenen Pfanne zu rösten – sie dehnen sich aus und »poppen« genau wie Mais auf. Streuen Sie die knusprigen gepufften Kerne über Salate, Gemüse und auf Pizza.

Kochwertung: Einfach, aber zeitaufwendig. Amaranth muss 25 bis 30 Minuten lang in jeder Menge Wasser köcheln (1 Teil Amaranth auf 3 Teile Wasser), um als Frühstücksbrei gegessen zu werden. Zur Verwendung in Backwaren zuvor in heißem Wasser einweichen.

Ernährungsvorteile: Cholesterinfrei mit geringem Fettgehalt, der größte Anteil davon sind ungesättigte Fettsäuren. Sehr eisenhaltig – eine Tasse, die zu ¼ mit trockenen Samen gefüllt ist, enthält 60 Prozent der empfohlenen Tagesmenge. Gute Ballaststoffquelle (3 Gramm je ¼ Tasse trocken), aber nicht so ballaststoffreich wie manch andere Vollkörner. Zudem eine gute Calciumquelle, mit geringen Mengen an B-Vitaminen.

Einkaufstipp: Sie werden dieses Korn wahrscheinlich nicht in allen Supermärkten finden. Sie können es aber in den meisten Lebensmittelfachgeschäften, Reformhäusern, Drogeriemärkten und Bioläden finden oder im Internet bestellen.

Gerste

Dieses nussige Vollkorngetreide wird in vielen verschiedenen Erscheinungsformen vertrieben: als geschälte Spelzgerste, Perlgraupen, Flocken und Gerstengrütze. Perlgraupen sind die häufigste und vielseitigste Variante. Sie behalten auch nach langer Kochdauer eine gewisse Bissfestigkeit, was sie zu idealen Anwärterinnen für Suppen, Eintöpfe und sogar Vollkornrisottos macht.

Kochwertung: Einfach, aber zeitaufwendig.

Geschälte Vollkorngerste (Spelzgerste):
Muss über Nacht eingeweicht und dann für eine Stunde oder länger geköchelt werden.

Perlgraupen:
Hergestellt aus Körnern, die zwar gespalten werden, aber noch immer den Kern oder die »Perle« enthalten. Dank der Raffinierung können Sie auf das Einweichen verzichten und 30 Minuten von der Kochzeit abziehen. Wenn Ihnen das nicht schnell genug geht, suchen Sie nach schnellkochenden Perlgraupen, die nach 10 Minuten gar sind.

Flocken/Grütze:
Gerstenflocken, die Rollhafer ähneln, können zu heißen Frühstücksbreis oder Suppen verarbeitet werden. Bei Gerstengrütze handelt es sich um einen feinen Mahlgrad des Korns, der für heiße Frühstücksbreis verwendet wird.

Ernährungsvorteile: Cholesterinfrei, mit einer geringen Menge an gesunden Fettsäuren. Gute Proteinquelle mit angemessenem Eisen-, Kalium- und Magnesiumgehalt. Hervorragende Ballaststoffquelle – rund 8 Gramm pro ¼ Tasse trocken.

Einkaufstipp: Perlgraupen und Gerstengrieß gibt es in den meisten Supermärkten. Geschälte Vollkorngerste, Gerstenflocken und Gerstengrütze kann man im Lebensmittelfachhandel oder im Internet finden.

Naturreis

Naturreis erhält seine typische braune Farbe und seinen typisch nussigen Geschmack dadurch, dass die Kleie, die äußere Schicht des Reiskorns, bei der Ernte erhalten bleibt. Er ist in Form von kurzen, mittleren oder langen Körnern mit jeweils unterschiedlichem Nutzen zu finden. Brauner Basmati-Reis, eine spezielle Art von langkörnigem Naturreis, verfügt über einen besonders nussigen Geschmack und verströmt beim Kochen ein wunderbares Aroma. Aufgrund der noch immer vorhandenen Kleieschicht, die geringe Mengen an Öl enthält, sollte Naturreis am besten wenige Wochen nach dem Kauf verwendet oder in einem luftdichten Behältnis gekühlt aufbewahrt werden.

Kochwertung: Einfach, aber zeitaufwendig. Muss 40 bis 45 Minuten lang köcheln.

Ernährungsvorteile: Cholesterinfrei mit nur geringen Mengen an gesunden, vor allem mehrfach ungesättigten Fettsäuren. Doppelt so hoher Ballaststoffgehalt wie weißer Reis sowie reich an Vitamin E und anderen Nährstoffen.

Einkaufstipp: Qualität und Geschmack von Naturreis können je nach Marke variieren. Die meisten Supermärkte führen vielfältige Naturreisoptionen, darunter Hausmarken und Spezialmischungen. Verschiedene Unternehmen vertreiben inzwischen auch schnellkochenden Naturreis, der üblicherweise nicht so aromatisch wie »normaler« Naturreis ist und in der Regel einen höheren Glykämischen Index hat.

Buchweizen

Buchweizen ist eines von mehreren getreideartigen Nahrungsmitteln, das formal betrachtet gar kein Getreide ist. In Wahrheit handelt es sich um einen entfernten Verwandten von Rhabarber. Buchweizen wird normalerweise geröstet und dann entweder im Ganzen oder gemahlen verwendet. Manchmal werden vollständige oder aufgebrochene Buchweizensamen (Buchweizenschrot) nach dem Rösten auch als Kasha bezeichnet. In Osteuropa wird Kasha regelmäßig fast auf die gleiche Weise zum Kochen verwendet, wie man in den USA Kartoffeln benutzt.

Kochwertung: Sehr einfach.

Ernährungsvorteile: Buchweizen ist keine annähernd so hervorragende Quelle von Ballaststoffen und anderen Nährstoffen wie die meisten anderen Vollkornarten. Es kann aber mit anderen Körnern und Saaten zur Herstellung eines gesunden Pilaw kombiniert werden.

Bulgur

Diese Vollkornart ist in Wahrheit eine Form von Weizen. Bulgur, ein Grundnahrungsmittel im östlichen Mittelmeerraum, wird durch Dünsten oder Kochen von Weizenkernen, auch Weizenkörnern genannt, und anschließendes Zerdrücken derselben hergestellt. Bulgur kommt in einem feinen, mittleren und groben Mahlgrad vor, wobei die mittelfeine Form am weitesten verbreitet ist. Er kann entweder aus Rotkornweizen (dunkelbraunes Korn) oder Weichweizen (goldbraunes Korn) hergestellt werden. Bulgur findet in allen möglichen Speisen Verwendung – von Salaten über Suppen bis hin zu Veggieburgern.

Kochwertung: Sehr einfach. Fügen Sie dem feinen oder mittelfeinen Korn einfach kochendes Wasser hinzu und lassen Sie das Ganze 20 bis 30 Minuten lang oder so lange einweichen, bis der Bulgur zart ist. (Grobkörniger Bulgur muss köcheln und nicht eingeweicht werden.)

Ernährungsvorteile: Cholesterinfrei, ballaststoffreich (5 Gramm pro ¼ Tasse trocken) und relativ reich an Protein (4 Gramm pro ¼ Tasse trocken).

Einkaufstipp: In den meisten Supermärkten leicht zu finden.

Mais

Dieses ursprüngliche amerikanische Getreide kommt in vielen unterschiedlichen Gewändern daher, wobei frischer Mais am Kolben seine offensichtlichste Erscheinungsform ist. Das Getreide kann aber auch gemahlen oder getrocknet und zu Grütze, Maismehl, Mehl und Pasta verarbeitet werden. Je geringer sein Verarbeitungsgrad, desto aromatischer und nährstoffhaltiger wird es sein.

Kochwertung: Sehr einfach.

Maismehl:
Normales (entkeimtes) Maismehl wird hergestellt, indem getrocknete Maiskerne von den äußeren Hüllblättern und Keimlingen befreit werden, was zu einem Verlust von Nährstoffen führt. In der Regel wird es jedoch nachträglich mit einigen dieser verlorenen Nährstoffe angereichert. Anschließend wird das Korn zu einer feinen, mittelfeinen oder groben Struktur zermahlen. Polenta wird aus grobkörnigem Maismehl gemacht, fein gemahlenes Maismehl wird genau so bezeichnet, und »Masa Harina« ist eine bestimmte Sorte Maismehl, die zur Herstellung von Maistortillas benutzt wird. Halten Sie möglichst Ausschau nach der steingemahlenen Variante, weil sie mehr Nährstoffe als andere Maismehlsorten enthält. Anmerkung: Entkeimtes Maismehl ist kein Vollkorn.

Grobes Maismehl (»Hominy«):
Dabei handelt es sich um Maiskerne, die in einer schwachen Laugelösung eingeweicht werden. Da es nach dem Einweichen entkeimt und geschält wird, ist Hominy zwar nicht so nahrhaft wie frischer Mais, enthält aber noch immer Ballaststoffe.

Grütze:
Diese Spezialität aus dem Süden der USA wird aus grob gemahlenem und getrocknetem Hominy hergestellt.

Ernährungsvorteile: Cholesterinfrei und ballaststoffreich. Eine ordentliche Quelle von Vitamin A (nur gelber Mais) mit Spuren von Eisen und Vitamin C.

Einkaufstipp: In praktisch jedem Supermarkt zu finden.

Vollkorn-Couscous

Couscous (ausgesprochen »Kuss-Kuss«) ist formal gesehen keine Vollkornart. Allerdings hat diese winzige, goldfarbene Pasta eine ganze Reihe von ernährungsspezifischen Vorteilen, wenn sie aus Vollkornmehl hergestellt wird (ganz zu schweigen von einer blitzschnellen Kochzeit).

Kochwertung: Schnell und einfach. Couscous ist vorgekocht, weshalb Sie ihn lediglich mit Wasser vermischen, die Mischung zum Kochen bringen, vom Herd nehmen und mit einem Deckel abgedeckt fünf Minuten lang stehenlassen müssen. Wenn Sie Gewürze (Salz, Kräuter, Olivenöl) ins Wasser einrühren oder die kochende Flüssigkeit geschmacklich verfeinern (Gemüsebrühe, Tomatensaft), wird der Couscous diese Aromen aufnehmen.

Ernährungsvorteile:
Eine Tasse zubereiteter Vollkorn-Couscous enthält 2 Gramm Ballaststoffe, konventioneller Couscous dagegen keine. Eiweißreich, mit 8 Gramm Protein pro Tasse (gekocht). Geringe Mengen Eisen.

Einkaufstipp: Couscous ist in fast allen Supermärkten zu finden.

Leinsamen

Dieser winzige rötlich-braune Samen hat einen wunderbar nussigen Geschmack, der sich gut für Backwaren eignet. Und tatsächlich verwenden die Bäcker in vielen europäischen Ländern dieses Getreide regelmäßig in allen möglichen Erzeugnissen, von Keksen über Kuchen bis hin zu Brot.

Kochwertung: Sehr einfach. Leinsamen besitzt eine robuste äußere Schicht, die teilweise zerdrückt oder (in einer sauberen Kaffeemühle oder einem Mixer) gemahlen werden muss, damit die ernährungsspezifischen Vorteile freigesetzt werden. Anschließend können die zerdrückten Samen oder das Mahlgut Broten und Muffins beigemischt oder als Garnitur von Joghurt oder Müsli benutzt werden. Im unversehrten Zustand passieren Leinsamen den Körper unverdaut.

Ernährungsvorteile: Cholesterinfrei, ballaststoffreich und reich an Omega-3-Fettsäuren (jenen Fetten, die Schutz vor einer Herzerkrankung und anderen chronischen Krankheiten bieten).

Einkaufstipp: Leinsamen und grob gemahlenes Leinsamenmehl tauchen immer mehr auch in vielen großen Supermärkten auf. Noch leichter findet man Leinsamen aber im Fachhandel wie Reformhäusern und Bioläden oder im Internet. In einem luftdichten Behältnis können Sie Leinsamen bis zu einem Jahr lang lagern. Die gemahlenen Samen können Sie im Kühlschrank bis zu 30 Tage lang aufbewahren.

Hirse

Genau – das gleiche goldgelbe Getreide, das in den USA als Vogelfutter verkauft wird. In anderen Teilen der Welt, vor allem in Afrika und Asien, wird dieses knusprige, nussige Getreide aber auch von Menschen gegessen und für sein Aroma wie für sein starkes Ernährungsprofil geschätzt. Am häufigsten wird Hirse als heißer Brei gegessen, kann aber auch als Zutat von Süßspeisen (wie Reis in Milchreis) verwendet oder in Pilaws, Pfannkuchen, Suppen und Eintöpfen verarbeitet werden.

Kochwertung: Einfach, aber zeitaufwendig. Nutzen Sie ein zweistufiges Verfahren, um die Zeit zu verkürzen. Rösten Sie das Getreide zuerst zwei bis drei Minuten lang in einer schweren Pfanne und geben Sie es dann in einen Topf (1 Teil Hirse zu 2 Teilen Wasser), in dem Sie es 25 bis 30 Minuten lang köcheln lassen.

Ernährungsvorteile: Cholesterinfrei, mit einer winzigen Menge an gesundem Fett aus dem Vollkorn. Unglaublich reich an Thiamin (Vitamin B_1) und Eisen, mit 20 bis 25 Prozent des empfohlenen täglichen Bedarfs dieser beiden Nährstoffe. Außerdem liefert Hirse bedeutende Mengen an Eiweiß, Ballaststoffen und Kalium.

Einkaufstipp: In einem normal sortierten Supermarkt werden Sie Hirse wahrscheinlich nicht finden können, in Lebensmittelfachgeschäften und im Internet kann man es aber problemlos kaufen.

Hafer

Hafer, eines der beliebtesten Getreide der Welt (die Hälfte der irischen und ein Drittel der schottischen Ackerflächen sind seinem Anbau gewidmet), wird für seinen Geschmack, seine Vielseitigkeit und seine medizinische Potenz geschätzt. Letzteres liegt daran, dass Hafer zu den wichtigsten Quellen von löslichen Ballaststoffen gehört, einer Ballaststoffart, die zur Senkung des Cholesterinspiegels im Blut beitragen kann. Hafer kann als Vollkornprodukt (Hafergrütze bzw. -schrot) oder zu Hafermehl, Haferkleie und Haferflocken verarbeitet gekauft werden.

Kochwertung: Einfach bis sehr einfach, abhängig von der Erscheinungsform.

Haferflocken:
Hergestellt aus Vollkornhafer, der geschält oder seiner äußeren Hülle entledigt wurde. Manche Haferflockensorten werden gedämpft und plattgewalzt (klassischer oder schnellkochender Rollhafer), bevor sie dünn geschnitten werden. Andere werden einfach fein mit Stahlmessern geschnitten, wie Haferflocken nach klassischer schottischer und irischer Art.

Rollhafer:
Wenn es sich nicht um eine Instantsorte handelt, muss man Rollhafer etwa zehn Minuten lang köcheln lassen. Schnellkochende Sorten werden dagegen vorgekocht und getrocknet, um die Kochzeit zu verkürzen. Schnellkochende Haferflocken sind dünner geschnitten als traditioneller Rollhafer und nach drei bis fünf Minuten gar.

Geschnittene Haferflocken:
Mit Stahlklingen geschnittene Haferflocken sind fester und im Geschmack nussiger als die gedämpften Sorten und ergeben einen cremigeren Haferbrei. Sie erfordern aber eine längere Kochzeit von bis zu 40 Minuten. Wenn Sie zum Frühstück gern Haferbrei essen, ist es eine gute Idee, am Samstag- oder Sonntagmorgen sechs bis sieben Portionen geschnittene Haferflocken vorzukochen. Diese können Sie, nachdem sie abgekühlt sind, mit einem Löffel auf einzelne Behältnisse verteilen und nach Bedarf in der Mikrowelle erwärmen.

Haferkleie:
Die äußere Schicht des Hafersamens ist ballaststoffreich sowie reich an vielen Nährstoffen, darunter Eisen, Kalium und Thiamin (Vitamin B_1). Diese Faser kann, genau wie Weizenkleie, zu Backwaren oder Müsli hinzugefügt werden.

Hafergrütze:
Diese Vollkornhaferkerne, ein hervorragendes intaktes Getreide, müssen 30 bis 45 Minuten lang köcheln. Die nussig schmeckenden Schrotkörner lassen sich auch rösten und in Backwaren verarbeiten.

Hafermehl:
Das aus geschältem Hafer hergestellte Mehl wird in vielen Supermärkten verkauft und kann manchmal stark raffiniert sein. Dennoch enthalten die meisten Sorten mehr Ballaststoffe als Weißmehl. Hafermehl eignet sich gut zum Binden von Soßen, enthält aber wenig Gluten, jenes Protein, das Hefebrote aufgehen lässt. Geringe Mengen Hafermehl können bei der Herstellung von Backwaren verwendet werden, während Brot, Pizzateig oder Kuchen aus Hafermehl schlechte Ergebnisse liefern werden.

Ernährungsvorteile: Cholesterinfrei, mit geringen Mengen an gesundem Fett aus dem Vollkorn. Reich an löslichen Ballaststoffen. Geschnittene Haferflocken haben einen niedrigeren Glykämischen Index als normaler Rollhafer.

Einkaufstipp: Haferflocken, sogar die geschnittene irische Variante, sind ohne Weiteres im Supermarkt zu finden. Haferkleie und Hafermehl gibt es in vielen größeren Supermärkten, während die spezielleren Produkte wie Hafergrütze vor allem in

Lebensmittelfachgeschäften und im Internet zu finden sind.

Quinoa

Dieses südamerikanische »Getreide«, das seit Generationen in den Anden von Peru angebaut wird, hat im großen Stil die USA erreicht – und das ist eine gute Nachricht. Mit ihrem typisch nussigen Geschmack und perlenartigen Aussehen ist Quinoa ein wahres Kraftpaket in Sachen Ernährung. Durchgekochte Quinoa ist, abgesehen von dem als weiße Mondsichel sichtbaren Keimling, nahezu durchsichtig.

Kochwertung: Einfach. Köchelt 10 bis 15 Minuten lang.

Ernährungsvorteile: Quinoa zeichnet sich dadurch aus, ein »vollständiges Protein« zu sein. Mit anderen Worten: Es handelt sich um eine gute Quelle qualitativ hochwertigen Proteins, das sich mit dem Protein in Fleisch und Eiern vergleichen lässt.

Einkaufstipp: In vielen Supermärkten zu finden.

Roggen

Bei dem früher in manchen Breiten als »Getreide der Armen« bezeichneten Roggen handelt es sich um ein herzhaftes Getreidekorn, das nahezu überall wächst. Karge Böden, große Höhen oder raues Klima – nichts davon scheint dieses Getreide davon abzuhalten, sich breitzumachen. In der Tat trat Roggen zum ersten Mal vor knapp 2000 Jahren als Unkraut in Erscheinung, das Weizenfelder überrannte. Heute wird dieses Getreide in mehreren Erscheinungsformen verkauft. Die Körner [manchmal auch Beeren genannt, Anm. d. Übers.], die wie Weizenkörner aussehen und genauso verwendet werden, sind in vielen Lebensmittelfachgeschäften und online zu finden. Roggenmehl hat einen geringen Gehalt an Gluten (das Protein, das Brot aufgehen lässt) und ergibt deshalb dichte Brotlaibe. Häufig wird es mit einem proteinreicheren Mehl wie Weizenmehl oder mit Glutenpulver vermischt.

Kochwertung: Einfach, aber zeitaufwendig. Köchelt für 30 bis 40 Minuten.

Ernährungsvorteile: Enthält weniger Protein als Weizen.

Einkaufstipp: Suchen Sie im Reformhaus oder Bioladen nach den vollen Getreidekörnern. Mittelfeines Roggenmehl wird in vielen Supermärkten verkauft, während dunkles Roggenmehl oder das gröber gemahlene Roggenschrot normalerweise im Fachhandel oder online verfügbar ist.

Dinkel

Dinkel ist ein urtümlicher Verwandter des Weizens. Die großen braunen Getreidekörner sehen Weizenkörnern zum Verwechseln ähnlich und sind mit diesen in Kochrezepten tatsächlich mehr oder weniger austauschbar. Allerdings ist Dinkel etwas proteinreicher als Weizen und wird in manchen Fällen von Menschen mit einer Weizenallergie vertragen. Als Korn oder in seiner geflockten Form kann Dinkel für heiße Frühstücksbreie oder in Knuspermüslimischungen verwendet werden. Er lässt sich auch gut in Suppen mitkochen und für Salate oder Schmorgerichte verwenden. Dinkelmehl kann anstelle von Weizenmehl eingesetzt werden. Zur Zubereitung siehe die Kochanleitung für Weizenkörner.

Triticale

Diese leicht süßliche Kreuzung aus zwei anderen Getreidesorten (Weizen und Roggen) wird vor allem im Lebensmittelfachgeschäft angeboten. Die vollen Körner, die Weizenkörnern ähneln und fast auf die gleiche Weise verwendet werden, können gekocht oder als Triticaleflocken als Müsli oder zum Backen benutzt werden. Genau wie das Vollkorn ist Triticalemehl glutenarm, enthält also wenig von dem Protein, das Hefebroten Auftrieb verleiht. Daher eignet sich Triticalemehl, vermischt mit Weizenmehl, zur Herstellung von Backwaren mit vertretbarer Textur.

Kochwertung: Einfach, aber zeitaufwendig. Das Vollkorn muss 30 bis 40 Minuten lang köcheln.

Ernährungsvorteile: Cholesterinfrei und mit einer geringen Menge an gesundem Fett aus dem Vollkorn. Proteinreicher als Weizen, doch mit einem geringeren Glutengehalt. (Roggen ist glutenarm, diese Kreuzung trägt also einige seiner Eigenschaften.)

Einkaufstipp: Suchen Sie dieses Getreide in Reformhäusern oder Naturkostläden.

Weizenkörner

Diese vollen Getreidekörner aus Weizen enthalten den gesamten Reichtum des Weizenkorns. Weizenkörner kommen in weicher und harter Form vor, wobei der jeweilige Eigenname jedoch nichts mit der Zartheit des Korns zu tun hat. Der Unterschied zwischen beiden Sorten liegt in ihrem Gluten- beziehungsweise Proteingehalt. Weichweizen ist glutenarm und wird zur Herstellung von Kuchenmehl verwendet. Der glutenreiche Hartweizen wird dagegen zu normalen oder herzhaften Mehlsorten gemahlen. Gekochte Weizenkörner haben ein sehr nussiges Aroma und eignen sich wunderbar als Frühstückscerealien oder knuspriger Zusatz für Brote oder Backwaren. Darüber hinaus stellen sie sogar einen bissig-knusprigen Ersatz für Pasta in kalten Salaten dar.

Kochwertung: Einfach, aber zeitaufwendig. Weizenkörner müssen etwa 30 Minuten lang köcheln. Sie können zuvor im Ofen oder in einer trockenen Pfanne geröstet werden, um die Kochzeit zu verkürzen.

Ernährungsvorteile: Cholesterinfrei und ballaststoffreich; 16 Prozent der Kalorien aus Protein. Geringe Mengen an Mineralstoffen, unter anderem Eisen und Zink.

Einkaufstipp: Weizenkörner sind im Fachgeschäft oder Naturkostladen zu finden.

Wildreis

Dieses Getreide ist streng genommen keine Reisart, sondern der Samen einer Wasserpflanze, und fällt wegen seines herausragenden Ballaststoffgehalts auf – von einem intensiv nussigen Aroma ganz zu schweigen. Weil er so intensiv schmeckt (und ziemlich teuer ist), wird Wildreis oft mit milder schmeckenden Getreiden gepaart. Wildreis ist genau wie seine Getreidegenossen cholesterinfrei und verfügt über eine geringe Menge an gesundem Fett. Die Qualität kann schwanken, wobei die teureren Marken normalerweise einen höheren Anteil an wohlgeformten, ungebrochenen Körnern enthalten. Nutzen Sie teurere Sorten für Gerichte, bei denen das Erscheinungsbild wichtig ist, und günstigere für Suppen und Füllungen. Und halten Sie sich fern von schnellkochenden Sorten: Sie sparen Ihnen vielleicht Zeit, sehen aber nicht ganz so appetitlich aus.

Kochwertung: Einfach, aber zeitaufwendig. Wildreis muss 40 bis 45 Minuten lang köcheln.

Ernährungsvorteile: Wildreis enthält mehr Protein als Naturreis. Er ist eine gute Quelle von Vitamin A, C, E sowie von Phosphor, Zink und Folsäure.

Einkaufstipp: Wildreis ist in Lebensmittelfachgeschäften oder Naturkostläden zu finden, taucht langsam aber auch in großen Lebensmittelmärkten auf.

Koch- und Aufbewahrungstipps für Vollkorn

Hier sind ein paar allgemeine Punkte, die man beim Kochen und Aufbewahren von Vollkornkost im Hinterkopf behalten sollte.

- Wenn man intakte Vollkörner für ein paar Stunden oder über Nacht einweicht, hilft das, die spätere Kochzeit zu verkürzen.
- Vollkörner zu rösten, intensiviert ihr nussiges Aroma. Bei einigen Getreidesorten wie Gerste, Dinkel, Weizenkörnern und Hafergrütze verringert das Rösten auch die Kochzeit.
- Kochzeiten sind nicht in Stein gemeißelt. Je nach Lagerdauer kochen Körner und Saaten manchmal schneller oder langsamer, genau wie Hülsenfrüchte. Erntefrische Körner und Saaten kochen schneller als solche, die über einen langen Zeitraum gelagert wurden. Der beste Maßstab für den richtigen Gargrad ist die Zartheit.
- Bewahren Sie Vollkörner in einem luftdichten Behältnis und vorzugsweise im Kühlschrank auf. Jede Art von Vollkorn enthält geringe Mengen an natürlichen Ölen, die (besonders bei heißem Wetter) schnell verderben können.
- Gekochtes Vollkorn hält sich im Kühlschrank zwei bis drei Tage lang. Es lässt sich auch gut einfrieren. Vielleicht denken Sie also darüber nach, große Mengen an Körnern und Saaten köcheln zu lassen und anschließend einzufrieren. Auf diese Weise können Sie sie herausholen und in eine Suppe oder ein Schmorgericht geben oder über einen Salat streuen, ohne viel Zeit in der Küche aufzuwenden.

Danksagung

Die Konzepte in diesem Buch verdanken vieles der Arbeit und den Ideen meiner Vorgänger, aktuellen Kollegen, Postdoc-Stipendiaten und Doktoranden. Besonders dankbar bin ich für die Ermutigung, die Unterstützung und die Gedanken meiner Kollegen Ed Giovannucci, Meir Stampfer, Graham Colditz, Bernard Rosner, Laura Sampson, JoAnn Manson, Frank Sacks, David Hunter, Charles Hennekens, Sue Hankinson, Eric Rimm, Frank Hu und Alberto Aschiero am Channing Laboratory und der Harvard School of Public Health. Frank Speizer stellte viele Jahre lang eine starke Unterstützung für die Erforschung von Ernährung und Krankheit im Rahmen der *Nurses' Health Study* dar.

Die überwältigende Mehrheit der Untersuchungen, die von unserer eigenen Gruppe und anderen durchgeführt wurden und in diesem Buch beschrieben werden, wäre ohne die Finanzierung von Forschungsstipendien durch das National Institute of Health nicht möglich gewesen. Meine Kollegen und ich wissen die starke öffentliche Unterstützung für gesundheitliche Forschung in den Vereinigten Staaten vollauf zu schätzen, und wir hoffen, dass die Informationen in diesem Buch sich dieser Investition als würdig erweisen werden.

Die Doktoren Meir Stampfer, Susan Roberts, Frank Sacks, Eric Rimm, Peter Glausser und Mollie Katzen haben alle oder bestimmte Kapitel dieses Buches durchgesehen und viele hilfreiche Kommentare abgegeben. Dr. Tony Komaroff und Edward Coburn von der Harvard Medical School boten wichtige Unterstützung und Ermutigung bei der anfänglichen Entwicklung des Buches, während Liz Lenart und Debbie Flynn in vielen Aspekten der Produktion behilflich waren. Ich möchte auch Simon & Schuster und insbesondere Bill Rosen für ihre Vision danken, eine Reihe von qualitativ hochwertigen Büchern der Harvard Medical School zum Thema Gesundheit ins Leben zu rufen.

Zuhause stand mir meine Frau Gail bei vielen Experimenten zu neuen Arten des Essens zur Seite. Und unsere Söhne Amani, dem es in der Kita irgendwie gelang, die Äpfel in seiner Brotdose gegen Twinkies zu tauschen, und Kamali, der mir zeigte, dass eine vegetarische Ernährung Coca-Cola, Eiscreme und Pizza bedeuten konnte, halfen mir, den Bezug zur Realität nicht zu verlieren.

Quellenangaben und Anmerkungen

Kapitel 1: Gesundes Essen ist wichtig

1 Willett, W. C. »Balancing Life-style and Genomics Research for Disease Prevention.« Science 296 (2002): 695–8.

2 Etwa: Nationale Umfrage zur Untersuchung von Gesundheit und Ernährung (Anm. d. Übers.).

3 Wang, D. D., et al. »Improvements in US Diet Helped Reduce Disease Burden and Lower Premature Deaths, 1999–2012; Overall Diet Remains Poor.« *Health Affairs* 34 (2015): 1916–22.

4 Gose, M., et al. »Trends in food consumption and nutrient intake in Germany between 2006 and 2012: results of the German National Nutrition Monitoring (NEMONIT).« *British Journal of Nutrition* 115 (2016): 1498–1507.

5 Max Rubner-Institut. *»Längsschnittstudie NEMONIT.«*

6 Deutsche Gesellschaft für Ernährung. »14. *DGE-Ernährungsbericht.*« Bonn, 2020.

7 Mader, S., et al. »Healthy nutrition in Germany: a survey analysis of social causes, obesity and socioeconomic status.« *Public Health Nutrition* 23 (2020): 2109–2123.

8 2015–2020 *Dietary Guidelines for Americans, 8th Ed.* U.S. Department of Health and Human Services and U.S. Department of Agriculture, December 2015. www.health.gov/dietaryguidelines/2015/guidelines/; etwa: Ernährungsrichtlinien für Amerikaner von 2015–2020 (Anm. d. Übers.).

9 Pollan, M. Lebens-Mittel: *Eine Verteidigung gegen die industrielle Nahrung und den Diätenwahn*. München: Goldmann, 2009: S. 9. Aus dem Englischen von Rita Hörner.

10 Etwa: Die Gesunde Ernährungspyramide, im Folgenden vereinfacht auch Harvard-Pyramide genannt (Anm. d. Übers.).

Kapitel 2: Von Pyramiden, Tellern und Ernährungsrichtlinien

11 Deutsche Übersetzung aus dem Jahr 1542 von Stephanus Vigilius Pacimontanus (Anm. d. Übers.).

12 Foxcroft, L. Calories and Corsets: *A History of Dieting over 2,000 years*. London: Profile Books, 2012.

13 Banting, W. *Letter on Corpulence, Addressed to the Public*. London: Self-published, 1863.

14 In diesem Fall bezieht sich der Autor explizit auf die Bundesregierung der Vereinigten Staaten, nicht auf die deutsche oder die Regierung eines anderen Bundesstaates (Anm. d. Übers.).

15 Davis, C., and E. Saltos. »Dietary Recommendations and How They Have Changed over Time,« in E. Frazão, *America's Eating Habits: Changes and Consequences*. Economic Research Service 1999: U.S. Department of Agriculture Information Bulletin AIB-750. www.ers.usda.gov/publications/aib-agricultural-information-bulletin/aib750.aspx

16 U.S. Department of Agriculture and National Institutes of Health. »History of Dietary Guidance Development in the United States and the Dietary Guidelines for Americans.« 2013. (Eigene Übersetzung, Anm. d. Übers.) www.health.gov/dietaryguidelines/2015-BINDER/meeting1/historyCurrentUse.aspx

17 Foodwatch. »Geheime Lobbytreffen von Julia Klöckner: foodwatch klagt.« https://www.foodwatch.org/de/aktuelle-nachrichten/2021/geheime-lobbytreffen-von-julia-kloeckner-foodwatch-klagt/

18 Etwa: [...] der Nationale Verband der Milchwirtschaft, die Softdrink-Vereinigung, die Amerikanische Getränkevereinigung, das Nordamerikanische Fleischinstitut, die Nationale Rindfleisch-Vereinigung der Viehzüchter, das Salzinstitut und der Rat der Weizennahrungsmittel (Anm. d. Übers.).

19 Etwa: Ernährungspyramide, im Folgenden vereinfacht auch USDA-Pyramide genannt (Anm. d. Übers.).

20 Eigene Übersetzung nach der in der englischen Originalausgabe *Eat, Drink, and Be Healthy* von Walter Willett et al. unverändert reproduzierten Infografik der US-Ministerien U.S. Department of Agriculture (USDA) und U.S. Department of Health and Human Services (HHS)(Anm. d. Übers.).

21 Kennedy, E. T., et al. »The Healthy Eating Index: Design and Applications.« *Journal of the American Dietetic Association* 95 (1995): 1103–8.

22 McCullough, M. L., et al. »Adherence to the Dietary Guidelines for Americans and Risk of Major Chronic Disease in Men.« *American Journal of Clinical Nutrition* 72 (2000): 1223–31; »Adherence to the Dietary Guidelines for Americans and Risk of Major Chronic Disease in Women.« *American Journal of Clinical Nutrition* 72 (2000): 1214–22.

23 Willett, W. C., et al. »Mediterranean Diet Pyramid: A Cultural Model for Healthy Eating.« *American Journal of Clinical Nutrition* 61, Supplement 6 (1995): 1402S–1406S.

24 Trichopoulou. A., et al. »Adherence to a Mediterranean Diet and Survival in a Greek Population.« *New England Journal of Medicine* 348 (2003): 2599–608.

25 Estruch, R., et al. »Primary Prevention of Cardiovascular Disease with a Mediterranean Diet.« *New England Journal of Medicine* 368 (2013): 1279–90.

26 McCullough, M. L., et al. »Diet Quality and Major Chronic Disease Risk in Men and Women: Moving Toward Improved Dietary Guidance.« *American Journal of Clinical Nutrition* 76 (2002): 1261–71.

27 Bundeszentrum für Ernährung. »Die Ernährungspyramide: Die Basis für Ihren täglichen Genuss.« https://www.bzfe.de/ernaehrung/die-ernaehrungspyramide/die-ernaehrungspyramide-eine-fuer-alle/

28 Jungvogel, J., et al. »Die lebensmittelbezogenen Ernährungsempfehlungen der DGE.« *Ernährungs Umschau* 8 (2016): 474–480.

29 Filippini, T., et al. »Blood pressure effects of Sodium Reduction: Dose-Response Meta-Analysis of Experimental Studies.« *Circulation* 143(2021): 1542–1567.

30 Deutsche Gesellschaft für Ernährung. »Geschichte der Deutschen Gesellschaft für Ernährung e.V.« https://www.dge.de/wir-ueber-uns/geschichte/?L=

31 Deutsche Gesellschaft für Ernährung. »Vollwertig essen und trinken nach den 10 Regeln der DGE.« https://www.dge.de/ernaehrungspraxis/vollwertige-ernaehrung/10-regeln-der-dge/

32 Scientific Report of the 2015 Dietary Guidelines Advisory Committee: Advisory Report to the Secretary of Health and Human Services and the Secretary of Agriculture. Download unter: www.health.gov/dietaryguidelines/2015-scientific-report/PDFs/Scientific-Report-of-the-2015-Dietary-Guidelines-Advisory-Committee.pdf

33 McCullough, M.L., et al. »Diet Quality and Major Chronic Disease Risk in Men and Women: Moving Toward Improved Dietary Guidance.« *American Journal of Clinical Nutrition* 76 (2002): 1261–71.

34 Etwa: Alternativer Index für gesunde Ernährung (Anm. d. Übers.).

35 Etwa: Studie zur Gesundheit von Krankenschwestern bzw. Follow-up-Studie medizinisches Fachpersonal (Anm. d. Übers.).

36 McCullough, M.L., et al. »Diet Quality and Major Chronic Disease Risk in Men and Women: Moving Toward Improved Dietary Guidance.« *American Journal of Clinical Nutrition* 76 (2002): 1261–71.

37 Chiuve, S.E., et al. »Alternative Dietary Indices Both Strongly Predict Risk of Chronic Disease.« *Journal of Nutrition* 142 (2012): 1009–18.
38 Purdy, C., Evich, H. B. »The Money Behind the Fight Over Healthy Eating.« Politico, Oct. 7, 2015. www.politico.com/story/2015/10/the-money-behind-the-fight-over-healthy-eating-214517
39 Wang, D. D., et al. »Improvements in US Diet Helped Reduce Disease Burden and Lower Premature Deaths, 1999–2012; Overall Diet Remains Poor.« *Health Affairs* 34 (2015): 1916–22.

Kapitel 3: Was kann man beim Thema Ernährung glauben?

40 Goodman, E. »To Swallow or Not to Swallow; That Is the New Vitamin Question.« *Boston Globe* April 7, 1994: A27. (Eigene Übersetzung, Anm. d. Übers.)
41 Willett, W. *Nutritional Epidemiology*, 3rd Edition. New York: Oxford University Press, 2012.
42 Etwa: Initiative für die Gesundheit von Frauen (Anm. d. Übers.).
43 Huo, Y., et al. for the CSPPT Investigators. »Efficacy of Folic Acid Therapy in Primary Prevention of Stroke Among Adults with Hypertension in China: The CSPPT Randomized Clinical Trial.« *JAMA* 313 (2015): 1325–35.
44 Multiple Risk Factor Intervention Trial Research Group. »Multiple Risk Factor Intervention Trial. Risk Factor Changes and Mortality Results.« *JAMA* 248 (1982): 1465–77.
45 Etwa: Multiple-Risikofaktoren-Interventionsstudie (Anm. d. Übers.).
46 Etwa: Adventisten-Gesundheitsstudie (Anm. d. Übers.).
47 Etwa: Krebspräventionsstudie II – Ernährungskohorte (Anm. d. Übers.).
48 Etwa: Studie zur Gesundheit schwarzer Frauen (Anm. d. Übers.).
49 Etwa: Studie zur Gesundheit der Frauen Iowas (Anm. d. Übers.).
50 Etwa: Mexikanische-Lehrerinnen-Kohorte (Anm. d. Übers.).
51 Etwa: Multiethnische Kohortenstudie zu Ernährung und Krebs (Anm. d. Übers.).
52 Etwa: NIH-AARP-Studie zu Ernährung und Gesundheit (Anm. d. Übers.).
53 Etwa: Studien über die Frauen und Männer Shanghais (Anm. d. Übers.).
54 *American Journal of Public Health*. 2016 Sep; 106(9).
55 Etwa: Aufwachsen-Heute-Studie (Anm. d. Übers.).
56 Sieben-Länder-Studie (Anm. d. Übers.).
57 Keys, A. *Seven Countries: A Multivariate Analysis of Death and Coronary Heart Disease.* Cambridge, MA: Harvard University Press, 1980.
58 Chowdhury, R., et al. »Association of Dietary, Circulating, and Supplement Fatty Acids with Coronary Risk: A Systematic Review and Meta-analysis.« *Annals of Internal Medicine* 160 (2014): 398–406.
59 Heberden, W. »Some Account of a Disorder of the Breast.« *Medical Transactions of the Royal College of Physicians* 2 (1786): 59–67 (eigene Übersetzung, Anm. d. Übers.).
60 Ronksley, P. E., et al. »Association of Alcohol Consumption with Selected Cardiovascular Disease Outcomes: A Systematic Review and Meta-analysis.« *BMJ* 342 (2011): d671.
61 Hines, L. M., et al. »Genetic Variation in Alcohol Dehydrogenase and the Beneficial Effect of Moderate Alcohol Consumption on Myocardial Infarction. *New England Journal of Medicine* 344 (2001): 549–55.
62 Damit meint der Autor den Zeitpunkt der Drucklegung der aktuellen englischen Originalausgabe von 2017 (Anm. d. Übers.).

Kapitel 4: Gesundes Gewicht

63 Kasman, M., et al. »An In-depth Look at the Lifetime Economic Cost of Obesity.« Brookings Institution, 2015. www.brookings.edu/~/media/events/2015/05/12-economic-costs-of-obesity/0512-obesity-presentation-v6-rm.pdf
64 National Center for Health Statistics. »Health, United States, 2015.« Hyattsville, MD. 2015. Table 58: Normal Weight, Overweight, and Obesity Among Adults Aged 20 and Over, by Selected Characteristics: United States, Selected Years 1988–1994 Through 2011–2014.
65 Ogden, C. L., et al. »Prevalence of Overweight, Obesity, and Extreme Obesity Among Adults: United States, Trends 1960–1962 Through 2007–2008.« National Center for Health Statistics (2010). www.cdc.gov/nchs/data/hestat/obesity_adult_07_08/obesity_adult_07_08.pdf
66 Cawley, J., and C. Meyerhoefer. »The Medical Care Costs of Obesity: An Instrumental Variables Approach.« *Journal of Health Economics* 31 (2012): 219–30.
67 Ng, M., et al. »Global, Regional, and National Prevalence of Overweight and Obesity in Children and Adults During 1980–2013: A Systematic Analysis for the Global Burden of Disease Study 2013.« *Lancet* 384 (2014): 766–81.
68 https://www.bzga-essstoerungen.de/habe-ich-eine-ess-stoerung/body-mass-index-bmi/?L=0. Dieser BMI-Rechner eignet sich besser für die deutsche Leserschaft, da er im Gegensatz zum Harvard-Rechner SI-Einheiten verwendet (Anm. d. Übers.).
69 Flegal, K. M., et al. »Association of All-Cause Mortality with Overweight and Obesity Using Standard Body Mass Index Categories: A Systematic Review and Metaanalysis.« *JAMA* 309 (2013): 71–82.
70 Global BMI Mortality Collaboration. »Body-Mass Index and All-Cause Mortality: Individual-Participant-Data Meta-analysis of 239 Prospective Studies in Four Continents.« *Lancet* 388 (2016): 776–86.
71 Aune, D., et al. »BMI and All-Cause Mortality: Systematic Review and Non-linear Dose-Response Meta-analysis of 230 Cohorts with 3.74 Million Deaths Among 30.3 Million Participants.« *BMJ* 353 (2016): i2156.
72 Ogden, C. L., et al. »Obesity and Socioeconomic Status in Adults: United States, 2005–2008.« National Center for Health Statistics Data Brief No. 50, 2010. www.cdc.gov/nchs/products/databriefs/db50.htm
73 Willett, W. C., et al. »Guidelines for Healthy Weight.« *New England Journal of Medicine* 341 (1999): 427–34.
74 Cerhan, J. R., et al. »A Pooled Analysis of Waist Circumference and Mortality in 650,000 Adults.« *Mayo Clinic Proceedings* 89 (2014): 335–45.
75 Etwa: Nationale Umfrage für die Untersuchung von Gesundheit und Ernährung (Anm. d. Übers.).
76 Willett, W. C., et al. *Thinfluence: The Powerful and Surprising Effect Friends, Family, Work, and Environment Have on Weight.* Emmaus, PA: Rodale (2014). (Bisher nicht ins Deutsche übersetzt, Anm. d. Übers.)
77 Nieuwdorp, M., et al. »Role of the Microbiome in Energy Regulation and Metabolism.« *Gastroenterology* 146 (2014): 1525–33.
78 U.S. Department of Agriculture Economic Research Service. Food Availability (per Capita) Data System. www.ers.usda.gov/data-products/food-availability-per-capita-data-system
79 Stampfer, M. J., et al. »Primary Prevention of Coronary Heart Disease in Women Through Diet and Lifestyle.« *New England Journal of Medicine* 343 (2000): 16–22.
80 Banting, W. *Letter on Corpulence, Addressed to the Public.* London: Self-published, 1863. (Bisher nicht ins Deutsche übersetzt, Anm. d. Übers.)

81 Ludwig, D.S., et al. »High Glycemic Index Foods, Overeating, and Obesity.« *Pediatrics* 103 (1999): E26.
82 Mozaffarian, D., et al. »Changes in Diet and Lifestyle and Long-Term Weight Gain in Women and Men.« *New England Journal of Medicine* 364 (2011): 2392–404.
83 Shai, I., et al. for the Dietary Intervention Randomized Controlled Trial (DIRECT) Group. »Weight Loss with a Low-Carbohydrate, Mediterranean, or Low-Fat Diet.« *New England Journal of Medicine* 359 (2008): 229–41.
84 Schwarzfuchs, D., et al. »Four-Year Follow-up After Two-Year Dietary Interventions.« *New England Journal of Medicine* 367 (2012): 1373–74.
85 *Physical Activity and Health: A Report of the Surgeon General.* Washington, D.C.: U.S. Department of Health and Human Services, Centers for Disease Control and Prevention, National Center for Chronic Disease Prevention and Health Promotion, 1996. www.cdc.gov/nccdphp/sgr/pdf/sgrfull.pdf
86 Manson, J. E., et al. »A Prospective Study of Walking as Compared with Vigorous Exercise in the Prevention of Coronary Heart Disease in Women.« *New England Journal of Medicine* 341 (1999): 650–8.
87 Biswas, A., et al. »Sedentary Time and Its Association with Risk for Disease Incidence, Mortality, and Hospitalization in Adults: A Systematic Review and Metaanalysis.« *Annals of Internal Medicine* 162 (2015): 123–32.
88 Ornish, D., et al. »Can Lifestyle Changes Reverse Coronary Heart Disease? The Lifestyle Heart Trial.« *Lancet* 336 (1990): 129–33.
89 Tobias, D. K., et al. »Effect of Low-Fat Diet Interventions Versus Other Diet Interventions on Long-Term Weight Change in Adults: A Systematic Review and Meta-analysis.« *Lancet Diabetes and Endocrinology* 3 (2015): 968–79.
90 Halton, T. L., et al. »Low-Carbohydrate-Diet Score and the Risk of Coronary Heart Disease in Women.« *New England Journal of Medicine* 355 (2006): 1991–2002.
91 Larsen, T. M., et al. »Diets with High or Low Protein Content and Glycemic Index for Weight-Loss Maintenance.« *New England Journal of Medicine* 363 (2010): 2102–13.
92 Eaton, S. B., and M. Konner. »Paleolithic Nutrition—A Consideration of Its Nature and Current Implications.« *New England Journal of Medicine* 312 (1985): 283–89.
93 Wing, R. R., and J. O. Hill. »Successful Weight Loss Maintenance.« *Annual Review of Nutrition* 21 (2001): 323–41.
94 »The Truth About Dieting.« *Consumer Reports* 67 (2002): 22.
95 Tobias, D. K., et al. »Effect of Low-Fat Diet Interventions Versus Other Diet Interventions on Long-Term Weight Change in Adults: A Systematic Review and Meta-analysis.« *Lancet Diabetes and Endocrinology* 3 (2015): 968–79.

Kapitel 5: Klartext über Fett

96 National Center for Health Statistics. »Health, United States, 2015.« Hyattsville, MD, 2016. Table 58: Normal Weight, Overweight, and Obesity Among Adults Aged 20 and over, by Selected Characteristics: United States, Selected Years 1988–1994 Through 2011–2014. www.cdc.gov/nchs/hus/contents2015.htm#058
97 Abkürzungen nach den englischen Bezeichnungen »low-density lipoprotein«, »high-density lipoprotein« und »very-low-density lipoprotein« (Anm. d. Übers.).
98 Innis, S. M. »Dietary (n-3) Fatty Acids and Brain Development.« *Journal of Nutrition* 137 (2007): 855–59.
99 Hu, F. B., et al. Dietary Intake of Alpha-linolenic Acid and Risk of Fatal Ischemic Heart Disease Among Women. *American Journal of Clinical Nutrition* 69 (1999): 890–7.
100 Wang, D. D., et al. »Association of Specific Dietary Fats with Total and Cause-Specific Mortality.« *JAMA Internal Medicine* 126 (2016): 1134–45.
101 Auch in Deutschland und Europa wird die gesundheitsschädigende Wirkung industrieller Transfette breit diskutiert. Bereits 2019 hatte die Europäische Union eine Verordnung erlassen, welche eine Obergrenze von 2 % für industriell erzeugte Transfette in Lebensmitteln definiert und im April 2021 in Kraft getreten ist (Anm. d. Übers.).
102 Hu, F. B., et al. »Dietary Fat Intake and the Risk of Coronary Heart Disease in Women.« *New England Journal of Medicine* 337 (1997): 1491–9.
103 Hu, F. B., et al. »Diet, Lifestyle, and the Risk of Type 2 Diabetes Mellitus in Women.« *New England Journal of Medicine* 345 (2001): 790–7.
104 Etwa: Zentrum für Wissenschaft im Öffentlichen Interesse (Anm. d. Übers.).
105 Final Determination Regarding Partially Hydrogenated Oils: A Notice by the Food and Drug Administration. 80 Federal Register 34650 (17. Juni 2015). www.federalregister.gov/articles/2015/06/17/2015–14883/final-determination-regarding-partially-hydrogenated-oils
106 Etwa: Zentrum für Nahrungsmittelsicherheit und Angewandte Ernährung (Anm. d. Übers.).
107 Mayne, S. »Protecting Consumers from Trans Fat.« 15. Juni 2015. blogs.fda.gov/fdavoice/index.php/2015/06/protecting-consumers-from-trans-fat/ (Eigene Übersetzung, Anm. d. Übers.).
108 Eine Einschätzung, die zum Zeitpunkt der Veröffentlichung der hier übersetzten englischsprachigen Ausgabe (2017) in die Zukunft wies. Die gegenwärtige Lage (2021) wird hier leider nicht geschildert (Anm. d. Übers.).
109 Mozaffarian D. »Trans fatty acids and cardiovascular disease.« *New England Journal of Medicine* 354 (2006): 1601–13.
110 Mozaffarian, D., et al. »Heart Disease and Stroke Statistics—2016 Update: A Report from the American Heart Association.« *Circulation* 133 (2015): e38–e360.
111 Sacks, F. M., et al. »Comparison of Weight-Loss Diets with Different Compositions of Fat, Protein, and Carbohydrates.« *New England Journal of Medicine* 360 (2009): 859–73.
112 Tobias, D. K., et al. »Effect of Low-Fat Diet Interventions Versus Other Diet Interventions on Long-Term Weight Change in Adults: A Systematic Review and Meta-Analysis.« *Lancet Diabetes and Endocrinology* 3 (2015): 968–79.
113 Etwa: Amerikanische Herzgesellschaft (Anm. d. Übers.).
114 Page, I. H., et al. »Atherosclerosis and the Fat Content of the Diet.« *Circulation* 16 (1957): 164–78.
115 Appel, L. J., et al., for the OmniHeart Collaborative Research Group. »Effects of Protein, Monounsaturated Fat, and Carbohydrate Intake on Blood Pressure and Serum Lipids: Results of the OmniHeart Randomized Trial.« *JAMA* 294 (2005): 2455–64.
116 USDA Economic Research Service. Food Availability (per Capita) Data System. www.ers.usda.gov/datafiles/Food_Availabily_Per_Capita_Data_System/Food_Availability/eggs.xls
117 Hu, F. B., et al. »A Prospective Study of Egg Consumption and Risk of Cardiovascular Disease in Men and Women.« *JAMA* 281 (1999): 1387–94.
118 Rong, Y., et al. »Egg Consumption and Risk of Coronary Heart Disease and Stroke: Dose-Response Meta-analysis of Prospective Cohort Studies.« *BMJ* 346 (2013): e8539.
119 Mensink, R. P., and M. B. Katan. »Effects of Monounsaturated Fatty Acids Versus Complex Carbohydrates on High-density Lipoproteins in Healthy Men and Women.« *Lancet* 1 (1987): 122–25.

120 Knopp, R. H., et al., »Long-Term Cholesterol-Lowering Effects of Four Fat-Restricted Diets in Hyper-Cholesterolemic and Combined Hyperlipidemic Men: The Dietary Alternatives Study.« *Journal of the American Medical Association* 278 (1997): 1509–15.
121 Knopp, R. H., et al. »Long-Term Cholesterol-Lowering Effects of Four Fat-Restricted Diets in Hyper-Cholesterolemic and Combined Hyperlipidemic Men: The Dietary Alternatives Study.« *JAMA* 278 (1997): 1509–15.
122 Auch LDL/HDL-Quotient genannt (Anm. d. Übers.).
123 Wang, D. D., et al. »Association of Specific Dietary Fats with Total and Cause-Specific Mortality.« *JAMA Internal Medicine* 126 (2016): 1134–45.
124 Hu, F. B., et al. »Dietary Fat Intake and the Risk of Coronary Heart Disease in Women.« *New England Journal of Medicine* 337 (1997): 1491–9.
125 de Lorgeril, M., et al. »Mediterranean Alpha-linolenic Acid-Rich Diet in Secondary Prevention of Coronary Heart Disease.« *Lancet* 343 (1994): 1454–59.
126 de Lorgeril, M., et al. »Mediterranean Diet, Traditional Risk Factors, and the Rate of Cardiovascular Complications After Myocardial Infarction: Final Report of the Lyon Diet Heart Study.« *Circulation 99* (1999): 779–85.
127 Estruch, R., and the PREDIMED Study Investigators. »Primary Prevention of Cardiovascular Disease with a Mediterranean Diet.« *New England Journal of Medicine* 368 (2013): 1279–90.
128 Chowdhury, R., et al. »Association of Dietary, Circulating, and Supplement Fatty Acids with Coronary Risk: A Systematic Review and Meta-analysis.« *Annals of Internal Medicine* 160 (2014): 398–406.
129 Eigene Übersetzung (Anm. d. Übers.).
130 Pimpin, L., et al. »Is Butter Back? A Systematic Review and Meta-analysis of Butter Consumption and Risk of Cardiovascular Disease, Diabetes, and Total Mortality.« *PLoS One II* (2016): e0158118.
131 Chen, M., et al. »Dairy Fat and Risk of Cardiovascular Disease in 3 Cohorts of US Adults.« *American Journal of Clinical Nutrition* 104 (2016): 1209–17.
132 Kim, E. H., et al. »Dietary Fat and Risk of Postmenopausal Breast Cancer in a 20-Year Follow-up.« *American Journal of Epidemiology* 164 (2006): 990–7.
133 Boeke, C. E., et al. Dietary Fat Intake in Relation to Lethal Breast Cancer in Two Large Prospective Cohort Studies.« *Breast Cancer Research and Treatment* 146 (2014): 383–92.
134 Toledo, E., et al. »Mediterranean Diet and Invasive Breast Cancer Risk Among Women at High Cardiovascular Risk in the PREDIMED Trial: A Randomized Clinical Trial.« *JAMA Internal Medicine* 175 (2015): 1752–60.
135 Cho, E., et al. »Premenopausal Fat Intake and Risk of Breast Cancer.« *Journal of the National Cancer Institute* 95 (2003): 1079–85.
136 Farvid, M. S., et al. »Premenopausal Dietary Fat in Relation to Pre- and Post-menopausal Breast Cancer.« *Breast Cancer Research and Treatment* 145 (2014): 255–65.
137 Prentice, R. L., et al. »Low-Fat Dietary Pattern and Risk of Invasive Breast Cancer: The Women's Health Initiative Randomized Controlled Dietary Modification Trial.« *JAMA* 295 (2006): 629–42.
138 Martin, L. J., et al. »A Randomized Trial of Dietary Intervention for Breast Cancer Prevention.« *Cancer Research* 71 (2011): 123–33.
139 Bouvard, V., et al. im Namen der International Agency for Research on Cancer Monograph Working Group. »Carcinogenicity of Consumption of Red and Processed Meat.« *Lancet Oncology* 16 (2015): 1599–1600.
140 Leitzmann, M. F., et al. »Dietary Intake of n-3 and n-6 Fatty Acids and the Risk of Prostate Cancer.« *American Journal of Clinical Nutrition* 80 (2004): 204–16.

Kapitel 6: Kohlenhydrate auf Gedeih und Verderb

141 Etwa: Amerikanische Krebsgesellschaft (Anm. d. Übers.).
142 National Center for Health Statistics. »Crude and Age-Adjusted Rates of Diagnosed Diabetes per 100 Civilian, Non-Institutionalized Adult Population, United States, 1980–2014.« www.cdc.gov/diabetes/statistics/prev/national/figageadult.htm
143 Yang, W., et al. »Prevalence of Diabetes Among Men and Women in China.« *New England Journal of Medicine* 362 (2010):1090–101.
144 Etwa: Nationale Erhebung zur Untersuchung von Gesundheit und Ernährung (Anm. d. Übers.).
145 Block, G. »Foods Contributing to Energy Intake in the US: Data from NHANES III and NHANES 1999–2000.« *Journal of Food Composition and Analysis* 17 (2004): 439–47.
146 Flache, luftige Hefe-Weizen-Milch-Brötchen, nicht zu verwechseln mit den bei uns bekannten süßen Muffins (Anm. d. Übers.).
147 In den USA als »high-fructose corn syrup« oder HFCS, im Deutschen bei überwiegendem Fructoseanteil auch als »Fructose-Glucose-Sirup« bekannt (Anm. d. Übers.).
148 World Health Organization. *Guideline: Sugars Intake for Adults and Children*. Geneva, 2015. (Eigene Übersetzung, Anm. d. Übers.)
149 Schwingshackl, L., Hoffmann, G. »Comparison of Effects of Long-Term Low-Fat vs High-Fat Diets on Blood Lipid Levels in Overweight or Obese Patients: A Systematic Review and Meta-analysis.« *Journal of the Academy of Nutrition and Dietetics* 113 (2013): 1640–61.
150 Jenkins, D. J., et al. »Glycemic Index of Foods: A Physiological Basis for Carbohydrate Exchange.« *American Journal of Clinical Nutrition* 34 (1981): 362–68.
151 Bhupathiraju, S. N., et al. »Glycemic Index, Glycemic Load, and Risk of Type 2 Diabetes: Results from 3 Large US Cohorts and an Updated Meta-analysis. *American Journal of Clinical Nutrition* 100 (2014): 218–32.
152 Ibid.
153 Chiasson, J. L., et al. for the STOP-NIDDM Trail Research Group. »Acarbose for Prevention of Type 2 Diabetes Mellitus: The STOP-NIDDM Randomised Trial.« *Lancet* 359 (2002): 2072–7.
154 Gadgil, M. D., et al. »The Effects of Carbohydrate, Unsaturated Fat, and Protein Intake on Measures of Insulin Sensitivity: Results from the OmniHeart Trial.« *Diabetes Care* 36 (2013): 1132–7.
155 Mozaffarian, D., et al. »Changes in Diet and Lifestyle and Long-Term Weight Gain in Women and Men.« *New England Journal of Medicine* 364 (2011): 2392–404.
156 Bhupathiraju, S. N., et al. Glycemic Index, Glycemic Load, and Risk of Type 2 Diabetes. Op cit.
157 Liu, S., et al. »A Prospective Study of Dietary Glycemic Load, Carbohydrate Intake and Risk of Coronary Heart Disease in U.S. Women.« *American Journal of Clinical Nutrition* 71 (2000): 1455–61.
158 Mirrahimi, A., et al. »Associations of Glycemic Index and Load with Coronary Heart Disease Events: A Systematic Review and Meta-analysis of Prospective Cohorts.« *Journal of the American Heart Association* 1 (2012): e000752.
159 Sommers, T., et al. »Emergency Department Burden of Constipation in the United States from 2006 to 2011.« *American Journal of Gastroenterology* 110 (2015): 572–79.
160 Park, Y., et al. »Dietary fiber Intake and Risk of Colorectal Cancer: A Pooled Analysis of Prospective Cohort Studies.« *Journal of the American Medical Association* 294 (2005): 2849–57.
161 Farvid, M. S., et al. »Dietary Fiber Intake in Young Adults and Breast Cancer Risk.« *Pediatrics* 137 (2016): e20151226.
162 Etwa: Vollkornrat (Anm. d. Übers.).
163 Durch Glutenunverträglichkeit ausgelöste Autoimmunerkrankung (Anm. d. Übers.).

Kapitel 7: Wählen Sie bessere Proteinquellen

164 Mozaffarian, R. S., et al. »Identifying Whole Grain Foods: A Comparison of Different Approaches for Selecting More Healthful Whole Grain Products.« *Public Health Nutrition* 16 (2013): 2255–64.

165 World Cancer Research Fund, American Institute for Cancer Research. *Food, Nutrition, Physical Activity, and the Prevention of Cancer: a Global Perspective.* Washington, DC: American Institute for Cancer Research, 2007. www.aicr.org/assets/docs/pdf/reports/Second_Expert_Report.pdf

166 Song, M., et al. »Association of Animal and Plant Protein Intake with All-Cause and Cause-Specific Mortality.« *JAMA Internal Medicine* 176 (2016): 1453–1463.

167 Bouvard, V., et al., on behalf of the International Agency for Research on Cancer Monograph Working Group. »Carcinogenicity of consumption of red and processed meat.« *Lancet Oncology* 16 (2015): 1599–1600.

168 Farvid, M. S., et al. »Adolescent Meat Intake and Breast Cancer Risk.« *International Journal of Cancer* 136 (2015): 1909–1920.

169 Preis, S. R., et al. »Dietary Protein and Risk of Ischemic Heart Disease in Middle-aged Men.« *American Journal of Clinical Nutrition* 92 (2010): 1265–1272.

170 Kelemen, L. E., et al. »Associations of Dietary Protein with Disease and Mortality in a Prospective Study of Postmenopausal Women.« *American Journal of Epidemiology* 161 (2005): 239–249.

171 Iocono, G., et al. »Intolerance of Cow's Milk and Chronic Constipation in Children.« *New England Journal of Medicine* 339 (1998): 1100–4.

172 Smith, J. D., et al. »Changes in Intake of Protein Foods, Carbohydrate Amount and Quality, and Long-Term Weight Change: Results from 3 Prospective Cohorts.« *American Journal of Clinical Nutrition* 101 (2015): 1216–1224.

173 Darling, A. L., et al. »Dietary Protein and Bone Health: A Systematic Review and Meta-analysis.« *American Journal of Clinical Nutrition* 90 (2009): 1674–1692.

174 Estruch, R., et al. for the PREDIMED Study Investigators. »Primary Prevention of Cardiovascular Disease with a Mediterranean Diet.« *New England Journal of* Medicine 368 (2013): 1279–1290.

175 Song, Y., et al. »Whole Milk Intake Is Associated with Prostate Cancer-Specific Mortality Among U.S. Male Physicians.« *Journal of Nutrition* 143 (2013): 189–196; Aune, D., et al. »Dairy Products, Calcium, and Prostate Cancer Risk: A Systematic Review and Meta-analysis of Cohort Studies.« *American Journal of Clinical Nutrition* 101 (2015): 87–117.

176 Sorensen, A. C., et al. »Interplay Between Policy and Science Regarding Low-Dose Antimicrobial Use in Livestock.« *Frontiers in Microbiology* 5 (2014): 86.

177 Food and Drug Administration. FDA's Strategy on Antimicrobial Resistance— Questions and Answers. www.fda.gov/AnimalVeterinary/GuidanceComplianceEnforcement/GuidanceforIndustry/ucm216939.htm

178 Anderson, J. W., et al. »Meta-analysis of the Effects of Soy Protein Intake on Serum Lipids.« *New England Journal of Medicine* 333 (1995): 276–282.

179 Lee, S. A., et al. »Adolescent and Adult Soy Food Intake and Breast Cancer Risk: Results from the Shanghai Women's Health Study.« *American Journal of Clinical Nutrition* 89 (2009): 1920–1926.

180 Franco, O. H., et al. »Use of Plant-Based Therapies and Menopausal Symptoms: A Systematic Review and Meta-analysis.« *JAMA* 315 (2016): 2554–2563.

181 Hwang, Y. W., et al. »Soy Food Consumption and Risk of Prostate Cancer: A Meta-analysis of Observational Studies.« *Nutrition and Cancer* 61 (2009): 598–606.

182 Soni, M., et al. »Phytoestrogens and Cognitive Function: A Review.« *Maturitas* 77 (2014): 209–220.

183 McMichael-Phillips, D. F., et al. »Effects of Soy-Protein Supplementation on Epithelial Proliferation in the Histologically Normal Human Breast.« *American Journal of Clinical Nutrition* 68 (supplement) (1998): 1431–1436.

184 White, L. R., et al. »Brain Aging and Midlife Tofu Consumption.« *Journal of the American College of Nutrition* 19 (2000): 242–255.

185 Morris, M. C., et al. »Association of Seafood Consumption, Brain Mercury Level, and APOE ε4 Status with Brain Neuropathology in Older Adults.« *JAMA* 315 (2016): 489–497.

Kapitel 8: Obst und Gemüse in Hülle und Fülle

186 U.S. Supreme Court. *Nix v. Hedden*. caselaw.findlaw.com/us-supreme-court/149/304.html

187 Moore, L. V., et al. »Adults Meeting Fruit and Vegetable Intake Recommendations—United States, 2013.« *Morbidity and Mortality Weekly Report* 64 (2015): 709–713.

188 World Health Organization. *A Global Brief on Hypertension: Silent Killer, Global Public Health Crisis.* Geneva, 2013. www.ish-world.com/downloads/pdf/global_brief_hypertension.pdf

189 Borgi, L., et al. »Fruit and Vegetable Consumption and the Incidence of Hypertension in Three Prospective Cohort Studies.« *Hypertension* 67 (2016): 288–293.

190 Joshipura, K. J., et al. »Fruit and Vegetable Intake in Relation to Risk of Ischemic Stroke.« *JAMA* 282 (1999): 1233–1239.

191 Huo, Y., et al. »Efficacy of Folic Acid Therapy in Primary Prevention of Stroke Among Adults with Hypertension in China: The CSPPT Randomized Clinical Trial.« *JAMA* 313 (2015): 1325–1335.

192 Wu, J., et al. »Intakes of Lutein, Zeaxanthin, and Other Carotenoids and Age-Related Macular Degeneration During 2 Decades of Prospective Follow-up.« *JAMA Ophthalmology* 133 (2015): 1415–1424.

193 Aldoori, W. H., et al. »A Prospective Study of Dietary Fiber Types and Symptomatic Diverticular Disease in Men.« *Journal of Nutrition* 128 (1998): 714–719.

194 Crowe, F. L., et al. »Source of Dietary Fibre and Diverticular Disease Incidence: A Prospective Study of UK women.« *Gut* 63 (2014): 1450–1456.

195 Bertoia, M. L., et al. »Changes in Intake of Fruits and Vegetables and Weight Change in United States Men and Women Followed for up to 24 Years: Analysis from Three Prospective Cohort Studies.« *PLoS Medicine* 12 (2015): e1001878.

196 Hung, H. C., et al. »Fruit and Vegetable Intake and Risk of Major Chronic Disease.« *Journal of the National Cancer Institute* 96 (2004): 1577–1584.

197 Alberts, D. S., et al., for the Phoenix Colon Cancer Prevention Physicians' Network. »Lack of Effect of a High-Fiber Cereal Supplement on the Recurrence of Colorectal Adenomas.« *New England Journal of Medicine* 342 (2000): 1156–1162 und Lanza, E., et al., for the Polyp Prevention Trial Study Group. »The Polyp Prevention Trial Continued Follow-up Study: No Effect of a Low-Fat, High-Fiber, High-Fruit, and -Vegetable Diet on Adenoma Recurrence Eight Years After Randomization.« *Cancer Epidemiology Biomarkers and Prevention* 16 (2007): 1745–1752.

198 Boffetta, P., et al. »Fruit and Vegetable Intake and Overall Cancer Risk in the European Prospective Investigation into Cancer and Nutrition (EPIC).« *Journal of the National Cancer Institute* 21 (2010): 529–537.

199 Smith-Warner, S. A., et al. »Intake of Fruits and Vegetables and Risk of Breast Cancer: A Pooled Analysis of Cohort Studies.« *JAMA 285* (2001): 769–776.

200 Hendrickson, S. J., et al. »Plasma Carotenoid- and Retinol-Weighted Multi-SNP Scores and Risk of Breast Cancer in the National Cancer Institute Breast and Prostate Cancer Cohort Consortium.« *Cancer Epidemiology Biomarkers and Prevention* 22 (2013): 927–936.

201 Giovannucci, E. »Tomatoes, Tomato-Based Products, Lycopene, and Cancer: Review of the Epidemiologic Literature.« *Journal of the National Cancer Institute* 91 (1999): 317–331.
202 Farvid, M. S., et al. »Fruit and Vegetable Consumption in Adolescence and Early Adulthood and Risk of Breast Cancer: Population Based Cohort Study.« *BMJ* 353 (2016): i2343.
203 Park, Y., et al. »Dietary Fiber Intake and Risk of Colorectal Cancer: A Pooled Analysis of Prospective Cohort Studies.« *JAMA* 294 (2005): 2849–2857.
204 Muraki, I., et al. »Fruit Consumption and Risk of Type 2 Diabetes: Results from Three Prospective Longitudinal Cohort Studies.« *BMJ* 347 (2013): f5001.
205 Ames, B. N. »Dietary Carcinogens and Anticarcinogens. Oxygen Radicals and Degenerative Diseases.« *Science* 221 (1983): 1256–64.
206 Taylor, E. N., und G. C. Curhan. »Oxalate Intake and the Risk for Nephrolithiasis.« *Journal of the American Society of Nephrology* 18 (2007): 2198–2204.
207 Koushik, A., et al. »Intake of Fruits and Vegetables and Risk of Pancreatic Cancer in a Pooled Analysis of 14 Cohort Studies.« *American Journal of Epidemiology* 176 (2012): 373–386.
208 Borgi, L., et al. »Fruit and Vegetable Consumption and the Incidence of Hypertension in Three Prospective Cohort Studies.« *Hypertension* 67 (2016): 288–293.
209 Wang, X., et al. »Fruit and Vegetable Consumption and Mortality from All Causes, Cardiovascular Disease, and Cancer: Systematic Review and Dose-Response Meta-analysis of Prospective Cohort Studies.« *BMJ* 349 (2014): g4490.
210 Bhupathiraju, S. N., et al. »Quantity and Variety in Fruit and Vegetable Intake and Risk of Coronary Heart Disease.« *American Journal of Clinical Nutrition* 98 (2013): 1514–152.
211 National Potato Council/USDA, U.S. per Capita Utilization of Potatoes, by Category: 1970–2014. http://www.nationalpotatocouncil.org/files/6414/4223/8719/Pg._76_US_per_capita_Utilization_of_Potatoes_by_category_1970–2014.pdf
212 Muraki, I., et al. »Potato Consumption and Risk of Type 2 Diabetes: Results from Three Prospective Cohort Studies.« *Diabetes Care* 39 (2016): 376–384.
213 Borgi, L., et al. »Potato Intake and Incidence of Hypertension: Results from Three Prospective US Cohort Studies.« *BMJ* 353 (2016): i2351.

Kapitel 9: Man ist, was man trinkt

214 Valtin, H. »›Drink at Least Eight Glasses of Water a Day.‹ Really? Is There Scientific Evidence for ›8 × 8‹?« *American Journal of Physiology—Regulatory, Integrative and Comparative Physiology* 283 (2002): R993–1004.
215 Food and Nutrition Board, National Academy of Sciences. *Recommended Dietary Allowances, Revised 1945.* National Research Council, Reprint and Circular Series, Nr. 122, 1945 (August), S. 3–18.
216 Food and Nutrition Board, Institute of Medicine. *Dietary Reference Intakes for Water, Potassium, Sodium, Chloride, and Sulfate.* Washington, D.C: National Academies Press, 2004.
217 Imamura, F., et al. »Consumption of Sugar Sweetened Beverages, Artificially Sweetened Beverages, and Fruit Juice and Incidence of Type 2 Diabetes: Systematic Review, Meta-analysis, and Estimation of Population Attributable Fraction.« *BMJ* 351 (2015): h3576.
218 Fung, T. T., et al. »Sweetened Beverage Consumption and Risk of Coronary Heart Disease in Women.« *American Journal of Clinical Nutrition* 89 (2009): 1037–1042.
219 Ferraro, P. M., et al. »Soda and Other Beverages and the Risk of Kidney Stones.« *Clinical Journal of the American Society of Nephrology* 9 (2013): 1389–1395.
220 Food and Drug Administration. »Additional Information About High-Intensity Sweeteners Permitted for Use in Food in the United States.« www.fda.gov/Food/IngredientsPackagingLabeling/FoodAdditivesIngredients/ucm397725.htm
221 Burke, M. V., und D.M. Small. »Physiological Mechanisms by Which Non-Nutritive Sweeteners May Impact Body Weight and Metabolism.« *Physiology and Behavior* 152 (2015): 381–388.
222 Mozaffarian, D., et al. »Changes in Diet and Lifestyle and Long-Term Weight Gain in Women and Men.« *New England Journal of Medicine* 364 (2011): 2392–2404.
223 de Ruyter, J. C., et al. »A Trial of Sugar-Free or Sugar-Sweetened Beverages and Body Weight in Children.« *New England Journal of Medicine* 367 (2012): 1397–1406.
224 Chen, M., et al. »Effects of Dairy Intake on Body Weight and Fat: A Meta-analysis of Randomized Controlled Trials.« *American Journal of Clinical Nutrition* 96 (2012): 735–747.
225 Adebamowo, C. A., et al. »High School Dietary Dairy Intake and Teenage Acne.« *Journal of the American Academy of Dermatology* 52 (2005): 207–214.
226 Aune, D., et al. »Dairy Products, Calcium, and Prostate Cancer Risk: A Systematic Review and Meta-analysis of Cohort Studies.« *American Journal of Clinical Nutrition* 101 (2015): 87–117.
227 Ganmaa, D., et al. »Milk, Dairy Intake and Risk of Endometrial Cancer: A 26-Year Follow-up.« *International Journal of Cancer* 130 (2012): 2664–2671.
228 Missmer, S. A., et al. »Meat and Dairy Food Consumption and Breast Cancer: A Pooled Analysis of Cohort Studies.« *International Journal of Epidemiology* 31 (2002): 78–85.
229 World Cancer Research Fund/American Institute for Cancer Research. *Food, Nutrition, Physical Activity, and the Prevention of Cancer: A Global Perspective.* Washington, D.C.: American Institute for Cancer Research., 2007.
230 Berkey, C. S., et al. »Milk, Dairy Fat, Dietary Calcium, and Weight Gain: A Longitudinal Study of Adolescents.« *Archives of Pediatric and Adolescent Medicine* 159 (2005): 543–550.
231 Hemenway, D., et al. »Risk Factors for Hip Fracture in US Men Aged 40 Through 75 Years.« *American Journal of Public Health* 84 (1994): 1843–1845.
232 Feskanich, D., et al. »Milk Consumption During Teenage Years and Risk of Hip Fractures in Older Adults.« *JAMA Pediatrics* 168 (2014): 54–60.
233 Thoma, G., et al. »Greenhouse Gas Emissions from Milk Production and Consumption in the United States: A Cradle-to-Grave Life Cycle Assessment.« *International Dairy Journal* 31 (2013): S3–S14.
234 Ferraro, P. M., et al. »Caffeine Intake and the Risk of Kidney Stones.« *American Journal of Clinical Nutrition 100* (2014): 1596–1603.
235 Ding, M., et al. »Caffeinated and Decaffeinated Coffee Consumption and Risk of Type 2 Diabetes: A Systematic Review and a Dose-Response Meta-analysis.« *Diabetes Care* 37 (2014): 569–586.
236 Lucas, M., et al. »Coffee, Caffeine, and Risk of Completed Suicide: Results from Three Prospective Cohorts of American Adults.« *World Journal of Biological Psychiatry* 15 (2014): 377–386.
237 Qi, H., and S. Li. »Dose-Response Meta-analysis on Coffee, Tea and Caffeine Consumption with Risk of Parkinson's Disease.« *Geriatrics and Gerontology International* 14 (2014): 430–439.

238 Petrick, J. L., et al. »Coffee Consumption and Risk of Hepatocellular Carcinoma and Intrahepatic Cholangiocarcinoma by Sex: The Liver Cancer Pooling Project.« *Cancer Epidemiology Biomarkers and Prevention* 24 (2015): 1398–1406.

239 Ding, M., et al. »Association of Coffee Consumption with Total and Cause-Specific Mortality in 3 Large Prospective Cohorts.« *Circulation* 132 (2015): 2305–2315; Freedman, N. D., et al. »Association of Coffee Drinking with Total and Cause-Specific Mortality.« *New England Journal of Medicine* 366 (2012): 1891–1904.

240 Zhang, Y. F., et al. »Tea Consumption and the Incidence of Cancer: A Systematic Review and Meta-analysis of Prospective Observational Studies. *European Journal of Cancer Prevention* 24 (2015): 353–362.

241 Chen, W. Y., et al. »Moderate Alcohol Consumption During Adult Life, Drinking Patterns, and Breast Cancer Risk.« *JAMA* 306 (2011): 1884–1890.

242 Mukamal, K. J., et al. »Roles of Drinking Pattern and Type of Alcohol Consumed in Coronary Heart Disease in Men.« *New England Journal of Medicine* 348 (2003): 109–118.

Kapitel 10: Der Mineralstoff Calcium

243 Tai, V., et al. »Calcium Intake and Bone Mineral Density: Systematic Review and Beta-analysis.« *BMJ* 351 (2015): h4183.

244 Bischoff-Ferrari, H. A., et al. »Dietary Calcium and Serum 25-hydroxyvitamin D Status in Relation to BMD Among U.S. Adults.« *Journal of Bone and Mineral Research* 24 (2009): 935–942.

245 Hegsted, D. M. »Calcium and Osteoporosis.« *Journal of Nutrition* 116 (1986): 2316–2319.

246 Bischoff-Ferrari, H. A., et al. »Calcium Intake and Hip Fracture Risk in Men and Women: A Meta-analysis of Prospective Cohort Studies and Randomized Controlled Trials.« *American Journal of Clinical Nutrition* 86 (2007): 1780–1790.

247 Jackson, R. D., et al., for the Women's Health Initiative Investigators. »Calcium Plus Vitamin D Supplementation and the Risk of Fractures.« *New England Journal of Medicine* 354 (2006): 669–683.

248 Moyer, V.A., et al. for the U.S. Preventive Services Task Force. »Vitamin D and Calcium Supplementation to Prevent Fractures in Adults: U.S. Preventive Services Task Force Recommendation Statement.« *Annals Internal Medicine* 158 (2013): 691–696.

249 Booth, A. O., et al. »Effect of Increasing Dietary Calcium Through Supplements and Dairy Food on Body Weight and Body Composition: A Meta-analysis of Randomised Controlled Trials.« *British Journal of Nutrition* 114 (2015): 1013–1025.

250 Larsson, S. C., et al. »Dietary Calcium Intake and Risk of Stroke: A Dose-Response Meta-analysis.« *American Journal of Clinical Nutrition* 97 (2013): 951–957.

251 Michaëlsson, K., et al. »Long Term Calcium Intake and Rates of All Cause and Cardiovascular Mortality: Community Based Prospective Longitudinal Cohort Study.« *BMJ* 346 (2013): f228.

252 Feskanich, D., et al. »Calcium, Vitamin D, Milk Consumption, and Hip Fractures: A Prospective Study Among Postmenopausal Women.« *American Journal of Clinical Nutrition* 77 (2003): 504–511.

253 Bischoff-Ferrari, H. A., et al. »Fracture Prevention with Vitamin D Supplementation: A Meta-analysis of Randomized Controlled Trials.« *JAMA* 293 (2005): 2257–2264.

254 Utiger, R. D. »The Need for More Vitamin D.« *New England Journal of Medicine* 338 (1998): 828–829.

255 Shea, M. K., Booth, S. L. »Update on the Role of Vitamin K in Skeletal Health.« *Nutrition Reviews* 66 (2008): 549–557.

256 Feskanich, D., et al. »Vitamin K Intake and Hip Fractures in Women: A Prospective Study.« *American Journal of Clinical Nutrition* 69 (1999): 74–79.

Kapitel 11: Nahrungsergänzungsmittel

257 Hennekens, C. H. »Micronutrients and Cancer Prevention.« *New England Journal of Medicine* 315 (1986): 1288–1289.

258 Smithells, R. W., et al. »Vitamin Deficiencies and Neural Tube Defects.« *Archives of Diseases in Childhood* 51 (1976): 944–950.

259 MRC Vitamin Study Research Group. »Prevention of Neural Tube Defects: Results of the Medical Research Council Vitamin Study.« *Lancet* 338 (1991): 131–137; Czeizel, A. E., et al. »Prevention of the First Occurrence of Neural-Tube Defects by Periconceptional Vitamin Supplementation.« *New England Journal of Medicine* 327 (1992): 1832–1835.

260 Williams, J., et al. »Updated Estimates of Neural Tube Defects Prevented by Mandatory Folic Acid Fortification—United States, 1995–2011.« *Morbidity and Mortality Weekly Report* 64 (2015): 1–5.

261 Feskanich, D., et al. »Vitamin A Intake and Hip Fractures Among Postmenopausal Women.« *JAMA* 287 (2002): 47–54.

262 Whelan, A. M., et al. »Herbs, Vitamins and Minerals in the Treatment of Premenstrual Syndrome: A Systematic Review.« *Canadian Journal of Clinical Pharmacology* 16 (2009): e407–429.

263 Gaskins, A. J., et al. »Dietary Folate and Reproductive Success Among Women Undergoing Assisted Reproduction.« *Obstetrics and Gynecology* 124 (2014): 801–809.

264 Jacques, P. F., et al. »The Effect of Folic Acid Fortification on Plasma Folate and Total Homocysteine Concentrations.« *New England Journal of Medicine* 340 (1999): 1449–1454.

265 Li, Y., et al. »Folic Acid Supplementation and the Risk of Cardiovascular Diseases: A Meta-analysis of Randomized Controlled Trials.« *Journal of the American Heart Association* 5 (2016): e003768.

266 Zhang, S. M., et al. »Plasma Folate, Vitamin B6, Vitamin B12, Homocysteine, and Risk of Breast Cancer.« *Journal of the National Cancer Institute* 95 (2003): 373–380.

267 Nan, H., et al. »Prospective Study of Alcohol Consumption and the Risk of Colorectal Cancer Before and After Folic Acid Fortification in the United States.« *Annals of Epidemiology* 23 (2013): 558–563.

268 Hemilä, H., und E. Chalker. »Vitamin C for Preventing and Treating the Common Cold.« *Cochrane Database of Systematic Reviews* (2013): CD000980.

269 Kalyani, R. R., et al. »Vitamin D Treatment for the Prevention of Falls in Older Adults: Systematic Review and Meta-analysis.« *Journal of the American Geriatrics Society* 58 (2010): 1299–1310.

270 Bischoff-Ferrari, H. A., et al. »Monthly High-Dose Vitamin D Treatment for the Prevention of Functional Decline: A Randomized Clinical Trial.« *JAMA Internal Medicine* 176 (2016): 175–183.

271 Feldman, D., et al. »The Role of Vitamin D in Reducing Cancer Risk and Progression.« *Nature Reviews Cancer* 14 (2014): 342–357.

272 Ford, J. A., et al. for the RECORD Trial Group. »Cardiovascular Disease and Vitamin D Supplementation: Trial Analysis, Systematic Review, and Meta-analysis.« *American Journal of Clinical Nutrition* 100 (2014): 746–755.

273 Munger, K. L., et al. »Serum 25-Hydroxyvitamin D Levels and Risk of Multiple Sclerosis.« *JAMA* 296 (2006): 2832–2838.

274 Munger, K. L., et al. »Vitamin D Intake and Incidence of Multiple Sclerosis.« *Neurology* 13 (2004): 60–65.

275 Mokry, L. E., et al. »Vitamin D and Risk of Multiple Sclerosis: A Mendelian Randomization Study.« *PLoS Medicine* 12 (2015): e1001866.

276 Chandler, P. D., et al. »Impact of Vitamin D Supplementation on Inflammatory Markers in African Americans: Results of a Four-Arm, Randomized, PlaceboControlled Trial.« *Cancer Prevention Research* 7 (2014): 218–225.

277 Jackson, R. D., et al. »Calcium Plus Vitamin D Supplementation and the Risk of Fractures.« *New England Journal of Medicine* 354 (2006): 669–683.
278 Lee, I. M., et al. »Vitamin E in the Primary Prevention of Cardiovascular Disease and Cancer: The Women's Health Study: A Randomized Controlled Trial.« *JAMA* 294 (2005): 56–65.
279 Ames, B. N., et al. »The Causes and Prevention of Cancer.« *Proceedings of the National Academy of Sciences of the United States of America* 92 (1995): 5258–5265.
280 Forbes, S. C., et al. »Effect of Nutrients, Dietary Supplements and Vitamins on Cognition: A Systematic Review and Meta-analysis of Randomized Controlled Trials.« *Canadian Geriatrics Journal* 18 (2015): 231–245.
281 Wang, H., et al. »Vitamin E Intake and Risk of Amyotrophic Lateral Sclerosis: A Pooled Analysis of Data from 5 Prospective Cohort Studies.« *American Journal of Epidemiology* 173 (2011): 595–602.
282 Miller, E. R., et al. »Meta-analysis: High-Dosage Vitamin E Supplementation May Increase All-Cause Mortality.« *Annals of Internal Medicine* 142 (2005): 37–46.
283 *Dietary Reference Intakes for Vitamin C, Vitamin E, Selenium, and Carotenoids: A Report of the Panel on Dietary Antioxidants and Related Compounds, Subcommittees on Upper Reference Levels of Nutrients and of Interpretation and Use of Dietary Reference Intakes, and the Standing Committee on the Scientific Evaluation of Dietary Reference Intakes, Food and Nutrition Board, Institute of Medicine.* Washington, D.C.: National Academy Press, c2000.
284 Booth, S. L., et al. »Food Sources and Dietary Intakes of Vitamin K-1 (Phylloquinone) in the American Diet: Data from the FDA Total Diet Study.« *Journal of the American Dietetic Association* 96 (1996): 149–154.
285 Watson, J. »Oxidants, Antioxidants and the Current Incurability of Metastatic Cancers.« *Open Biology* 3 (2013): 120144.
286 Age-Related Eye Disease Study Research Group. »A Randomized, Placebo-Controlled, Clinical Trial of High-Dose Supplementation with Vitamins C and E, Beta-carotene, and Zinc for Age-Related Macular Degeneration and Vision Loss: AREDS Report No. 8.« *Archives of Ophthalmology* 119 (2001): 1417–1436; AgeRelated Eye Disease Study Research Group. »A Randomized, Placebo-Controlled, Clinical Trial of High-Dose Supplementation with Vitamins C and E and Betacarotene for Age-Related Cataract and Vision Loss: AREDS Report No. 9.« *Archives of Ophthalmology* 119 (2001): 1439–1452.
287 Age-Related Eye Disease Study 2 Research Group. »Lutein + Zeaxanthin and Omega-3 Fatty Acids for Age-Related Macular Degeneration: The Age-Related Eye Disease Study 2 (AREDS2) Randomized Clinical Trial.« *JAMA* 309 (2013): 2005–2015.
288 Wu, J., et al. »Intakes of Lutein, Zeaxanthin, and Other Carotenoids and AgeRelated Macular Degeneration During 2 Decades of Prospective Follow-up.« *JAMA Ophthalmology* 133 (2015): 1415–1424.
289 Grodstein, F. A., et al. »A Randomized Trial of Beta Carotene Supplementation and Cognitive Function in Men: The Physicians' Health Study II.« *Archives of Internal Medicine* 167 (2007): 2184–2190.
290 Glynn, R. J., et al. »Effects of Random Allocation to Vitamin E Supplementation on the Occurrence of Venous Thromboembolism: Report from the Women's Health Study.« *Circulation* 116 (2007): 1497–1503.
291 Sacks, F. M., et al. for the DASH-Sodium Collaborative Research Group. »Effects on Blood Pressure of Reduced Dietary Sodium and the Dietary Approaches to Stop Hypertension (DASH) Diet.« *New England Journal of Medicine* 344 (2001): 3–10.
292 Clark, L. C., et al. »Effects of Selenium Supplementation for Cancer Prevention in Patients with Carcinoma of the Skin. A Randomized Controlled Trial. Nutritional Prevention of Cancer Study Group.« *JAMA* 276 (1996): 1957–1963.
293 Lippman, S. M., et al. »Effect of Selenium and Vitamin E on Risk of Prostate Cancer and Other Cancers: The Selenium and Vitamin E Cancer Prevention Trial (SELECT).« *JAMA* 301 (2009): 39–51.
294 Singh, M., und R. R. Das. »Zinc for the Common Cold.« *Cochrane Database of Systematic Reviews* (2013): CD001364; Science, M., et al. »Zinc for the Treatment of the Common Cold: A Systematic Review and Meta-analysis of randomized controlled trials.« *Canadian Medical Association Journal* 184 (2012): E551–561.
295 Gaziano, J. M., et al. »Multivitamins in the Prevention of Cancer in Men: the Physicians' Health Study II Randomized Controlled Trial.« *JAMA* 308 (2012): 1871–1880.
296 Sesso, H. D., et al. »Multivitamins in the Prevention of Cardiovascular Disease in Men: The Physicians' Health Study II Randomized Controlled Trial.« *JAMA* 308 (2012): 1751–1760.

Kapitel 12: Auch die Gesundheit unseres Planeten zählt

297 U.S. Environmental Protection Agency. *Inventory of U.S. Greenhouse Gas Emissions and Sinks, 1990–2015.* April 2017. www.epa.gov/sites/production/files/2017–02/documents/2017_complete_report.pdf
298 Nelson, M. E., et al. »Alignment of Healthy Dietary Patterns and Environmental Sustainability: A Systematic review.« *Advances in Nutrition* 7 (2016) 1005–1025.
299 City of Boston, Greenovate Boston, Massachusetts Office of Coastal Zone Management, Boston Green Ribbon Commission. *Climate Ready Boston.* Dezember 2016. www.boston.gov/sites/default/files/20161207_climate_ready_boston_digital2.pdf
300 United Nations Department of Economic and Social Affairs. *The World Population Prospects: 2015 Revision.* www.un.org/en/development/desa/news/population/2015-report.html
301 United Nations Treaty Collection. Environment, Chapter XXVII. 7. d Paris agreement. 12. Dezember 2015. treaties.un.org/pages/ViewDetails.aspx?src=-TREATY&mtdsg_no=XXVII-7-d&chapter=27&lang=en
302 EAT Foundation. *EAT-Lancet Commission on Healthy Diets from Sustainable Food Systems.* 9. Dezember 2016. eatforum.org/article/eat-lancet-commission-on-healthy-diets-from-sustainable-food-systems/
303 Heller, M. C., Keoleian, G. A. »Greenhouse Gas Emission Estimates of U.S. Dietary Choices and Food Loss.« *Journal of Industrial Ecology* 19 (2014): 391–401.
304 Culinary Institute of America and Harvard T.H. Chan School of Public Health. *Menus of Change: 2016 Annual Report.* https://www.ciaprochef.com/MOC/2016AnnualReport/
305 Brower, M., und W. Leon. *The Consumer's Guide to Effective Environmental Choices.* New York: Three Rivers Press, 1999.
306 U.S. Department of Agriculture, Economic Research Service. *Cattle and Beef, Statistics and Information.* April 2017. https://www.ers.usda.gov/topics/animal-products/cattle-beef/statistics-information/
307 Dietary Guidelines Advisory Committee. *Scientific Report of the 2015 Dietary Guidelines Advisory Committee.* Februar 2015.health.gov/dietaryguidelines/2015-scientific-report/
308 Burwell, S. M., Vilsack, T. »2015 Dietary Guidelines: Giving You the Tools You Need to Make Healthy Choices.« HHS.gov blog, 6. Oktober 2015. www.hhs.gov/blog/2015/10/06/2015-dietary-guidelines.html
309 U.S. Department of Health and Human Services and U.S. Department of Agriculture. *2015–2020 Dietary Guidelines for Americans.* 8. Auflage, Dezember 2015. health.gov/dietaryguidelines/2015/guidelines/
310 Vogliano, C., Brown, K. »The State of America's Wasted Food and Opportunities to Make a Difference.« *Journal of the Academy of Nutrition and Dietetics* 116 (2016): (2016): 1199–1207.

Kapitel 13: Die Puzzleteile zusammenfügen

311 Willett, W. C. »Balancing Life-style and Genomics Research for Disease Prevention.« *Science* 296 (2002): 695–698.

312 Keys, A. *Seven Countries: A Multivariate Analysis of Death and Coronary Heart Disease.* Cambridge, MA: Harvard University Press, 1980.

313 Keys, A. B., und M. Keys. *How to Eat Well and Stay Well the Mediterranean Way.* Garden City, NY: Doubleday, 1975.

314 Stampfer, M. J., et al. »Primary Prevention of Coronary Heart Disease in Women Through Diet and Lifestyle.« *New England Journal of Medicine* 343 (2000): 16–22; Chomistek, A. K., et al. »Healthy Lifestyle in the Primordial Prevention of Cardiovascular Disease Among Young Women.« *Journal of the American College of Cardiology* 65 (2015): 43–51.

315 de Longeril, M., et al. »Mediterranean Diet, Traditional Risk Factors, and the Risk of Cardiovascular Complications After Myocardial Infarction: Final Report of the Lyon Diet Heart Study.« *Circulation* 99 (1999): 779–785.

316 Estruch, R., und die Forscher der PREDIMED-Studie. »Primary Prevention of Cardiovascular Disease with a Mediterranean Diet.« *New England Journal of Medicine* 368 (2013): 1279–1290.

317 U.S. Department of Health and Human Services und U.S. Department of Agriculture. *2015–2020 Dietary Guidelines for Americans*. 8. Auflage, Dezember 2015. www.health.gov/dietaryguidelines/2015/guidelines/

318 Gemeinnützige Organisation zur Förderung einer gesunden, traditionell inspirierten und nachhaltigen Ernährung (Anm. d. Übers.).

319 Anand, S. S., et al. »Food Consumption and Its Impact on Cardiovascular Disease: Importance of Solutions Focused on the Globalized Food System: A Report from the Workshop Convened by the World Heart Federation.« *Journal of the American College of Cardiology* 66 (2015): 1590–1614.

320 Drewnowski, A. »Obesity and the Food Environment: Dietary Energy Density and Diet Costs.« *American Journal of Preventive Medicine* 27 (2004): 154–162.

321 Stewart, H., et al. »The Cost of Satisfying Fruit and Vegetable Recommendations in the Dietary Guidelines.« U.S. Department of Agriculture, Economic Research Service, Februar 2016. www.ers.usda.gov/media/2023016/eb27.pdf

322 Frazão, E. »High Costs of Poor Eating Patterns in the United States.« In Frazão E., ed. *America's Eating Habits: Changes & Consequences.* Washington, D.C.: Economic Research Service, U.S. Department of Agriculture, 1999. http://www.ers.usda.gov/publications/aib750

Kapitel 14: Gesunde Ernährung in besonderen Lebenslagen

323 National Research Council. *Maternal Nutrition and the Course of Pregnancy.* Report of the Committee on Maternal Nutrition, Food and Nutrition Board. Washington, D.C.: National Academy of Sciences, 1970.

324 American College of Obstetricians and Gynecologists. »Weight Gain During Pregnancy.« www.acog.org/Resources-And-Publications/Committee-Opinions/Committee-on-Obstetric-Practice/Weight-Gain-During-Pregnancy

325 Centers for Disease Control and Prevention. »Folic Acid: Recommendations.« http://www.cdc.gov/ncbddd/folicacid/recommendations.html

326 Brigham and Women's Hospital. »The Pregnancy Food Guide.« www.brighamandwomens.org/publicaffairs/images/bwh_pregnancy_food_guide.pdf

327 Lucas, M., et al. »Coffee, Caffeine, and Risk of Completed Suicide: Results from Three Prospective Cohorts of American Adults.« *World Journal of Biological Psychiatry* 15 (2014): 377–386.

328 Chang, S. C., et al. »Dietary Flavonoid Intake and Risk of Incident Depression in Midlife and Older Women.« *American Journal of Clinical Nutrition (2016)*: ajcn124545. Onlineveröffentlichung, 13. Juli 2016.

329 Johnson, G. H., und K. Fritsche. »Effect of Dietary Linoleic Acid on Markers of Inflammation in Healthy Persons: A Systematic Review of Randomized Controlled Trials.« *Journal of the Academy of Nutrition and Dietetics* 112 (2012): 1029–1041.

330 Tsai, A. C., et al. »Suicide Mortality in Relation to Dietary Intake of n-3 and n-6 Polyunsaturated Fatty Acids and Fish: Equivocal Findings from 3 Large US Cohort Studies.« *American Journal of Epidemiology* 179 (2014): 1458–1466.

331 Satizabal, C. L., et al. »Incidence of Dementia over Three Decades in the Framingham Heart Study.« *New England Journal of Medicine* 374 (2016): 523–532.

332 Morris, M. C., et al. »MIND Diet Slows Cognitive Decline with Aging.« *Alzheimer's & Dementia* 11 (2015): 1015–1022.

333 Valls-Pedret, C., et al. »Mediterranean Diet and Age-Related Cognitive Decline: A Randomized Clinical Trial.« *JAMA Internal Medicine* 175 (2015): 1094–1103.

Stichwortverzeichnis

Bildnachweis

S. 11, 28, 276 Der gesunde Teller © Harvard University. For more information about the German translation of the Healthy Eating Plate (Der Gesunde Teller), please see The Nutrition Source, Department of Nutrition, Harvard T.H. Chan School of Public Health, http://www.thenutritionsource.org and Harvard Health Publications, health.harvard.edu.
S. 20 Food Guide Pyramid,
S. 27 links MyPyramid © U.S. Department of Agriculture/U.S. Department of Health and Human Services.
S. 27 rechts MyPlate © U.S. Department of Agriculture

S. 24, 52, 57, 125, 135, 207, 233, 275 Christine Lackner, Ittlingen

S. 7 © Ирина/stock.adobe.com, **S. 14** © Irina Rogova/stock.adobe.com, **S. 34** © Sadam/stock.adobe.com, **S. 48** © derplan13/stock.adobe.com, **S. 85** © Yana/stock.adobe.com, **S. 119** © 3azigalka/stock.adobe.com, **S. 146** © Ornella prastarin/stock.adobe.com, **S. 166** © NatashaKun/stock.adobe.com, **S. 188** © feelartfeelant/stock.adobe.com, **S. 210** © Yana/stock.adobe.com, **S. 223** © Amikio/stock.adobe.com, **S. 262** © pronick/stock.adobe.com,
S. 273 © taylanzgr/stock.adobe.com, **S. 285** © vitanovski/stock.adobe.com, **S. 295** © nataletado/stock.adobe.com

Weiterführende Informationen des Autors

https://www.hsph.harvard.edu/nutritionsource/healthy-eating-plate/ (Letzter Zugriff am 05.10.2021)

Hier finden Sie alle Versionen der ursprünglichen *Healthy Eating Plate* in unterschiedlichen Sprachen und auch in einer Version für Kinder.

https://www.fda.gov/media/102331/download (Letzter Zugriff am 05.10.2021)

Die Seite *Advice About Eating Fish* (›Ratschläge zum Verzehr von Fisch‹) informiert darüber, wie man auch in der Schwangerschaft gesunde Bezugsquellen für Fisch und Meeresfrüchte findet.

https://www.hsph.harvard.edu/nutritionsource/disease-prevention/cardiovascular-disease/#riskcalc (Letzter Zugriff am 05.10.2021)

Auf dieser Seite der Harvard T. H. Chan School of Public Health finden Sie verschiedene Online-Rechner, mit denen Sie Ihr Herzinfarktrisiko ermitteln können.

www.dge.de/wissenschaft/referenzwerte (Letzter Zugriff am 05.10.2021)

Auf dieser Seite der Deutschen Gesellschaft für Ernährung (DGE) findet man die deutschen Empfehlungen laut »DACH-Referenzwerten für die Nährstoffzufuhr«.

https://sdgs.un.org/goals (Letzter Zugriff am 05.10.2021)

Auf dieser Homepage sind die von den Vereinten Nationen (UN) entwickelten »Ziele für nachhaltige Entwicklung« in englischer Sprache veröffentlicht. Auf deutscher Sprache ist das Ganze auf folgender Homepage nachzulesen: https://17ziele.de/ (Letzter Zugriff am 05.10.2021).

Bibliografische Information der Deutschen Nationalbibliothek
Die Deutsche Nationalbibliothek verzeichnet diese Publikation in der Deutschen Nationalbibliografie; detaillierte bibliografische Daten sind im Internet über http://dnb.d-nb.de abrufbar.

Programmplanung: Uta Spieldiener
Projektmanagement: Anja Bippus
Redaktion: Isabel Lück; Manja Koch (Kapitel 1 und 2)
Übersetzung: Benjamin Schilling, Ralf Pannowitsch
Bildredaktion: Christoph Frick
Layout: CYCLUS · Visuelle Kommunikation, Stuttgart

Covergestaltung: © Thieme, unter Verwendung von © art_of_line/stock.adobe.com
Umschlagmotiv und Bild S. 3:
© art_of_line/stock.adobe.com

Die US-amerikanische Originalausgabe erschien erstmals 2001 unter dem Titel »EAT, DRINK AND BE HEALTHY: The Harvard Medical School Guide to Healthy Eating«. Published by arrangement with the original publisher, FREE PRESS, a Division of Simon & Schuster, Inc.

1. Auflage 2022

TRIAS Verlag in Georg Thieme Verlag KG
Rüdigerstraße 14, 70469 Stuttgart, Germany
www.trias-verlag.de

Printed in Germany

Satz und Repro: Reemers Publishing Services GmbH, Krefeld
Druck: Grafisches Centrum Cuno, Calbe

Gedruckt auf chlorfrei gebleichtem Papier

ISBN 978-3-432-11450-7

Auch erhältlich als E-Book:
eISBN (ePub) 978-3-432-11451-4

1 2 3 4 5 6

Datenschutz
Wo datenschutzrechtlich erforderlich, wurden die Namen und weitere Daten von Personen redaktionell verändert (Tarnnamen). Dies ist grundsätzlich der Fall bei Patienten, ihren Angehörigen und Freunden, z. T. auch bei weiteren Personen, die z. B. in die Behandlung von Patienten eingebunden sind.

Thieme nennt Autorinnen und Autoren konkrete Beispiele, wie sich die Gleichstellung von Frauen und Männern sprachlich darstellen lässt. Wo im Text (z. B. aus Gründen der Lesbarkeit) nur das generische Maskulinum verwendet wird, sind alle Geschlechter gleichermaßen gemeint.

TRIAS, einer der führenden Ratgeberverlage im Bereich Gesundheit, gehört zur Thieme Gruppe, marktführender Anbieter medizinischer Fachinformationen und Services. Anspruch der Thieme Gruppe ist es, den im Gesundheitswesen tätigen Berufsgruppen sowie allen an Gesundheit Interessierten genau die Informationen und Angebote bereitzustellen, die sie in einer bestimmten Arbeitssituation oder Lebensphase benötigen. Durch die hohe Qualität und zielgruppenspezifische Relevanz der angebotenen Leistungen bereitet Thieme den Weg für eine bessere Medizin und mehr Gesundheit im Leben.

Thieme